2018
国家卫生健康统计调查制度

国家卫生健康委员会　编

中国协和医科大学出版社

图书在版编目（CIP）数据

2018国家卫生健康统计调查制度／国家卫生健康委员会编.—北京：中国协和医科大学出版社，2018.7

ISBN 978-7-5679-1148-2

Ⅰ.①2… Ⅱ.①国… Ⅲ.①卫生统计-统计调查-规章制度-中国-2018 Ⅳ.①R195.1

中国版本图书馆CIP数据核字（2018）第145361号

2018 **国家卫生健康统计调查制度**

编　　者：国家卫生健康委员会
责任编辑：吴桂梅

出版发行：**中国协和医科大学出版社**
（北京东单三条九号　邮编100730　电话65260431）
网　　址：www.pumcp.com
经　　销：新华书店总店北京发行所
印　　刷：中煤（北京）印务有限公司

开　　本：787×1092　1/16开
印　　张：41.25
字　　数：880千字
版　　次：2018年7月第1版
印　　次：2018年7月第1次印刷
定　　价：75.00元

ISBN 978-7-5679-1148-2

《国家卫生健康统计调查制度》编委会

《国家卫生健康统计调查制度》编辑出版人员

前　言

为适应深化医改与卫生健康事业发展的新形势和新需求，国家卫生健康委对2016年制定的《国家卫生和计划生育统计调查制度》进行了修订，形成了2018版《国家卫生健康统计调查制度》。

为了全面介绍国家卫生健康委制定的各项常规统计调查项目，我中心组织编辑了2018版《国家卫生健康统计调查制度》一书。全书由全国卫生资源与医疗服务调查制度、全国卫生健康监督统计调查制度、全国疾病预防控制统计调查制度、全国妇幼卫生统计调查制度、全国新型农村合作医疗统计调查制度、计划生育统计报表制度、卫生计生信访统计报表制度、相关法律法规及文件、其他资料等9个部分组成。7套调查制度包括经国家统计局批准（或备案）的121个调查表及其说明；相关法律法规及文件收集了统计、规划纲要和医疗机构管理等相关文件，其他资料收集了卫生统计指标及最新的县以上行政区划代码。

本书是各级卫生健康行政部门、各类医疗卫生机构贯彻执行全国卫生健康统计调查制度的工具书；也是医学科研与医学教育机构了解卫生健康统计工作的重要参考书籍。

国家卫生健康委统计信息中心

二〇一八年六月

目　录

第一部分　全国卫生资源与医疗服务统计调查制度

第二部分 全国卫生健康监督统计调查制度

第三部分 全国疾病预防控制统计调查制度

第四部分 全国妇幼卫生统计调查制度

第五部分 全国新型农村合作医疗统计调查制度

第六部分 计划生育统计报表制度

第七部分 卫生和计划生育信访统计报表制度

附录一 相关法律法规及文件

附录二 其他资料

第一部分

全国卫生资源与医疗服务统计调查制度

1.1 总 说 明

（一）调查目的

了解全国卫生健康资源配置与医疗服务利用、效率和质量情况，为监测与评价医改进展和效果、加强医疗服务监管提供参考，为有效组织突发公共卫生事件医疗救治提供基础信息。

（二）调查对象和范围

1. 医疗卫生机构年报表（卫健统 1-1 表至卫健统 1-7 表）调查范围为各级各类医疗卫生机构和计划生育技术服务机构。医疗服务月报表（卫健统 1-8 表）调查范围为各级各类医疗机构。

2. 卫生人力基本信息调查表（卫健统 2-1 表）调查范围为各级各类医疗卫生机构和计划生育技术服务机构在岗职工（村卫生室人员除外），取得卫生监督员证书的公务员。村卫生室人力基本信息调查表（卫健统 2-2 表）调查范围为村卫生室各类人员。

3. 卫生健康人才需求计划年报表（卫健统 2-3 表）调查范围为医疗卫生机构（不包括诊所及村卫生室）。

4. 医用设备调查表（卫健统 3 表）：医院、妇幼保健院、专科疾病防治院、乡镇（街道）卫生院、社区卫生服务中心和急救中心（站）。

5. 住院病案首页（卫健统 4-1 表）：综合医院和专科医院。中医住院病案首页（卫健统 4-2 表）：中医医院、中西医结合医院和民族医医院。基层医疗机构出院病人调查表（卫健统 4-3 表）：社区卫生服务中心（站）、乡镇卫生院。

6. 全员人口信息调查表（卫健统 5-1 表至卫健统 5-3 表）调查范围为本省份户籍人口和外省流入人口，不包括已经离开本省的外省流入人口。

7. 采供血情况调查表的卫健统 6-1 表、卫健统 6-2 表调查范围为单采血浆站、血液中心、血站、血库。

（三）主要内容

医疗卫生机构基本情况、医疗机构运营情况、卫生人力基本信息、卫生健康人才需求计划、医用设备配置情况、出院病人情况、全员人口信息、采供血情况。

（四）报送方式、报告期及调查方法

1. 报送方式

（1）医疗卫生机构（诊所和村卫生室除外）及地方卫生和计生行政部门登录“国家卫生统计网络直报系统”省级平台报送卫健统 1 表至卫健统 4 表数据。卫健统 1-3 表和卫健统 2-2 表由所属乡镇卫生院代报，卫健统 1-4 表和卫健统 2-1 表中诊所、医务室人力信息由县区卫生健康委指定机构代报。卫生健康监督机构登录“国家卫生监督信息系统”报送卫健统 1-6 表和卫健统 2-1 表。截至报告期 5 日内，省级卫生健康行政部门向国家卫生健康委统计信息中心推送本地区数据。卫健统 5-1 表至卫健统 5-3 表由省级全民健康信息平台向国家全民健康信息平台推送本地区数据。

（2）采供血机构和省级卫生健康行政部门登录“采供血信息系统”报送卫健统 6 表数据。

2. 报告期

（1）年报：医疗卫生机构年报表、卫生健康人才需求计划年报表、采供血信息年报表。

（2）半年报：全员人口信息调查表。

（3）季报：住院病案首页、中医住院病案首页、基层医疗机构出院病人调查表。

（4）月报：医疗服务月报表。

（5）实时报告：①卫生人力基本信息调查表、村卫生室人员基本信息调查表：医疗卫生机构和村卫生室在人员调入（出）本单位 1 个月内上报增减人员信息（每年 7~9 月更新所有在岗职工变动信息）；②医用设备调查表：医疗机构在设备购进、调出或报废 1 个月内上报；③医疗卫生机构变动（新增、撤销、合并）信息：由县区卫生健康委在取得或变更医疗卫生机构分类代码 10 日内上报医疗卫生机构第一项（基本信息）。

3. 调查方法：全面调查。

4. 填表要求

（1）必填项不得空缺：“机构属性代码”由县区卫生健康委录入，其他数字由医疗卫生机构录入。

（2）数据来源：“机构属性代码”依据有关行政部门审批记录录入，人员数据依据单位人事档案及护理部资料统计，经费数据来源于财务报表，住院医疗服务数据依据住院病案首页统计。

（五）统计资料发布

每年在国家卫生健康委外网发布卫生健康事业发展统计公报，出版《中国卫生健康统计提要》和《中国卫生健康统计年鉴》，分别于次年 6 月、5 月和 9 月左右由国家卫生健康委对外发布。

（六）数据共享

根据相关法律规范要求，在签订协议的情况下，统计汇总数据可向国务院其他部委提供。

统计信息共享内容包括年度数据与年报，按照国家统计局要求的方式和渠道上传，时间与数据公布时间一致。责任单位为国家卫生健康委统计信息中心，责任人为国家卫生健康委统计信息中心负责人。

（七）统计调查对象使用国家基本单位名录库或者部门基本单位名录库的情况

统计调查对象使用国家卫生健康委统计调查名录库，本报表制度使用国家标准行政区划代码和统一的机构编码。

1.2 报表目录

表号	表名	报告期别	填报范围	报送单位	报送日期及方式
卫健统1-1表	医疗卫生机构年报表-医院类	年报	医院、妇幼保健机构、专科疾病防治机构、疗养院、护理院（站）、临床检验中心	同填报范围	次年1月20日前网络直报
卫健统1-2表	医疗卫生机构年报表-乡镇卫生院、社区卫生服务机构	年报	乡镇/街道卫生院、社区卫生服务中心（站）	同填报范围	同上
卫健统1-3表	医疗卫生机构年报表-村卫生室	年报	村卫生室	乡镇卫生院	同上
卫健统1-4表	医疗卫生机构年报表-门诊部及诊所类	年报	诊所、医务室、门诊部	县区卫生局（卫生健康委）指定机构	同上
卫健统1-5表	医疗卫生机构年报表-急救机构	年报	急救中心（站）	同填报范围	同上
卫健统1-6表	医疗卫生机构年报表-卫生监督机构	年报	卫生监督所/局、卫生监督中心	同填报范围	次年1月15日前网络直报
卫健统1-7表	医疗卫生机构年报表-其他医疗卫生机构类	年报	疾控中心、采供血机构、健康教育机构、医学科研和在职培训机构、计划生育技术服务中心（站）等卫生事业单位	同填报范围	同上
卫健统1-8表	医疗服务月报表	月报	医院、基层医疗卫生机构、妇幼保健及专科疾病防治机构	同填报范围	次月20日前网络直报
卫健统2-1表	卫生人力基本信息调查表	实时	除村卫生室人员以外的医疗卫生机构在岗职工	同填报范围	人员调入调出1个月内，网络直报
卫健统2-2表	村卫生室人员基本信息调查表	实时	村卫生室人员	同填报范围	同上
卫健统2-3表	卫生健康人才需求计划年报表	年报	医疗卫生机构（不包括诊所及村卫生室）	同填报范围	每年1月20日前网络直报

续 表

表号	表名	报告期别	填报范围	报送单位	报送日期及方式
卫健统3表	医用设备调查表	实时	医院、妇幼保健院、专科疾病防治院、乡镇（街道）卫生院、社区服务中心和急救中心（站）	同填报范围	设备购进、调出或报废1个月内网络直报
卫健统4-1表	住院病案首页	季报	综合医院和专科医院	同填报范围	季后1个月内网络直报
卫健统4-2表	中医住院病案首页	季报	中医医院、中西医结合医院、民族医医院	同填报范围	同上
卫健统4-3表	基层医疗机构出院病人调查表	季报	社区卫生服务中心（站）和乡镇卫生院	同填报范围	同上
卫健统5-1表	全员人口信息调查表（人口基本情况）	半年报	各省统计信息机构	同填报范围	当年9月底报送截至本年6月底的数据，次年3月底前报送上年12月底数据
卫健统5-2表	全员人口信息调查表（死亡信息）	半年报	各省统计信息机构	同填报范围	同上
卫健统5-3表	全员人口信息调查表（妇女生育史）	半年报	各省统计信息机构	同填报范围	同上
卫健统6-1表	采供血信息年报表－血浆采集情况	年报	单采血浆站	同填报范围	次年1月15日前，网络直报
卫健统6-2表	采供血信息年报表－采供血服务和献血者情况	年报	血液中心、血站、血库	同填报范围	同上

1.3 调查表式

1.3.1 医疗卫生机构年报表

（医院类）

表　　号：卫健统 1-1 表
制定机关：国家卫生健康委
批准机关：国家统计局
批准文号：国统制［2018］50 号
有效期至：2021 年 04 月

统一社会信用代码□□□□□□□□□□□□□□□□□□
组织机构代码□□□□□□□□-□
机构名称（签章）：　　　　　　　　________年

一、基本情况（Y 是，N 否）

11 机构属性代码（要求新设机构和属性代码变动机构填写）

111 登记注册类型代码 □　　　112 医疗卫生机构类别代码 □□□□
113 机构分类管理代码 □　　　114 行政区划代码 □□□□□□
115 单位所在乡镇街道名称________　　　1151 乡镇街道代码 □□□
116 设置/主办单位代码 □　　　117 政府办医疗卫生机构隶属关系代码 □
118 单位所在地是否民族自治地方 □　　　119 是否分支机构 □

12 基本信息

121 主院地址______________________________
1211 主院地理位置：经度□□. □□□□□□，纬度□□. □□□□□□
1212 分院 1（非分支机构）地址______________________________________
1213 分院 2（非分支机构）地址______________________________________
1214 分院地理位置 1（非分支机构）：经度□□. □□□□□□，纬度□□. □□□□□□
1215 分院地理位置 2（非分支机构）：经度□□. □□□□□□，纬度□□. □□□□□□
122 邮政编码　□□□□□□
123 联系电话　□□□□□□□□　　　124 单位电子邮箱________
125 单位网站域名　________________　　　126 单位成立时间□□□□年
127 法人代表（单位负责人）____________　　　128 第二名称是否为社区卫生服务中心 □
129 下设直属分站（院、所）个数□□　　　1291 其中：社区卫生服务站个数 □□
1210 政府主管部门确定的医院级别：（1 一级　2 二级　3 三级　9 未定级）□
评定的医院等次：（1 甲等　2 乙等　3 丙等　9 未定等）□
1211 是否政府主管部门确定的区域医疗中心 □
区域医疗中心类别（1 综合性　2 专科性）□　　　级别（1 国家 2 省级 3 市级）□
1212 政府主管部门确定的临床重点专科个数：国家级□□，省级□□，市级□□

1213 年内政府投资的临床重点专科建设项目个数：国家级□□，省级□□，市级□□

1214 是否达到建设标准 □　　1215 是否 120 急救网络覆盖医院 □

1216 是否国务院或卫生健康行政部门公布的住院医师规范化培训基地（含全科医生临床培养基地） □

当年招收人数□□□　其中：全科医生□□□　内：中医类别全科医生□□□

当年在培人数□□□　其中：全科医生□□□　内：中医类别全科医生□□□

当年结业人数□□□　其中：全科医生□□□　内：中医类别全科医生□□□

1217 是否政府认定的全科医生实践基地（限第二名称为社区卫生服务中心填） □

1218 医保定点医疗机构（1 基本医保定点机构　2 新农合定点机构　0 非定点机构） □

1219 是否与医保经办机构直接结算 □　　1220 是否与新农合经办机构直接结算 □

1221 信息系统建设情况（可多选）□，□，□，□

1 标准化电子病历　2 管理信息系统　3 医学影像（PACS）　4 实验室检验　0 无

1222 药房总数□□□个　其中：门诊药房□□□　住院药房□□□　中药房□□□

1223 是否取得母婴保健技术服务执业许可证 □

1224 是否开展卫生监督协管服务 □（限开展机构填报）

1225 是否开展互联网诊疗服务 □

1226 是否第二名称为互联网医院 □

1227 是否参与医联体 □

1228 参与医联体形式（可多选） □

1. 城市医疗集团　2. 医疗共同体　3. 跨区域专科联盟　4. 远程医疗协作网

指标名称	代号	计量单位	数量
二、年末人员情况	–	–	–
编制人数	20	人	
其中：在编人数	201	人	
在岗职工数	21	人	
卫生技术人员	211	人	
执业医师	2111	人	
临床类别	21111	人	
中医类别	21112	人	
口腔类别	21113	人	
公共卫生类别	21114	人	
执业助理医师	2112	人	
临床类别	21121	人	
中医类别	21122	人	
口腔类别	21123	人	
公共卫生类别	21124	人	
执业（助理）医师中：	–	–	–
注册为全科医学专业的人数	211251	人	
取得全科医生培训合格证书的人数	211252	人	

续 表

指标名称	代号	计量单位	数量
注册多地点执业的医师数	211253	人	
注册护士	2113	人	
其中：助产士	21131	人	
药师（士）	2114	人	
西药师（士）	21141	人	
中药师（士）	21142	人	
检验技师（士）	2115	人	
影像技师（士）	2116	人	
其他卫生技术人员	2119	人	
其中：见习医师	21191	人	
其中：中医	211911	人	
其他技术人员	212	人	
管理人员	213	人	
工勤技能人员	214	人	
离退休人员	22	人	
其中：年内退休人员	221	人	
年内培训情况	23	人	-
参加政府举办的岗位培训人次数	231	人次	
接受继续医学教育人数	232	人	
进修半年以上人数	233	人	
年内人员流动情况	-	-	-
流入	241	人	
流出	242	人	
在岗人员中：取得母婴保健技术服务资质的人员	25	人	
三、年末床位数	-	-	-
编制床位	30	张	
实有床位	31	张	
其中：特需服务床位	311	张	
负压病房床位	312	张	
实际开放总床日数	32	床日	
实际占用总床日数	33	床日	
出院者占用总床日数	34	床日	

续　表

指标名称	代号	计量单位	数量
观察床数	35	张	
全年开设家庭病床总数	36	张	
四、房屋及基本建设	-	-	-
年末房屋建筑面积	41	平方米	
其中：业务用房面积	411	平方米	
其中：危房面积	4119	平方米	
年末租房面积	42	平方米	
其中：业务用房面积	421	平方米	
本年房屋租金	429	万元	
本年批准基建项目	43	个	
本年批准基建项目建筑面积	431	平方米	
本年实际完成投资额	432	万元	
其中：财政性投资	4321	万元	
单位自有资金	4322	万元	
银行贷款	4323	万元	
本年房屋竣工面积	433	平方米	
本年新增固定资产	434	万元	
本年因新扩建增加床位	435	张	
五、年末设备数	-	-	-
万元以上设备总价值	51	万元	
万元以上设备台数	52	台	
其中：10 万~49 万元设备	521	台	
50 万~99 万元设备	522	台	
100 万元及以上设备	523	台	
六、本年度收入与费用	-	-	-
总收入	61	千元	
医疗收入	611	千元	
门诊收入	6111	千元	
挂号收入	61111	千元	
诊察收入	61112	千元	
检查收入	61113	千元	
化验收入	61114	千元	

续　表

指标名称	代号	计量单位	数量
治疗收入	61115	千元	
手术收入	61116	千元	
卫生材料收入	61117	千元	
高值耗材收入	611171	千元	
药品收入	61118	千元	
西药收入	611181	千元	
中草药收入	611182	千元	
中成药收入	611183	千元	
药事服务费收入	61119	千元	
其他门诊收入	611110	千元	
住院收入	6112	千元	
床位收入	61121	千元	
诊察收入	61122	千元	
检查收入	61123	千元	
化验收入	61124	千元	
治疗收入	61125	千元	
手术收入	61126	千元	
护理收入	61127	千元	
卫生材料收入	61128	千元	
高值耗材收入	611281	千元	
药品收入	61129	千元	
西药收入	611291	千元	
中草药收入	611292	千元	
中成药收入	611293	千元	
药事服务费收入	611210	千元	
其他住院收入	611211	千元	
门诊和住院药品收入中：基本药物收入	6119	千元	
财政补助收入	612	千元	
基本支出	6121	千元	
项目支出	6122	千元	
其中：基本建设资金	61221	千元	
科教项目收入	613	千元	

续 表

指标名称	代号	计量单位	数量
其他收入	614	千元	
总收入中：城镇职工基本医疗保险	6191	千元	
城乡（城镇）居民基本医疗保险	6192	千元	
新型农村合作医疗补偿收入	6193	千元	
总费用/支出	62	千元	
医疗业务成本	621	千元	
其中：临床服务成本	6211	千元	
医疗技术成本	6212	千元	
医疗辅助成本	6213	千元	
财政项目补助支出	622	千元	
科教项目支出	623	千元	
管理费用	624	千元	
其中：离退休费	6241	千元	
其他支出	625	千元	
总费用中：人员经费	6291	千元	
其中：基本工资	62911	千元	
津贴补贴	62912	千元	
奖金	62913	千元	
社会保障缴费	62914	千元	
绩效工资	62915	千元	
伙食补助	62916	千元	
卫生材料费	6292	千元	
药品费	6293	千元	
其中：基本药物支出	62931	千元	
七、年末资产与负债	–	–	–
总资产	71	千元	
流动资产	711	千元	
非流动资产	712	千元	
其中：固定资产	7121	千元	
在建工程	7122	千元	
无形资产	7123	千元	
负债与净资产	72	千元	

续　表

指标名称	代号	计量单位	数量
流动负债	721	千元	
非流动负债	722	千元	
其中：长期负债	7221	千元	
净资产	723	千元	
其中：事业基金	7231	千元	
专用基金	7232	千元	
其他净资产	7233	千元	
八、本年度医疗服务量	-	-	-
总诊疗人次数	81	人次	
其中：门诊人次数	811	人次	
急诊人次数	812	人次	
其中：死亡人数	8121	人	
家庭卫生服务人次数	813	人次	
互联网诊疗服务人次数	814	人次	
其中：预约诊疗人次数	819	人次	
观察室留观病例数	82	例	
其中：死亡人数	821	人	
健康检查人次数	83	人次	
入院人数	84	人	
出院人数	85	人	
其中：转往基层医疗卫生机构人数	851	人	
死亡人数	852	人	
住院病人手术人次数	86	人次	
门诊处方总数	87	张	
其中：使用抗菌药物的处方数	871	张	
中医处方数	872	张	
肾透析人次数	88	人次	
药物不良反应报告例数	89	例	
医疗纠纷例数	8101	例	
临床用血总量	811	U	
其中：全血量	8111	U	
红细胞量	8112	U	

续　表

指标名称	代号	计量单位	数量
血浆量	8113	U	
血小板量	8114	U	
九、基本公共卫生服务（限提供服务的单位填报）	–	–	–
年末服务（常住）人口数	91	人	
其中：0~6 岁儿童数	911	人	
内：0~3 岁儿童数	9111	人	
65 岁及以上人口数	912	人	
年末居民健康档案累计建档人数	92	人	
其中：规范化电子建档人数	921	人	
年内公众健康咨询活动总受益人数	93	人次	
年内健康知识讲座总受益人数	94	人次	
年内 0~6 岁儿童预防接种人次数	95	人次	
年末 0~6 岁儿童健康管理人数	96	人	
年末孕产妇早孕建册人数	97	人	
年末 65 岁以上老人健康管理人数	98	人	
年末高血压患者累计管理人数	99	人	
年末糖尿病患者累计管理人数	910	人	
年末严重精神障碍管理人数	911	人	
年末肺结核患者健康管理人数	912	人	
年内传染病和突发公共卫生事件报告例数	913	例	
卫生监督协管巡查次数	914	次	
年末中医药健康管理人数	915	人	
其中：0~3 岁儿童中医药健康管理人数	9151	人	
65 岁以上老人中医药健康管理人数	9152	人	

十、分科情况

1. 综合医院及专科医院等填报

序号	科室名称	实有床位	门急诊人次	出院人数
01	预防保健科			
02	全科医疗科			
03	内科			
04	外科			
05	妇产科			
06	妇女保健科			
07	儿科			
08	小儿外科			
09	儿童保健科			
10	眼科			
11	耳鼻咽喉科			
12	口腔科			
13	皮肤科			
14	医疗美容科			
15	精神科			
16	传染科			
17	结核病科			
18	地方病科			
19	肿瘤科			
20	急诊医学科			
21	康复医学科			
22	运动医学科			
23	职业病科			
24	临终关怀科			
25	疼痛科			
26	重症医学科			
27	中医科			
28	维吾尔医学科			
29	藏医学科			
30	蒙医学科			
31	彝医学科			

续　表

序号	科室名称	实有床位	门急诊人次	出院人数
32	傣医学科			
33	其他民族医学科			
34	中西医结合科			
35	其他			

2. 中医医院、中西医结合医院、民族医医院填报

序号	科室名称	实有床位	门急诊人次	出院人数
01	内科			
02	外科			
03	妇产科			
04	儿科			
05	皮肤科			
06	眼科			
07	耳鼻咽喉科			
08	口腔科			
09	肿瘤科			
10	骨伤科			
11	肛肠科			
12	老年病科			
13	针灸科			
14	推拿科			
15	康复医学			
16	急诊科			
17	预防保健科			
18	其他中医科			
19	维吾尔医学科			
20	藏医学科			
21	蒙医学科			
22	彝医学科			
23	傣医学科			
24	其他民族医学科			
25	中西医结合科			

十一、中医特色指标（限中医医院、中西医结合医院、民族医医院填报）

指标名称	代号	计量单位	数量
年内中医治未病服务人次数	111	人次	
年末开展中医医疗技术总数	112	项	
年末中药制剂室面积	113	平方米	
年末中药制剂品种数	114	种	
年末 5000 元以上中医诊疗设备台数	115	台	
其中：电针治疗设备台数	1151	台	
中药熏洗设备台数	1152	台	
中医电疗设备台数	1153	台	
中医磁疗设备台数	1154	台	
中医康复训练设备台数	1155	台	
煎药机台（套）数	1156	台（套）	

单位负责人：________统计负责人：______填表人：______联系电话：______报出日期：___年__月__日

填表说明：1. 本表由医院、妇幼保健院（所、站）、妇幼保健计划生育服务中心、专科疾病防治院（所、站）、疗养院、护理院（站）、临床检验中心填报。

2. 本表为年报，报送时间为次年 1 月 20 日前。通过国家卫生统计网络直报系统报送。

3. 审核关系：21=211+212+213+214；

211=2111+2112+2113+2114+2115+2116+2119；

2111=21111+21112+21113+21114；

2112=21121+21122+21123+21124；

2114=21141+21142；

6111=61111+61112+61113+61114+61115+61116+61117+61118+61119+611110；

61118=611181+611182+611183；

6112 = 61121 + 61122 + 61123 + 61124 + 61125 + 61126 + 61127 + 61128 + 61129 + 611210+611211；

61129=611291+611292+611293；

62=621+622+623+623+624+625；

61>=6191+6192+6193；

72=721+722+723。

1.3.2 医疗卫生机构年报表

（乡镇卫生院、社区卫生服务机构）

表　　号：卫健统 1-2 表
制定机关：国家卫生健康委
批准机关：国家统计局
批准文号：国统制［2018］50 号
有效期至：2021 年 04 月

统一社会信用代码□□□□□□□□□□□□□□□□□□□□□□
组织机构代码□□□□□□□□□-□
机构名称（签章）：　　　　　　　　　　　　　　________年

一、基本情况（Y 是，N 否）

11 机构属性代码（要求新设机构和属性代码变动机构填写）

111 登记注册类型代码 □　　112 医疗卫生机构类别代码 □□□□
113 机构分类管理代码 □　　114 行政区划代码 □□□□□□□
115 单位所在乡镇街道名称________　　1151 乡镇街道代码 □□□
116 设置/主办单位代码 □　　117 政府办医疗卫生机构隶属关系代码 □
118 单位所在地是否民族自治地方 □　　119 是否分支机构 □

12 基本信息

121 地址____________________________

1211 地理位置：经度□□．□□□□□□，纬度□□．□□□□□□

122 邮政编码□□□□□□　　123 联系电话□□□□□□□□□□
124 单位成立时间□□□□年　　125 法人代表（单位负责人）____
126 社区卫生服务中心（站）设在（1 街道　2 镇　3 乡　4 居委会　5 村）□
127 非独立法人挂靠单位（1 医院　2 社区卫生服务中心　3 卫生院　4 门诊部　5 其他卫生机构　9 其他）□
128 是否达到基础设施建设标准 □　　1281 中医馆是否达到建设标准 □
129 是否政府认定的全科医生实践培训基地 □
1210 医保定点医疗机构（1 基本医保定点机构　2 新农合定点机构　0 非定点机构）□
1211 是否与医保经办机构直接结算 □　　1212 是否与新农合经办机构直接结算 □
1213 辖区内行政村数 □　　12131 其中：设立村卫生室的行政村数 □
1214 本单位一体化管理的村卫生室个数 □□　　1215 年内召开乡村医生例会次数 □□
1216 年内考核乡村医生数 □□□　　12161 其中：考核合格人数 □□□
1217 本单位下设村卫生室个数□□，执业医师数□□□，执业助理医师数□□□，注册护士数□□
1218 非政府办机构是否试行零差率销售基本药物 □
1219 是否取得母婴保健技术服务执业许可证 □
1220 是否开展卫生监督协管服务 □
1225 是否开展互联网诊疗服务 □

指标名称	代号	计量单位	数量
二、年末人员情况	–	–	
编制人数	20	人	
其中：在编人数	201	人	
在岗职工数	21	人	
卫生技术人员	211	人	
执业医师	2111	人	
临床类别	21111	人	
中医类别	21112	人	
口腔类别	21113	人	
公共卫生类别	21114	人	
执业助理医师	2112	人	
临床类别	21121	人	
中医类别	21122	人	
口腔类别	21123	人	
公共卫生类别	21124	人	
执业（助理）医师中：	–	–	
注册为全科医学专业的人数	211251	人	
取得全科医生培训合格证的人数	211252	人	
注册护士	2113	人	
其中：助产士	21131	人	
药师（士）	2114	人	
西药师（士）	21141	人	
中药师（士）	21142	人	
检验技师（士）	2115	人	
影像技师（士）	2116	人	
其他卫生技术人员	2119	人	
其中：见习医师	21191	人	
其中：中医	211911	人	
其他技术人员	212	人	
管理人员	213	人	

续　表

指标名称	代号	计量单位	数量
工勤技能人员	214	人	
离退休人员	22	人	
其中：年内退休人员	221	人	
年内培训情况	23	-	-
参加政府举办的岗位培训人次数	231	人次	
接受继续医学教育人数	232	人	
进修半年以上人数	233	人	
年内人员流动情况	-	-	-
流入	241	人	
流出	242	人	
在岗人员中：取得母婴保健技术服务资质的人员	25	人	
三、年末床位数	-	-	-
编制床位	30	张	
实有床位	31	张	
实际开放总床日数	32	日	
实际占用总床日数	33	日	
出院者占用总床日数	34	日	
观察床数	35	张	
全年开设家庭病床总数	36	张	
四、房屋及基本建设	-	-	-
年末房屋建筑面积	41	平方米	
其中：业务用房面积	411	平方米	
其中：危房面积	4119	平方米	
年末租房面积	42	平方米	
其中：业务用房面积	421	平方米	
房屋租金	429	万元	
本年批准基建项目	43	个	
本年批准基建项目建筑面积	431	平方米	
本年实际完成投资额	432	万元	
其中：财政性投资	4321	万元	

续 表

指标名称	代号	计量单位	数量
单位自有资金	4322	万元	
银行贷款	4323	万元	
本年房屋竣工面积	433	平方米	
本年新增固定资产	434	万元	
本年因新扩建增加床位	435	张	
五、年末设备数	–	–	–
万元以上设备总价值	51	万元	
万元以上设备台数	52	台	
其中：10万~49万元设备	521	台	
50万~99万元设备	522	台	
100万元及以上设备	523	台	
六、本年度收入与支出	–	–	–
总收入	61	千元	
医疗收入	611	千元	
其中：门诊收入	6111	千元	
挂号收入	61111	千元	
诊察收入	61112	千元	
检查收入	61113	千元	
药品收入	61114	千元	
西药收入	611141	千元	
中草药收入	611142	千元	
中成药收入	611143	千元	
卫生材料收入	61115	千元	
一般诊疗费收入	61116	千元	
治疗收入	61117	千元	
手术收入	61118	千元	
化验收入	61119	千元	
其他门诊收入	611110	千元	
住院收入	6112	千元	
床位收入	61121	千元	

续　表

指标名称	代号	计量单位	数量
诊察收入	61122	千元	
检查收入	61123	千元	
药品收入	61124	千元	
西药收入	611241	千元	
中草药收入	611242	千元	
中成药收入	611243	千元	
卫生材料收入	61125	千元	
一般诊疗费收入	61126	千元	
治疗收入	61127	千元	
手术收入	61128	千元	
化验收入	61129	千元	
护理收入	611210	千元	
其他住院收入	611211	千元	
财政补助收入	612	千元	
其中：基本支出	6121	千元	
其中：基本公共卫生服务补助	61211	千元	
项目支出	6122	千元	
其中：基本建设补助	61221	千元	
设备购置补助	61222	千元	
重大公共卫生服务补助	61223	千元	
上级补助收入	613	千元	
其他收入	614	千元	
总收入中：城镇职工基本医保收入	6151	千元	
城乡（城镇）居民基本医保收入	6152	千元	
新农合补偿收入	6153	千元	
总支出	62	千元	
医疗支出	621	千元	
其中：人员经费	6211	千元	
其中：基本工资	62111	千元	
津贴补贴	62112	千元	

续 表

指标名称	代号	计量单位	数量
奖金	62113	千元	
社会保障缴费	62114	千元	
绩效工资	62115	千元	
离退休费	62116	千元	
伙食补助	62117	千元	
药品支出	6212	千元	
材料支出	6213	千元	
其中：卫材支出	62131	千元	
公共卫生支出	622	千元	
其中：人员经费	6221	千元	
其中：基本工资	62211	千元	
津贴补贴	62212	千元	
奖金	62213	千元	
绩效工资	62214	千元	
离退休费	62215	千元	
药品支出	6222	千元	
材料支出	6223	千元	
其中：卫材支出	62231	千元	
财政基建设备补助支出	623	千元	
其他支出	624	千元	
七、年末资产与负债	–	–	–
总资产	71	千元	
流动资产	711	千元	
非流动资产	712	千元	
其中：固定资产	7121	千元	
在建工程	7122	千元	
无形资产	7123	千元	
负债与净资产	72	千元	
负债	721	千元	
净资产	722	千元	

续 表

指标名称	代号	计量单位	数量
其中：事业基金	7221	千元	
专用基金	7222	千元	
其他净资产	7223	千元	
八、本年度医疗服务量	–	–	–
总诊疗人次数	81	人次	
其中：门诊人次数	811	人次	
急诊人次数	812	人次	
其中：死亡人数	8121	人	
家庭卫生服务人次数	813	人	
互联网诊疗服务人次数	814	人次	
总诊疗人次中：上级医院向下转诊人次数	8191	人次	
向上级医院转诊人次数	8192	人次	
中医治未病服务人次数	8193	人次	
观察室留观病例数	82	例	
其中：死亡人数	821	人	
健康检查人次数	83	人次	
入院人数	84	人	
出院人数	85	人	
其中：转入医院人数	851	人	
死亡人数	852	人	
门诊处方总数	86	张	
其中：使用抗菌药物的处方数	861	张	
中医处方数	862	张	
开展中医医疗技术总数	87	项	
九、基本公共卫生服务（限提供服务的单位填报）	–	–	–
年末服务（常住）人口数	91	人	
其中：0~6 岁儿童数	911	人	
内：0~3 岁儿童数	9111	人	
65 岁以上人口数	912	人	
年末居民健康档案累计建档人数	92	人	

续　表

指标名称	代号	计量单位	数量
其中：规范化电子建档人数	921	人	
年内公众健康咨询活动总受益人数	93	人次	
年内健康知识讲座总受益人数	94	人次	
年内0~6岁儿童预防接种人次数	95	人次	
年末0~6岁儿童健康管理人数	96	人	
年末孕产妇早孕建册人数	97	人	
年末65岁以上老人健康管理人数	98	人	
年末高血压患者累计管理人数	99	人	
年末糖尿病患者累计管理人数	910	人	
年末严重精神障碍管理人数	911	人	
年末肺结核患者健康管理人数	912	人	
年内传染病和突发公共卫生事件报告例数	913	例	
年内卫生监督协管巡查次数	914	次	
年末中医药健康管理人数	915		
其中：0~3岁儿童中医药健康管理人数	9151	人	
65岁以上老人中医药健康管理人数	9152	人	

十、分科情况

序号	名称	实有床位（张）	门急诊人次	出院人数
01	预防保健科			
02	全科医学科			
03	内科			
04	外科			
05	儿科			
06	妇产科			
07	眼科			
08	耳鼻喉科			
09	口腔科			
10	传染科			
11	急诊医学科			
12	康复医学科			
13	中医科			
99	其他			

单位负责人：________统计负责人：______填表人：______联系电话：______报出日期：____年__月__日

填表说明：1. 本表由乡镇卫生院、街道卫生院、社区卫生服务中心、社区卫生服务站填报。

2. 本表为年报，报送时间为次年 1 月 20 日前。通过国家卫生统计网络直报系统报送。

3. 审核关系：21 = 211+212+213+214；

211 = 2111+2112+2113+2114+2115+2116+2119；

2111 = 21111+21112+21113+21114；

2112 = 21121+21122+21123+21124；

2114 = 21141+21142；

6111 = 61111+61112+61113+61114+61115+61116+61117+61118+61119+611110；

61118 = 611181+611182+611183；

6112 = 61121 + 61122 + 61123 + 61124 + 61125 + 61126 + 61127 + 61128 + 61129 + 611210+611211；

61129 = 611291+611292+611293；

62 = 621+622+623+623+624+625；

61 ⩾ 6191+6192+6193；

72 = 721+722+723。

1.3.3 医疗卫生机构年报表

（村卫生室）

表　　号：卫健统1-3表
制定机关：国家卫生健康委
批准机关：国家统计局
批准文号：国统制［2018］50号
有效期至：2021年04月

统一社会信用代码□□□□□□□□□□□□□□□□□□
组织机构代码□□□□□□□□-□
机构名称（签章）：　　　　　　　　　　　　　　　　＿＿＿＿年

一、基本情况（Y是，N否）

11 机构属性代码（要求新设机构和属性代码变动机构填写）：

111 登记注册类型代码　□　　112 医疗卫生机构类别代码　□□□□

113 机构分类管理代码　□　　114 行政区划代码　□□□□□□

115 单位所在街道/乡镇名称＿＿＿＿＿＿　　1151 乡镇街道代码　□□□

116 设置/主办单位代码（1 村办　2 乡卫生院设点　3 联合办　4 私人办　9 其他）　□

117 行医方式（1 西医为主　2 中医为主　3 中西医结合　4 民族医）　□

118 单位所在地是否民族自治地方　□　　119 是否分支机构　□

12 其他信息：

121 所在村委会名称＿＿＿＿＿＿＿＿　　122 地址＿＿＿＿＿＿＿＿＿＿＿＿＿

1221 地理位置：经度□□. □□□□□□，纬度□□. □□□□□□

123 邮政编码　□□□□□□　　124 联系电话（座机或手机）　□□□□□□□□□□□□

125 法人代表类别（1 乡村医生　2 村委会主任　3 乡镇卫生院院长　9 其他）　□

126 单位负责人类别（1 乡村医生　2 村委会主任　3 乡镇卫生院院长　9 其他）　□

127 服务人口数　□□□□□□　　128 是否实行乡村卫生服务一体化管理　□

129 房屋建筑面积（平方米）　□□□　　1210 是否达到建设标准　□

1211 医保定点医疗机构（1 基本医保定点机构　2 新农合定点机构　0 非定点机构）　□

1212 是否与医保经办机构直接结算　□　　1213 是否与新农合经办机构直接结算　□

1214 承担基本公共卫生服务项目情况（可多选）：□，□，□，□，□，□，□，□，□，□，□，□，□

1 居民健康档案　2 健康教育　3 预防接种　4 传染病防治　5 儿童保健
6 孕产妇保健　7 老年人保健　8 慢性病管理　9 严重精神障碍　10 卫生监督协管服务
11 儿童中医药健康管理　12 老年人中医药健康管理　13 肺结核

1215 是否实行零差率销售基本药物　□

指标名称	代号	计量单位	数量
二、年末人员情况	–	–	–
执业医师	21	人	
其中：中医类别	211	人	
执业助理医师	22	人	

续　表

指标名称	代号	计量单位	数量
其中：中医类别	221	人	
执业（助理）医师中：	–	–	
注册为全科医学专业的人数	2221	人	
取得全科医生培训合格证的人数	2222	人	
乡村全科执业助理医师人数	23	人	
注册护士	24	人	
乡村医生	25	人	
其中：以中医、中西医结合或民族医为主的人数	251	人	
当年考核合格的人数	252	人	
卫生员	26	人	
年内培训人次数	27	人	
在编执业（助理）医师数	28	人	
执业（助理）医师和乡村医师中	29	人	
参加城镇（乡）居民养老保险人数	291	人	
参加职工养老保险人数	292	人	
开展签约服务的人数	293	人	
年内人员流动情况	–	–	–
流入	301	人	
流出	302	人	
三、年末设备数	–	–	–
简易呼吸器	31	个	
便携式高压消毒锅（带压力表）	32	个	
冷藏箱	33	包	
诊查（观察）床	34	张	
无菌柜	35	个	
中药柜	36	个	
西药柜	37	个	
担架	38	付	
处置台	39	个	
健康一体机	40	个	
计算机	41	个	
打印机	42	个	

续 表

指标名称	代号	计量单位	数量
四、本年度收入与支出	–	–	–
总收入	41	元	
其中：医疗收入	411	元	
其中：药品收入	4111	元	
其中：基本药物收入	41111	元	
上级补助收入	412	元	
其中：人员补助经费	4121	元	
房屋设备补助经费	4122	元	
实施基本药物制度补助经费	4123	元	
基本公共卫生服务补助收入	4124	元	
村或集体补助收入	413	元	
总支出	42	元	
其中：人员经费	421	元	
药品支出	422	元	
其中：基本药物支出	4221	元	
五、本年度业务工作量	–	–	–
诊疗人次数	51	人次	
其中：出诊人次数	511	人次	
开展中医医疗技术总数	52	项	
报告疑似传染病例数	53	例	
参加乡镇卫生院例会次数	54	次	

单位负责人：______填表人：______联系电话：______报出日期：________年__月__日

填表说明：1. 本表由村卫生室填报。

2. 本表为年报，报送时间为次年 1 月 20 日前。通过国家卫生统计网络直报系统报送。

3. 审核关系：22<222+223。

1.3.4 医疗卫生机构年报表

（门诊部及诊所类）

表　　号：卫健统 1-4 表
制定机关：国家卫生健康委
批准机关：国家统计局
批准文号：国统制［2018］50 号
有效期至：2021 年 04 月

统一社会信用代码□□□□□□□□□□□□□□□□□□
组织机构代码□□□□□□□□-□
机构名称（签章）：　　　　　　　　　　　　________年

一、基本情况（Y-是，N-否）

11 机构属性代码（要求新设机构和属性代码变动机构填写）：

111 登记注册类型代码 □　　　　112 医疗卫生机构类别代码 □□□□

113 机构分类管理代码 □　　　　114 行政区划代码 □□□□□□

115 单位所在乡镇街道名称____________　　　　1151 乡镇街道代码 □□□

116 设置/主办单位代码 □　　　　117 单位所在地是否民族自治地方 □

118 是否分支机构 □

12 其他信息：

121 地址____________

1211 地理位置：经度□□．□□□□□□，纬度□□．□□□□□□

122 邮政编码 □□□□□□

123 联系电话（座机或手机）□□□□□□□□□□□□　　　　124 单位开业时间 □□□□年

125 法人代表（负责人）________　　　　126 房屋建筑面积（平方米）□□□□□

指标名称	代号	计量单位	数量
二、年末人员情况	–	–	–
编制人数	20	人	
其中：在编人数	201	人	
在岗职工数	21	人	
卫生技术人员	211	人	
执业医师	2111	人	
临床类别	21111	人	
中医类别	21112	人	
口腔类别	21113	人	
公共卫生类别	21114	人	
执业助理医师	2112	人	
临床类别	21121	人	

续 表

指标名称	代号	计量单位	数量
中医类别	21122	人	
口腔类别	21123	人	
公共卫生类别	21124	人	
执业（助理）医师中：	-	-	
注册为全科医学专业的人数	2221	人	
取得全科医生培训合格证的人数	2222	人	
注册护士	2113	人	
其中：助产士	21131	人	
药师（士）	2114	人	
西药师（士）	21141	人	
中药师（士）	21142	人	
检验技师（士）	2115	人	
影像技师（士）	2116	人	
其他卫生技术人员	2119	人	
其中：见习医师	21191	人	
其中：中医	211911	人	
其他技术人员	212	人	
其他技术人员	212	人	
管理人员	213	人	
工勤技能人员	214	人	
年内人员流动情况	-	-	-
流入	2151	人	
流出	2152	人	
三、本年度收入与支出	-	-	-
总收入	31	千元	
其中：医疗收入	311	千元	
其中：药品收入	3111	千元	
总支出	32	千元	
其中：人员经费	321	千元	
药品支出	322	千元	
四、诊疗量	-	-	-
本年诊疗人次数	41	人次	

续　表

指标名称	代号	计量单位	数量
其中：出诊人次数	411	人次	
中医科门急诊人次（限门诊部填）	412	人次	
本年健康检查人次数（限门诊部填）	42	人次	
五、年末资产与负债	-	-	-
总资产	51	千元	
其中：固定资产	511	千元	
负债与净资产	52	千元	
六、住院量（限门诊部填）	-	-	-
年末床位数	61	张	
本年出院人数	62	人	
其中：中医科出院人数	621	人	

单位负责人：______填表人：______ 联系电话：______报出日期：____年__月__日

填表说明：1. 本表由门诊部、诊所、卫生所、医务室、中小学卫生保健所填报。

2. 本表为年报，报送时间为次年 1 月 20 日前。通过国家卫生统计网络直报系统报送。

3. 审核关系：21＝211+212+213+214；

211＝2111+2112+2113+2114+2115+2116+2119；

2111＝21111+21112+21113+21114；

2112＝21121+21122+21123+21124；

2114＝21141+21142。

1.3.5 医疗卫生机构年报表

（急救机构）

表　　号：卫健统 1-5 表
制定机关：国家卫生健康委
批准机关：国家统计局
批准文号：国统制［2018］50 号
有效期至：2021 年 04 月

统一社会信用代码□□□□□□□□□□□□□□□□□□
组织机构代码□□□□□□□□-□
机构名称（签章）：　　　　________年

一、基本情况（Y 是，N 否）

11 机构属性代码（要求新设机构和属性代码变动机构填写）：

111 登记注册类型代码 □　　112 医疗卫生机构类别代码 □□□□
113 机构分类管理代码 □　　114 行政区划代码 □□□□□□
115 单位所在乡镇街道名称________　　1151 乡镇街道代码 □□□
116 设置/主办单位代码 □　　117 政府办卫生机构隶属关系代码 □
118 单位所在地是否民族自治地方 □　　119 是否分支机构 □

12 基本信息：

121 地址__________________
1211 地理位置：经度□□. □□□□□□，纬度□□. □□□□□□
122 邮政编码 □□□□□□
123 联系电话 □□□□□□□□□　　124 单位电子邮箱________
125 单位网站域名______________　　126 单位成立时间：□□□□年
127 法人代表（单位负责人）________　　128 是否独立法人 □
129 非独立法人挂靠单位名称________　　1210 是否独立核算 □
1211 与医院关系（1 与急诊科一体　2 独立科室）□　　1212 急救床位（张）□□□□

13 急救网络情况：

131 急救中心模式 □
1 院前急救型-京沪模式　2 指挥调度型-广州模式　3 依托型-重庆模式
4 医警统一型-南宁模式　9 其他
132 急救网络覆盖分站数（个）□□　其中：直属分站数（个）□□
133 急救网络覆盖医院数（个）□□□
134 是否设立以下科室（可多选）
1 院前急救科□　2 通讯调度科□　3 车管科□　4 其他主要业务科室______

14 通讯调度情况（可多选）

141 是否拥有以下通讯系统：有线□　无线□　　142 是否拥有 120 呼救系统□
143 120 呼救系统是否具备以下功能：1 提供主叫用户电话号码□　2 提供机主姓名□
3 提供装机地址□　4 呼救电话自动排队能力□　5 电话录音设备□
144 120 是否具备以下电话汇集与受理方式：
1 地级市汇集各自受理□　2 全省汇集转当地受理□　3 全省汇集集中受理□

4 全省汇集，市区集中受理，郊区部分转当地受理□

指标名称	代号	计量单位	数量
二、年末人员情况	–	–	–
编制人数	20	人	
在编人数	201	人	
在岗职工数	21	人	
卫生技术人员	211	人	
执业医师	2111	人	
执业助理医师	2112	人	
注册护士	2113	人	
药师（士）	2114	人	
西药师（士）	21141	人	
中药师（士）	21142	人	
检验技师（士）	2115	人	
影像技师（士）	2116	人	
其他卫生技术人员	2119	人	
其中：见习医师	21191	人	
其他技术人员	212	人	
管理人员	213	人	
工勤技能人员	214	人	
在岗职工中：院前急救专业人员	219	人	
离退休人员	22	人	
其中：年内退休人员	221	人	
年内培训情况	–	–	–
参加政府举办的岗位培训人次数	231	人	
接受继续医学教育人数	232	人	
进修半年以上人数	233	人	
年内人员流动情况	–	–	–
流入	2341	人	
流出	2342	人	
三、房屋及基本建设	–	–	–
年末房屋建筑面积	31	平方米	
其中：业务用房面积	311	平方米	

续　表

指标名称	代号	计量单位	数量
其中：危房面积	3111	平方米	
院前急救业务用房面积	3112	平方米	
年末租房面积	32	平方米	
其中：业务用房面积	321	平方米	
其中：院前急救业务用房面积	3211	平方米	
本年房屋租金	329	万元	
本年批准基建项目	33	个	
本年批准基建项目建筑面积	331	平方米	
本年实际完成投资额	332	万元	
其中：财政性投资	3321	万元	
单位自有资金	3322	万元	
银行贷款	3323	万元	
本年房屋竣工面积	333	平方米	
本年新增固定资产	334	万元	
四、年末设备数	-	-	-
万元以上设备总价值	41	万元	
万元以上设备台数	42	台	
其中：10 万~49 万元设备	421	台	
50 万~99 万元设备	422	台	
100 万元及以上设备	423	台	
急救车车载设备拥有量	43	台	
便携式呼吸机	431	台	
电动吸引器	432	台	
心电监护除颤仪	433	台	
血糖仪	434	台	
心电图机	435	台	
心电监护仪	436	台	
心脏除颤器	437	台	
气管插管镜	438	套	
血氧饱和度测试仪	439	台	
铲式担架	4310	台	

续　表

指标名称	代号	计量单位	数量
防毒面具（套）	4311	套	
五、本年度收入与支出			
总收入	51	千元	
其中：财政补助收入	511	千元	
基本支出	5111	千元	
项目支出	5112	千元	
上级补助收入	512	千元	
事业收入	513	千元	
总支出	52	千元	
其中：事业支出	521	千元	
其中：财政补助支出	5211	千元	
人员支出	522	千元	
其中：基本工资	5221	千元	
绩效工资	5222	千元	
社会保障缴费	5223	千元	
离退休费	5224	千元	
六、年末资产与负债	-	-	-
总资产	61	千元	
其中：流动资产	611	千元	
固定资产	612	千元	
负债与净资产	62	千元	
负债	621	千元	
净资产	622	千元	
其中：事业基金	6221	千元	
专用基金	6222	千元	
其他净资产	6223	千元	
七、急救服务能力	-	-	-
本中心（站）服务面积	71	平方公里	
本中心（站）服务半径	72	公里	
本中心（站）服务人口	73	万人	
其中：城区人口	731	万人	

续 表

指标名称	代号	计量单位	数量
院前急救服务网络平均反应时间	74	分钟	
八、本年度急救服务利用	-	-	-
急救呼叫次数	81	次	
出车次数	82	次	
其中：抢救（监护）型急救车次数	821	次	
运转型急救车次数	822	次	
救治人次数（ICD-10）	83	次	
其中：心脏病（含高血压性心脏病）	831	次	
高血压（不含高血压性心脏病）	832	次	
脑血管病	833	次	
损伤及中毒	834	次	
传染病	835	次	
恶性肿瘤	836	次	
呼吸系统疾病	837	次	
消化系统疾病	838	人次	
神经系统疾病	839	人次	
泌尿系统疾病	8310	人次	
妊娠、分娩及产褥期并发症	8311	人次	
其他	8312	人次	
其中：危重病例数	84	例	
未救治人次数	85	人次	
车到家中已死亡人数	86	人	
途中死亡人数	87	人	

单位负责人：______统计负责人：______填表人：______联系电话：______报出日期：____年____月__日

填表说明：1. 本表由急救中心、急救站填报。

2. 本表为年报，报送时间为次年 1 月 20 日前。通过国家卫生统计网络直报系统报送。

3. 审核关系：21＝211+212+213+214；

211＝2111+2112+2113+2114+2115+2116+2119；

2114＝21141+21142；

51>511+512+513；

61>611+612；

62＝621+622。

1.3.6 医疗卫生机构年报表

（卫生监督机构）

表　　号：卫健统 1-6 表
制定机关：国家卫生健康委
批准机关：国家统计局
批准文号：国统制［2018］50 号
有效期至：2021 年 04 月

统一社会信用代码□□□□□□□□□□□□□□□□□□

组织机构代码□□□□□□□□-□

机构名称（签章）：　　　　　　　　________年

一、基本情况（Y 是，N 否）

11　机构属性代码（要求新设机构和属性代码变动机构填写）：

111 登记注册类型代码 □　　112 医疗卫生机构类别代码 □□□□

113 机构分类管理代码 □　　114 行政区划代码 □□□□□□□

115 单位所在乡镇街道名称________　　1151 乡镇街道代码 □□□

116 设置/主办单位代码 □　　117 政府办医疗卫生机构隶属关系代码 □

118 单位所在地是否民族自治地方 □　　119 是否分支机构 □

12 基本信息：

121 地址________________

1211 地理位置：经度□□. □□□□□□，纬度□□. □□□□□□

122 邮政编码 □□□□□□

123 联系电话 □□□□□□□□□□　　124 单位电子邮箱________________________

125 单位网站域名________________　　126 单位成立时间：□□□□年

127 法人代表（单位负责人）__________　　128 下设派出机构数 □□

129 机构行政级别（1 厅局级　2 副厅局级　3 处级　4 副处级　5 科级　6 副科级　7 股级及以下）□

1210 机构性质（1 按照公务员管理　2 参照公务员管理　3 事业单位）□

1211 是否达到建设标准 □　　1212 是否独立核算单位 □

1213 非独立核算挂靠单位（1 卫生局　2 疾病预防控制中心　9 其他）□

指标名称	代号	计量单位	数量
二、年末人员情况	-	-	-
编制人数	20	人	
其中：公务员	201	人	
参照公务员管理	202	人	
事业编制	203	人	
其中：在编人数	209	人	
在岗职工数	21	人	
卫生技术人员	211	人	

续 表

指标名称	代号	计量单位	数量
卫生监督员	2111	人	
其他卫生技术人员	2119	人	
其他技术人员	212	人	
管理人员	213	人	
工勤技能人员	214	人	
离退休人员	22	人	
其中：年内退休人员	221	人	
年内培训情况	-	-	-
参加政府举办的岗位培训人次数	231	人次	
进修半年以上人数	232	人	
年内人员流动情况	-	-	-
流入	2331	人	
流出	2332	人	
三、房屋及基本建设	-	-	-
年末房屋建筑面积	31	平方米	
其中：业务用房面积	311	平方米	
其中：危房面积	3111	平方米	
年末租房面积	32	平方米	
其中：业务用房面积	321	平方米	
本年房屋租金	329	万元	
本年批准基建项目	33	个	
本年批准基建项目建筑面积	331	平方米	
本年实际完成投资额	332	万元	
其中：财政性投资	3321	万元	
单位自有资金	3322	万元	
银行贷款	3323	万元	
本年房屋竣工面积	333	平方米	
本年新增固定资产	334	万元	
四、年末设备数	-	-	-
万元以上设备总价值	41	万元	
万元以上设备台数	42	台	
千元以上监测仪器设备台数	43	台	

续　表

指标名称	代号	计量单位	数量
其中：1万元以下	431	台	
1万~9万元	432	台	
10万元及以上	433	台	
交通工具	–	–	–
汽车	441	辆	
其中：现场快速检测车	4411	辆	
摩托车	442	辆	
船	443	艘	
五、本年度收入与支出	–	–	
总收入	51	千元	
其中：财政补助收入	511	千元	
基本支出	5111	千元	
项目支出	5112	千元	
其中：基本建设补助	51121	千元	
上级补助收入	512	千元	
事业收入	513	千元	
总支出	52	千元	
其中：事业支出	521	千元	
其中：财政补助支出	5211	千元	
人员支出	522	千元	
其中：基本工资	5221	千元	
绩效工资	5222	千元	
社会保障缴费	5223	千元	
离退休费	5224	千元	
六、年末资产与负债	–	–	–
总资产	61	千元	
其中：流动资产	611	千元	
固定资产	612	千元	
负债与净资产	62	千元	
负债	621	千元	
净资产	622	千元	
其中：事业基金	6221	千元	

续 表

指标名称	代号	计量单位	数量
专用基金	6222	千元	
其他净资产	6223	千元	
七、卫生监督稽查	–	–	
稽查机构是否专设（Y 是，N 否）	71	–	
年末专职稽查人员数	711	人	
年末兼职稽查人员数	712	人	
本年度稽查工作开展情况	72	–	
受理涉及卫生监督执法行为的投诉举报数	721	件	
查处涉及卫生监督执法行为的投诉举报数	722	件	
开展对本级的稽查次数	723	次	
开展对下级的稽查次数（仅要求地市级以上填写）	724	次	
发出稽查意见书数量	725	份	
发出稽查意见书后的整改单位数量	726	个	
稽查后移送相关部门的案件数	727	件	
稽查后移送相关部门的人员数	728	人	

单位负责人：______统计负责人：______填表人：______联系电话：______报出日期：____年__月__日

填表说明：1. 本表由卫生监督所（局、总队）、卫生监督中心填报。

2. 本表为年报，报送时间为次年 1 月 15 日前。通过国家卫生监督信息系统报送。

3. 审核关系：21 = 211+212+213+214；

211 = 2111+2119；

51>511+512+513；

61>611+612；62 = 621+622。

1.3.7 医疗卫生机构年报表

（其他医疗卫生机构类）

表　　号：卫健统 1-7 表
制定机关：国家卫生健康委
批准机关：国家统计局
批准文号：国统制［2018］50 号
有效期至：2021 年 04 月

统一社会信用代码□□□□□□□□□□□□□□□□□□
组织机构代码□□□□□□□□-□
机构名称（签章）：　　　　　　　　________年

一、基本情况（Y 是，N 否）

11 机构属性代码（要求新设机构和属性代码变动机构填写）：

111 登记注册类型代码 □　　112 医疗卫生机构类别代码 □□□□
113 机构分类管理代码 □　　114 行政区划代码 □□□□□□
115 单位所在乡镇街道名称________　　1151 乡镇街道代码 □□□
116 设置/主办单位代码 □　　117　政府办医疗卫生机构隶属关系代码 □
118 单位所在地是否民族自治地方 □　　119 是否分支机构 □

12 基本信息（Y 是，N 否）：

121 地址______________________
1211 地理位置：经度□□．□□□□□□，纬度□□．□□□□□□
122 邮政编码□□□□□□
123 联系电话　□□□□□□□□　　124 单位电子邮箱________
125 单位网站域名________________　　126 单位成立时间：□□□□年
127 法人代表（单位负责人）______　　128 下设直属分站（院、所）个数 □□
129 是否达到基础设施建设标准（限疾病预防控制中心填） □
1210 是否政府认定的全科医生实践基地（限疾病预防控制中心填） □
1211 是否为卫生监督机构（一个机构两块牌子） □
1212 是否取得母婴保健技术服务执业许可证 □

指标名称	代号	计量单位	数量
二、年末人员情况	-	-	-
编制人数	20	人	
其中：在编人数	201	人	
在岗职工数	21	人	
卫生技术人员	211	人	
执业医师	2111	人	
临床类别	21111	人	
中医类别	21112	人	

续 表

指标名称	代号	计量单位	数量
口腔类别	21113	人	
公共卫生类别	21114	人	
执业助理医师	2112	人	
临床类别	21121	人	
中医类别	21122	人	
口腔类别	21123	人	
公共卫生类别	21124	人	
注册护士	2113	人	
其中：助产士	21131	人	
药师（士）	2114	人	
西药师（士）	21141	人	
中药师（士）	21142	人	
检验技师（士）	2115	人	
影像技师（士）	2116	人	
卫生监督员	2117	人	
其他卫生技术人员	2119	人	
其中：见习医师	21191	人	
其他技术人员	212	人	
管理人员	213	人	
工勤技能人员	214	人	
离退休人员	22	人	
其中：年内退休人员	221	人	
年内培训情况	-	-	-
参加政府举办的岗位培训人次数	231	人次	
进修半年以上人数	232	人	
年内人员流动情况	-	-	-
流入	241	人	
流出	242	人	
在岗人员中：取得母婴保健技术服务资质的人员	25	人	
三、房屋及基本建设	-	-	-
年末房屋建筑面积	31	平方米	
其中：业务用房面积	311	平方米	

续　表

指标名称	代号	计量单位	数量
其中：危房面积	3111	平方米	
年末租房面积	32	平方米	
其中：业务用房面积	321	平方米	
本年房屋租金	329	万元	
本年批准基建项目	33	个	
本年批准基建项目建筑面积	331	平方米	
本年实际完成投资额	332	万元	
其中：财政性投资	3321	万元	
单位自有资金	3322	万元	
银行贷款	3323	万元	
本年房屋竣工面积	333	平方米	
本年新增固定资产	334	万元	
四、年末设备	–	–	–
万元以上设备总价值	41	万元	
万元以上设备台数	42	台	
其中：10~49 万元设备	421	台	
50~99 万元设备	422	台	
100 万元及以上设备	423	台	
五、本年度收入与支出	–	–	–
总收入	51	千元	
其中：财政补助收入	511	千元	
基本支出补助	5111	千元	
项目支出补助	5112	千元	
其中：基本建设补助	51121	千元	
上级补助收入	512	千元	
事业收入	513	千元	
总支出	52	千元	
其中：事业支出	521	千元	
其中：财政补助支出	5211	千元	
人员支出	522	千元	
其中：基本工资	5221	千元	
绩效工资	5222	千元	

续 表

指标名称	代号	计量单位	数量
社会保障缴费	5223	千元	
离退休费	5224	千元	
六、年末资产与负债	–	–	–
总资产	61	千元	
其中：流动资产	611	千元	
固定资产	612	千元	
负债与净资产	62	千元	
负债	621	千元	
净资产	622	千元	
其中：事业基金	6221	千元	
专用基金	6222	千元	
其他净资产	6223	千元	

单位负责人：______统计负责人：______填表人：______联系电话：______报出日期：____年__月__日

填表说明：1. 本表由疾病预防控制中心（防疫站）、采供血机构、健康教育机构、医学科研机构、医学在职培训机构、卫生监督监测机构、计划生育技术服务机构等其他卫生事业单位填报。

2. 本表为年报，报送时间为次年 1 月 20 日前。通过国家卫生统计网络直报系统报送。

3. 审核关系：21＝211+212+213+214；

211＝2111+2112+2113+2114+2115+2116+2117+2119；

2111＝21111+21112+21113+21114；

2112＝21121+21122+21123+21124；

2114＝21141+21142；

51>511+512+513；

61>611+612；

62＝621+622。

1.3.8 医疗服务月报表

表　　号：卫健统 1-8 表
制定机关：国家卫生健康委
批准机关：国家统计局
批准文号：国统制［2018］50 号
有效期至：2021 年 04 月

统一社会信用代码□□□□□□□□□□□□□□□□□□
组织机构代码□□□□□□□□-□
机构名称：　　　　　　　　　　________年___月

指标名称	代号	计量单位	数量
一、月末人员及床位数	–	–	–
卫生技术人员	11	人	
其中：执业（助理）医师	111	人	
其中：注册为全科医学专业的人数	1111	人	
取得全科医生培训合格证书的人数	1112	人	
注册护士	112	人	
实有床位	12	张	
实际开放总床日数	121	日	
实际占用总床日数	122	日	
出院者占用总床日数	123	日	
二、本月收入与支出	–	–	–
医疗收入	21	千元	
门诊收入	211	千元	
检查收入	2111	千元	
化验收入	2112	千元	
卫生材料收入	2113	千元	
高值耗材收入	21131	千元	
药品收入	2114	千元	
住院收入	212	千元	
检查收入	2121	千元	
化验收入	2122	千元	
卫生材料收入	2123	千元	
高值耗材收入	21231	千元	
药品收入	2124	千元	

续 表

指标名称	代号	计量单位	数量
门诊和住院药品收入中：中草药收入	213	千元	
医疗业务成本（医疗卫生支出）	22	千元	
其中：药品支出（药品费）	221	千元	
其中：中药支出	2211	千元	
卫生材料支出	222	千元	
公共卫生支出（限基层医疗卫生机构填报）	23	千元	
三、本月医疗卫生服务量	-	-	-
总诊疗人次数	31	人次	
其中：门诊和急诊人次数	311	人次	
其中：预约门诊人次数	3111	人次	
其中：网上预约门诊人次数	31111	人次	
电话预约门诊人次数	31112	人次	
通过家庭医生预约门诊人次数	31113	人次	
普通门诊人次数	3112	人次	
出院人数	32	人	
门诊和住院人数中：死亡人数	33	人	
四、卫生健康委指定机构代报以下项目（本月数）	-	-	-
代报诊所（医务室）诊疗人次数	41	人次	
代报村卫生室诊疗人次	42	人次	
代报 2 类机构个数	43	个	
五、月末基本公共卫生服务量			
月末居民健康档案累计建档人数	51	人	
其中：规范化电子建档人数	511	人	
月末高血压患者累计管理人数	52	人	
月末糖尿病患者累计管理人数	53	人	
期末肺结核患者健康管理人数	54	人	
月末 65 岁以上老年人累计健康管理人数	55	人	
中医药健康管理人数	56	人	
六、信息化项目			
是否与区域平台对接	61	Y=是 N=否	
是否开展远程医疗服务	62	Y=是 N=否	
其中：是否与基层医疗卫生机构建立远程医疗服务	621	Y=是 N=否	

续 表

指标名称	代号	计量单位	数量
开展远程医疗服务人次数	63	人次	
七、公立医院填报项目（*基层医疗机构也需填报）	-	-	-
开展临床路径管理的病种个数	71	个	
本月按临床路径管理的出院人数	711	人	
开展按病种付费的病种个数	72	个	
病房数	73	个	
其中：提供优质护理服务的病房数	731	个	
药品加成情况	74	1=取消基本药物加成 2=取消全部药品加成 3=实行药品加成	
是否建立理事会等法人治理结构	751	Y=是 N=否	
是否实行同级医疗机构检查互认	752	Y=是 N=否	
是否实行总会计师制度	753	Y=是 N=否	
是否实行成本核算与控制	754	Y=是 N=否	
是否投保医疗责任险*	755	Y=是 N=否	
是否建立规范化电子病历	756	Y=是 N=否	
是否实行院长聘任	757	Y=是 N=否	
是否开展日间手术	758	Y=是 N=否	
是否实行门诊药房社会化	759	Y=是 N=否	
是否与养老机构建立转诊与合作关系	76	Y=是 N=否	
服务床位数	761	张	
服务人次数	762	人次	

单位负责人：______ 统计负责人：______填表人：______联系电话：______报出日期：20__年__月__日

填报说明：1. 本表第一项至三项要求医院、乡镇和街道卫生院、社区卫生服务中心（站）、妇幼保健和专科疾病防治机构、门诊部填报。其数字计入所属上级单位中。

2. 本表为月报（填本月数，12 月不报），填报单位于次月 20 日前通过国家卫生统计直报系统报送。

3. 审核关系：111>1111+1112；

21>211+212；

31>3111+3112。

1.3.9 卫生人力基本信息调查表

表　　号：卫健统 2-1 表
制定机关：国家卫生健康委
批准机关：国家统计局
批准文号：国统制［2018］50 号
有效期至：2021 年 04 月

统一社会信用代码□□□□□□□□□□□□□□□□□□
组织机构代码□□□□□□□□-□
机构名称（签章）：

---

11 姓名______________________
12 身份证件种类（1 身份证　2 军官证　3 港澳台居民通行证　4 护照）□
13 身份证件号码□□□□□□□□□□□□□□□□□□
14 出生日期□□□□年□□月□□日
15 性别代码□
16 民族____________，代码□□
17 参加工作日期□□□□年□□月
18 办公室电话号码□□□□□□□□
19 手机号码（单位负责人及应急救治专家填写）□□□□□□□□□□□
20 所在科室（部门）____________________，代码□□□□□□
21 科室（部门）实际名称______________________
22 从事专业类别代码□□
　11 执业医师　12 执业助理医师　13 见习医师　21 注册护士　22 助产士　31 西药师（士）
　32 中药师（士）　41 检验技师（士）　42 影像技师（士）　50 卫生监督员　69 其他卫生技术人员
　70 其他技术人员　80 管理人员　90 工勤技能人员
23 医师/卫生监督员执业证书编码□□□□□□□□□□□□□□□
24 医师执业类别代码（1 临床　2 口腔　3 公共卫生　4 中医）□
25 医师执业范围代码（可多选）　①□□，②□□，③□□
26 是否注册为多地点执业医师（Y 是　N 否）　□
　第 2 执业单位类别代码（1 医院　2 乡镇卫生院　3 社区卫生服务中心/站　9 其他医疗机构）□
　第 3 执业单位类别代码（1 医院　2 乡镇卫生院　3 社区卫生服务中心/站　9 其他医疗机构）□
27 是否获得国家住院医师规范化培训合格证书（Y 是　N 否）　□
28 住院医师规范化培训合格证书编码□□□□□□□□□□□□□□□□□□
29 行政/业务管理职务代码[1 党委（副）书记　2 单位行政负责人（正职）　3 单位行政负责人（副职）　4 科室（部门）正职　5 科室（部门）副职]　□
30 专业技术资格（评）名称____________，代码□□□
31 专业技术职务（聘）代码（1 正高　2 副高　3 中级　4 师级/助理　5 士级　9 待聘）□
32 第一学历代码（1 研究生　2 大学本科　3 大专　4 中专及中技　5 技校　6 高中　7 初中及以下）□
33 最高学历代码（1 研究生　2 大学本科　3 大专　4 中专及中技　5 技校　6 高中　7 初中及以下）□
34 学位代码（1 名誉博士　2 博士　3 硕士　4 学士）□
35 一级学科代码□□□□

36 所学专业名称____________，代码□□□□

37 专科特长（仅要求医院主任、副主任医师填写）：①_________，②_________，③_________

38 年内人员流动情况□□

流入：11 高等、中等院校毕业生　12 其他卫生机构调入　13 非卫生机构调入　14 军转人员　19 其他

流出：21 调往其他卫生机构　22 考取研究生　23 出国留学　24 退休　25 辞职（辞退）　26 自然减员（不含退休）　29 其他

39 流入/流出时间□□□□年□□月

40 编制情况（1 编制内　2 合同制　3 临聘人员　4 返聘　5 派遣人员　9 其他）□

41 是否注册为全科医学专业（Y 是　N 否）□

42 全科医生取得培训合格证书情况（限参加培训人员填写）□□

1 住院医师规范化培训合格证（全科医生）　2 全科医生转岗培训合格证

3 全科医生骨干培训合格证　4 全科医生岗位培训合格证

43 是否由乡镇卫生院或社区卫生服务机构派驻村卫生室工作（Y 是　N 否）　□

44 是否从事统计信息化业务工作：（1 是　2 否）□

（1 卫生统计　2 网络运维管理　3 应用系统开发运维　4 信息标准与安全　5 业务管理　9 其他）□

单位负责人：______统计负责人：______填表人：______联系电话：______报出日期：____年__月__日

填表说明：1. 本表要求各级各类医疗卫生机构和计划生育技术服务机构在岗职工（村卫生室人员除外）填报。

2. 民族、所在科室、专业技术资格、所学专业只要求录入代码，名称仅供审核用。请核实由身份证产生的出生日期和性别代码。

3. 本表为实时报告。要求医疗卫生机构在人员调入（出）本单位 1 个月内上报增减人员信息，每年 7~9 月更新所有在岗职工变动信息。除卫生监督员通过国家卫生监督信息系统报送外，其他人员通过国家卫生统计网络直报系统报送。

1.3.10　村卫生室人员基本信息调查表

表　　号：卫健统 2-2 表
制定机关：国家卫生健康委
批准机关：国家统计局
批准文号：国统制［2018］50 号
有效期至：2021 年 04 月

统一社会信用代码□□□□□□□□□□□□□□□□□□
组织机构代码□□□□□□□□-□
机构名称（签章）：

---

11 姓名______________________
12 身份证件号码□□□□□□□□□□□□□□□□□□
13 出生日期□□□□年□□月□□日
14 性别代码（1 男，2 女）□
15 民族____________，代码□□
16 从事乡村医生工作年限□□年
17 获得证书类别（1 执业医师　2 执业助理医师　3 注册护士　4 乡村医生　9 无证书）□
18 证书号码□□□□□□□□□□□□□□□□□□
19 医师执业类别代码（1 临床　2 口腔　3 公共卫生　4 中医）□
20 医师执业范围代码（可多选）　①□□，②□□，③□□
21 专业技术资格（评）名称____________，代码□□□
22 专业技术职务（聘）代码（1 正高　2 副高　3 中级　4 师级/助理　5 士级　9 待聘）□
23 第一学历代码（1 研究生　2 大学本科　3 大专　4 中专及中技　5 技校　6 高中　7 初中及以下）□
24 最高学历代码（1 大学本科及以上　2 大专　3 中专　4 中专水平　5 高中　6 初中及以下）□
241 高中及以下学历乡村医生是否为在职培训合格者（Y 是　N 否）□
25 所学专业代码（1 临床医学　2 中医学　3 护理学　4 其他）□
26 编制情况（1 编制内　2 合同制　3 临聘人员　4 返聘　5 派遣人员　9 其他）□
27 是否注册为全科医学专业（Y 是　N 否）　□
28 是否取得全科医生培训合格证书（Y 是　N 否）□
29 是否取得乡村全科执业助理医师培训合格证书（Y 是　N 否）□
30 年内人员流动情况□□
　流入：11 高等、中等院校毕业生　12 其他卫生机构调入　13 非卫生机构调入　14 军转人员　19 其他
　流出：21 调往其他卫生机构　22 考取研究生　23 出国留学　24 退休　25 辞职（辞退）
　　　　26 自然减员（不含退休）　29 其他
31 流入/流出时间□□□□年□□月

单位负责人：________统计负责人：______填表人：______联系电话：______报出日期：____年__月__日

填表说明：1. 本表要求在村卫生室工作的执业医师、执业助理医师、注册护士、乡村医生及卫生员填报。
2. 请核实由身份证产生的出生日期和性别代码。
3. 本表为实时报告。要求村卫生室人员在调入（出）本单位 1 个月内上报增减人员信息，每年 7~9 月更新所有变动信息。通过国家卫生统计网络直报系统报送。

1.3.11　卫生健康人才需求计划年报表

表　　号：卫健统 2-3 表
制定机关：国家卫生健康委
批准机关：国家统计局
批准文号：国统制［2018］50 号
有效期至：2021 年 04 月
计量单位：人

统一社会信用代码□□□□□□□□□□□□□□□□□□
组织机构代码□□□□□□□□-□
机构名称（签章）：

专业类别	学历构成				
	中专	大专	本科	硕士研究生（完成住培）	博士研究生（完成专培）
1. 临床医师	−				
其中：内科	−				
外科	−				
妇产科	−				
全科	−				
儿科	−				
精神科	−				
麻醉科	−				
病理科	−				
影像科	−				
其他	−				
2. 口腔医师	−				
3. 中医师	−				
4. 公共卫生医师	−				
5. 护理人员					
其中：护理					
助产					
6. 药学人员					
7. 医学技术人员					
其中：检验					
影像					
其他					
8. 乡村医生					−

填表说明：1. 本表由医疗卫生机构（不包括诊所及村卫生室）填报，乡镇卫生院负责收集汇总并报送所辖村卫生室的乡村医生人才需求计划，属地卫生健康行政部门人事处（科）负责审核。

2. 卫生健康人才需求指医疗卫生机构拟于当年招聘的应届毕业生数。医疗卫生机构填报需求时应考虑编制、预算、人力成本等客观约束因素，填报有望可实际招聘到并长期在本机构服务的人数。

3. 每年 1 月 20 日前通过统计直报系统上报。

1.3.12 医用设备调查表

表　　号：卫健统 3 表
制定机关：国家卫生健康委
批准机关：国家统计局
批准文号：国统制［2018］50 号
有效期至：2021 年 04 月

统一社会信用代码□□□□□□□□□□□□□□□□□□
组织机构代码□□□□□□□□-□
机构名称（签章）

---

1. 设备代号□□
2. 同批购进相同型号设备台数□□□
3. 设备名称 ______________________________
4. 产地（1 进口　2 国产/合资）　□
5. 生产厂家______________________________
6. 设备型号______________________________
7. 购买日期：□□□□年□□月
8. 购进时新旧情况（1 新设备　2 二手设备）□
9. 购买单价（千元，人民币）□□□□□
10. 理论设计寿命（年）□□
11. 使用情况（1 启用　2 未启用　3 报废）□
12. 急救车是否配备车载卫星定位系统（GPS）（Y 是　N 否）□

单位负责人：________统计负责人：______填表人：______联系电话：______报出日期：____年__月__日

填表说明：1. 本表由医院、妇幼保健院、专科疾病防治院、乡镇（街道）卫生院、社区卫生服务中心和急救中心（站）填报。

2. 本表为实时报告，要求医疗机构在购进、调出或报废设备 1 个月内上报。通过国家卫生统计网络直报系统报送。

1.3.13 住院病案首页

____年____季

表　　号：卫健统 4-1 表
制定机关：国家卫生健康委
批准机关：国家统计局
批准文号：国统制［2018］50 号
有效期至：2021 年 04 月

统一社会信用代码□□□□□□□□□□□□□□□□□□□□

组织机构代码□□□□□□□□-□

机构名称（签章）

医疗付费方式：□

健康卡号：　　　　　　　　　　　　第　　次住院　　　　　　　　　病案号：

姓名__________ **性别** □1. 男　2. 女　**出生日期**______年__月__日　**年龄**______ **国籍**____

（年龄不足 1 周岁的）**年龄**_____月　　　**新生儿出生体重**______克　　　**新生儿入院体重**_____克

出生地__________省（区、市）_____市___县　**籍贯**_____省（区、市）___市　**民族**_____

身份证号______________　**职业**______　**婚姻** □1. 未婚　2. 已婚　3. 丧偶　4. 离婚　9. 其他

现住址__________省（区、市）　市_____县_____ **电话**__________ **邮编**__________

户口地址 ______省（区、市）___市___县______________________ **邮编**__________

工作单位及地址______________________ **单位电话**__________ **邮编**__________

联系人姓名______　**关系**______　**地址**______________________ **电话**__________

入院途径 □1. 急诊　2. 门诊　3. 其他医疗机构转入　9. 其他

入院时间______年__月__日__时　**入院科别**_____**病房**______　**转科科别**______

出院时间______年__月__日__时　**出院科别**_____**病房**______　**实际住院**___**天**

门（急）诊诊断______________________**疾病编码**______________

出院诊断	疾病编码	入院病情	出院诊断	疾病编码	入院病情
主要诊断：			其他诊断：		
其他诊断：					

入院病情：1. 有，2. 临床未确定， 3. 情况不明，4. 无			

损伤、中毒的外部原因____________________ 疾病编码____________

病理诊断：____________________ 疾病编码____________

____________________ 病理号____________

药物过敏 □1. 无 2. 有，过敏药物：____________ 死亡患者尸检 □1. 是 2. 否

血型□1. A 2. B 3. O 4. AB 5. 不详 6. 未查 Rh □ 1. 阴 2. 阳 3. 不详 4. 未查

科 主 任 ________ 主任（副主任）医师 ________ 主治医师 ________ 住院医师 ________

责任护士 ________ 进修医师 ________ 实习医师 ________ 编 码 员 ________

病案质量□1. 甲 2. 乙 3. 丙 质控医师______ 质控护士__________

质控日期______年____月____日

手术及操作编码	手术及操作日期	手术级别	手术及操作名称	手术及操作医师			切口愈合等级	麻醉方式	麻醉医师
				术者	Ⅰ助	Ⅱ助			
							/		
							/		
							/		
							/		
							/		
							/		
							/		
							/		

离院方式 □1. 医嘱离院 2. 医嘱转院，拟接收医疗机构名称：____________

3. 医嘱转社区卫生服务机构/乡镇卫生院，拟接收医疗机构名称：________ 4. 非医嘱离院 5. 死亡 9. 其他

是否有出院 31 天内再住院计划 □1. 无 2. 有，目的：____________________

颅脑损伤患者昏迷时间：入院前____天__小时____分钟 入院后____天____小时____分钟

续　表

住院费用（元）：总费用__________（自付金额：______）

1. 综合医疗服务类：（1）一般医疗服务费：___（2）一般治疗操作费：___（3）护理费：___

（4）其他费用：___

2. 诊断类：（5）病理诊断费：___（6）实验室诊断费：___（7）影像学诊断费：___

（8）临床诊断项目费：___

3. 治疗类：（9）非手术治疗项目费：__________（临床物理治疗费：___）

（10）手术治疗费：__________（麻醉费：______手术费：___）

4. 康复类：（11）康复费：___

5. 中医类：（12）中医治疗费：___

6. 西药类：（13）西药费：______（抗菌药物费用：___）

7. 中药类：（14）中成药费：___（15）中草药费：___

8. 血液和血液制品类：（16）血费：___（17）白蛋白类制品费：___（18）球蛋白类制品费：___

（19）凝血因子类制品费：___（20）细胞因子类制品费：___

9. 耗材类：（21）检查用一次性医用材料费：___（22）治疗用一次性医用材料费：___

（23）手术用一次性医用材料费：___

10. 其他类：（24）其他费：___

单位负责人：___统计负责人：___填表人：___联系电话：___报出日期：___年__月__日

填表说明：1. 本表由综合医院和专科医院填报出院病人个案数据。

2. 本表为季报，季后1个月内报送本季度数据。通过国家卫生统计网络直报系统报送。

1.3.14　中医住院病案首页

_____年_____季

表　　号：卫健统 4-2 表
制定机关：国家卫生健康委
批准机关：国家统计局
批准文号：国统制［2018］50 号
有效期至：2021 年 04 月

统一社会信用代码□□□□□□□□□□□□□□□□□□
组织机构代码□□□□□□□□-□
机构名称（签章）
医疗付费方式：□
健康卡号：　　　　　　　　　　第　　次住院　　　　　　　病案号：

姓名 ____________ **性别** □1. 男　2. 女　**出生日期**____年__月__日　**年龄**____ **国籍**____
（年龄不足 1 周岁的）**年龄**____月　**新生儿出生体重**______克　**新生儿入院体重**____克
出生地____________省（区、市）____市____县　**籍贯**______省（区、市）____市　**民族**________
身份证号______________________ **职业**______ **婚姻** □1. 未婚　2. 已婚　3. 丧偶　4. 离婚　9. 其他
现住址______省（区、市）______市______县______ **电话**______________ **邮编**______________
户口地址 ______省（区、市）______市______县______________________ **邮编**______________
工作单位及地址______________________________________ **单位电话**____________ **邮编**______________
联系人姓名________ **关系**_________ **地址**________________________________ **电话**______________
入院途径 □1. 急诊　2. 门诊　3. 其他医疗机构转入　9. 其他
治疗类别 □1. 中医（1.1 中医　1.2 民族医）　2. 中西医　3. 西医
入院时间________年__月__日__时　**入院科别**______**病房**________ **转科科别**________
出院时间________年__月__日__时　**出院科别**______**病房**________ **实际住院**____**天**
门（急）诊诊断（中医诊断） ________________**疾病编码** ______________
门（急）诊诊断（西医诊断） ________________**疾病编码**______________
实施临床路径：□1. 中医　2. 西医　3. 否　**使用医疗机构中药制剂**：□1. 是　2. 否
使用中医诊疗设备：□　1. 是　2. 否　**使用中医诊疗技术**：□1. 是　2. 否　**辨证施护**：□1. 是　2. 否

出院中医诊断	疾病编码	入院病情	出院西医诊断	疾病编码	入院病情
主病			主要诊断		
主证			其他诊断		

续 表

入院病情：1. 有，2. 临床未确定，3. 情况不明，4. 无			

损伤、中毒的外部原因______________________ 疾病编码______________

病理诊断：______________________ 疾病编码______________

______________________ 病理号______________

药物过敏 □1. 无 2. 有，过敏药物：______________ 死亡患者尸检 □1. 是 2. 否

血型□1. A 2. B 3. O 4. AB 5. 不详 6. 未查 Rh □ 1. 阴 2. 阳 3. 不详 4. 未查

科主任 ________ 主任（副主任）医师 ________ 主治医师 ________ 住院医师 ________

责任护士 ________ 进修医师 ________ 实习医师 ________ 编码员 ________

病案质量□1. 甲 2. 乙 3. 丙 质控医师______ 质控护士________

质控日期_____年___月__日

手术及操作编码	手术及操作日期	手术级别	手术及操作名称	手术及操作医师			切口愈合等级	麻醉方式	麻醉医师
				术者	Ⅰ助	Ⅱ助			
							/		
							/		
							/		
							/		
							/		
							/		
							/		
							/		

离院方式 □1. 医嘱离院 2. 医嘱转院，拟接收医疗机构名称：______________

3. 医嘱转社区卫生服务机构/乡镇卫生院，拟接收医疗机构名称：______4. 非医嘱离院 5. 死亡 9. 其他

是否有出院 31 天内再住院计划 □1. 无 2. 有，目的：______________

颅脑损伤患者昏迷时间：入院前__天__小时__分钟 入院后__天__小时__分钟

续 表

住院费用（元）：总费用________________（自付金额：__________）
1. 综合医疗服务类：（1）一般医疗服务费：____（中医辨证论治费：________中医辨证论治会诊费：____）（2）一般治疗操作费：____（3）护理费：____（4）其他费用：______
2. 诊断类：（5）病理诊断费：______（6）实验室诊断费：______（7）影像学诊断费：______（8）临床诊断项目费：________
3. 治疗类：（9）非手术治疗项目费：__________（临床物理治疗费：______）（10）手术治疗费：__________（麻醉费：________手术费：______）
4. 康复类：（11）康复费：________
5. 中医类（中医和少数民族医医疗服务）（12）中医诊断：____（13）中医治疗____（中医外治：____中医骨伤：____针刺与灸法：____中医推拿治疗：______中医肛肠治疗：____中医特殊治疗：______）（14）中医其他：______（中药特殊调配加工：______辨证施膳：______）
6. 西药类：（15）西药费：______（抗菌药物费用：____）
7. 中药类：（16）中成药费：________（医疗机构中药制剂费：________）（17）中草药费：______
8. 血液和血液制品类：（18）血费：____（19）白蛋白类制品费：____（20）球蛋白类制品费：____（21）凝血因子类制品费：______（22）细胞因子类制品费：______
9. 耗材类：（23）检查用一次性医用材料费：__________（24）治疗用一次性医用材料费：______（25）手术用一次性医用材料费：____
10. 其他类：（26）其他费：______

单位负责人：________统计负责人：______填表人：______联系电话：______报出日期：____年__月__日

填表说明：1. 本表由中医医院、中西医结合医院和民族医院填报出院病人个案数据。

2. 本表为季报，季后 1 个月内报送本季度数据。通过国家卫生统计网络直报系统报送。

1.3.15　基层医疗机构出院病人调查表

_____年_____季

表　　号：卫健统 4-3 表
制表机关：国家卫生健康委
批准机关：国家统计局
批准文号：国统制［2018］50 号
有效期至：2021 年 04 月

统一社会信用代码□□□□□□□□□□□□□□□□□□

组织机构代码□□□□□□□□-□

机构名称______________________

1.1 病案号_____________________________

1.2 第_______________次住院

1.3 医疗付费方式□

1.4 健康卡号□□□□□□□□□□

1.5 姓名_____________________________　　1.6 性别（1 男　2 女）□

1.7 出生日期□□□□年□□月□□日

2.1 民族_____________________________

2.2 身份证号□□□□□□□□□□□□□□□□□□□□

2.3 婚姻状况（1 未婚，2 已婚，3 丧偶，4 离婚，9 其他）　□

2.4 职业代码□□

2.5 现住址___________省（区、市）____市____县______ 电话________　邮编______________

2.6 户口地址 ________省（区、市）____市____县______________________ 邮编______________

3.0 入院途径□（1. 急诊　2. 门诊　3. 其他医疗机构转入　9. 其他）

3.1 入院日期□□□□年□□月□□日

3.2 入院科别代码□□

3.3 出院日期□□□□年□□月□□日

3.4 出院科别代码□□

3.5 住院天数______________________

3.6 门（急）诊诊断________　　疾病编码______________________

3.7 出院时主要诊断_________　　疾病编码　□□□□□□□□

3.8 入院病情（1 有，2 临床未确定，3 情况不明，4 无）□

3.9 出院时其他诊断_________　　疾病编码　□□□□□□□□

4.0 入院病情（1 有，2 临床未确定，3 情况不明，4 无）□

4.1 主要手术与操作名称：_________________

4.2 主要手术与操作编码□□□□□□

4.3 手术及操作日期　□□□□年□□月□□日

4.4 其他手术与操作名称：_________________

4.5 其他手术与操作编码□□□□□□

4.6 手术及操作日期　□□□□年□□月□□日

4.7 离院方式□1. 医嘱离院　2. 医嘱转院，拟接收医疗机构名称：_________________　3. 非医嘱离院

4. 死亡　9. 其他

5.0 住院费用（元）：总费用____元（自付金额：____元）

5.1 综合医疗服务类：____元，其中：5.1.1 一般医疗服务费：____元　5.1.2 一般治疗操作费：____元

5.1.3 护理费：____元　5.1.4 其他费用：____元

5.2 诊断类：____元

5.3 治疗类：____元，其中：5.3.1 非手术治疗项目费：____元　5.3.2 手术治疗费：____元

5.4 康复类：____元

5.5 中医类：____元

5.6 西药类：____元，其中：5.6.1 西药费：____元　5.6.1.1 抗菌药物费用：____元

5.7 中药类：____元，其中：5.7.1 中成药费：____元　5.7.2 中草药费：____元

5.8 血液和血液制品类：____元

5.9 耗材类：____元

5.10 其他类：____元

单位负责人：________统计负责人：______填表人：______联系电话：______报出日期：____年__月__日

填表说明：1. 本表要求由社区卫生服务中心和乡镇卫生院报送出院病人个案数据。

2. 本表为季报，季后 1 个月内报送本季度数据。通过国家卫生统计网络直报系统报送。

1.3.16　全员人口信息调查表

（人口基本情况）

表　　号：卫健统 5-1 表
制定机关：国家卫生健康委
批准机关：国家统计局
批准文号：国统制［2018］50 号
有效期至：2021 年 04 月

______省（自治区、直辖市）______市（地区、州、盟）______县（区、旗）

编号：□□□□□□□□□□□□□□□□□□□□□□

<table>
<tr><td>姓名</td><td></td><td>性别</td><td>1. 男
0. 未知的性别
2. 女
9. 未说明的性别</td><td>出生日期</td><td></td><td>出生地</td><td></td></tr>
<tr><td>证件类别</td><td>10. 身份证
20. 护照
30. 军官证
90. 其他证件</td><td>证件号码</td><td></td><td>国籍</td><td></td><td>民族</td><td></td></tr>
<tr><td>受教育程度</td><td></td><td>户口性质</td><td></td><td>婚姻状况</td><td></td><td>领取独生子女父母光荣证日期</td><td></td></tr>
<tr><td rowspan="2">初婚日期</td><td rowspan="2"></td><td rowspan="2">离开户籍地时间</td><td rowspan="2"></td><td rowspan="2">来现居住地时间</td><td rowspan="2"></td><td>家庭电话</td><td></td></tr>
<tr><td>移动电话</td><td></td></tr>
<tr><td>工作单位名称</td><td colspan="2"></td><td>工作单位所属行业</td><td></td><td></td><td></td><td></td></tr>
<tr><td>户籍地</td><td colspan="2"></td><td>户籍地详细地址</td><td colspan="4"></td></tr>
<tr><td>居住地</td><td colspan="2"></td><td>居住地详细地址</td><td colspan="4"></td></tr>
<tr><td>工作地</td><td colspan="2"></td><td>工作地详细地址</td><td colspan="4"></td></tr>
<tr><td>配偶姓名</td><td></td><td>配偶证件类型</td><td></td><td>10. 身份证
30. 军官证
20. 护照
90. 其他证件</td><td>配偶证件号码</td><td colspan="2"></td></tr>
<tr><td>父亲姓名</td><td></td><td>父亲证件类型</td><td></td><td>10. 身份证
30. 军官证
20. 护照
90. 其他证件</td><td>父亲证件号码</td><td colspan="2"></td></tr>
</table>

续 表

母亲姓名		母亲证件类型	10. 身份证 30. 军官证 20. 护照 90. 其他证件	母亲证件号码		
数据采集时间		数据更新时间		填报单位		

单位负责人：________统计负责人：______填表人：______联系电话：______报出日期：____年__月__日

填表说明：本表为半年报，当年 9 月底报送截至本年 6 月底的数据，次年 3 月底前报送截至上年 12 月底前数据。通过省级全民健康信息平台向国家全民健康信息平台推送本地区数据。

1.3.17 全员人口信息调查表

（死亡信息）

表　　号：卫健统 5-2 表
制定机关：国家卫生健康委
批准机关：国家统计局
批准文号：国统制［2018］50 号
有效期至：2021 年 04 月

______省（自治区、直辖市）______市（地区、州、盟）______县（区、旗）

编号：□□□□□□□□□□□□□□□□□□□□□□

姓名		性别	1. 男 0. 未知的性别 2. 女 9. 未说明的性别	出生日期		出生地	
证件类别	10. 身份证 20. 护照 30. 军官证 90. 其他证件	证件号码		国籍		民族	
受教育程度		户口性质		婚姻状况		领取独生子女父母光荣证日期	
死亡日期		离开户籍地时间		来现居住地时间			
工作单位名称			工作单位所属行业				
户籍地			户籍地详细地址				
居住地			居住地详细地址				
配偶姓名		配偶证件类型		10. 身份证 30. 军官证 20. 护照 90. 其他证件	配偶证件号码		
父亲姓名		父亲证件类型		10. 身份证 30. 军官证 20. 护照 90. 其他证件	父亲证件号码		

续　表

母亲姓名		母亲证件类型		10. 身份证 30. 军官证 20. 护照 90. 其他证件	母亲证件号码	
数据采集时间		数据更新时间		填报单位		

单位负责人：________统计负责人：______填表人：______联系电话：______报出日期：____年__月__日

填表说明：本表为半年报，当年 9 月底报送截至本年 6 月底的数据，次年 3 月底前报送截至上年 12 月底前数据。通过省级全民健康信息平台向国家全民健康信息平台推送本地区数据。

1.3.18　全员人口信息调查表

（妇女生育史）

表　　号：卫健统 5-3 表
制定机关：国家卫生健康委
批准机关：国家统计局
批准文号：国统制［2018］50 号
有效期至：2021 年 04 月

______省（自治区、直辖市）______市（地区、州、盟）______县（区、旗）

编号：□□□□□□□□□□□□□□□□□□□□□□□□□□□

妇女姓名		证件类别	10. 身份证 20. 护照 30. 军官证 90. 其他证件	证件号码			
子女姓名		子女性别	1. 男 0. 未知的性别 2. 女 9. 未说明的性别	子女出生日期		子女出生政策属性代码	1. 政策内 2. 政策外 9. 未说明
子女证件类别	10. 身份证 20. 护照 30. 军官证 90. 其他证件	子女证件号码		子女__出生健康状况代码		子女__当前健康状况代码	
子女死亡日期							
数据采集时间		数据更新时间		填报单位			

单位负责人：________统计负责人：______填表人：______联系电话：______报出日期：____年__月__日

填表说明：本表为半年报，当年 9 月底报送截至本年 6 月底的数据，次年 3 月底前报送截至上年 12 月底前数据。通过省级全民健康信息平台向国家全民健康信息平台推送本地区数据。

1.3.19 采供血信息年报表

1. 血浆采集情况

表　　号：卫健统 6-1 表
制定机关：国家卫生健康委
批准机关：国家统计局
批准文号：国统制［2018］50 号
有效期至：2021 年 04 月

组织机构代码：□□□□□□□□-□
机构名称（签章）　　　　　　　　　　______年

指标名称	代码	计量单位	数量
一、本年度采集原料血浆总量	10	吨	
其中：提供原料血浆量	11	吨	
库存原料血浆量	12	吨	
二、本年度在册合格供血浆者人数	20	人	
三、本年度永久淘汰供血浆者人数	30	人	
其中：HBsAg	31	人	
HCV-Ab	32	人	
HIV-Ab	33	人	
梅毒	34	人	
其他	35	人	
四、单采血浆机数量	40	台	
五、本年度使用单采血浆耗材	50	套	
六、本年度采集原料血浆数量	60	袋	

单位负责人：________统计负责人：______填表人：______联系电话：______报出日期：____年__月__日

填报说明：1. 本表由单采血浆站填报。

2. 此表为年报，报送时间为次年 1 月 15 日前。通过采供血信息系统报送。

1.3.20 采供血信息年报表

2. 采供血服务和献血者情况

表　　号：卫健统 6-2 表
制定机关：国家卫生健康委
批准机关：国家统计局
批准文号：国统制［2018］50 号
有效期至：2021 年 04 月

组织机构代码：□□□□□□□□□-□
机构名称（签章）　　　　　　　　　　　　______年

指标名称	代码	计量单位	数量
一、采供血服务总体情况	10	–	–
采血覆盖区域常住人口	11	万人	
最远供血距离	12	公里	
最长送血时间	13	小时	
固定采血点（室）数	14	个	
租用房屋	141	个	
自购房屋	142	个	
其他房屋	143	个	
采血车数	15	辆	
送血车数	16	辆	
是否实施收支两条线	17	–	
年度血液收费	18	万元	
年度临床用血计划供应量	19	–	
红细胞类	191	U	
单采血小板	192	治疗量	
本年无偿献血宣传经费投入总额	110	万元	
中央财政专项投入	1101	万元	
地方财政专项投入	1102	万元	
血站自筹	1103	万元	
其他	1104	万元	
固定献血人数	111	人次	

续 表

指标名称	代码	计量单位	数量
二、采血情况	**20**	–	–
（一）采集全血总人次	21	人次	
1. 无偿献全血人次	211	–	–
个人无偿献血人次	2111	人次	
团体无偿献血人次	2112	人次	
指令计划献血人次	2113	人次	
互助献血人次	2114	人次	
2. 全血采集量构成情况	212	–	–
400 毫升献全血人次	2131	人次	
300 毫升献全血人次	2132	人次	
200 毫升献全血人次	2133	人次	
（二）单采成分血总人次	22	人次	
1. 无偿献成分血人次	221	–	–
个人无偿献血人次	2211	人次	
团体无偿献血人次	2212	人次	
指令计划献血人次	2213	人次	
互助献血人次	2214	人次	
2. 单采血小板采集量构成情况	222	–	–
单采血小板总人次（双人份）	2231	人次	
单采血小板总人次（单人份）	2232	人次	
（三）采集全血总量	23	U	
个人无偿献血量	231	U	
团体无偿献血量	232	U	
指令计划献血量	233	U	
互助献血量	234	U	
（四）机采血小板总量	24	U	
（五）红细胞类 Rh（-）总量	25	U	
三、血液供应情况	**30**	–	–
（一）临床供全血总量	31	U	

续　表

指标名称	代码	计量单位	数量
（二）临床供红细胞类 Rh（-）型量	32	U	
（三）临床主要供成分血量	33	-	-
临床供红细胞类成分量	331	U	
临床供血浆类成分量	332	U	
（四）临床供血小板类成分量	34	-	-
手工分离血小板	341	U	
机采血小板	342	治疗量	
（五）红细胞制剂分类	35	-	-
临床供洗涤红细胞量	351	U	
临床供解冻红细胞量	352	U	
临床供去白红细胞量	353	U	
临床供辐照红细胞量	354	U	
（六）临床供红细胞类量	36	-	-
临床供红细胞类 A 型量	361	U	
临床供红细胞类 B 型量	362	U	
临床供红细胞类 O 型量	363	U	
临床供红细胞类 AB 型量	364	U	
四、血液调剂情况	**40**	**-**	**-**
（一）省内调剂情况	41		
由其他血站调入本站血液量	411	-	-
调入全血量	4111	U	
调入红细胞类成分量	4112	U	
调入血浆类成分量	4113	U	
调入单采血小板量	4114	治疗量	
调入 Rh（-）型红细胞量	4115	U	
由本站调出至其他血站血液量	412	-	
调出全血量	4121	U	
调出红细胞类成分量	4122	U	
调出血浆类成分量	4123	U	

续 表

指标名称	代码	计量单位	数量
调出单采血小板量	4124	治疗量	
调出 Rh（-）型红细胞量	4125	U	
（二）省外调剂情况	42		
由其他血站调入本站血液量	421	-	
调入全血量	4211	U	
调入红细胞类成分量	4212	U	
调入血浆类成分量	4213	U	
调入单采血小板量	4214	治疗量	
调入 Rh（-）型红细胞量	4215	U	
由本站调出至其他血站血液量	422	-	
调出全血量	4221	U	
调出红细胞类成分量	4222	U	
调出血浆类成分量	4223	U	
调出单采血小板量	4224	治疗量	
调出 Rh（-）型红细胞量	4225	U	
五、无偿献血偿还情况	**50**	-	-
本年度还血人次	51	人次	
本年度还血量	52	U	
本年度偿还总金额	53	万元	
是否实行互助金制度	54	-	
血费是否纳入医保	55	-	
六、献血者年龄、性别、职业、学历构成	**60**	-	-
年龄构成	61	-	-
18~24 岁	611	人次	
25~34 岁	612	人次	
35~44 岁	613	人次	
45~54 岁	614	人次	
55~60 岁	615	人次	
性别构成	62	-	-

续 表

指标名称	代码	计量单位	数量
男性	621	人次	
女性	622	人次	
职业构成情况	63	–	–
工人	631	人次	
农民	632	人次	
学生	633	人次	
军人	634	人次	
公务员	635	人次	
教师	636	人次	
医务人员	637	人次	
职员	638	人次	
其他	639	人次	
学历构成情况	64	–	–
小学	641	人次	
初中	642	人次	
高中	643	人次	
专科	644	人次	
本科	645	人次	
研究生	646	人次	
其他	647	人次	

单位负责人：________统计负责人：______填表人：______联系电话：______报出日期：____年__月__日

填报说明：1. 本表由各血液中心、血站、血库填报。

2. 此表为年报，报送时间为次年 1 月 15 日前。通过采供血信息系统报送。

1.4 主要指标解释

一、医疗卫生机构调查表

（一）医疗卫生机构及其基本情况

1. 医疗卫生机构：指从卫生（卫生健康）行政部门取得《医疗机构执业许可证》《中医诊所备案证》《计划生育技术服务许可证》或从民政、工商行政、机构编制管理部门取得法人单位登记证书，为社会提供医疗服务、公共卫生服务或从事医学科研和学在职培训等工作的单位。

统计范围：医疗卫生机构包括医院、基层医疗卫生机构、专业公共卫生机构、其他医疗卫生机构。

①医院包括综合医院、中医医院、中西医结合医院、民族医医院、各类专科医院和护理院，不包括专科疾病防治院、妇幼保健院和疗养院，包括医学院校附属医院。

公立医院：包括登记注册类型为国有和集体的医院。

民营医院：指除登记注册类型为国有和集体以外的医院，包括私营、联营、股份合作（有限）、台港澳合资合作、中外合资合作等医院。

②基层医疗卫生机构包括社区卫生服务中心（站）、乡镇（街道）卫生院、村卫生室、门诊部、诊所（医务室）。

政府办基层医疗卫生机构：主要指卫生（卫生健康）行政部门、街道办事处等行政机关举办的社区卫生服务中心（站）、乡镇（街道）卫生院。

政府办社区卫生服务中心（站）：指卫生（卫生健康）行政部门、街道办事处、新疆生产建设兵团、林业局、农垦局等机关举办的社区卫生服务中心（站），不包括公立医院举办的社区卫生服务中心和社区卫生服务站（属事业单位举办）。

非政府办乡镇卫生院和社区卫生服务中心（站）：指政府办以外（如国有及民营企业、事业单位、个人、其他社会组织举办）的乡镇（街道）卫生院和社区卫生服务中心（站）。

③专业公共卫生机构包括疾病预防控制中心、专科疾病防治机构、妇幼保健机构（含妇幼保健计划生育服务中心）、健康教育机构、急救中心（站）、采供血机构、卫生监督机构、取得《医疗机构执业许可证》或《计划生育技术服务许可证》的计划生育技术服务机构。

④其他医疗卫生机构包括疗养院、临床检验中心、医学科研机构、医学在职教育机构、卫生监督（监测、检测）机构、医学考试中心、农村改水中心、人才交流中心、统计信息中心等卫生事业单位。

统计界定原则为：

①医院、基层医疗卫生机构、妇幼保健和专科疾病防治机构以卫生（卫生健康）行政部门发放的《医疗机构执业许可证》为依据；疾病预防控制中心、卫生监督机构、采供血机构等其他医疗卫生机构以取得法人单位登记证书为依据。

②对于一个单位两块牌子的医疗机构，原则上以医疗机构执业许可证为依据。XX 医院

（社区卫生服务中心可按社区卫生服务中心进行编码和统计。

③医疗卫生机构下设的分支机构：取得执业（登记）证书的分支机构要求填报本表，如人员、经费和工作量不能与上级单位分开，仅要求填报第一项（基本情况），其他数字计入上级单位中。未取得执业（登记）证书的分支机构不要求填报本表，分支机构数字计入上级单位中。

④下列机构不要求填报：卫生新闻出版社、卫生社会团体、药品检定所；高中等医药院校本部（附属医院除外）；卫生行政机关；军队医疗卫生机构（总后卫生部统一收集并提供军队医院收治地方病人数据）；香港和澳门特别行政区以及台湾省所属医疗卫生机构。

2. 机构属性代码：机构属性代码由卫生健康行政部门依据《卫生机构（组织）分类代码证》申报表确定。设置/主办单位中“其他社会组织”包括联营、股份合作制、股份制、港澳台商和外商投资等医疗卫生机构。国家卫生和计生委管的附属医院按照“卫生健康行政部门”编码，不属于国家卫生健康委管的附属医院按照“事业单位”编码。

3. 分支机构年报统计界定：除乡镇卫生院在村卫生室工作的执业（助理）医师和注册护士允许重复统计外（卫健统 1-2 表和卫健统 1-3 表均统计），其他数字不得重复统计。分支机构单独统计并填报本单位人财物、医疗服务量、公共卫生服务量数字，不能单独统计的计入所属上级单位中（不得重复统计）。

4. 医院等级：由卫生健康主管部门评定（以证书为准），级别分为一、二、三级、未定级。以医院等级评审结果为依据，未通过医院等级评审的医院填写“未定级”。

5. 政府主管部门确定的临床重点专科个数、年内政府投资的临床重点专科建设项目个数：分别由国家、省级和市级卫生健康行政部门确定。

6. 基本医保定点医疗机构：包括城镇职工、城镇居民、城乡居民基本医保定点医疗机构。

7. 住院医师规范化培训基地：即国务院卫生健康行政部门公布的培训基地。包括政府认定的全科医生临床培养基地（不包括政府认定的全科医生基层实践培训基地）。全科医生临床培养基地原则上设在三级综合医院和具备条件的二级综合医院。“全科医生”（含中医类别）招生、在校及毕业人数限全科医生临床培养基地医院填报，其他住院医师规范化培训基地医院不得填报。

8. 全科医生实践基地：由国家和省级卫生健康行政部门认定，原则上设在有条件的基层医疗卫生机构（社区卫生服务中心、乡镇卫生院）和专业公共卫生机构。每个全科基地应当与 2 所以上基层医疗卫生机构和 1 所以上专业公共卫生机构建立合作培养关系，作为实践基地承担全科医生基层医疗和公共卫生服务实践训练。

9. 是否达到建设标准：由上级主管部门按照国家发改委和原卫生部下发的《中央预算内专项资金项目-县医院、县中医院、中心乡镇卫生院、村卫生室和社区卫生服务中心建设指导意见》审核达标（包括业务用房面积和设备配置）的各类机构数，不含专科医院（未出台建设标准）。2009 年以来中央财政专项资金项目建设单位一般视为达到建设标准。

10. 中医馆是否达到建设标准：指由县级以上中医药主管部门根据国家中医药管理局办公室印发的《乡镇卫生院 社区卫生服务中心中医综合服务区（中医馆）建设指南》或本省发布的建设标准检查验收是否达标。

11. 实行乡村一体化管理的村卫生室数、乡镇卫生院数：乡村一体化管理是指按照原卫生部办公厅《关于推进乡村卫生服务一体化管理的意见》（卫办农卫发［2010］48号）的要求，对乡镇卫生院和村卫生室行政业务、药械、财务和绩效考核等方面予以规范的管理体制。

12. 相关代码：统一社会信用代码共18位，由登记管理部门代码、机构类别代码、登记管理机关行政区划码、主体标识码（组织机构代码）、校验码五个部分组成。其中第9~17位为主体标识码（组织机构代码），使用阿拉伯数字或英文字母表示，参照《全国组织机构代码编制规则》GB11714-1997。卫生机构类别代码和机构分类管理代码采用《卫生机构（组织）分类与代码（WS218-2002）》，其中：组织机构代码采用《全国组织机构代码编制规则（GB/T 11714-1997）》；行政区划代码采用《中华人民共和国行政区划代码（GB/T 2260-2007）》；登记注册类型代码采用国家统计局颁布、统计上用的《登记注册类型代码》前2位。乡镇街道代码采用《县级以下行政区划代码编制规则（GB/T 10114-2003）》，设置/主办单位代码、政府办卫生机构隶属关系代码见附录。

13. 日间手术：是指选择一定适应证的患者，在一至二个工作日内安排患者的住院、手术、手术后短暂观察、恢复和办理出院，患者不在医院过夜，是一种安全可靠的手术模式。

14. 是否实行门诊药房社会化：指公立医院的门诊药房完全社会化经营，与医院解除了隶属关系，设在医院内的药房不是患者用药的必然选择。

15. 是否开展远程医疗服务：按照《国家卫生健康委关于推进医疗机构远程医疗服务的意见》（国卫医发〔2014〕51号）要求，远程医疗服务是一方医疗机构邀请其他医疗机构，双方签订远程医疗合作协议，运用通讯、计算机及网络技术（以下简称信息化技术），为其他医疗机构诊疗患者提供技术支持的医疗活动。

16. 是否与区域平台对接："区域平台"是指省、市、县三级全民健康信息平台，平台上要部署相关应用，并有展示页面，可逐级点击查看。"对接"是指完成网络联通并实现数据报送。

17. 开展远程医疗服务人次数：远程医疗服务项目包括：远程病理诊断、远程医学影像（含影像、超声、核医学、心电图、肌电图、脑电图等）诊断、远程监护、远程会诊、远程门诊、远程病例讨论及省级以上卫生健康行政部门规定的其他项目。该指标系公立医院提供远程医疗服务项目的总人次数，特指对外提供服务的人次数，向其他机构接受服务的人次数不计入。

18. 是否与养老机构建立转诊与合作关系：与老年病医院、老年护理院、康复疗养机构等签订转诊和合作协议，或通过文件等形式确定转诊和合作关系的二级以上医院，统计对外提供服务的床位数和服务人次数。

19. 互联网诊疗服务：通过互联网等信息技术开展的涉及诊断、治疗的医疗服务，主要包括远程医疗服务、实体医疗机构利用互联网开展的部分常见病、慢性病的复诊服务，家庭医生通过互联网为签约患者提供的诊疗服务。

20. 互联网医院：以实体医院为依托，以互联网等信息技术为载体和手段，以保证患者医疗安全为前提，开展健康教育、医疗咨询、远程医疗、电子处方等多种形式的医疗健康服务，是互联网与医疗卫生行业深度融合的新应用。

21. 医疗联合体（简称医联体）：是指由不同级别、类别医疗机构之间，通过纵向或横向协作形成的医疗机构联合组织。目前医联体主要有四种组织模式：一是医疗集团。在设区的市级以上城市，由三级公立医院或者业务能力较强的医院牵头，联合社区卫生服务机构、护理院、专业康复机构等，形成资源共享、分工协作的管理模式。二是医疗共同体。以县级医院为龙头、乡镇卫生院为枢纽、村卫生室为基础的县乡一体化管理，与乡村一体化管理有效衔接。三是专科联盟。医疗机构之间以专科协作为纽带形成联合体。四是远程医疗协作网。由牵头单位与基层、偏远和欠发达地区医疗机构建立远程医疗服务网络。

（二）人员数

1. 编制人数：按照政府主管部门核定的编制人数填报，要求政府办医疗卫生健康机构（含机关医务室）填报，非政府办医疗卫生机构不填编制人数。

在编人数：指占用编制的在岗职工数。

在岗职工数：指在医疗卫生机构工作并由单位支付工资的人员。包括在编及合同制人员、返聘和临聘本单位半年以上人员（如护士、医师等），不包括离退休人员、退职人员、离开本单位仍保留劳动关系人员、返聘和临聘本单位不足半年人员。多点执业医师一律计入第 1 执业单位在岗职工数，不再计入第 2、3 执业单位在岗职工数。

2. 卫生技术人员：包括执业医师、执业助理医师、注册护士、药师（士）、检验及影像技师（士）、卫生监督员和见习医（药、护、技）师（士）等卫生专业人员。不包括从事管理工作的卫生技术人员（如院长、副院长、党委书记等）。统计界定原则为：

①执业（助理）医师、注册护士、卫生监督员一律按取得医师、护士、卫生监督员执业证书且实际从事临床或监督工作的人数统计，不包括取得执业证书但从事管理工作的人员（如院长、书记等）。

注册为全科医学专业的人数：指医疗卫生机构中取得执业（助理）医师证书且执业范围为“全科医学专业”人数，包括拥有多项执业范围，加注册“全科医学专业”的人数。

取得全科医生培训合格证书的人数：指基层医疗卫生机构取得全科医生转岗培训、骨干培训、岗位培训和全科专业住院医师规范化培训、助理全科医生培训合格证的执业（助理）医师之和，不包括取得合格证书已注册为“全科医学专业”的人数，不得重复统计。

乡村全科执业助理医师人数：按照《国务院办公厅关于进一步加强乡村医生队伍建设的实施意见》要求，乡镇卫生院和村卫生室中，参加由国家行业主管部门统一组织的乡村全科执业助理医师资格考试，并取得乡村全科执业助理医师资格证书的人数。

②全科医生数：包括取得执业（助理）医师证书且执业范围为“全科医学专业”的人数，基层医疗卫生机构取得全科医生转岗培训、骨干培训、岗位培训和住院医师规范化（全科医生）培训合格证的执业（助理）医师。全科医生培训合格人数不再包括已注册为全科医学专业的人数。

③其他卫生技术人员：包括见习医（药、护、技）师（士）等卫生专业人员，不包括药剂员、检验员、护理员等。见习医师（士）指毕业于高中等院校医学专业但尚未取得医师执业证书的医师和医士。

3. 其他技术人员：指从事医疗器械修配、卫生宣传、科研、教学等技术工作的非卫生专业人员。

4. 管理人员：指担负领导职责或管理任务的工作人员。包括从事医疗服务、公共卫生、医学科研与教学等业务管理工作的人员；主要从事党政、人事、财务、信息、安全保卫等行政管理工作的人员。

5. 工勤技能人员：指承担技能操作和维护、后勤保障、服务等职责的工作人员。工勤技能人员分为技术工和普通工。技术工包括护理员（工）、药剂员（工）、检验员、收费员、挂号员等，但不包括实验员、技术员、研究实习员（计入其他技术人员），经济员、会计员和统计员等（计入管理人员）。

6. 乡村医生和卫生员：乡村医生指从当地卫生和计生行政部门获得“乡村医生”证书的人员；卫生员是指村卫生室中未获得“乡村医生”证书的人员。

7. 接受继续医学教育人数：指继续医学教育对象年内参加本专业相关的继续医学教育活动且不低于25学分的人数。

（三）床位数

1. 编制床位：由卫生和计生行政部门核定的床位数。

2. 实有床位：指年底固定实有床位数，包括正规床、简易床、监护床、超过半年加床、正在消毒和修理床位、因扩建或大修而停用床位。不包括产科新生儿床、接产室待产床、库存床、观察床、临时加床和病人家属陪侍床。

3. 特需服务床位：指按特需服务收费并报物价部门备案的特种病房、高等病房、家庭式产房等床位数。

4. 负压病房床位：指负压隔离病房中的监护床之和。

5. 实际开放总床日数：指年内医院各科每日夜晚12点开放病床数总和，不论该床是否被病人占用，都应计算在内。包括消毒和小修理等暂停使用的病床，超过半年的加床。不包括因病房扩建或大修而停用的病床及临时增设病床（半年以内）。

6. 实际占用总床日数：指医院各科每日夜晚12点实际占用病床数（即每日夜晚12点住院人数）总和，包括实际占用的临时加床在内，不包括家庭病床占用床日数。病人入院后于当晚12点前死亡或因故出院的病人，按实际占用床位1天进行统计，同时统计“出院者占用总床日数”1天，入院及出院人数各1人。

7. 出院者占用总床日数：指所有出院人数的住院床日之总和。包括正常分娩、未产出院、住院经检查无病出院、未治出院及健康人进行人工流产或绝育手术后正常出院者的住院床日数。

8. 全年开设家庭病床总数：指年内撤销的家庭病床总数（即撤床病人总数）。

（四）房屋及基本建设、设备

1. 基本建设、设备各项指标解释与综合医院、乡镇卫生院、社区卫生服务中心（站）、和疾病预防控制中心等建设标准一致。危房面积由上级主管部门核定。

2. 房屋建筑面积：指单位购建且有产权证和正在办理产权证的房屋建筑面积，不包括租房面积。

3. 租房面积：医疗卫生机构使用的、无产权证的房屋建筑面积。无论其是否缴纳租金，均计入租房面积。

4. 业务用房面积：指医疗卫生机构除职工住宅之外的所有房屋建筑面积，包括医疗服务（急诊、门诊、住院、医技）、公共卫生服务、医学教育与科研、后勤保障、行政管理和院内生活等设施用房。

5. 房屋竣工面积：指在报告期内房屋建筑按照设计要求，已全部完成，达到了住人或使用条件，经验收鉴定合格，正式移交给使用单位（或建设单位）的各栋房屋建筑面积的总和。

6. 万元以上设备：包括医疗设备、后勤设备等在内的全部万元以上设备。按设备购买价格（包括设备原值和设备安装等辅助费用）统计。

（五）收入与支出、资产与负债

1. 非营利性医院各项指标解释与2010年印发的《医院会计制度》一致；营利性医院与《企业会计制度》一致；基层医疗卫生机构与2010年印发的《基层医疗卫生机构会计制度》一致；其他医疗卫生机构与《事业单位会计制度》、《民间非营利组织会计制度》一致。

2. 医疗收入中包括药品收入。实行收支两条线的基层医疗卫生机构，医疗收入为实际医疗收费。

3. 高值耗材收入：高值耗材是指临床诊断与治疗过程中单位价格较高的一次性卫生材料和体外诊断试剂，包括用于临床介入、扩张、栓塞、修补、器官与组织置换、骨科充填与固定、注射与穿刺、缝合与结扎等手术，及发挥传导、管路、容器、过滤吸附分离、粘合与止血、敷料与护创等功能的一次性卫生材料，也包括口腔科和中医科的一次性诊疗工具及卫生材料，不包括棉球、纱布、输液器、压舌板等单位价格较低、不能单独收费的易耗品。

4. 财政补助收入中的基本支出补助和项目支出补助按财政补助科目填报。基本公共卫生服务补助经费：指各级财政安排支付的本年度基本公共卫生服务项目补助经费（不含国家重大公共卫生服务项目经费）。

5. 基本药物收入：指医院、基层医疗卫生机构使用国家基本药物目录药品和省级增补药品的收入。

6. 中药收入及中药费：包括中成药和中草药。

7. 人员支出：指医疗和药品支出中的在职人员的基本工资、绩效工资、津贴、社会保险缴费等，但不包括对个人家庭的补助支出。基本工资指事业单位工作人员的岗位工资和薪级工资。

8. 固定资产：指固定资产原值。

（六）医疗服务

1. 住院医疗服务有关指标解释与《住院病案首页》、《中医住院病案首页》“填写说明”一致，依据《住院病案首页》或《中医住院病案首页》进行统计。

2. 总诊疗人次数：指所有诊疗工作的总人次数，统计界定原则为：①按挂号数统计，包括门诊、急诊、出诊、预约诊疗、单项健康检查、健康咨询指导（不含健康讲座）人次。患者1次就诊多次挂号，按实际诊疗次数统计，不包括根据医嘱进行的各项检查、治疗、处置工作量以及免疫接种、健康管理服务人次数；②未挂号就诊、本单位职工就诊及外出诊（不含外出会诊）不收取挂号费的，按实际诊疗人次统计。

3. 预约门诊人次数包括网上、电话、院内登记、双向转诊、通过家庭医生等成功预约诊疗人次之和（不含爽约），网上预约门诊人次数包括通过微信、银行卡预约诊疗人次。

4. 健康检查人次数：包括医疗卫生机构体检人次数、体检中心单项健康检查人次数。

5. 观察室留观病例数：按年内出观察室人数统计。

6. 出院人数：指报告期内所有住院后出院的人数。包括医嘱离院、医嘱转其他医疗机构、非医嘱离院、死亡及其他人数，不含家庭病床撤床人数。统计界定原则为：①“死亡”：包括已办住院手续后死亡、未办理住院手续而实际上已收容入院的死亡者。②“其他”：指正常分娩和未产出院、未治和住院经检查无病出院、无并发症的人工流产或绝育手术出院者。

7. 住院病人手术人次数：指施行手术和操作的住院病人总数。1次住院期间施行多次手术的，按实际手术次数统计。1次实施多个部位手术的按1次统计。

8. 门诊处方总数：按药房处方数统计。使用抗菌药物的处方数指使用《抗菌药物临床应用分级管理目录（试行）》中抗菌药物的处方数。中医处方数包括中成药（包括院内中药制剂）、中药饮片处方数（包括配方颗粒）。

9. 医疗纠纷：指患者及其家属等关系人对医疗机构及其医务人员提供的医疗护理等服务及效果不满意而与医疗机构发生的纠纷（包括门诊和住院）。

10. 肾透析人次数：包括门诊和住院肾透析人次数之和。

11. 药物不良反应报告例数：包括门诊和住院. 药物不良反应报告例数之和。

12. 临床用血总量（U）：每200ml全血统计为1U；手工分离成分血按每袋200ml全血制备分离统计为1U，机采成分血每1人份统计为1U（采集双人份为2U）；机采血浆按每100ml 1U统计。

（七）基本公共卫生服务

1. 基本公共卫生服务的有关指标解释与《国家基本公共卫生服务项目》一致。此项指标的填报范围为由政府确定的提供基本公共卫生服务项目的医疗机构。

2. 居民健康档案累计建档人数：指按照本年度《国家基本公共卫生服务规范》）中《城乡居民健康档案管理服务规范》要求建立的城乡居民健康档案累计人数。按常住人口统计，不包括已居住本地不足半年的流动人口档案数。规范化电子建档人数指按照《城乡居民健康档案管理服务规范》、《健康档案基本架构与数据标准（试行）》、《基于健康档案的区域卫生信息平台建设指南（试行）》要求建立的电子健康档案人数。不包括已录入计算机但不符合建档标准的人数。

3. 0~6岁儿童、65岁以上老人健康管理人数：指年末按照本年度《国家基本公共卫生服务规范》（第三版）要求，为0~6岁儿童、65岁以上老人建立健康档案并提供相关健康管理服务的人数（包括中医药健康管理人数，不包括不再提供服务的人数）。按照社区卫生服务机构或乡镇卫生院（包括承担建档任务的县区市妇幼保健院）建档人数填报。孕产妇早孕建册人数指辖区内孕13周之前建册并进行第一次产前检查的产妇人数。

4. 高血压、糖尿病、严重精神障碍管理人数：指年末按照本年度《国家基本公共卫生服务规范》要求，建立高血压、糖尿病、严重精神障碍患者健康管理档案并提供相关服务的患者人数。

5. 0~3岁儿童、65岁以上老人中医药健康管理人数：指年末按照本年度《国家基本公共卫生服务规范》要求，为0~3岁儿童、65岁以上老人建立健康档案并提供儿童中医调养和老年人中医体质辨识的人数。

（八）分科情况

1. 各科室解释与《医疗机构诊疗科目名录》一致。

2. 卫健统1-1表：综合医院、专科医院、妇幼保健院（所、站）、专科疾病防治院（所、站）、疗养院、护理院（站）按第2栏科室名称填报，妇幼保健院（所、站）、妇儿（婴）医院和妇产医院只允许填写妇产科、妇女保健科、儿科、小儿外科、儿童保健科。中医医院、中西医结合医院、民族医院按第3栏科室名称填报。

（九）中医类指标

1. 中医治未病服务人次数：指医疗卫生机构治未病科（中心）的门诊服务人次数。

2. 开展中医医疗技术个数：中医医疗技术指以中医理论为指导的，以简、便、廉、验为特点的，能发挥中医药特色优势的临床实用技术，包括针刺、灸类、刮痧、拔罐、推拿等中医诊疗技术。按照《中医医疗技术目录》中实际开展的技术个数统计。

3. 中药制剂品种数：中药制剂是医疗机构根据本单位临床需要经批准而配制、自用的固定的中药处方制剂。包括本院注册的医疗机构中药制剂以及省级食品药品监督管理局批准的外院调剂使用的中药制剂。

4. 5000元以上中医诊疗设备台数：按照单价在5000元以上的中医诊疗设备（含民族医诊疗设备）台数统计（不含5000元以下设备台数）。中医诊疗设备是指在诊疗活动中，在中医理论指导下应用的仪器、设备、器具、材料及其他物品（包括所需软件）。

电针治疗设备包括温热电针治疗、冷针针灸、分证型治疗、子午流注治疗设备；中药熏洗设备包括熏蒸、熏洗、泡洗设备；中医电疗设备包括高频、中频、低频电疗设备；中医磁疗设备包括磁振热治疗、特定电磁波治疗、穴位磁疗、磁场效应治疗设备；中医康复训练设备包括智能关节康复器、智能疼痛治疗仪、智能下肢反馈康复训练系统、多功能神经康复诊疗系统、下肢智能反馈训练系统、声信息治疗仪；煎药机包括中药煎煮壶、振动式药物超微粉碎机。

二、卫生人力基本信息调查表

（一）卫生人力统计界定

本表要求各类医疗卫生机构与计划生育技术服务机构在岗职工填报。包括在编及合同制人员、返聘和临聘本单位半年以上人员，取得卫生监督员证书的公务员、村卫生室执业（助理）医师、注册护士、乡村医生和卫生员。不包括离退休人员、退职人员、离开本单位仍保留劳动关系人员、返聘和临聘本单位不足半年人员。多点执业医师由第一执业单位录入，第二、三执业单位不得重复录入。医疗卫生机构的统计界定与卫健统1表一致。

（二）数据录入

1. 身份证填写18位代码，录入时自动校验尾号（校验码）。在地方医疗机构执业的军医，如无身份证可临时填写军官证号码。军官证、通行证和护照无需校验。

2. 医师执业证书编码、执业类别及执业范围代码依据《医师执业证书》填写相应代码；学历、学位及所学专业和专业技术资格（评）代码依据学历、学位及技术资格证书填写相应代码。

3. 所在科室、专业技术资格、所学专业只要求录入代码，名称仅供核对用。行政区划代码、组织机构代码、机构名称、出生日期和性别由系统自动产生，核对订正以调查表为准。

4. 工勤技能人员仅要求填写第1.1-2.2项、第3.3项、第4.1-4.2项。

5. 第一学历是指通过国民教育系列的普通全日制教育取得的学历，也就是全日制普通高校的最高学历，不包括全日制自学考试、成人高考脱产班、长线自考、成人高考（函授、业余）、电大、网络教育（远程教育）等形式的在职教育。最高学历指通过在职教育取得的学历。

6. 一级学科代码采用《中华人民共和国学科分类与代码国家标准》(GB/T 13745)。

7. 编制情况(1 编制内 2 合同制 3 临聘人员 4 返聘 5 派遣人员 9 其他):政府办医疗卫生机构编内人员选择“1 编制内”,非政府办的医疗卫生机构不得选择。

8. 全科医生取得培训合格证书情况:2009 年以来医疗卫生机构中参加全科医生转岗培训、骨干培训、岗位培训、住院医师规范化培训(全科医生)并获得合格证书的人员(包括在全科医疗科和其他科室工作)。

9. 卫生健康人才需求表:硕士研究生和博士研究生的要求包括临床医师和口腔医师(已取得住院医师规范化培训合格证、专科医师规范化培训合格证)、中医师、公共卫生医师、护理人员、药学人员、医学技术人员。

(三)相关代码

1. 民族代码填写《中国各民族名称的罗马字母拼音写法和代码(GB/T 3304)》中数字代码;专业技术资格代码采用《专业技术职务代码(GB/T 8561)》;学历代码采用《文化程度代码(GB/T 4658)》第 1 位代码;学位代码采用学位代码(GB/T 6864)第 1 位代码。

2. 所学专业代码采用(GB/T 16835)部分代码,医学技术包括医学影像学、医学检验、眼视光学及康复治疗等医学技术类专业。

3. 所在科室代码:①业务科室代码:医院、中医类机构、妇幼保健和专科疾病防治机构填写《医疗机构诊疗科目名录》4 位代码,中医类机构(中医医院、中西医结合医院、民族医医院、中医门诊部、中西医结合门诊部、民族医门诊部)填写中医科和民族医学科二级科目及中西医结合科;其他医疗机构填写《医疗机构诊疗科目名录》前两位代码。疾病预防控制中心填写《疾病预防控制中心业务科室分类与代码》;卫生监督机构填写《卫生监督机构业务科室分类与代码》。②前三类机构的管理科室和其他医疗卫生机构填写《卫生机构其他科室分类与代码》。

4. 医师执业范围代码:填《医疗机构医师执业范围代码》。

三、医用设备调查表

1. 设备的统计界定:按实有设备统计,包括安装和未安装设备,不含订购尚未运抵设备。

2. 同批购进相同型号设备台数:指该批设备购进时间、名称、生产厂家、型号及价格等完全一致。

3. 购买单价:指 1 台设备购买价格,包括设备原值和设备安装等辅助费用。

4. 相关代码:设备代号按附录中《医疗机构上报设备及代码》填写。

四、住院病案首页

1. 指标解释与《住院病案首页》和《中医住院病案首页》填写说明、医院财务制度一致。

2. 疾病编码:《住院病案首页》按照国家标准-《疾病分类与代码》(GB/T14396-2016)填写,《基层医疗机构出院病人调查表》按照基层医疗机构常见疾病分类与代码或国家标准-《疾病分类与代码》(GB/T14396-2016)填写。

3. 手术及操作编码:按照手术、操作分类与代码 T/CHIA001-2017 填写。

五、采供血情况调查表

采供血信息年报表。

（1）采血覆盖区域常住人口：指血站现采血所覆盖市、区、县的人口总数。

（2）最远供血距离：指血站现直接供血可能达到的最远距离。

（3）最长送血时间：指在血站负责的所有医院或储血点中，送血车在一般情况下送达血液所需的最长行驶时间。

（4）固定采血点（室）数不含血站本部或分支机构。

（5）占地总面积和建筑总面积：不含分支机构和固定采血点（室）。

（6）双路供电设施、应急发电设施、污水处理设施、医疗废物暂时储存设施填“有、无”。

（7）资产总额按照财务报表填写。

（8）本年无偿献血宣传经费投入各项经费不包含纪念品的费用。

（9）固定献血人次：至少献过 3 次血，且近 12 个月内献血至少 1 次，并且承诺未来 1 年再次献血。

（10）正常红细胞类库存量包含红细胞成分与全血。

（11）启动预警填写“是”“否”。

（12）本年度偿还总金额按照实际发生的金额计算。

（13）是否实行互助金制度、血费是否纳入医保填写“是、否”。

1.5　统计标准

1.5.1　全国组织机构代码编制规则（GB/T 11714-1997）

1　范围

本标准规定了全国组织机构代码的编码方法，使全国各机关团体企事业单位等组织机构均获得一个唯一的、始终不变的法定代码，以适应政府部门的统一管理和业务单位实现计算机自动化管理的需要。

本标准适用于全国组织机构代码的编制、信息处理和信息交换。

2　代码的结构和表示形式

2.1 代码的结构

全国组织机构代码由八位数字（或大写拉丁字母）本体代码和一位数字（或大写拉丁字母）校验码组成。

2.1.1 本体代码采用系列（即分区段）顺序编码方法。

2.1.2 校验码按下列公式计算：$C_9=11-MOD(\sum C_i \times W_i, 11)$

MOD-表示求余函数；i-表示代码字符从左至右位置序号；

C_i-表示第 i 位置上的代码字符的值，采用附录 A“代码字符集”所列字符；

C_9-表示校验码；

W_i-表示第 i 位置上的加权因子，其数值如下表：

I	1	2	3	4	5	6	7	8
W_i	3	7	9	10	5	8	4	2

当 MOD 函数值为 1（即 $C_9=10$）时，校验码应用大写拉丁字母 X 表示；当 MOD 函数值为 0（即 $C_9=11$）时，校验码仍用 0 表示。

2.2 代码的表示形式

为便于人工识别，应使用一个连字符“-”分隔本体代码与校验码。机读时，连字符省略。表示形式为：

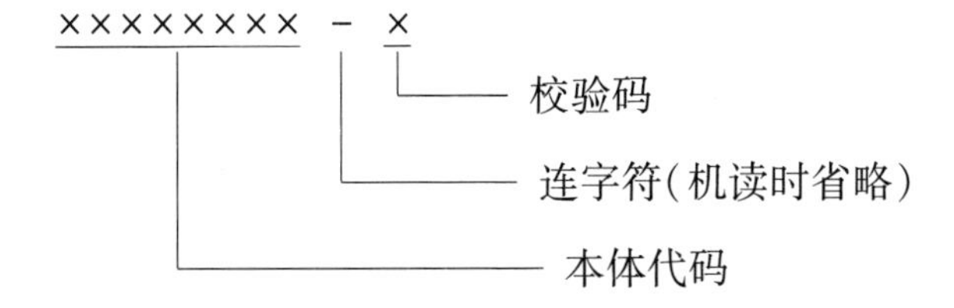

3　自定义区

为满足各系统管理上的特殊需要，本标准规定本体代码 PDY00001-PDY99999 为自定义区，供各系统编制内部组织机构代码使用。自定义区内编制的组织机构代码不作为各系统间信息交换依据。

1.5.2 中华人民共和国行政区划代码（GB/T 2260-2007）

1 范围

本标准规定了中华人民共和国县及县以上行政区划代码。

本标准适用于对行政区划的标识、信息处理和交换。

2 引用标准

下列标准所包含的条文，通过在本标准中引用而构成为本标准的条文。本标准出版时，所示版本均有效。所有标准都会被修订，使用本标准的各方应探讨使用下列标准最新版本的可能性。

GB/T 15514-1998《中华人民共和国口岸及其有关地点代码》

GB/T 7407-1997 《中国及世界主要海运贸易港口代码》

3 数字代码的编制原则和结构

3.1 本标准是用六为数字代码按层次分别表示我国各省（自治区、直辖市、特别行政区）、市（地区、自治州、盟）、县（自治县、市、市辖区、旗、自治旗）的名称。

3.2 本代码从左至右的含义是：

第一、二位表示省（自治区、直辖市、特别行政区）。

第三、四位表示市（地区、自治州、盟及国家直辖市所属市辖区和县的汇总码）。

a）01～20，51～70 表示省直辖市；b）21～50 表示地区（自治州、盟）。

第五、六位表示县（市辖区、县级市、旗）。

a）01～18 表示市辖区或地区（自治州、盟）辖县级市；b）21～80 表示县（旗）；c）81～99 表示省直辖县级市。

为了保证代码唯一性，以利于电子计算机较长时间地存储数据，行政区划若有变更，原代码废止。

4 字母代码的编码规则和结构

行政区划字母代码遵循科学性、统一性、实用性编码原则，参照县及县以上行政区划地名的汉语拼音，用三位字母缩写表示。

4.1 省、直辖市、自治区、特别行政区一级行政区划用两位字母表示。

4.2 其中采用《中华人民共和国口岸及其有关地点代码》或《中国及世界主要海运贸易港口代码》国家标准的字母码用 * 号标出。

4.3 少数民族地名取其民族拼音缩写表示，并在代码表中用 ** 标出。

5 代码表

5.1 省、自治区、直辖市、特别行政区代码见表 1。

5.2 各省、自治区、直辖市、特别行政区代码表略。

5.3 台湾省、香港和澳门特别行政区的代码表暂缺。

表1　省、自治区、直辖市、特别行政区代码表

名　称	数字码	字母码	名称	数字码	字母码
北京市	110000	BJ	湖南省	430000	HN
天津市	120000	TJ	广东省	440000	GD
河北省	130000	HE	广西壮族自治区	450000	GX
山西省	140000	SX	海南省	460000	HI
内蒙古自治区	150000	NM	重庆市	500000	CQ
辽宁省	210000	LN	四川省	510000	SC
吉林省	220000	JL	贵州省	520000	FZ
黑龙江省	230000	HL	云南省	530000	YN
上海市	310000	SH	西藏自治区	540000	XZ
江苏省	320000	JS	陕西省	610000	SN
浙江省	330000	ZJ	甘肃省	620000	GS
安徽省	340000	AH	青海省	630000	QH
福建省	350000	FJ	宁夏回族自治区	640000	NX
江西省	360000	JX	新疆维吾尔自治区	650000	XJ
山东省	370000	SD	台湾省	710000	TW
河南省	410000	HA	香港特别行政区	810000	HK
湖北省	420000	HB	澳门特别行政区	820000	MO

1.5.3 县级以下行政区划代码编制规则（GB/T 10114-2003）

1 范围

本标准规定了县级以下行政区划代码的编制规则。本标准适用于编制县级以下的行政区划代码。

依据本标准编制的县级以下行政区划代码可作为 GB/T 2260 的补充和延拓，与 GB/T 2260 配合使用。

2 规范性引用文件

下列文件中的条款通过本标准的引用而成为本标准的条款。凡是注日期的引用文件，其随后所有的修改单（不包括勘误的内容）或修订版均不适用于本标准，然而，鼓励根据本标准达成协议的各方研究是否可使用这些文件的最新版本。凡是不注日期的引用文件，其最新版本适用于本标准

GB/T 2260 中华人民共和国行政区划代码，GB/T 7027-2002 信息分类和编码的基本原则与方法，GB/T 20001. 3-2001 标准编写规则第 3 部分：信息分类编码。

3 定义 本标准使用下列术语和定义。

3. 1 县级以行政区划，指 镇、乡、民族乡。

注：1. 街道（地区）办事处〔以下简称街道（地区）〕作为市辖区或不设区的市、县人民政府的派出机关，其所辖区域在本标准中按县级以下行政区划来对待。2. 某些省份设置的民族镇，在本标准中按镇来对待；3. 苏木作为内蒙古自治区的基层行政区域单位在本标准中按乡来对待。

3. 2 行政区划专名，行政区划名称中用来区分各个行政区划实体词。

3. 3 行政区划通名，行政区划名称中用来区分行政区划实体类别的词。

4 编码规则

4. 1 代码结构：县级以下行政区划代码分两段由九位数字构成，其结构如下：

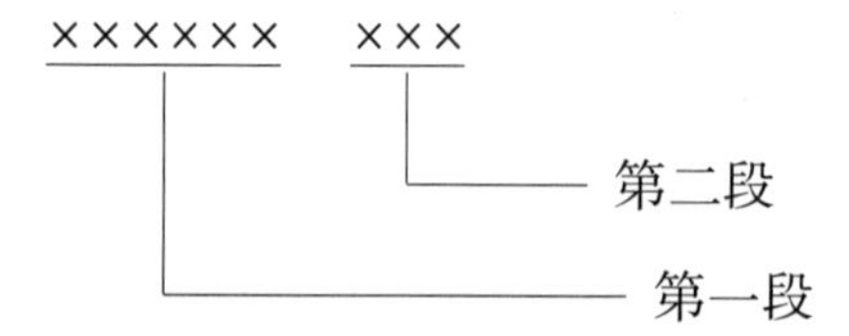

4. 2 编码方法

4. 2. 1 县级以下行政区划代码的第一段采用 GB/T 226。中的六位数字代码，表示县级及县级以上行政区划。

4. 2. 2 县级以下行政区划代码的第二段采用系列顺序码，由三位数字构成，具体划分为：

001~099 表示街道（地区） 100~199 表示镇（民族镇） 200~399 表示乡、民族乡、苏木

4. 3 编码规则

4. 3. 1 县级以下行政区划代码应按行政隶属关系和 4，2. 2 列出的区划类型，统一排序后进行编码。

4. 3. 2 在编制县级以下行政区划代码时，当只表示县及县以上行政区划时，4. 1 所示代码结

构的第二段应为三个数字 0，用九位数字表示，以保证代码长度的一致性。

4.3.3 当 GB/T 226。中的代码发生变更时，县级 N 下行政区划代码所对应的第一段应作相应的改变。

4.3.4 县级以下行政区划代码所表示的行政区划，在其专名或驻地改变时，其代码不变；而当其隶属关系或通名改变时，则须重新赋码。

4.3.5 县级以下行政区划代码所表示的行政区划被撤销或重新赋码后，原代码作废，作废代码不得再赋予其他的行政区划，以保证代码的唯一性。

5 代码表格式

5.1 为使行政区划代码标准文本格式整齐统一，应按照 GBJT 2260 和 GB/T 20001.3 和以下规定的格式编写和印刷：

名　称	代码	名称	代码	名称	代码
××市	××××00000				
市辖区	××××01000				
××区	××××××000	××县级市	××××××000	××县	××××××000
××街道（或地区）	××××××001	××街道（或地区）	××××××001	××街道（或地区）	××××××001
××镇（或民族镇）	××××××1××	××镇（或民族镇）	××××××1××	××镇（或民族镇）	××××××1××
××乡（或民族乡、苏木）	××××××2××	××乡（或民族乡、苏木）	××××××2××	××乡（或民族乡、苏木）	××××××2××

5.2 在代码表中，行政区划名称应采用法定名称。

6 标准的实施：各省、自治区、直辖市标准化管理机构负责组织相关部门共同编制本区域内的县级以下行政区划代码，作为地方标准发布，并报本标准归口单位备案。

1.5.4　卫生机构（组织）分类与代码（WS218-2002）

1　范围

1.1 本标准规定了卫生机构（组织）的分类原则、分类、代码结构及编码方法等。

1.2 本标准适用于卫生行业管理、卫生机构分类、卫生统计与信息咨询、医疗机构执业许可登记等。

2　规范性引用文件

下列标准所包含的条文，通过在本标准中引用而构成本标准的条文。所有标准都会被修订，使用本标准的各方应探讨使用下列标准最新版本的可能性。

GB/T 11714　全国组织机构代码编制规则　　GB/T 2260　中华人民共和国行政区划代码

GB/T 12402　经济类型分类与代码　　GB/T 4754　国民经济行业分类

3　卫生机构（组织）定义

卫生机构（组织）是指从卫生行政部门取得《医疗机构执业许可证》，或从民政、工商行政、机构编制管理部门取得法人单位登记证书，为社会提供医疗保健、疾病控制、卫生监督等服务或从事医学科研、医学教育等卫生单位和卫生社会团体。不包括卫生行政机构、香港和澳门特别行政区以及台湾所属卫生机构（组织）。

4　分类原则

4.1 分类原则参照 GB/T4754 和其他有关国家标准。

4.2 按照国内通行的经济和社会活动同质性原则划分机构类别。

4.3 与我国现阶段卫生机构发展状况相适应。

4.4 医疗机构分类参照 1994 年国务院第 149 号令《医疗机构管理条例》配套文件-《医疗机构基本标准》。

5　卫生机构分类：卫生机构按行政区划、机构登记注册类型、卫生机构（组织）类别和机构分类管理四类属性分类。

5.1 行政区划和机构登记注册类型完全引用国家标准和通用统计分类。

5.2 卫生机构（组织）类别系卫生机构分类的主体。卫生机构（组织）按类别分为医院、社区卫生服务中心（站）、卫生院、门诊部（诊所、医务室、村卫生室）、急救中心（站）、采供血机构、妇幼保健院（所、站）、专科疾病防治院（所、站）、疾病预防控制中心（防疫站）、卫生监督所、卫生监督检验（监测、检测）所（站）、医学科学研究机构、医学教育机构、健康教育所（站）、其他卫生机构和卫生社会团体 16 大类，大类下面根据需要再划分为中类和小类。

5.3 机构分类管理划分为非营利性医疗机构、营利性医疗机构和其他卫生机构三类。

6　卫生机构代码

6.1 代码结构：卫生机构（组织）代码由 22 位数字（或英文字母）组成，包括 9 位组织机构代码和 13 位机构属性代码。机构属性代码由行政区划代码（6 位）、经济类型代码（2 位）、卫生机构（组织）类别代码（4 位）和机构分类管理代码（1 位）四部分组成。卫生机构代码表示形式如下：

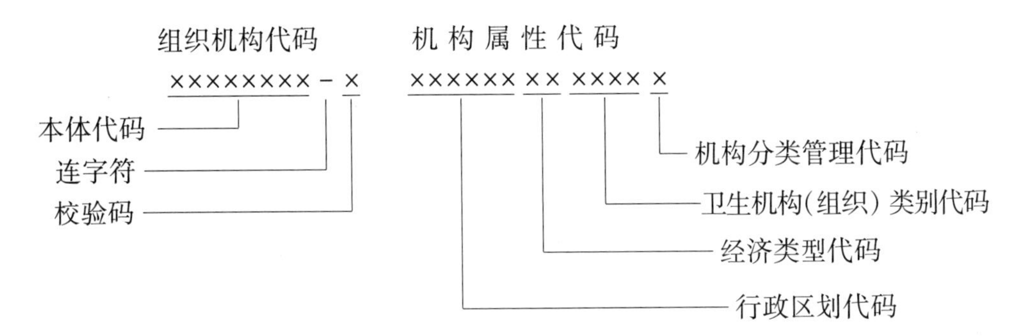

6.2 编码方法

6.2.1 组织机构代码由8位本体代码、连字符和1位校验码组成，引用GB/T 11714。组织机构代码为每一单

位始终不变的、唯一法定代码，除代表某一机构外，无任何其他含义。有关部门也将组织机构代码称为法人代码。

6.2.1.1 全国绝大部分卫生法人单位已取得《全国组织机构代码证》。尚未办理《全国组织机构代码证》的卫生机构（非独立法人的医疗机构除外），依据属地原则从当地组织机构代码管理中心办理此证，以取得本单位的组织机构代码。

6.2.1.2 GB/T 11714 规定“PDY00001-PDY99999”为自定义区，供各行业编制内部组织机构代码用，不作为行业间信息交换的依据。因此，执业的非独立法人医疗机构代码由卫生行政部门赋予，其编码规则如下：

a. 代码结构为“PDYXXXXX-X”。其中“PDY”固定不变；“XXXXX”系五位数字码，从00001-99999，由县（区）级卫生行政部门按照医疗机构执业许可登记顺序统一编号；“X”系校验码，计算方法与法人代码一致。

b.“机构代码”+“行政区划代码”作为这类机构不变的、唯一的法定代码。已经注销（撤销）的机构代码应予废置，不得重新赋予其他机构。

6.2.2 机构属性代码共13位，由6位行政区划代码、2位机构登记注册类型代码、4位卫生机构类别代码、1位机构分类管理代码四部分组成。

6.2.2.1 行政区划代码由6位数字组成，完全引用GB/T2260。

6.2.2.2 经济类型代码由2位数字组成，部分引用GB/T12402。引用原则如下：

a. 卫生行业经济类型较为简单，本标准仅引用大、中类两位代码。

b. 目前国家政策不允许设立下列经济类型卫生机构，故本标准暂不使用相应代码，即：“15 有限责任（公司）”“23 港澳台独资”“24 港澳台投资股份有限（公司）”“29 其他港澳台投资”“33 外资”“34 国外投资股份有限（公司）”“39 其他国外投资”。

6.2.2.3 卫生机构（组织）类别代码系本标准的主体代码，由4位数字（或英文字母）组成（见附录A）。本标准采用线性分类和层次编码法，将卫生机构（组织）按其服务性质划分为大类、中类和小类。

a. 大类用一个英文字母编码，即用字母ABC…顺次代表不同大类。为避免字母“I”和数字“1”混淆，大类不使用字母“I”。

b. 中类、小类依据等级制和完全十进制，用2层3位阿拉伯数字表示。中类由一位数字表示，从1开始按升序编码，最多编到9。小类由三位数字表示，第一位码表示中类数码；第二、三位为小类数码，从10开始按升序编码。如“A”表示大类“医院”，“A5”表示中类“专科医院”，“A511”表示小类“口腔医院”。

c. 如果中类不再细分，则它们后面的代码补“0”直到第四位。

d. 个别卫生机构小类下面再细分类，则按细分类编码，不编“XXX0”代码。例如：各类中医专科医院不编代码“A220”，应根据其类别在“A221-A229”中选择代码。

e. 小类尽可能留有一定空码，以适应今后增加或调整类目需要。

6.2.2.4 机构分类管理代码由1位数字组成（见附录）。

7 分类代码表

7.1 卫生机构（组织）类别代码表见附录A（规范性附录）

7.2 机构分类管理代码表附录（规范性附录）

代码	机构分类管理类型	说　　明
1	非营利性医疗机构	指《医疗机构执业许可证》注明为“非营利性”的医疗机构
2	营利性医疗机构	指《医疗机构执业许可证》注明为“营利性”的医疗机构
9	其他卫生机构	指未实行分类管理的其他各类卫生机构

附录A　卫生机构类别代码表

大类代码	中类代码	小类代码	类别名称	说　　明
A			**医院**	
	A1	A100	综合医院	
	A2		中医医院	
		A210	中医（综合）医院	
		A220	中医专科医院	
		A221	肛肠医院	
		A222	骨伤医院	包括正骨医院
		A223	针灸医院	
		A224	按摩医院	
		A229	其他中医专科医院	
	A3	A300	中西医结合医院	
	A4		民族医医院	
		A411	蒙医医院	
		A412	藏医医院	
		A413	维医医院	
		A414	傣医医院	

续 表

大类代码	中类代码	小类代码	类别名称	说　明
		A419	其他民族医医院	
	A5		专科医院	不含中医专科医院
		A511	口腔医院	包括牙科医院
		A512	眼科医院	
		A513	耳鼻喉科医院	包括五官科医院
		A514	肿瘤医院	
		A515	心血管病医院	
		A516	胸科医院	
		A517	血液病医院	
		A518	妇产（科）医院	包括妇婴（儿）医院
		A519	儿童医院	
		A520	精神病医院	含20张床以上精神卫生中心
		A521	传染病医院	
		A522	皮肤病医院	包括性病医院
		A523	结核病医院	
		A524	麻风病医院	
		A525	职业病医院	
		A526	骨科医院	
		A527	康复医院	
		A528	整形外科医院	包括整容医院
		A529	美容医院	
		A539	其他专科医院	
	A6	A600	疗养院	不包括休养所
	A7		护理院（站）	
		A710	护理院	
		A720	护理站	
B			**社区卫生服务中心（站）**	
	B1	B100	社区卫生服务中心	
	B2	B200	社区卫生服务站	
C			**卫生院**	

续 表

大类代码	中类代码	小类代码	类别名称	说　明
	C1	C100	街道卫生院	
	C2		乡镇卫生院	
		C210	中心卫生院	
		C220	乡卫生院	
D			**门诊部、诊所、医务室、村卫生室**	包括卫生所（室）
	D1		门诊部	
		D110	综合门诊部	
		D120	中医门诊部	
		D121	中医（综合）门诊部	
		D122	中医专科门诊部	
		D130	中西医结合门诊部	
		D140	民族医门诊部	
		D150	专科门诊部	不含中医专科门诊部
		D151	普通专科门诊部	
		D152	口腔门诊部	
		D153	眼科门诊部	
		D154	医疗美容门诊部	
		D155	精神卫生门诊部	
		D159	其他专科门诊部	
	D2		诊所	
		D211	普通诊所	
		D212	中医诊所	
		D213	中西医结合诊所	
		D214	民族医诊所	
		D215	口腔诊所	
		D216	医疗美容诊所	
		D217	精神卫生诊所	
		D229	其他诊所	
	D3	D300	卫生所（室）	
	D4	D400	医务室	
	D5	D500	中小学卫生保健所	

续 表

大类代码	中类代码	小类代码	类别名称	说　明
	D6	D600	村卫生室	
E			**急救中心（站）**	
	E1	E100	急救中心	
	E2	E200	急救中心站	
	E3	E300	急救站	
F			**采供血机构**	
	F1		血站	
		F110	血液中心	
		F120	中心血站	
		F130	基层血站、中心血库	
	F2	F200	单采血浆站	
G			**妇幼保健院（所、站）**	
	G1	G100	妇幼保健院	包括妇幼保健计划生育服务中心
	G2	G200	妇幼保健所	包括妇女、儿童保健所
	G3	G300	妇幼保健站	包括妇幼保健中心
	G4	G400	生殖保健中心	
H			**专科疾病防治院（所、站）**	
	H1		专科疾病防治院	
		H111	传染病防治院	
		H112	结核病防治院	
		H113	职业病防治院	
		H119	其他专科疾病防治院	
	H2		专科疾病防治所（站、中心）	
		H211	口腔病防治所（站、中心）	包括牙病防治所（站）
		H212	精神病防治所（站、中心）	
		H213	皮肤病防治所（站、中心）	包括性病防治所（站）
		H214	结核病防治所（站、中心）	
		H215	麻风病防治所（站、中心）	
		H216	职业病防治所（站、中心）	
		H217	寄生虫病防治所（站、中心）	

续　表

大类代码	中类代码	小类代码	类别名称	说　明
		H218	地方病防治所（站、中心）	
		H219	血吸虫病防治所（站、中心）	
		H220	药物戒毒所（中心）	
		H229	其他专科疾病防治所（站、中心）	
J			**疾病预防控制中心（防疫站）**	
	J1	J100	疾病预防控制中心	
	J2	J200	卫生防疫站	
	J3	J300	卫生防病中心	
	J4	J400	预防保健中心	
K	K1	K100	**卫生监督所（局）**	
L			**卫生监督检验（监测、检测）所（站）**	
	L1	L100	卫生（综合）监督检验（监测、检测）所（站）	
	L2	L200	环境卫生监督检验（监测、检测）所（站）	
	L3	L300	放射卫生监督检验（监测、检测）所（站）	
	L4	L400	劳动（职业、工业）卫生监督检验（监测检测）所（站）	
	L5	L500	食品卫生监督检验（监测、检测）所（站）	
	L6	L600	学校卫生监督检验（监测、检测）所（站）	
	L9	L900	其他卫生监督检验（监测、检测）所（站）	
M			**医学科学研究机构**	
	M1	M100	医学科学（研究）院（所）	
	M2	M200	预防医学研究院（所）	
	M3	M300	中医（药）研究院（所）	
	M4	M400	中西医结合研究所	
	M5	M500	民族医（药）学研究所	
	M6		医学专科研究所	

大类代码	中类代码	小类代码	类别名称	说　明
		M611	基础医学研究所	
		M612	病毒学研究所	
		M613	老年医学研究所	
		M614	肿瘤（防治）研究所	
		M615	心血管病研究所	
		M616	血液学研究所	
		M617	整形外科研究所	
		M618	精神卫生研究所	
		M619	放射医学研究所	
		M620	医学生物学研究所	
		M621	生物医学工程研究所	
		M622	实验动物研究所	
		M623	结核病防治研究所	
		M624	皮肤病与性病防治研究所	
		M625	寄生虫病防治研究所	
		M626	地方病防治研究所	
		M627	血吸虫病防治研究所	
		M628	流行病学研究所	
		M629	医学微生物学研究所	
		M630	环境卫生研究所	
		M631	劳动卫生（职业病）研究所	
		M632	营养与食品卫生研究所	
		M633	儿少卫生研究所	
		M634	医学信息研究所	
		M649	其他医学专科研究所	
	M7	M700	药学研究所	包括药用植物研究所
N			**医学教育机构**	N1 和 N2 类编码不再使用
	N1		医学普通高中等学校	
		N110	医学普通高等学校	
		N111	医学院（医科大学）	不含综合大学医学部
		N112	中医（药）学院	包括中医药大学

续 表

大类代码	中类代码	小类代码	类别名称	说　明
		N113	民族医（药）学院	
		N119	其他医学普通高等学校	
		N120	医学普通中等专业学校	
		N121	卫生学校	
		N122	中医（药）学校	
		N123	民族医（药）学校	
		N124	护士学校	
		N129	其他医学普通中等专业学校	
	N2		医学成人学校	
		N210	医学成人高等学校	
		N211	职工医学院	
		N212	卫生管理干部学院	
		N219	其他医学成人高等学校	
		N220	医学成人中等学校	
		N221	卫生职业（工）中等专业学校	
		N222	中医（药）职业中等专业学校	
		N223	卫生进修学校	
		N229	其他医学成人中等学校	
	N3	N300	医学在职培训机构	含各类卫生培训中心
O			**健康教育所（站、中心）**	
	O1	O100	健康教育所	
	O2	O200	健康教育站（中心）	包括卫生宣教馆
P			**其他卫生机构**	
	P1		临床检验中心（所、站）	
		P110	临床检验中心	
		P120	临床检验所（站）	
	P2		卫生新闻出版社	
		P210	卫生图书出版社	
		P220	卫生报纸出版社	
		P230	卫生杂志社	
		P290	其他卫生新闻出版社	

续　表

大类代码	中类代码	小类代码	类别名称	说　　明
	P9		其他卫生事业机构	
		P911	精神病收容所	
		P912	麻风村	
		P913	卫生消毒站	包括消杀灭站
		P914	乡防保组	
		P915	农村改水中心	
		P916	计划生育技术服务中心（站）	
		P917	卫生机关服务中心	
		P918	卫生统计信息中心	含卫生信息管理中心
		P919	医学考试中心	
		P920	卫生人才交流中心	
		P921	医学科技交流中心	
		P939	其他	
Q			**卫生社会团体**	
	Q1	Q100	红十字会	
	Q2	Q200	医学会	含各类卫生专业学会
	Q3	Q300	卫生协会	
		Q311	输血协会	
		Q312	医师协会	
		Q339	其他卫生协会	
	Q9	Q900	其他卫生社会团体	

1.5.5 登记注册类型与代码

代码	登记注册类型	说　　明
10	**内资**	资金主要来源于内地的经济组织。
11	国有全资	全部资产（资金）归国家所有，并按国家有关规定登记注册的非公司制的经济组织（不含有限责任公司中的国有独资公司和联营中的国有联营）和国家和政党机关。
12	集体全资	全部资产归集体所有，并按国家有关规定登记注册的经济组织（不含有限责任、股份合作和联营中的集体联营）。
13	股份合作	以合作制为基础，由职工共同出资入股，吸收一定比例社会资产投资组建；实行自主经营，自负盈亏，共同劳动，按劳分配与按股分红的一种集体经济组织。
14	联营	两个及以上相同或不同的经济类型的经济组织，按自愿、平等、互利原则共同投资组成的非公司型经济组织。
15	有限责任公司	根据国家有关规定登记注册，由两个以上，五十个以下股东共同出资，每个股东以其所认缴的出资额对公司承担有限责任，公司以其全部资产对其债务承担有限责任的经济组织。包括国有独资公司及其他有限责任公司。
16	股份有限公司	根据国家有关规定登记注册，其全部注册资本由等额股份构成并通过发行股票筹集资本，股东以其认购的股份对公司承担有限责任，公司以其全部资产对其债务承担责任的经济组织。
17	私有	由自然人投资设立或由自然人控股，以雇佣劳动为基础的营利性经济组织。
19	其他内资	以上未包括的内资经济类型。
20	**港澳台投资**	资本（资金）部分（达国家规定比例以上）或全部来源于港澳台的经济组织。
21	内地和港澳台合资	港澳台地区投资者与内地经济组织依照国家有关规定，按合资合同规定的比例投资设立、分配利润和分担风险的经济组织。
22	内地和港澳台合作	港澳台地区投资者与内地经济组织依照国家有关规定，按合作合同的约定进行投资或提供条件设立、分配利润和分担风险的经济组织。
23	港澳台独资	依照国家有关规定，在内地由港澳台地区独资者全额投资设立的经济组织。
24	港澳台投资股份有限公司	根据国家有关规定，经外经贸部依法批准设立，其中港澳台投资者的股本占公司注册资本25%以上的股份有限公司。
29	其他港澳台投资	以上未包括的港、澳、台投资经济组织。
30	**国外投资**	资本（资金）部分（达到国家规定比例以上）或全部来源于国外的经济组织。
31	中外合资	国外法人或个人与内地经济组织依照国家有关规定，按合资合同规定比例投资设立、分配利润和分担风险的经济组织。

代码	登记注册类型	说　明
32	中外合作	依照国家有关规定，按合作合同的约定进行投资或提供条件设立、分配利润和分担风险的经济组织。
33	外资企业	依照国家有关规定，在内地由外国投资者全额投资设立的经济组织。
34	国外投资股份有限公司	根据国家有关规定，经外经贸部依法批准设立，其中外资的股本占公司注册资本25%以上的股份有限公司。
39	其他外商投资	以上未包括的国外投资的经济组织。

注：①登记注册类型代码采用国家统计局制定的《企业登记注册类型与代码》，替代经济类型分类与代码 GB/T12402-2000；

②卫生行业仅采用前两位代码，暂不使用代码15、24、29、33、34、39。

1.5.6　人的性别代码（GB/T 2261.1-2003）

代码	性别	说　明
0	未知的性别	
1	男	
2	女	
9	未说明的性别	

1.5.7　婚姻状况代码（GB/T 2261.2-2003）

代码	名称	说　明
10	未婚	
20	已婚	
21	初婚	
22	再婚	
23	复婚	
30	丧偶	
40	离婚	
90	未说明的婚姻状况	

1.5.8 从业状况（个人身份）代码（GB/T 2261.4-2003）

代码	名称	说　明
11	国家公务员	包括参照、依照公务员管理的人员
13	专业技术人员	
17	职员	
21	企业管理人员	
24	工人	
27	农民	
31	学生	
37	现役军人	
51	自由职业者	
54	个体经营者	
70	无业人员	
80	退（离）休人员	
90	其他	

1.5.9 中国各民族名称的罗马字母拼写法和代码（GB/T3304-1991）

数字代码	民族名称	数字代码	民族名称
1	汉族	29	柯尔克孜族
2	蒙古族	30	土族
3	回族	31	达斡尔族
4	藏族	32	仫佬族
5	维吾尔族	33	羌族
6	苗族	34	布朗族
7	彝族	35	撒拉族
8	壮族	36	毛南族
9	布依族	37	仡佬族
10	朝鲜族	38	锡伯族
11	满族	39	阿昌族
12	侗族	40	普米族
13	瑶族	41	塔吉克族
14	白族	42	怒族
15	土家族	43	乌孜别克族
16	哈尼族	44	俄罗斯族
17	哈萨克族	45	鄂温克族
18	傣族	46	德昂族
19	黎族	47	保安族
20	傈僳族	48	裕固族
21	佤族	49	京族
22	畲族	50	塔塔尔族
23	高山族	51	独龙族
24	拉祜族	52	鄂伦春族
25	水族	53	赫哲族
26	东乡族	54	门巴族
27	纳西族	55	珞巴族
28	景颇族	56	基诺族

注：不采用罗马字母拼写法。

1.5.10 学历代码（文化程度代码 GB 4658-2006）

代码（第1位）	名　　称
1	研究生
2	大学本科
3	大学专科及专科学校
4	中专及中技
5	技工学校
6	高中
7	初中及以下

1.5.11 学位代码（GB/T 6864-2003）

代码（第1位）	名　　称
1	名誉博士
2	博士
3	硕士
4	学士

注：卫生系统暂不使用代码“1”（名誉博士）。

1.5.12 所学专业代码（GB/T 16835）

代码	名称	说明
01	哲学	
02	经济学	
03	法学	
04	教育学	
05	文学	
06	历史学	
07	理学	
08	工学	
09	农学	
10	医学	
1001	基础医学类	
1002	预防医学类	
1003	临床医学与医学技术类	
100301	临床医学	包括儿科医学、精神病学与精神卫生、放射医学
100302	麻醉学	
100303	医学影像学	
100304	医学检验	
100399	其他医学技术专业	包括放射医学、眼视医学、康复医学、精神医学、医学技术、听力学、医学实验学、医学美容技术等
1004	口腔医学	
1005	中医学类	包括民族医学、中西医结合专业
100501	中医学	
100502	针灸推拿学	
100599	中医学类其他专业	包括蒙医学、藏医学、中西医临床医学、维医学、壮医学、哈医学等
1006	法医学	
1007	护理学	包括中医护理
1008	药学类	包括中药学
100801	药学	
100802	中药学	
100899	其他药学专业	包括药物制剂、中草药栽培与鉴定、藏药学、中药资源与开发、应用药学、临床药学、海洋药学、药事管理、蒙药学、药物分析、药物化学、中药制药
11	管理类	

注：本代码表源自高等学校本科、专科专业名称代码（GB/T 16835-1997）。根据高等学校本科专业目录（2011 年）修订。

1.5.13 中华人民共和国学科分类与代码国家标准（GB/T 13745-2009）

学科门类	代码	名　　称
自然科学类	110	数学
	120	信息科学与系统科学
	130	力学
	140	物理学
	150	化学
	160	天文学
	170	地球科学
	180	生物学
农业科学类	210	农学
	220	林学
	230	畜牧、兽医科学
	240	水产学
医药科学类	310	基础医学
	320	临床医学
	330	预防医学与卫生学
	340	军事医学与特种医学
	350	药学
	360	中医学与中药学
工程与技术科学类	410	工程与技术学科基础学科
	420	测绘科学技术
	430	材料科学
	440	矿山工程技术
	450	冶金工程技术
	460	机械工程
	470	动力与电气工程
	480	能源科学技术
	490	核科学技术
	510	电子、通信与自动控制技术
	520	计算机科学技术
	530	化学工程

续 表

学科门类	代码	名称
	540	纺织科学技术
	550	食品科学技术
	560	土木建筑工程
	570	水利工程
	580	交通运输工程
	590	航空、航天科学技术
	610	环境科学技术
	620	安全科学技术
	630	管理学
	0839	网络空间安全[3]
人文与社会科学类	710	马克思主义
	720	哲学
	730	宗教学
	740	语言学
	750	文学
	760	艺术学
	770	历史学
	780	考古学
	790	经济学
	810	政治学
	820	法学
	830	军事学
	840	社会学
	850	民族学
	860	新闻学与传播学
	870	图书馆、情报与文献学
	880	教育学
	890	体育科学
	910	统计学

1.5.14 专业技术职务代码（GB/T 8561-2001）

代码	职务及等级名称	代码	职务及等级名称
1	高等学校教师	8	工程技术人员
11	教授	82	高级工程师
12	副教授	83	工程师
13	讲师	84	助理工程师
14	助教	85	技术员
2	中等专业学校教师	9	农业技术人员（农艺）
22	高级讲师（中专）	92	高级农艺师
23	讲师（中专）	93	农艺师
24	助理讲师（中专）	94	助理农艺师
25	教员（中专）	95	农业技术员
3	技工学校教师（讲师）	10	农业技术人员（兽医）
32	高级讲师（技校）	102	高级兽医师
33	讲师（技校）	103	兽医师
34	助理讲师（技校）	104	助理兽医师
35	教员（技校）	105	兽医技术员
4	技工学校教师（实习指导）	11	农业技术人员（畜牧）
42	高级实习指导教师	112	高级畜牧师
43	一级实习指导教师	113	畜牧师
44	二级实习指导教师	114	助理畜牧师
45	三级实习指导教师	115	畜牧技术员
5	中学教师	12	经济专业人员
52	高级教师（中学）	122	高级经济师
53	一级教师（中学）	123	经济师
54	二级教师（中学）	124	助理经济师
55	三级教师（中学）	125	经济员
7	实验技术人员	13	会计专业人员
72	高级实验师	132	高级会计师
73	实验师	133	会计师
74	助理实验师	134	助理会计师
75	实验员	135	会计员

代码	职务及等级名称	代码	职务及等级名称
14	统计专业人员	222	主任播音员
142	高级统计师	223	一级播音员
143	统计师	224	二级播音员
144	助理统计师	225	三级播音员
145	统计员	23	卫生技术人员（医疗）
15	出版专业人员（编审）	231	主任医师
151	编审	232	副主任医师
152	副编审	233	主治医师
153	编辑	234	医师
154	助理编辑	235	医士
16	出版专业人员（编辑）	24	卫生技术人员（药剂）
163	技术编辑	241	主任药师
164	助理技术编辑	242	副主任药师
165	技术设计员	243	主管药师
17	出版专业人员（校对）	244	药师
173	一级校对	245	药士
174	二级校对	25	卫生技术人员（护理）
175	三级校对	251	主任护师
18	翻译人员	252	副主任护师
181	译审	253	主管护师
182	副译审	254	护师
183	翻译	255	护士
184	助理翻译	26	卫生技术人员（技师）
19	新闻专业人员（记者）	261	主任技师
191	高级记者	262	副主任技师
192	主任记者	263	主管技师
193	记者	264	技师
194	助理记者	265	技士
20	编辑	27	工艺美术人员
201	高级编辑	272	高级工艺美术师
202	主任编辑	273	工艺美术师
203	编辑	274	助理工艺美术师
204	助理编辑	275	工艺美术员
22	播音员	28	艺术人员（演员）
221	播音指导	281	一级演员

续　表

代码	职务及等级名称	代码	职务及等级名称
282	二级演员	354	舞美设计员
283	三级演员	36	艺术人员（舞台技术）
284	四级演员	362	主任舞台技师
29	艺术人员（演奏员）	363	舞台技师
291	一级演奏员	364	舞台技术员
292	二级演奏员	37	体育教练
293	三级演奏员		国家级教练
294	四级演奏员	372	主教练
30	艺术人员（编剧）	373	教练
301	一级编剧	374	助理教练
302	二级编剧	38	海关人员
303	三级编剧	382	高级关务监督
304	四级编剧	383	关务监督
31	艺术人员（导演）	384	助理关务监督
311	一级导演	385	监督员
312	二级导演	39	律师
313	三级导演	391	一级律师
314	四级导演	392	二级律师
32	艺术人员（指挥）	393	三级律师
321	一级指挥	394	四级律师
322	二级指挥	395	律师助理
323	三级指挥	40	公证员
324	四级指挥	401	一级公证员
33	艺术人员（作曲）	402	二级公证员
331	一级作曲	403	三级公证员
332	二级作曲	404	四级公证员
333	三级作曲	405	公证员助理
334	四级作曲	41	小学教师
34	艺术人员（美术）	413	高级教师（小学）
341	一级美术师	414	一级教师（小学）
342	二级美术师	415	二级教师（小学）
343	三级美术师	416	三级教师（小学）
344	美术员	42	船舶技术人员（驾驶）
35	艺术人员（舞美设计）	422	高级船长
351	一级舞美设计师	423	船长（大副）
352	二级舞美设计师	424	二副
353	三级舞美设计师	425	三副

续　表

代码	职务及等级名称	代码	职务及等级名称
43	船舶技术人员（轮机）	504	三、四级引航员
432	高级轮机长	61	自然科学研究人员
433	轮机长（大管轮）	611	研究员（自然科学）
434	二管轮	612	副研究员（自然科学）
435	三管轮	613	助理研究员（自然科学）
44	船舶技术人员（电机）	614	研究实习员（自然科学）
442	高级电机员	62	社会科学研究人员
443	通用电机员（一等电机员）	621	研究员（社会科学）
444	二等电机员	622	副研究员（社会科学）
45	船舶技术人员（报务）	623	助理研究员（社会科学）
452	高级报务员	624	研究实习员（社会科学）
453	通用报务员	64	图书资料专业人员
454	二等报务员	641	研究馆员（图书）
455	限用报务员	642	副研究馆员（图书）
46	民用航空飞行技术人员（驾驶）	643	馆员（图书）
462	一级飞行员	644	助理馆员（图书）
463	二级飞行员	645	管理员（图书）
464	三级飞行员	65	文博专业人员
465	四级飞行员	651	研究馆员（文博）
47	民用航空飞行技术人员（领航）	652	副研究馆员（文博）
472	一级领航员	653	馆员（文博）
473	二级领航员	654	助理馆员（文博）
474	三级领航员	655	管理员（文博）
475	四级领航员	66	档案专业人员
48	民用航空飞行技术人员（通信）	661	研究馆员（档案）
482	一级飞行通信员	662	副研究馆员（档案）
483	二级飞行通信员	663	馆员（档案）
484	三级飞行通信员	664	助理馆员（档案）
485	四级飞行通信员	665	管理员（档案）
49	民用航空飞行技术人员（机械）	67	群众文化专业人员
492	一级飞行机械员	671	研究馆员（群众文化）
493	二级飞行机械员	672	副研究馆员（群众文化）
494	三级飞行机械员	673	馆员（群众文化）
495	四级飞行机械员	674	助理馆员（群众文化）
50	民用航空飞行技术人员（引航）	675	管理员（群众文化）
502	高级引航员	68	审计专业人员
503	一、二级引航员	682	高级审计师

续 表

代码	职务及等级名称	代码	职务及等级名称
683	审计师	694	法医师
684	助理审计师	695	法医士
685	审计员	98	思想政治工作人员
69	法医专业人员	982	高级政工师
691	主任法医师	983	政工师
692	副主任法医师	984	助理政工师
693	主检法医师		

1.5.15 中医病症分类与代码（GB/T15657-1995）

1 范围

本标准规定了中医病证的分类与代码。

本标准适用于中医医疗、卫生统计、中医病案管理、科研、教学、出版及国内外学术交流。

2 引用标准

下列标准所包含的条文，通过在本标准中引用而构成为本标准的条文。本标准出版时，所示版本均为有效。所有标准都会被修订，使用本标准的各方应探讨使用下列标准最新版本的可能性。

ZY/T 001.1~001.9-94 中医病证诊断疗效标准

3 术语、符号

3.1 术语

3.1.1 中医病证分类：

中医病证分类是将中医的各种病、证按照某些既定的原则归入类目及系统的方法。

3.2 符号

3.2.1 圆括号“（）”：

圆括号中的词与圆括号前的词属于同一属性类别，采用同一属性类别代码。

3.2.2 破折号“——”：

破折号后的内容是对破折号前面内容的进一步解释。

4 编制原则

4.1 中医病证分类：

中医的临床诊断要求在明确病名诊断后还需确定其证候，以指导临床治疗。因此，中医的病、证是中医诊疗不可分割的二个重要组成部分。据此，本标准规定对病名和证候分别予以分类。

4.1.1 病名分类原则：

本标准规定病名的分类以该病所属的临床科别和专科系统进行类目和分类目分类。

4.1.1.1 科别类目：

本标准规定病名的科属类别为内科、外科、妇科、儿科、眼科、耳鼻喉科、骨伤科，共计七个类目（参见表1）。

4.1.1.2 专科系统分类目：

本标准规定病名的专科系统分类目以病名科属中的二级专科划分为据分类（参见表2）.

4.1.2 证候分类原则：

本标准规定证候分类以中医学辨证系统归划类目；以各类目中的证候属性为分类目、细类目进行证候分类。

4.1.2.1 证候类目：

本标准将证候类目分为病因、阴阳气血津液痰、脏腑经络、六经、卫气营血等六大类（参见表4），并规定将某些属性不明确而暂无法归类的证候均归入“其他证候类”中。

4.1.2.2 证候分类目：

本标准规定证候的分类目以该证候的第一个内涵属性（参见表5）为据分类。

4.1.2.3 证候细类目：

本标准规定证候的细类目以该证候的第二个内涵属性（参见表5）为据分类。

4.2 中医病证分类编码

4.2.1 病名分类编码方法

本标准规定病名分类编码采用汉语拼音字母和阿拉伯数字符混合编码方式，其编码结构如下：

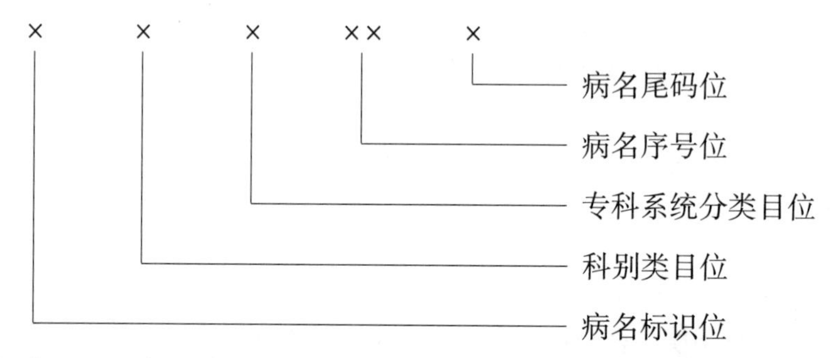

病名标识位：以汉字“病”的拼音首字母“B”作为病名标识符。

科别类目位：以各科科别名称的第一个汉字的拼音首字母为科别类目标识符（参见表1）。

专科系统分类目：以其专科系统名称的第一个汉字的拼音首字母为专科系统分类目标识符（参见表2）。

病名序号位：为在同一个科别类目和专科系统分类目中的多种病名序号位，以保证每一病名有一个不重复的独立编码。

病名尾码位：当一个病名需要进一步细分时，在这一尾码位进行标识。其标识符为阿拉伯数字。

4.2.2 证候分类编码方法

本标准中证候分类编码采用汉语拼音字母和阿拉伯数字符混合编码方式，其代码结构如下：

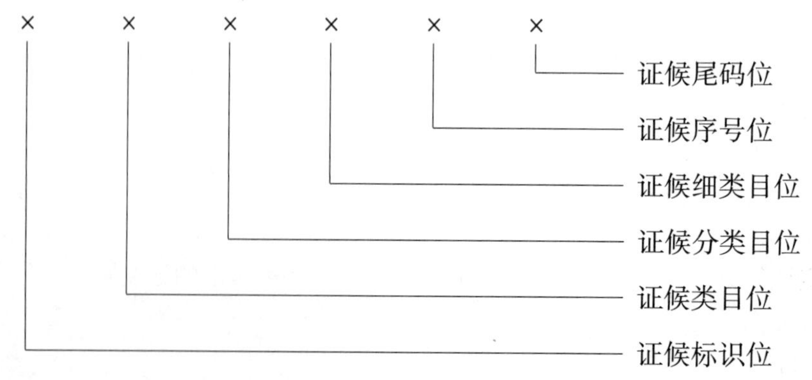

证候标识位：在证候分类代码中，以汉字“证”的拼音首字母“Z”为证候标识符。

证候类目位：以该证候类目名称的第一个汉字的拼音首字母作为该证候类目的标识符

（参见表4）。

证候分类目位：以该证候的第一个内涵属性名称（参见表）5的第一个汉字的拼音首字母作为该证候分类目标识符。

证候细类目位：以该证候的第二个内涵属性名称（参见表5）的第一个汉字的拼音首字母作为该证候的细类目标识符。若该证候中仅内涵一个证候属性，则以所有仅含该属性的证候在本码位和证候序号位所构成的双码位上，以阿拉伯数字符编制顺序号。

证候序号位：在一个证候分类目中，相同证候属性的一组证候的顺序号位（0~9数字符顺编，可继以A-2字母符续编）。当某些证候的分类目相同而细类目标识符也相同时，为避免重码，本标准规定在本序号位上采用数字和字母按序分段编码的方法。

本标准规定：第一节段为0~9；第二节段为A~K；第三节段为L~Z。

证候尾码位：当一个证候需要进一步细分或几个证候意义相似时，在本尾码位进行标识，其标识符为阿拉伯数字。

4.3 中医病证分类特殊代码

本标准规定在同一类类目（或分类目）代码中，当分类代码出现重复时，依序将第一个类目（或分类目）名称中的第一个汉字汉语拼音的首字母定为该类目（或分类目）的代码；将第二个类目（或分类目）名称中第一个汉字汉语拼音的第二个字母定为该类目（或分类目）的代码，余类推。

凡本标准中的疾病名称与《国际疾病分类》中的疾病名称相同，且内涵完全一样时，在标准中仍保留该中医疾病名称并进行该病名的类目和分类目归类，而不给该病名以序号码。

本标准将以病证名称读音确定的代码标识符“I”及“Q”分别以“M”及“V”代替。

4.4 中医病证分类编目方法

本标准采用病名分类代码及证候分类代码并列编目。每一个病证分类代码皆由它的病名分类代码和它的证候分类代码组成，其结构为：病证分类代码=病名代码+证候代码。

5 分类代码表

5.1 中医病名分类代码表

5.1.1 病名标识符、科别类目名称和代码表（表1）

病名标识符	科别类目名称	类目代码
B	内科	N
	外科	W
	妇科	F
	儿科	E
	眼科	Y
	耳鼻喉科	R
	骨伤科	G

5.1.2 科别类目名称、专科系统分类目名称和代码表（表2，略）。

5.1.3 中医疾病名称与分类代码表（表3，略）。

1.5.16 住院病案首页数据集

数据元名称	定义	数据元值的数据类型	表示格式	数据元允许值
医疗机构名称	患者在住院诊疗所在的医疗机构名称	S1	AN..70	-
医疗机构组织机构代码	经《医疗机构执业许可证》登记的，并按照特定编码体系填写的代码	S3	AN10	WS 218-2002
医疗付费方式代码	患者单次住院诊疗所发生费用的支付方式在特定编码体系中的代码	S3	N1	CV07.10.005
健康卡号	患者持有的“中华人民共和国健康卡”的编号，或“就医卡号”等患者识别码，或暂不填写	S1	AN..18	-
住院次数	即“第 次住院”指患者在本医疗机构住院诊治的次数	N	N..2	-
住院号	按照某一特定编码规则赋予住院就诊对象的顺序号	S1	AN..18	-
病案号	本医疗机构为患者住院病案设置的唯一性编码。原则上，同一患者在同一医疗机构多次住院应当使用同一病案号	S1	AN..18	-
姓名	患者本人在公安户籍管理部门正式登记注册的姓氏和名称	S1	A..50	-
性别代码	患者生理性别在特定编码体系中的代码	S3	N1	GB/T 2261.1-2003
出生日期	患者出生当日的公元纪年日期的完整描述	D	D8	-
年龄（岁）	患者年龄满1周岁的实足年龄，为患者出生后按照日历计算的历法年龄，以实足年龄的相应整数填写	N	N1..3	-
年龄（月）	年龄不足1周岁的实足年龄的月龄，以分数形式表示：分数的整数部分代表实足月龄，分数部分分母为30，分子为不足1个月的天数	S1	AN..8	-
国籍代码	患者所属国籍在特定编码体系中的代码	S3	AN3	GB/T 2659-2000

续　表

数据元名称	定义	数据元值的数据类型	表示格式	数据元允许值
新生儿出生体重（g）	新生儿出生后第1小时内第1次称得的重量，产妇病历和新生儿期住院的患儿都应填写	N	N2..4	-
新生儿入院体重（g）	新生儿患儿入院时称得的重量，新生儿期住院的患儿应填写	N	N2..4	-
出生地-省（自治区、直辖市）	患者出生时所在地点的省、自治区或直辖市名称	S1	AN..70	-
出生地-市（地区、州）	患者出生时所在地点的市、地区或州的名称	S1	AN..70	-
出生地-县（区）	患者出生时所在地点的县（区）的名称	S1	AN..70	-
籍贯-省（自治区、直辖市）	患者祖居地或原籍所在地的省、自治区或直辖市名称	S1	AN..70	-
籍贯-市（地区、州）	患者祖居地或原籍所在地的市、地区或州的名称	S1	AN..70	-
民族	患者所属民族在特定编码体系中的代码	S3	N2	GB/T 3304-1991
身份证件类别代码	患者身份证件所属类别在特定编码体系中的代码	S3	N2	WS 364.3-2011 CV02.01.101
患者身份证件号码	患者的身份证件上的唯一法定标识符	S1	AN..18	-
职业类别代码	患者当前从事的职业类别在特定编码体系中的代码	S3	N2	GB/T 2261.4-2003
婚姻状况代码	患者当前婚姻状况在特定编码体系中的代码	S3	N2	GB/T 2261.2-2003
现住址-省（自治区、直辖市）	患者来院前近期的常住地址的省、自治区或直辖市名称	S1	AN..70	-
现住址-市（地区、州）	患者来院前近期的常住地址的市、地区或州的名称	S1	AN..70	-
现住址-县（区）	患者来院前近期的常住地址的县（区）的名称	S1	AN..70	-
现住址-乡（镇、街道办事处）	患者来院前近期的常住地址的乡、镇或城市的街道办事处名称	S1	AN..70	-
现住址-村（街、路、弄等）	患者来院前近期的常住地址的村或城市的街、路、里、弄等名称	S1	AN..70	-

续 表

数据元名称	定义	数据元值的数据类型	表示格式	数据元允许值
现住址-门牌号码	患者来院前近期的常住地址的门牌号码	S1	AN..70	-
电话号码	患者本人的电话号码，包括国际、国内区号和分机号	S1	AN..20	-
现住址-邮政编码	患者来院前近期的常住地址的邮政编码	S1	N6	-
户口地址-省（自治区、直辖市）	患者户籍登记所在地址的省、自治区或直辖市名称	S1	AN..70	-
户口地址-市（地区、州）	患者户籍登记所在地址的市、地区或州的名称	S1	AN..70	-
户口地址-县（区）	患者户籍登记所在地址的县（区）的名称	S1	AN..70	-
户口地址-乡（镇、街道办事处）	患者户籍登记所在地址的乡、镇或城市的街道办事处名称	S1	AN..70	-
户口地址-村（街、路、弄等）	患者户籍登记所在地址的村或城市的街、路、里、弄等名称	S1	AN..70	-
户口地址-门牌号码	患者户籍登记所在地址的门牌号码	S1	AN..70	-
户口地址-邮政编码	患者户籍登记所在地址的邮政编码	S1	N6	-
工作单位名称	患者在就诊前的工作单位名称	S1	AN..70	-
工作单位地址-省（自治区、直辖市）	患者当前所在的工作单位地址的省、自治区或直辖市名称	S1	AN..70	-
工作单位地址-市（地区、州）	患者当前所在的工作单位地址的市、地区或州的名称	S1	AN..70	-
工作单位地址-县（区）	患者当前所在的工作单位地址的县（区）的名称	S1	AN..70	-
工作单位地址-乡（镇、街道办事处）	患者当前所在的工作单位地址的乡、镇或城市的街道办事处名称	S1	AN..70	-
工作单位地址-村（街、路、弄等）	患者当前所在的工作单位地址的村或城市的街、路、里、弄等名称	S1	AN..70	-

续　表

数据元名称	定义	数据元值的数据类型	表示格式	数据元允许值
工作单位地址-门牌号码	患者当前所在的工作单位地址门牌号码	S1	AN..70	-
工作单位电话号码	患者当前所在的工作单位的电话号码，包括国际、国内区号和分机号	S1	AN..20	-
工作单位地址-邮政编码	患者当前所在的工作单位地址的邮政编码	S1	N6	-
联系人姓名	联系人在公安户籍管理部门正式登记注册的姓氏和名称	S1	A..50	-
联系人与患者的关系代码	联系人与患者之间的关系类别代码	S3	N1	GB/T 4761-2008
联系人地址-省（自治区、直辖市）	联系人当前常驻地址或工作单位地址的省、自治区或直辖市名称	S1	AN..70	-
联系人地址-市（地区、州）	联系人当前常驻地址或工作单位地址的市、地区或州的名称	S1	AN..70	-
联系人地址-县（区）	联系人当前常驻地址或工作单位地址的县（区）的名称	S1	AN..70	-
联系人地址-乡（镇、街道办事处）	联系人当前常驻地址或工作单位地址的乡、镇或城市的街道办事处名称	S1	AN..70	-
联系人地址-村（街、路、弄等）	联系人当前常驻地址或工作单位地址的村或城市的街、路、里、弄等名称	S1	AN..70	-
联系人地址-门牌号码	联系人当前常驻地址或工作单位地址的门牌号码	S1	AN..70	-
联系人电话号码	联系人的电话号码，包括国际、国内区号和分机号	S1	AN..20	-
入院途径代码	患者收治入院治疗的来源分类在特定编码体系中的代码	S3	N1	CV09.00.403
入院日期时间	患者实际办理入院手续时的公元纪年日期和时间的完整描述	DT	DT15	-
入院科别	患者入院时，入住的科室名称	S1	AN..50	-
入院病房	患者入院时，所住病房对应的编号	S1	AN..10	-
转科科别	患者住院期间转科的转入科室名称，如果超过一次以上的转科，用“→”转接表示	S1	AN..50	-

续　表

数据元名称	定义	数据元值的数据类型	表示格式	数据元允许值
出院日期时间	患者实际办理出院手续时的公元纪年日期和时间的完整描述	DT	DT15	-
出院科别	患者出院时的科室名称	S1	AN..50	-
出院病房	患者出院时，所住病房对应的编号	S1	AN..10	-
实际住院天数	患者实际的住院天数，入院日与出院日只计算1天	N	N..4	-
门（急）诊诊断名称	患者在住院前，由门（急）诊接诊医师在住院证上填写的门（急）诊诊断	S1	AN..50	-
门（急）诊诊断疾病编码	门（急）诊诊断在特定编码体系中的编码	S3	AN..11	GB/T14396-2016
出院诊断-主要诊断名称	患者住院过程中对身体健康危害最大，花费医疗资源最多，住院时间最长的疾病诊断。外科的主要诊断指患者住院接受手术进行治疗的疾病；产科的主要诊断指产科的主要并发症或伴随疾病	S1	AN..50	-
出院诊断-主要诊断疾病编码	出院诊断中的主要诊断在特定编码体系中的编码	S3	AN..11	GB/T14396-2016
出院诊断-主要诊断入院病情代码	对出院诊断在患者入院时是否已具有的评估情况分类在特定编码体系中的代码。这里是指“出院诊断-主要诊断”	S3	N1	CV05.10.019
出院诊断-其他诊断名称	出院时除主要诊断及医院感染名称（诊断）外的其他西医诊断，包括并发症和合并症	S1	AN..50	-
出院诊断-其他诊断疾病编码	出院诊断中除主要诊断外的其他诊断在特定编码体系中的编码	S3	AN..11	GB/T14396-2016
出院诊断-其他诊断入院病情代码	对出院诊断在患者入院时是否已具有的评估情况分类在特定编码体系中的代码。这里是指“出院诊断-其他诊断”	S3	N1	CV05.10.019
损伤中毒的外部原因	造成损伤的外部原因及引起中毒的物质名称	S1	AN..1000	-
损伤中毒的外部原因疾病编码	损伤中毒的外部原因在特定编码体系中的编码	S3	AN..11	GB/T14396-2016

续 表

数据元名称	定义	数据元值的数据类型	表示格式	数据元允许值
病理诊断名称	各种活检、细胞学检查及尸检的诊断，包括术中冰冻的病理诊断结果	S1	AN..50	-
病理诊断疾病编码	病理诊断在特定编码体系中的编码	S3	AN..11	GB/T14396-2016
病理号	按照一定的编码规则赋予病理标本的编号	S1	AN..18	-
药物过敏标志	患者在本次住院治疗以及既往就诊过程中有无明确药物过敏史的标志	L	T/F	-
过敏药物	患者在本次住院治疗以及既往就诊过程中的过敏药物的描述	S1	AN..1000	-
死亡患者尸检标志	是否对死亡患者的机体进行剖验，以明确死亡原因的标志。非死亡患者应当在“□”内填写“-”	L	T/F	-
ABO血型代码	在本次住院期间进行血型检查明确，或既往病历资料能够明确的患者ABO血型类别在特定编码体系中的代码	S3	N1	WS 364.9-2011 CV04.50.005
Rh血型代码	在本次住院期间进行血型检查明确，或既往病历资料能够明确的患者Rh血型的类别代码	S3	N1	CV04.50.020
科主任签名	患者出院时所在科室的科主任签署的在公安户籍管理部门正式登记注册的姓氏和名称	S1	A..50	-
主任（副主任）医师签名	患者出院时所在科室的具有副主任医师以上专业技术职务任职资格的医师签署的在公安户籍管理部门正式登记注册的姓氏和名称	S1	A..50	-
主治医师签名	患者出院时所在科室的具有主治医师专业技术职务资格的医师签署的在公安户籍管理部门正式登记注册的姓氏和名称	S1	A..50	-
住院医师签名	患者出院时所在科室具体负责诊治的，具有住院医师专业技术职务任职资格的医师签署的在公安户籍管理部门正式登记注册的姓氏和名称	S1	A..50	-

续 表

数据元名称	定义	数据元值的数据类型	表示格式	数据元允许值
责任护士签名	患者出院时所在的，并已开展责任制护理的科室，负责患者整体护理的责任护士签署的在公安户籍管理部门正式登记注册的姓氏和名称	S1	A..50	-
进修医师签名	在患者出院时所在科室进修并参与患者诊治的进修医师签署的在公安户籍管理部门正式登记注册的姓氏和名称	S1	A..50	-
实习医师签名	在患者出院时所在科室实习并参与患者诊治的实习医师签署的在公安户籍管理部门正式登记注册的姓氏和名称	S1	A..50	-
编码员签名	负责病案编目的分类人员签署的在公安户籍管理部门正式登记注册的姓氏和名称	S1	A..50	-
病案质量代码	按照医院病案评审标准对病案终末质量所做的综合评价结果的分类代码	S2	N1	1. 甲 2. 乙 3. 丙
质控医师签名	对病案终末质量进行检查的医师签署的在公安户籍管理部门正式登记注册的姓氏和名称	S1	A..50	-
质控护士签名	对病案终末质量进行检查的护士签署的在公安户籍管理部门正式登记注册的姓氏和名称	S1	A..50	-
质控日期	对病案终末质量进行检查及评价的公元纪年日期的完整描述	D	D8	-
手术及操作编码	患者住院期间实施的手术及操作在特定编码体系中的编码	S3	AN..5	T/CHIA 001-2017
手术及操作日期	患者住院期间开始实施手术及操作时的公元纪年日期和时间的完整描述	DT	DT15	-
手术级别代码	按照手术分级管理制度，根据风险性和难易程度不同划分的手术级别在特定编码体系中的代码	S3	N1	CV05.10.024
手术及操作名称	患者住院期间实施的手术及非手术操作（包括诊断及治疗性操作，如介入操作）名称	S1	AN..80	-
手术者姓名	为患者实施手术的主要执行人员在公安户籍管理部门正式登记注册的姓氏和名称	S1	A..50	-

续 表

数据元名称	定义	数据元值的数据类型	表示格式	数据元允许值
Ⅰ助姓名	协助手术者完成手术及操作的第 1 助手在公安户籍管理部门正式登记注册的姓氏和名称	S1	A..50	-
Ⅱ助姓名	协助手术者完成手术及操作的第 2 助手在公安户籍管理部门正式登记注册的姓氏和名称	S1	A..50	-
手术切口类别代码	手术切口类别的分类在特定编码体系中的代码	S3	N1	CV05.10.022
手术切口愈合等级代码	手术切口愈合类别在特定编码体系中的代码	S3	N1	CV05.10.023
麻醉方式代码	为患者进行手术、操作时使用的麻醉方法在特定编码体系中的代码	S3	N..2	WS 364.12-2011 CV06.00.103
麻醉医师姓名	对患者实施麻醉的医师在公安户籍管理部门正式登记注册的姓氏和名称	S1	A..50	-
离院方式代码	患者本次住院离开医院的方式在特定编码体系中的代码	S3	N1	CV06.00.226
拟接收医疗机构名称	患者本次住院所在的医疗机构根据诊疗需要，拟将患者转往的其他医疗机构的名称	S1	AN..70	-
出院 31d 内再住院标志	标识患者本次住院出院后 31d 内是否有诊疗需要的再住院安排的标志	L	T/F	-
出院 31d 内再住院目的	患者计划在本次住院出院后 31d 内再住院的目的	S1	AN..100	-
颅脑损伤患者入院前昏迷时间-d	颅脑损伤患者入院前昏迷时间的天数	N	N..5	-
颅脑损伤患者入院前昏迷时间-h	颅脑损伤患者入院前昏迷时间的小时数	N	N..2	-
颅脑损伤患者入院前昏迷时间-min	颅脑损伤患者入院前昏迷时间的分钟数	N	N..2	-
颅脑损伤患者入院后昏迷时间-d	颅脑损伤患者入院后昏迷时间的天数	N	N..5	-
颅脑损伤患者入院后昏迷时间-h	颅脑损伤患者入院后昏迷时间的小时数	N	N..2	-
颅脑损伤患者入院后昏迷时间-min	颅脑损伤患者入院后昏迷时间的分钟数	N	N..2	-

续　表

数据元名称	定义	数据元值的数据类型	表示格式	数据元允许值
住院总费用	患者在住院期间所有项目的费用之和，计量单位为元	N	N..10，2	-
住院总费用-自付金额	以除全自费以外方式付费的患者的住院总费用中，由患者支付的费用金额，计量单位为元	N	N..10，2	-
综合医疗服务类--一般医疗服务费	各科室共同使用的医疗服务项目，包括诊查费、床位费、会诊费、营养咨询等的费用，计量单位为元	N	N..10，2	-
综合医疗服务类--一般治疗操作费	各科室共同使用的医疗服务项目，包括注射、清创、换药、导尿、吸氧、抢救、重症监护等的费用，计量单位为元	N	N..10，2	-
综合医疗服务类-护理费	患者住院期间等级护理费用及专项护理费用，计量单位为元	N	N..10，2	-
综合医疗服务类-其他费用	各科室共同使用的医疗服务项目，包括病房取暖费、病房空调费、救护车使用费、尸体料理费等的费用，计量单位为元	N	N..10，2	-
诊断类-病理诊断费	患者住院期间进行病理学有关检查项目的费用，计量单位为元	N	N..10，2	-
诊断类-实验室诊断费	患者住院期间进行各项实验室检验的费用，计量单位为元	N	N..10，2	-
诊断类-影像学诊断费	患者住院期间进行透视、造影、CT、磁共振检查、B超检查、核素扫描、PET等影像学检查的费用，计量单位为元	N	N..10，2	-
诊断类-临床诊断项目费	临床科室开展的其他用于诊断的各种检查项目的费用，包括有关内镜检查、肛门指诊、视力检测等项目费用，计量单位为元	N	N..10，2	-
治疗类-非手术治疗项目费	临床利用无创手段进行治疗的项目产生的费用包括高压氧舱、血液净化、精神治疗、临床物理治疗等，计量单位为元	N	N..10，2	-

续 表

数据元名称	定义	数据元值的数据类型	表示格式	数据元允许值
治疗类-非手术治疗项目费-临床物理治疗费	临床利用光、电、热等外界物理因素进行治疗的项目产生的费用，如放射治疗、放射性核素治疗、聚焦超声治疗等项目产生的费用，计量单位为元	N	N..10，2	-
治疗类-手术治疗费	临床利用有创手段进行治疗的项目产生的费用包括麻醉费及各种介入、孕产、手术治疗等费用，计量单位为元	N	N..10，2	-
治疗类-手术治疗费-麻醉费	手术治疗费中麻醉产生的费用，计量单位为元	N	N..10，2	-
治疗类-手术治疗费-手术费	手术治疗费中手术产生的费用，计量单位为元	N	N..10，2	-
康复类-康复费	对患者进行康复治疗产生的费用，包括康复评定和治疗，计量单位为元	N	N..10，2	-
中医类-中医治疗费	利用中医手段进行治疗产生的费用，计量单位为元	N	N..10，2	-
西药类-西药费	患者住院期间使用西药所产生的费用，计量单位为元	N	N..10，2	-
西药类-西药费-抗菌药物费用	患者住院期间使用抗菌药物所产生的费用，包含于西药费中，计量单位为元	N	N..10，2	-
中药类-中成药费	患者住院期间使用中成药所产生的费用，计量单位为元。中成药是指以中草药为原料，经制剂加工制成各种不同剂型的中药制品	N	N..10，2	-
中药类-中草药费	患者住院期间使用中草药所产生的费用，计量单位为元	N	N..10，2	-
血液和血液制品类-血费	患者住院期间使用临床用血所产生的费用，包括输注全血、红细胞、血小板、白细胞、血浆的费用医疗机构对患者临床用血的收费包括血站供应价格、配血费和储血费，计量单位为元	N	N..10，2	-
血液和血液制品类-白蛋白类制品费	患者住院期间使用白蛋白的费用，计量单位为元	N	N..10，2	-

续　表

数据元名称	定义	数据元值的数据类型	表示格式	数据元允许值
血液和血液制品类-球蛋白类制品费	患者住院期间使用球蛋白的费用，计量单位为元	N	N..10，2	-
血液和血液制品类-凝血因子类制品费	患者住院期间使用凝血因子的费用，计量单位为元	N	N..10，2	-
血液和血液制品类-细胞因子类制品费	患者住院期间使用细胞因子的费用，计量单位为元	N	N..10，2	-
耗材类-检查用一次性医用材料费	患者住院期间检查检验所使用的一次性医用材料费用，计量单位为元	N	N..10，2	-
耗材类-治疗用一次性医用材料费	患者住院期间治疗所使用的一次性医用材料费用，计量单位为元	N	N..10，2	-
耗材类-手术用一次性医用材料费	患者住院期间进行手术、介入操作时所使用的一次性医用材料费用，计量单位为元	N	N..10，2	-
其他类-其他费	患者住院期间未能归入以上各类的费用总和，计量单位为元	N	N..10，2	-

1.5.17 中医住院病案首页数据集

数据元名称	定义	数据元值的数据类型	表示格式	数据元允许值
医疗机构名称	患者在住院诊疗所在的医疗机构名称	S1	AN..70	-
医疗机构组织机构代码	经《医疗机构执业许可证》登记的，并按照特定编码体系填写的代码	S3	AN10	WS 218-2002
医疗付费方式代码	患者单次住院诊疗所发生费用的支付方式在特定编码体系中的代码	S3	N1	CV07.10.005
健康卡号	患者持有的“中华人民共和国健康卡”的编号，或“就医卡号”等患者识别码，或暂不填写	S1	AN..18	-
住院次数	即“第 次住院”指患者在本医疗机构住院诊治的次数	N	N..2	-
住院号	按照某一特定编码规则赋予住院就诊对象的顺序号	S1	AN..18	-
病案号	本医疗机构为患者住院病案设置的唯一性编码。原则上，同一患者在同一医疗机构多次住院应当使用同一病案号	S1	AN..18	-
姓名	患者本人在公安户籍管理部门正式登记注册的姓氏和名称	S1	A..50	-
性别代码	患者生理性别在特定编码体系中的代码	S3	N1	GB/T 2261.1-2003
出生日期	患者出生当日的公元纪年日期的完整描述	D	D8	-
年龄（岁）	患者年龄满1周岁的实足年龄，为患者出生后按照日历计算的历法年龄，以实足年龄的相应整数填写	N	N1..3	-
年龄（月）	年龄不足1周岁的实足年龄的月龄，以分数形式表示：分数的整数部分代表实足月龄，分数部分分母为30，分子为不足1个月的天数	S1	AN..8	-
国籍代码	患者所属国籍在特定编码体系中的代码	S3	AN3	GB/T 2659-2000

续　表

数据元名称	定义	数据元值的数据类型	表示格式	数据元允许值
新生儿出生体重(g)	新生儿出生后第1小时内第1次称得的重量，产妇病历和新生儿期住院的患儿都应填写	N	N2..4	-
新生儿入院体重(g)	新生儿患儿入院时称得的重量，新生儿期住院的患儿应填写	N	N2..4	-
出生地-省（自治区、直辖市）	患者出生时所在地点的省、自治区或直辖市名称	S1	AN..70	-
出生地-市（地区、州）	患者出生时所在地点的市、地区或州的名称	S1	AN..70	-
出生地-县（区）	患者出生时所在地点的县（区）的名称	S1	AN..70	-
籍贯-省（自治区、直辖市）	患者祖居地或原籍所在地的省、自治区或直辖市名称	S1	AN..70	-
籍贯-市（地区、州）	患者祖居地或原籍所在地的市、地区或州的名称	S1	AN..70	-
民族	患者所属民族在特定编码体系中的代码	S3	N2	GB/T 3304-1991
身份证件类别代码	患者身份证件所属类别在特定编码体系中的代码	S3	N2	WS 364. 3-2011 CV02. 01. 101
患者身份证件号码	患者的身份证件上的唯一法定标识符	S1	AN..18	-
职业类别代码	患者当前从事的职业类别在特定编码体系中的代码	S3	N2	GB/T 2261. 4-2003
婚姻状况代码	患者当前婚姻状况在特定编码体系中的代码	S3	N2	GB/T 2261. 2-2003
现住址-省（自治区、直辖市）	患者来院前近期的常住地址的省、自治区或直辖市名称	S1	AN..70	-
现住址-市（地区、州）	患者来院前近期的常住地址的市、地区或州的名称	S1	AN..70	-
现住址-县（区）	患者来院前近期的常住地址的县（区）的名称	S1	AN..70	-
现住址-乡（镇、街道办事处）	患者来院前近期的常住地址的乡、镇或城市的街道办事处名称	S1	AN..70	-
现住址-村（街、路、弄等）	患者来院前近期的常住地址的村或城市的街、路、里、弄等名称	S1	AN..70	-

续 表

数据元名称	定义	数据元值的数据类型	表示格式	数据元允许值
现住址-门牌号码	患者来院前近期的常住地址的门牌号码	S1	AN..70	-
电话号码	患者本人的电话号码，包括国际、国内区号和分机号	S1	AN..20	-
现住址-邮政编码	患者来院前近期的常住地址的邮政编码	S1	N6	-
户口地址-省（自治区、直辖市）	患者户籍登记所在地址的省、自治区或直辖市名称	S1	AN..70	-
户口地址-市（地区、州）	患者户籍登记所在地址的市、地区或州的名称	S1	AN..70	-
户口地址-县（区）	患者户籍登记所在地址的县（区）的名称	S1	AN..70	-
户口地址-乡（镇、街道办事处）	患者户籍登记所在地址的乡、镇或城市的街道办事处名称	S1	AN..70	-
户口地址-村（街、路、弄等）	患者户籍登记所在地址的村或城市的街、路、里、弄等名称	S1	AN..70	-
户口地址-门牌号码	患者户籍登记所在地址的门牌号码	S1	AN..70	-
户口地址-邮政编码	患者户籍登记所在地址的邮政编码	S1	N6	-
工作单位名称	患者在就诊前的工作单位名称	S1	AN..70	-
工作单位地址-省（自治区、直辖市）	患者当前所在的工作单位地址的省、自治区或直辖市名称	S1	AN..70	-
工作单位地址-市（地区、州）	患者当前所在的工作单位地址的市、地区或州的名称	S1	AN..70	-
工作单位地址-县（区）	患者当前所在的工作单位地址的县（区）的名称	S1	AN..70	-
工作单位地址-乡（镇、街道办事处）	患者当前所在的工作单位地址的乡、镇或城市的街道办事处名称	S1	AN..70	-
工作单位地址-村（街、路、弄等）	患者当前所在的工作单位地址的村或城市的街、路、里、弄等名称	S1	AN..70	-

续　表

数据元名称	定义	数据元值的数据类型	表示格式	数据元允许值
工作单位地址-门牌号码	患者当前所在的工作单位地址的门牌号码	S1	AN..70	-
工作单位电话号码	患者当前所在的工作单位的电话号码，包括国际、国内区号和分机号	S1	AN..20	-
工作单位地址-邮政编码	患者当前所在的工作单位地址的邮政编码	S1	N6	-
联系人姓名	指联系人在公安户籍管理部门正式登记注册的姓氏和名称	S1	A..50	-
联系人与患者的关系代码	联系人与患者之间的关系类别代码	S3	N1	GB/T 4761-2008
联系人地址-省（自治区、直辖市）	联系人当前常驻地址或工作单位地址的省、自治区或直辖市名称	S1	AN..70	-
联系人地址-市（地区、州）	联系人当前常驻地址或工作单位地址的市、地区或州的名称	S1	AN..70	-
联系人地址-县（区）	联系人当前常驻地址或工作单位地址的县（区）的名称	S1	AN..70	-
联系人地址-乡（镇、街道办事处）	联系人当前常驻地址或工作单位地址的乡、镇或城市的街道办事处名称	S1	AN..70	-
联系人地址-村（街、路、弄等）	联系人当前常驻地址或工作单位地址的村或城市的街、路、里、弄等名称	S1	AN..70	-
联系人地址-门牌号码	联系人当前常驻地址或工作单位地址的门牌号码	S1	AN..70	-
联系人电话号码	联系人的电话号码，包括国际、国内区号和分机号	S1	AN..20	-
入院途径代码	患者收治入院治疗的来源分类在特定编码体系中的代码	S3	N1	CV09.00.403
治疗类别代码	对患者采用的医学治疗方法类别在特定编码体系中的代码	S3	N..3	CV06.00.225
入院日期时间	患者实际办理入院手续时的公元纪年日期和时间的完整描述	DT	DT15	-
入院科别	患者入院时，入住的科室名称	S1	AN..50	-
入院病房	患者入院时，所住病房对应的编号	S1	AN..10	-

续 表

数据元名称	定义	数据元值的数据类型	表示格式	数据元允许值
转科科别	患者住院期间转科的转入科室名称，如果超过一次以上的转科，用“→”转接表示	S1	AN..50	-
出院日期时间	患者实际办理出院手续时的公元纪年日期和时间的完整描述	DT	DT15	-
出院科别	患者出院时的科室名称	S1	AN..50	-
出院病房	患者出院时，所住病房对应的编号	S1	AN..10	-
实际住院天数	患者实际的住院天数，入院日与出院日只计算1天	N	N..4	-
门（急）诊诊断（中医诊断）名称	患者在住院前，由门（急）诊接诊医师在住院证上填写的门（急）诊中医病名	S1	AN..50	-
门（急）诊诊断（中医诊断）病名编码	门（急）诊诊断在中医病名特定分类体系中的代码	S3	AN..9	GB/T 15657-1995
门（急）诊诊断（中医证候）名称	患者在住院前，由门（急）诊接诊医师在住院证上填写的门（急）诊中医证候	S1	AN..50	-
门（急）诊诊断（中医证候）证候编码	门（急）诊诊断在中医证候特定分类体系中的代码	S3	AN..9	GB/T 15657-1995
门（急）诊诊断（西医诊断）名称	患者在住院前，由门（急）诊接诊医师在住院证上填写的门（急）诊西医诊断	S1	AN..50	-
门（急）诊诊断（西医诊断）疾病编码	门（急）诊诊断在西医诊断特定编码体系中的编码	S3	AN..11	GB/T14396-2016
实施临床路径标志代码	是否实施临床路径或实施临床路径的中、西医类别的分类代码	S2	N1	1. 中医 2. 西医 3. 否
使用医疗机构中药制剂标志	标识是否使用了医疗机构中药制剂的标志	L	T/F	-
使用中医诊疗设备标志	标识是否使用了中医诊疗设备的标志	L	T/F	-
使用中医诊疗技术标志	标识是否使用了中医诊疗技术的标志	L	T/F	-

续 表

数据元名称	定义	数据元值的数据类型	表示格式	数据元允许值
辨证施护标志	标识是否进行辨证施护的标志	L	T/F	-
出院中医诊断-主病名称	患者在住院期间确诊的主要中医病名	S1	AN..50	-
出院中医诊断-主病编码	出院诊断中的主要诊断在中医病名特定分类体系中的代码	S3	AN..9	GB/T 15657-1995
出院中医诊断-主病-入院病情代码	对出院诊断在患者入院时是否已具有的评估情况分类在特定编码体系中的代码。这里是指出院诊断的中医主病	S3	N1	CV05.10.019
出院中医诊断-主证名称	患者所患主病的主要中医证候	S1	AN..50	-
出院中医诊断-主证编码	出院诊断中的主要诊断在中医证候特定分类体系中的代码	S3	AN..9	GB/T 15657-1995
出院中医诊断-主证-入院病情代码	对出院诊断在患者入院时是否已具有的评估情况分类在特定编码体系中的代码。这里是指出院诊断的中医主证	S3	N1	CV05.10.019
出院西医诊断-主要诊断名称	患者住院过程中对身体健康危害最大，花费医疗资源最多，住院时间最长的疾病西医诊断。外科的主要诊断指患者住院接受手术进行治疗的疾病；产科的主要诊断指产科的主要并发症或伴随疾病	S1	AN..50	-
出院西医诊断-主要诊断疾病编码	出院诊断中的主要诊断在西医诊断特定编码体系中的编码	S3	AN..11	GB/T14396-2016
出院西医诊断-主要诊断-入院病情代码	对出院诊断在患者入院时是否已具有的评估情况分类在特定编码体系中的代码。这里是指出院诊断的西医主要诊断	S3	N1	CV05.10.019
出院西医诊断-其他诊断名称	出院时除主要诊断及医院感染名称（诊断）外的其他西医诊断，包括并发症和合并症	S1	AN..50	-
出院西医诊断-其他诊断疾病编码	出院诊断中除主要诊断外的其他诊断在西医诊断特定编码体系中的编码	S3	AN..11	GB/T14396-2016
出院西医诊断-其他诊断-入院病情代码	对出院诊断在患者入院时是否已具有的评估情况分类在特定编码体系中的代码。这里是指出院诊断的西医其他诊断	S3	N1	CV05.10.019

续 表

数据元名称	定义	数据元值的数据类型	表示格式	数据元允许值
损伤中毒的外部原因	造成损伤的外部原因及引起中毒的物质名称	S1	AN..1000	-
损伤中毒的外部原因疾病编码	损伤中毒的外部原因在特定编码体系中的编码	S3	AN..11	GB/T14396-2016
病理诊断名称	各种活检、细胞学检查及尸检的诊断，包括术中冰冻的病理诊断结果	S1	AN..50	-
病理诊断疾病编码	病理诊断在特定编码体系中的编码	S3	AN..11	GB/T14396-2016
病理号	按照一定的编码规则赋予病理标本的编号	S1	AN..18	-
药物过敏标志	患者在本次住院治疗以及既往就诊过程中有无明确药物过敏史的标志	L	T/F	-
过敏药物	患者在本次住院治疗以及既往就诊过程中的过敏药物的描述	S1	AN..1000	-
死亡患者尸检标志	是否对死亡患者的机体进行剖验，以明确死亡原因的标志。非死亡患者应当在“□”内填写“-”	L	T/F	-
ABO 血型代码	在本次住院期间进行血型检查明确，或既往病历资料能够明确的患者 ABO 血型类别在特定编码体系中的代码	S3	N1	WS 364.9-2011 CV04.50.005
Rh 血型代码	在本次住院期间进行血型检查明确，或既往病历资料能够明确的患者 Rh 血型的类别代码	S3	N1	CV04.50.020
科主任签名	患者出院时所在科室的科主任签署的在公安户籍管理部门正式登记注册的姓氏和名称	S1	A..50	-
主任（副主任）医师签名	患者出院时所在科室的具有副主任医师以上专业技术职务任职资格的医师签署的在公安户籍管理部门正式登记注册的姓氏和名称	S1	A..50	-
主治医师签名	患者出院时所在科室的具有主治医师专业技术职务资格的医师签署的在公安户籍管理部门正式登记注册的姓氏和名称	S1	A..50	-

续 表

数据元名称	定义	数据元值的数据类型	表示格式	数据元允许值
住院医师签名	患者出院时所在科室具体负责诊治的，具有住院医师专业技术职务任职资格的医师签署的在公安户籍管理部门正式登记注册的姓氏和名称	S1	A..50	-
责任护士签名	患者出院时所在的，并已开展责任制护理的科室，负责患者整体护理的责任护士签署的在公安户籍管理部门正式登记注册的姓氏和名称	S1	A..50	-
进修医师签名	在患者出院时所在科室进修并参与患者诊治的进修医师签署的在公安户籍管理部门正式登记注册的姓氏和名称	S1	A..50	-
实习医师签名	在患者出院时所在科室实习并参与患者诊治的实习医师签署的在公安户籍管理部门正式登记注册的姓氏和名称	S1	A..50	-
编码员签名	负责病案编目的分类人员签署的在公安户籍管理部门正式登记注册的姓氏和名称	S1	A..50	-
病案质量代码	按照医院病案评审标准对病案终末质量所做的综合评价结果的分类代码	S2	N1	1. 甲 2. 乙 3. 丙
质控医师签名	对病案终末质量进行检查的医师签署的在公安户籍管理部门正式登记注册的姓氏和名称	S1	A..50	-
质控护士签名	对病案终末质量进行检查的护士签署的在公安户籍管理部门正式登记注册的姓氏和名称	S1	A..50	-
质控日期	对病案终末质量进行检查及评价的公元纪年日期的完整描述	D	D8	-
手术及操作编码	患者住院期间实施的手术及操作在特定编码体系中的编码	S3	AN..5	T/CHIA 001-2017
手术及操作日期	患者住院期间开始实施手术及操作时的公元纪年日期和时间的完整描述	DT	DT15	-
手术级别代码	按照手术分级管理制度，根据风险性和难易程度不同划分的手术级别在特定编码体系中的代码	S3	N1	CV05.10.024

续 表

数据元名称	定义	数据元值的数据类型	表示格式	数据元允许值
手术及操作名称	患者住院期间实施的手术及非手术操作（包括诊断及治疗性操作，如介入操作）名称	S1	AN..80	-
手术者姓名	为患者实施手术的主要执行人员在公安户籍管理部门正式登记注册的姓氏和名称	S1	A..50	-
Ⅰ助姓名	协助手术者完成手术及操作的第 1 助手在公安户籍管理部门正式登记注册的姓氏和名称	S1	A..50	-
Ⅱ助姓名	协助手术者完成手术及操作的第 2 助手在公安户籍管理部门正式登记注册的姓氏和名称	S1	A..50	-
手术切口类别代码	手术切口类别的分类在特定编码体系中的代码	S3	N1	CV05.10.022
手术切口愈合等级代码	手术切口愈合类别在特定编码体系中的代码	S3	N1	CV05.10.023
麻醉方式代码	为患者进行手术、操作时使用的麻醉方法在特定编码体系中的代码	S3	N..2	WS 364.12-2011 CV06.00.103
麻醉医师姓名	对患者实施麻醉的医师在公安户籍管理部门正式登记注册的姓氏和名称	S1	A..50	-
离院方式代码	患者本次住院离开医院的方式在特定编码体系中的代码	S3	N1	CV06.00.226
拟接收医疗机构名称	患者本次住院所在的医疗机构根据诊疗需要，拟将患者转往的其他医疗机构的名称	S1	AN..70	-
出院 31d 内再住院标志	标识患者本次住院出院后 31d 内是否有诊疗需要的再住院安排的标志	L	T/F	-
出院 31d 内再住院目的	患者计划在本次住院出院后 31d 内再住院的目的	S1	AN..100	-
颅脑损伤患者入院前昏迷时间-d	颅脑损伤患者入院前昏迷时间的天数	N	N..5	-
颅脑损伤患者入院前昏迷时间-h	颅脑损伤患者入院前昏迷时间的小时数	N	N..2	-

续　表

数据元名称	定义	数据元值的数据类型	表示格式	数据元允许值
颅脑损伤患者入院前昏迷时间-min	颅脑损伤患者入院前昏迷时间的分钟数	N	N..2	-
颅脑损伤患者入院后昏迷时间-d	颅脑损伤患者入院后昏迷时间的天数	N	N..5	-
颅脑损伤患者入院后昏迷时间-h	颅脑损伤患者入院后昏迷时间的小时数	N	N..2	-
颅脑损伤患者入院后昏迷时间-min	颅脑损伤患者入院后昏迷时间的分钟数	N	N..2	-
住院总费用	患者在住院期间所有项目的费用之和，计量单位为元	N	N..10，2	-
住院总费用-自付金额	以除全自费以外方式付费的患者的住院总费用中，由患者支付的费用金额，计量单位为元	N	N..10，2	-
综合医疗服务类-一般医疗服务费	各科室共同使用的医疗服务项目，包括诊查费、床位费、会诊费、营养咨询等的费用，计量单位为元	N	N..10，2	-
综合医疗服务类-一般医疗服务费-中医辨证论治费	包括普通门诊、副主任医师门诊、主任医师门诊、国医大师门诊、急诊、门/急诊留观及住院中医辨证论治费	N	N..10，2	-
综合医疗服务类-一般医疗服务费-中医辨证论治会诊费	包括院际、院内及远程中医辨证论治会诊费	N	N..10，2	-
综合医疗服务类-一般治疗操作费	各科室共同使用的医疗服务项目，包括注射、清创、换药、导尿、吸氧、抢救、重症监护等的费用，计量单位为元	N	N..10，2	-
综合医疗服务类-护理费	患者住院期间等级护理费用及专项护理费用，计量单位为元	N	N..10，2	-
综合医疗服务类-其他费用	各科室共同使用的医疗服务项目，包括病房取暖费、病房空调费、救护车使用费、尸体料理费等的费用，计量单位为元	N	N..10，2	-

续 表

数据元名称	定义	数据元值的数据类型	表示格式	数据元允许值
诊断类-病理诊断费	患者住院期间进行病理学有关检查项目的费用，计量单位为元	N	N..10，2	-
诊断类-实验室诊断费	患者住院期间进行各项实验室检验的费用，计量单位为元	N	N..10，2	-
诊断类-影像学诊断费	患者住院期间进行透视、造影、CT、磁共振检查、B超检查、核素扫描、PET 等影像学检查的费用，计量单位为元	N	N..10，2	-
诊断类-临床诊断项目费	临床科室开展的其他用于诊断的各种检查项目的费用，包括有关内镜检查、肛门指诊、视力检测等项目费用，计量单位为元	N	N..10，2	-
治疗类-非手术治疗项目费	临床利用无创手段进行治疗的项目产生的费用包括高压氧舱、血液净化、精神治疗、临床物理治疗等，计量单位为元	N	N..10，2	-
治疗类-非手术治疗项目费-临床物理治疗费	临床利用光、电、热等外界物理因素进行治疗的项目产生的费用，如放射治疗、放射性核素治疗、聚焦超声治疗等项目产生的费用，计量单位为元	N	N..10，2	-
治疗类-手术治疗费	临床利用有创手段进行治疗的项目产生的费用包括麻醉费及各种介入、孕产、手术治疗等费用，计量单位为元	N	N..10，2	-
治疗类-手术治疗费-麻醉费	手术治疗费中麻醉产生的费用，计量单位为元	N	N..10，2	-
治疗类-手术治疗费-手术费	手术治疗费中手术产生的费用，计量单位为元	N	N..10，2	-
康复类-康复费	对患者进行康复治疗产生的费用，包括康复评定和治疗，计量单位为元	N	N..10，2	-
中医类-中医诊断费	经络穴位诊断、经络穴位分析、耳穴诊断、脉图诊断、舌象图诊断等中医诊断所产生的费用	N	N..10，2	-
中医类-中医治疗费	采用中医技术进行治疗产生的费用，计量单位为元	N	N..10，2	-
中医类-中医治疗费-中医外治费	采用中医外治方法进行治疗产生的费用，计量单位为元	N	N..10，2	-

续 表

数据元名称	定义	数据元值的数据类型	表示格式	数据元允许值
中医类-中医治疗费-中医骨伤费	采用中医骨伤整复技术进行治疗产生的费用，计量单位为元	N	N..10，2	-
中医类-中医治疗费-针刺与灸法费	采用中医针灸进行治疗产生的费用，计量单位为元	N	N..10，2	-
中医类-中医治疗费-中医推拿治疗费	采用中医推拿进行治疗产生的费用，计量单位为元	N	N..10，2	-
中医类-中医治疗费-中医肛肠治疗费	采用中医方法治疗肛肠疾病所产生的费用，计量单位为元	N	N..10，2	-
中医类-中医治疗费-中医特殊治疗费	采用中医特殊治疗产生的费用，计量单位为元	N	N..10，2	-
中医类-中医其他费	中医特殊调配加工费和辨证施膳费	N	N..10，2	-
中医类-中医其他费-中医特殊调配加工费	中药调配、煎煮、加工等产生的费用，计量单位为元	N	N..10，2	-
中医类-中医其他费-辨证施膳费	中医辨证施膳指导所产生的费用，计量单位为元	N	N..10，2	-
西药类-西药费	患者住院期间使用西药所产生的费用，计量单位为元	N	N..10，2	-
西药类-西药费-抗菌药物费用	患者住院期间使用抗菌药物所产生的费用，包含于西药费中，计量单位为元	N	N..10，2	-
中药类-中成药费	患者住院期间使用中成药（含医疗机构中药制剂）所产生的费用，计量单位为元	N	N..10，2	-
中药类-中成药费-医疗机构中药制剂费	患者住院期间使用医疗机构中药制剂所产生的费用，计量单位为元	N	N..10，2	-
中药类-中草药费	患者住院期间使用中草药（含散装中药饮片、小包装中药饮片、中药配方颗粒）所产生的费用，计量单位为元	N	N..10，2	-

续 表

数据元名称	定义	数据元值的数据类型	表示格式	数据元允许值
血液和血液制品类-血费	患者住院期间使用临床用血所产生的费用，包括输注全血、红细胞、血小板、白细胞、血浆的费用医疗机构对患者临床用血的收费包括血站供应价格、配血费和储血费，计量单位为元	N	N..10，2	-
血液和血液制品类-白蛋白类制品费	患者住院期间使用白蛋白的费用，计量单位为元	N	N..10，2	-
血液和血液制品类-球蛋白类制品费	患者住院期间使用球蛋白的费用，计量单位为元	N	N..10，2	-
血液和血液制品类-凝血因子类制品费	患者住院期间使用凝血因子的费用，计量单位为元	N	N..10，2	-
血液和血液制品类-细胞因子类制品费	患者住院期间使用细胞因子的费用，计量单位为元	N	N..10，2	-
耗材类-检查用一次性医用材料费	患者住院期间检查检验所使用的一次性医用材料费用，计量单位为元	N	N..10，2	-
耗材类-治疗用一次性医用材料费	患者住院期间治疗所使用的一次性医用材料费用，计量单位为元	N	N..10，2	-
耗材类-手术用一次性医用材料费	患者住院期间进行手术、介入操作时所使用的一次性医用材料费用，计量单位为元	N	N..10，2	-
其他类-其他费	患者住院期间未能归入以上各类的费用总和，计量单位为元	N	N..10，2	-

1.5.18 全员人口报送数据接口标准

1. 全员人口信息库—人口基本情况

序号	字段名	数据项名称	数据类型及格式	采用标准或说明	备注
1	ID	全员人口 ID	s..128	GUID	主键（2 位省级区划代码+省级系统 ID），必填
2	XM	姓名	s..50	GB/T 19488.2	必填，未取名者填“C”+生母姓名
3	XB_DM	性别代码	n1	GB/T 2261.1	必填
4	XJZDZ	现居住地址	s..200	省+市+县+乡+村	
5	XJZDZ_DM	现居住地址代码	n15	GB/T2260，GB/T10114	
6	HJDZ	户籍地址	s..200		省+市+县+乡+村名称
7	HJDZ_DM	户籍地址代码	n15	GB/T2260，GB/T10114	
8	GJ_DM	国籍代码	a3	GB/T 2659	国家或地区代码
9	SFZJLB	身份证件类别	n3	WS364.3 表 1 CV02.01.101 身份证件类别代码表	
10	SFZ_HM	身份证号码	an..18		《居民身份证》号码
11	QTZJ_HM	其他证件号码	s..20		军官证、台港澳通行证、护照等
12	CSRQ	出生日期	YYYYMMDD	GB/T 7408	必填
13	CSD	出生地	s..200		省、地市、县区、乡镇、村名称
14	CSD_DM	出生地代码	n15		省、地市、县区、乡镇、村代码
15	MZ_DM	民族代码	n2	GB/T 3304	
16	WHCD_DM	文化程度代码	n2	GB/T 4658	
17	HKXZ_DM	户口性质代码	n1	GB/T 17538	
18	HYZK_DM	婚姻状况代码	n2	GB/T 2261.2	
19	CHRQ	初婚日期	YYYYMMDD	GB/T 7408	
20	LKHJD_SJ	离开户籍地时间	YYYYMMDD	GB/T 7408	

续 表

序号	字段名	数据项名称	数据类型及格式	采用标准或说明	备注
21	JRXJZD_SJ	进入现居住地时间	YYYYMMDD	GB/T 7408	
22	DH_HM	电话号码	n. . 20	GB/T 19488. 2	
23	GZDW	工作单位	s. . 100		服务处所名称
24	PO_XM	配偶_姓名	s. . 50		
25	PO ___SFZJ _HM	配偶_身份证件号码	an. . 18	GB 11643	
26	LQ_GRZRQ	领取独生子女父母光荣证日期	YYYYMMDD	GB/T 7408	
27	FQ_XM	父亲_姓名	s. . 50	GB/T 19488. 2	1970 年以后出生人口填报
28	FQ_SFZJ_HM	父亲_身份证件号码	an. . 18	GB 11643	
29	MQ_XM	母亲_姓名	s. . 50	GB/T 19488. 2	
30	MQ_SFZJ_HM	母亲_身份证件号码	an. . 18	GB 11643	
31	SJCJ_SJ	数据采集时间	YYYYMMD-DHHMMSS		数据采集时间
32	SJGX_SJ	数据更新时间	YYYYMMD-DHHMMSS		数据更新时间
33	SJCJDQ_DM	数据采集地区代码	n15	GB/T 2260, GB/T 10114	省、市、县、乡、村编码
34	SJCJJG_MC	数据采集机构名称	s. . 100		

注：①包括本省户籍人口和省外流入人口，不含已经离开本地的流入人口。②31～34 为上报标识数据；③不含死亡人口。

2. 全员人口信息库—死亡信息

序号	字段名	数据项名称	数据类型及格式	采用标准或说明	备注
1	ID	全员人口 ID	s..128	GUID	主键（2 位省级区划代码+省级系统 ID），必填
2	XM	姓名	s..50	GB/T 19488.2	必填，未取名者填“C”+生母姓名
3	XBDM	性别代码	n1	GB/T 2261.1	必填
4	XJZDZ	现居住地址	s..200	省+市+县+乡+村	
5	XJZDZ_DM	现居住地址代码	n15	GB/T2260，GB/T10114	
6	HJDZ	户籍地址	s..200		省+市+县+乡+村名称
7	HJDZ_DM	户籍地址代码	n15	GB/T2260，GB/T10114	
8	GJ_DM	国籍代码	a3	GB/T 2659	国家或地区代码
9	SFZJLB	身份证件类别	n3	WS364.3 表 1 CV02.01.101 身份证件类别代码表	
10	SFZ_HM	身份证号码	an..18		《居民身份证》号码
11	QTZJ_HM	其他证件号码	s..20		军官证、台港澳通行证、护照等
12	CSRQ	出生日期	YYYYMMDD	GB/T 7408	必填
13	CSD	出生地	s..200		省、地市、县区、乡镇、村名称
14	CSD_DM	出生地代码	n15		省、地市、县区、乡镇、村代码
15	MZ_DM	民族代码	n2	GB/T 3304	
16	WHCD_DM	文化程度代码	n2	GB/T 4658	
17	HKXZ_DM	户口性质代码	n1	GB/T 17538	
18	HYZK_DM	婚姻状况代码	n2	GB/T 2261.2	
19	LKHJD_SJ	离开户籍地时间	YYYYMMDD	GB/T 7408	
20	JRXJZD_SJ	进入现居住地时间	YYYYMMDD	GB/T 7408	
21	GZDW	工作单位	s..100		服务处所名称
22	PO_XM	配偶_姓名	s..50		

续 表

序号	字段名	数据项名称	数据类型及格式	采用标准或说明	备注
23	PO___SFZJ_HM	配偶_身份证件号码	an. . 18	GB 11643	
24	LQ_GRZRQ	领取独生子女父母光荣证日期	YYYYMMDD	GB/T 7408	
25	FQ_XM	父亲_姓名	s. . 50	GB/T 19488. 2	1970 年以后出生人口填报
26	FQ_SFZJ_HM	父亲_身份证件号码	an. . 18	GB 11643	
27	MQ_XM	母亲_姓名	s. . 50	GB/T 19488. 2	
28	MQ_SFZJ_HM	母亲_身份证件号码	an. . 18	GB 11643	
29	SWRQ	死亡日期	YYYYMMDD	GB/T 7408	
30	SJCJ_SJ	数据采集时间	YYYYMMDDHHMMSS		数据采集时间
31	SJGX_SJ	数据更新时间	YYYYMMDDHHMMSS		数据更新时间
32	SJCJDQ_DM	数据采集地区代码	n15	GB/T 2260，GB/T 10114	采集数据所在地区的省、市、县、乡、村编码
33	SJCJJG_MC	数据采集机构名称	s. . 100		采集数据所在单位名称

注：①包括 2014 年及以前死亡人口。②31~34 为上报标识数据。

3. 全员人口信息库—妇女生育史

序号	字段名	数据项名称	数据类型及格式	采用标准或说明	备注
1	ID	全员人口 ID	s..128	GUID	关联主键（与表 1 对应），必填
2	XM	妇女姓名	s..50	GB/T 19488.2	必填
3	SFZ_HM	身份证号码	an..18	GB 11643	《居民身份证》号码
4	QTZJ_HM	其他证件号码	an..18		军官证、台港澳通行证、护照、驾驶证等
5	ZN_XM	子女_姓名	s..30	GB/T 19488.2	未取名者填写"C"+生母姓名
6	ZN_XBDM	子女_性别代码	n1	GB/T 2261.3	
7	ZN_CSZC_DM	子女_出生政策属性代码	n1	1. 政策内 2. 政策外 9. 未说明	
8	ZN_SFZJ_HM	子女_身份证件号码	an..18	GB 11643	
9	ZN_CSRQ	子女_出生日期	YYYYMMDD	GB/T 7408	
10	ZN_CSJK_DM	子女_出生健康状况代码	n1	GB/T 18848	
11	ZN_DQJK_DM	子女_当前健康状况代码	n2	GB/T 2261.3	
12	ZN_SWRQ	子女_死亡日期	YYYYMMDD	GB/T 7408	
13	SJCJ_SJ	数据采集时间	YYYYMMDDHHMMSS		数据采集时间
14	SJGX_SJ	数据更新时间	YYYYMMDDHHMMSS		数据更新时间
15	SJCJDQ_DM	数据采集地区代码	n15	GB/T 2260 GB/T 10114	省、市、县、乡、村编码
16	SJCJJG_MC	数据采集机构名称	s..100		采集数据所在单位名称

注：13~16 为上报标识数据。

1.5.19　设置/主办单位代码

代码	设置/主办单位名称	说　明
1	卫生健康行政部门	包括国家卫生健康委管的高等院校附属医院
2	其他行政部门	指公安、民政、司法、兵团等行政部门
3	企业	包括国有、集体、联营、私有、台港澳投资、国外投资等经济类型企业
4	事业单位	包括卫生健康及其他行政部门举办的医疗卫生机构下设的机构，不归卫生健康委管的高等院校附属医院
5	社会团体	
6	其他社会组织	
7	个人	不包括私有企业所办医疗机构

注：已移交卫生健康行政部门的红十字会医院按“1”编码。

1.5.20　政府办医疗卫生机构隶属关系代码

代码	设置/主办单位名称	说　明
1	中央属	即部属（部管）
2	省、自治区、直辖市属	
3	省辖市（地区、州、盟、直辖市区）属	省辖市即地级市
4	县级市（省辖市区）属	包括地（州、盟）辖市
5	县（旗）属	包括自治县
6	街道属	
7	镇属	
8	乡属	

注：由县卫生健康委主管的乡镇卫生院编码为“5”，由县级市或区卫生健康委主管的乡镇卫生院按“4”编码。

1.5.21 医疗卫生机构业务科室分类与代码

1. 医疗机构诊疗科目名录（以A开头）

代码	诊疗科目	代码	诊疗科目
01	预防保健科	07	儿科
02	全科医疗科	07.01	新生儿专业
03	内科	07.02	小儿传染病专业
03.01	呼吸内科专业	07.03	小儿消化专业
03.02	消化内科专业	07.04	小儿呼吸专业
03.03	神经内科专业	07.05	小儿心脏病专业
03.04	心血管内科专业	07.06	小儿肾病专业
03.05	血液内科专业	07.07	小儿血液病专业
03.06	肾病学专业	07.08	小儿神经病学专业
03.07	内分泌专业	07.09	小儿内分泌专业
03.08	免疫学专业	07.10	小儿遗传病专业
03.09	变态反应专业	07.11	小儿免疫专业
03.10	老年病专业	07.12	其他
03.11	其他	08	小儿外科
04	外科	08.01	小儿普通外科专业
04.01	普通外科专业	08.02	小儿骨科专业
04.01.01	肝脏移植项目	08.03	小儿泌尿外科专业
04.01.02	胰腺移植项目	08.04	小儿胸心外科专业
04.01.03	小肠移植项目	08.05	小儿神经外科专业
04.02	神经外科专业	08.06	其他
04.03	骨科专业	09	儿童保健科
04.04	泌尿外科专业	09.01	儿童生长发育专业
04.04.01	肾脏移植项目	09.02	儿童营养专业
04.05	胸外科专业	09.03	儿童心理卫生专业
04.05.01	肺脏移植项目	09.04	儿童五官保健专业
04.06	心脏大血管外科专业	09.05	儿童康复专业
04.06.01	心脏移植项目	09.06	其他
04.07	烧伤科专业	10	眼科
04.08	整形外科专业	11	耳鼻咽喉科

续　表

代码	诊疗科目	代码	诊疗科目
04. 09	其他	11. 01	耳科专业
05	妇产科	11. 02	鼻科专业
05. 01	妇科专业	11. 03	咽喉科专业
05. 02	产科专业	11. 04	其他
05. 03	计划生育专业	12	口腔科
05. 04	优生学专业	12. 01	牙体牙髓病专业
05. 05	生殖健康与不孕症专业	12. 02	牙周病专业
05. 06	其他	12. 03	口腔黏膜病专业
06	妇女保健科	12. 04	儿童口腔专业
06. 01	青春期保健专业	12. 05	口腔颌面外科专业
06. 02	围产期保健专业	12. 06	口腔修复专业
06. 03	更年期保健专业	12. 07	口腔正畸专业
06. 04	妇女心理卫生专业	12. 08	口腔种植专业
06. 05	妇女营养专业	12. 09	口腔麻醉专业
06. 06	其他	12. 10	口腔颌面医学影像专业
12. 11	口腔病理专业	30. 03	临床生化检验专业
12. 12	预防口腔专业	30. 04	临床免疫、血清学专业
12. 13	其他	30. 05	临床细胞分子遗传学专业
13	皮肤科	30. 06	其他
13. 01	皮肤病专业	31	病理科
13. 02	性传播疾病专业	32	医学影像科
13. 03	其他	32. 01	X 线诊断专业
14	医疗美容科	32. 02	CT 诊断专业
15	精神科	32. 03	磁共振成像诊断专业
15. 01	精神病专业	32. 04	核医学专业
15. 02	精神卫生专业	32. 05	超声诊断专业
15. 03	药物依赖专业	32. 06	心电诊断专业
15. 04	精神康复专业	32. 07	脑电及脑血流图诊断专业
15. 05	社区防治专业	32. 08	神经肌肉电图专业
15. 06	临床心理专业	32. 09	介入放射学专业
15. 07	司法精神专业	32. 10	放射治疗专业
15. 08	其他	32. 11	其他

续　表

代码	诊疗科目	代码	诊疗科目
16	传染科	50	中医科
16.01	肠道传染病专业	50.01	内科专业
16.02	呼吸道传染病专业	50.02	外科专业
16.03	肝炎专业	50.03	妇产科专业
16.04	虫媒传染病专业	50.04	儿科专业
16.05	动物源性传染病专业	50.05	皮肤科专业
16.06	蠕虫病专业	50.06	眼科专业
16.07	其他	50.07	耳鼻咽喉科专业
17	结核病科	50.08	口腔科专业
18	地方病科	50.09	肿瘤科专业
19	肿瘤科	50.10	骨伤科专业
20	急诊医学科	50.11	肛肠科专业
21	康复医学科	50.12	老年病科专业
22	运动医学科	50.13	针灸科专业
23	职业病科	50.14	推拿科专业
23.01	职业中毒专业	50.15	康复医学专业
23.02	尘肺专业	50.16	急诊科专业
23.03	放射病专业	50.17	预防保健科专业
23.04	物理因素损伤专业	50.18	其他
23.05	职业健康监护专业	51	民族医学科
23.06	其他	51.01	维吾尔医学
24	临终关怀科	51.02	藏医学
25	特种医学与军事医学科	51.03	蒙医学
26	麻醉科	51.04	彝医学
27	疼痛科	51.05	傣医学
28	重症医学科	51.06	其他
30	医学检验科	52	中西医结合科
30.01	临床体液、血液专业	69	其他业务科室
30.02	临床微生物学专业		

《医疗机构诊疗科目名录》使用说明

一、本《名录》依据临床一、二级学科及专业名称编制，是卫生（卫生健康）行政部门核定医疗机构诊疗科目，填写《医疗机构执业许可证》和《医疗机构申请执业登记注册书》相应栏目的标准。

二、医疗机构实际设置的临床专业科室名称不受本《名录》限制，可使用习惯名称和跨学科科室名称，如“围产医学科”“五官科”等。

三、诊疗科目分为“一级科目”和“二级科目”。一级科目一般相当临床一级学科，如“内科”“外科”等；二级科目一般相当临床二级学科，如“呼吸内科”“消化内科”等。为便于专科医疗机构使用，部分临床二级学科列入一级科目。

四、科目代码由“××・××”构成，其中小数点前两位为一级科目识别码，小数点后两位为二级科目识别码。

五、《医疗机构申请执业登记注册书》的“医疗机构诊疗科目申报表”填报原则

1. 申报表由申请单位填报。表中已列出全部诊疗科目及其代码，申请单位在代码前的“□”内以划“√”方式填报。

2. 医疗机构凡在某一级科目下设置二级学科（专业组）的，应填报到所列二级科目；未划分二级学科（专业组）的，只填报到一级诊疗科目，如“内科”“外科”等。

3. 只开展专科病诊疗的机构，应填报专科病诊疗所属的科目，并在备注栏注明专科病名称，如颈椎病专科诊疗机构填报“骨科”，并于备注栏注明“颈椎病专科”。

4. 在某科目下只开展门诊服务的，应在备注栏注明“门诊”字样。如申报肝炎专科门诊时，申报“肝炎专业”并在备注栏填注“门诊”。

六、《医疗机构申请执业登记注册书》“核准登记事项”的诊疗科目栏填写原则

1. 由卫生（卫生健康）行政部门在核准申报表后填写。

2. 一般只需填写一级科目。

3. 在某一级科目下只开展个别二级科目诊疗活动的，应直接填写所设二级科目，如某医疗机构在精神科下仅开设心理咨询服务，则填写精神科的二级科目“临床心理专业”。

4. 只开展某诊疗科目下个别专科病诊疗的，应在填写的相应科目后注明专科病名称，如“骨科（颈椎病专科）”。

5. 只提供门诊服务的科目，应注明“门诊”字样，如“肝炎专业门诊”。

七、《医疗机构执业许可证》的“诊科科目”栏填写原则与《医疗机构申请执业登记注册书》“核准登记事项”相应栏目相同。

八、名词释义与注释

代码	诊疗科目	注　释
01	预防保健科	含社区保健、儿童计划免疫、健康教育等。
02	全科医疗科	由医务人员向病人提供综合（不分科）诊疗服务和家庭医疗服务的均属此科目，如基层诊所、卫生所（室）等提供的服务。
08	小儿外科	仅在外科提供部分儿童手术，未独立设立本专业的，不填报本科目。
23	职业病科	二级科目只供职业病防治机构使用。综合医院经批准设职业病科的，不需再填二级科目。
25	特种医学与军事医学	含航天医学、航空医学、航海医学、潜水医学、野战外科学、军队各类预防和防护学科等。
32	09 介入放射学专业	在各临床科室开展介入放射学检查和治疗的，均应在《医疗机构申请执业登记注册书》的“医疗机构诊疗科目申报表”中申报本科目。

2. 疾病预防控制中心业务科室分类与代码（以 B 开头）

代码	科室名称	代码	科室名称
01	传染病预防控制科（中心）	11	农村改水技术指导科（中心）
02	性病艾滋病预防控制科（中心）	12	疾病控制与应急处理办公室
03	结核病预防控制科（中心）	13	食品卫生科
04	血吸虫预防控制科（中心）	14	环境卫生所
05	慢性非传染性疾病预防控制科（中心）	15	职业卫生科
06	寄生虫病预防控制科（中心）	16	放射卫生科
07	地方病控制科（中心）	17	学校卫生科
08	精神卫生科（中心）	18	健康教育科（中心）
09	妇幼保健科	19	预防医学门诊
10	免疫规划科（中心）	69	其他业务科室

3. 卫生监督机构业务科室分类与代码（以 C 开头）

代码	科室名称	代码	科室名称
01	综合卫生监督科	07	稽查科（大队）
02	产品卫生监督科	08	许可受理科
03	职业卫生监督科	09	放射卫生监督科
04	环境卫生监督科	10	学校卫生监督科
05	传染病执法监督科	11	食品安全监督科
06	医疗服务监督科	69	其他

4. 医疗卫生机构其他科室分类与代码（以 D 开头）

代码	科室名称	代码	科室名称
71	护理部	84	设备科
72	药剂科（药房）	85	信息科（中心）
73	感染科	86	医政科
74	输血科（血库）	87	教育培训科
81	办公室	88	总务科
82	人事科	89	新农合管理办公室
83	财务科	99	其他科室

1.5.22 医师执业范围代码（以A开头）

代码	专业名称	代码	专业名称
11	内科专业	25	特种医学与军事医学专业
12	外科专业	26	计划生育技术服务专业
13	妇产科专业	31	口腔科专业
14	儿科专业	41	公共卫生类别专业
15	眼耳鼻咽喉科专业	51	中医专业
16	皮肤科与性病科专业	52	中西医结合专业
17	精神卫生专业	53	蒙医专业
18	职业病专业	54	藏医专业
19	医学影像和放射治疗专业	55	维医专业
20	医学检验、病理专业	56	傣医专业
21	全科医学专业	57	朝医专业
22	急救医学专业	58	壮医专业
23	康复医学专业	59	省级卫生行政部门规定的其他专业
24	预防保健专业		

注：公共卫生类别执业医师不要求填报执业范围代码。

1.5.23 健康状况（GB/T 2261.3-2003）

代码	健康状况	代码	健康状况
10	健康或良好	41	癌症
20	一般或较弱	49	其他慢性病
30/40	有慢性病	60	残疾
31	心血管病	61	视力残疾
32	脑血管病	62	听力残疾
33	慢性呼吸系统病	63	言语残疾
34	慢性消化系统病	64	肢体残疾
35	慢性肾炎	65	智力残疾
36	结核病	66	精神残疾
37	糖尿病	67	多重残疾
38	神经或精神疾病	69	其他残疾

1.5.24 子女出生健康状况（GB/T 18848-2002）

代码	名　　称
1	正常
2	低体重儿
3	肉眼可见的出生缺陷
9	其他

1.5.25 户口性质代码（GB/T 17538）

代码	名　称
1	非农业户口
2	农业户口
9	其他

1.5.26 身份证件类别代码表（WS364.3 表 1 CV02.01.101）

代码	名称	与原国家人口计生委代码对应
01	身份证	111 居民身份证
02	户口簿	
03	护照	414 普通护照
04	军官证	114 中国人民解放军军官证、115 中国人民武装警察部队警官证
05	驾驶证	
06	港澳通行证	513 来往港澳通行证、516 港澳同胞回乡证（通行卡）
07	台湾通行证	511 台湾居民来往大陆通行证、513 台湾居民来往大陆通行证（一次有效）
99	其他	551 华侨回国定居证、552 台湾居民定居证、553 外国人永久居留证、554 外国人居留证、555 外国人临时居留证、990 其他

1.5.27 医疗机构上报设备与代码

设备代码	设备名称	单位	说明
以 A 开头	**（一）医院、妇幼保健院、专科疾病防治院**	-	
01	800mA 及以上数字减影血管造影 X 线机	台	DSA
02	800mA 及以上医用 X 线诊断机（不含 DSA）	台	
03	500~800mA 医用 X 线诊断机	台	不含 800mA
04	移动式 X 线诊断机	台	
05	X 线电子计算机断层扫描装置	台	CT
06	X 线-正电子发射计算机断层扫描仪	台	PET-CT，包括 PET
07	单光子发射型电子计算机断层扫描仪	台	SPECT
08	医用电子直线加速器	台	LA
09	医用电子回旋加速治疗系统	台	MM50
10	质子治疗系统	台	
11	伽马射线立体定位治疗系统	台	γ-刀
12	钴 60 治疗机	台	
13	医用磁共振成像设备（核磁）	台	MRI
14	彩色脉冲多普勒超声诊断仪	台	
15	B 型超声诊断仪	台	
16	医学图像存档传输系统	套	PACS
17	危重病人监护系统	套	ICU（成套填报）
18	有创呼吸机	台	
19	无创呼吸机	台	
20	高压氧仓	台	
21	人工肾透析装置	台	
22	牙科综合治疗台	台	
23	全自动生化分析仪	台	
24	血液酸碱气体分析仪	台	血气分析仪
25	急救车	辆	
99	其他单价在 500 万元以上的医用设备	-	
以 B 开头	**（二）乡镇卫生院、社区卫生服务中心**	-	
01	200~500mA 医用 X 线诊断机	台	
02	心电图机	台	
03	呼吸机	台	

续　表

设备代码	设备名称	单位	说　　明
04	心电监护仪	台	
05	B 超	台	
06	离心机	台	
07	自动生化分析仪	台	
08	分光光度计	台	
09	麻醉机	台	
10	电冰箱	台	
11	救护车	辆	
12	多普勒胎儿诊断仪	台	
13	计算机（便携及台式机）	台	
以 C 开头	**（三）急救中心（站）**	–	
01	急救指挥车	辆	
02	运转型急救车	辆	
03	监护型急救车	辆	
04	负压急救车	辆	

1.5.28 医院疾病名称目录

序号	疾病名称	ICD-10 编码
1	总　　　　计	A00-T98，Z00-Z99
2	1. 传染病和寄生虫病小计	A00-B99；U04
3	其中：肠道传染病	A00-A09
4	内：霍乱	A00
5	伤寒和副伤寒	A01
6	细菌性痢疾	A03
7	结核病	A15-A19
8	内：肺结核	A15. 0-15. . 3，A16. 0-. 16. 2
9	白喉	A36
10	百日咳	A37
11	猩红热	A38
12	性传播模式疾病	A50-A64
13	内：梅毒	A50-A53
14	淋球菌感染	A54
15	乙型脑炎	A83. 0
16	斑疹伤寒	A75
17	手足口病	B08. 4
18	病毒性肝炎	B15-B19
19	人类免疫缺陷病毒病（HIV）	B20-B24
20	血吸虫病	B65
21	丝虫病	B74
22	钩虫病	B76
23	2. 肿瘤小计	C00-D48
24	恶性肿瘤	C00-C97
25	其中：鼻咽恶性肿瘤	C11
26	食管恶性肿瘤	C15
27	胃恶性肿瘤	C16
28	小肠恶性肿瘤	C17
29	结肠恶性肿瘤	C18
30	直肠和肛门恶性肿瘤	C19-C21

续 表

序号	疾病名称	ICD-10 编码
31	肝和肝内胆管恶性肿瘤	C22
32	喉恶性肿瘤	C32
33	气管、支气管、肺恶性肿瘤	C33-C34
34	骨、关节软骨恶性肿瘤	C40-C41
35	乳房恶性肿瘤	C50
36	女性生殖器官恶性肿瘤	C51-C58
37	男性生殖器官恶性肿瘤	C60-C63
38	泌尿道恶性肿瘤	C64-C68
39	脑恶性肿瘤	C71
40	白血病	C91-C95
41	原位癌	D00-D09
42	其中：子宫颈原位癌	D06
43	良性肿瘤	D10-D36
44	其中：皮肤良性肿瘤	D22-D23
45	乳房良性肿瘤	D24
46	子宫平滑肌瘤	D25
47	卵巢良性肿瘤	D27
48	前列腺良性肿瘤	D29. 1
49	甲状腺良性肿瘤	D34
50	交界恶性和动态未知肿瘤	D37-D48
52	3. 血液、造血器官及免疫疾病小计	D50-D89
53	其中：贫血	D50-D64
54	4. 内分泌、营养和代谢疾病小计	E00-E89
55	其中：甲状腺功能亢进	E05
56	糖尿病	E10-E14
57	5. 精神和行为障碍小计	F00-F99
58	其中：依赖性物质引起的精神和行为障碍	F10-F19
59	酒精引起的精神和行为障碍	F10
60	精神分裂症、分裂型和妄想性障碍	F20-F29
61	情感障碍	F30-F39
62	6. 神经系统疾病小计	G00-G99
63	其中：中枢神经系统炎性疾病	G00-G09

续 表

序号	疾病名称	ICD-10 编码
64	帕金森病	G20
65	癫痫	G40-G41
66	7. 眼和附器疾病小计	H00-H59
67	其中：晶状体疾病	H25-H28
68	内：老年性白内障	H25
69	视网膜脱离和断裂	H33
70	青光眼	H40-H42
71	8. 耳和乳突疾病小计	H60-H95
72	其中：中耳和乳突疾病	H65-H75
73	9. 循环系统疾病小计	I00-I99
74	其中：急性风湿热	I00-I02
75	慢性风湿性心脏病	I05-I09
76	高血压	I10-I15
77	内：高血压性心脏和肾脏病	I11-I13
78	缺血性心脏病	I20-I25
79	内：心绞痛	I20
80	急性心肌梗死	I21-I22
81	肺栓塞	I26
82	心律失常	I47-I49
83	心力衰竭	I50
84	脑血管病	I60-I69
85	内：颅内出血	I60-I62
86	脑梗死	I63
87	大脑动脉闭塞和狭窄	I66
88	静脉炎和血栓形成	I80-I82
89	下肢静脉曲张	I83
90	10. 呼吸系统疾病小计	J00-J99
91	其中：急性上呼吸道感染	J00-J06
92	流行性感冒	J09-J11
93	内：人禽流感	J09
94	肺炎	J12-J18
95	慢性鼻窦炎	J32

续　表

序号	疾病名称	ICD-10 编码
96	慢性扁桃体和腺样体疾病	J35
97	慢性下呼吸道疾病	J40-47
98	内：哮喘	J45-J46
99	外部物质引起的肺病	J60-J70
100	11. 消化系统疾病小计	K00-K93
101	其中：口腔疾病	K00-K14
102	胃及十二指肠溃疡	K25-K27
103	阑尾炎	K35-K37
104	疝	K40-K46
105	内：腹股沟疝	K40
106	肠梗阻	K56
107	酒精性肝病	K70
108	肝硬化	K74
109	胆石病和胆囊炎	K80-K81
110	急性胰腺炎	K85
111	12. 皮肤和皮下组织疾病小计	L00-L99
112	其中：皮炎及湿疹	L20-L30
113	牛皮癣	L40
114	荨麻疹	L50
115	13. 肌肉骨骼系统和结缔组织疾病小计	M00-M99
116	其中：炎性多关节病	M05-M14
117	内：类风湿性关节炎	M05-M06
118	痛风	M10
119	其他关节病	M15-M19
120	系统性结缔组织病	M30-M36
121	内：系统性红斑狼疮	M32
122	脊椎关节强硬	M47
123	椎间盘疾病	M50-51
124	骨密度和骨结构疾病	M80-M85
125	内：骨质疏松	M80-M81
126	骨髓炎	M86
127	14. 泌尿生殖系统疾病小计	N00-N99

续　表

序号	疾病名称	ICD-10 编码
128	其中：肾小球疾病	N00-N08
129	肾盂肾炎	N10-N12
130	肾衰竭	N17-N19
131	尿石病	N20-N23
132	膀胱炎	N30
133	尿道狭窄	N35
134	男性生殖器官疾病	N40-N51
135	内：前列腺增生	N40
136	乳房疾患	N60-N64
137	女性盆腔炎性疾病	N70-N77
138	子宫内膜异位	N80
139	女性生殖器脱垂	N81
140	15. 妊娠、分娩和产褥期小计	O00-O99
141	其中：异位妊娠	O00
142	医疗性流产	O04
143	妊娠高血压	O13-O15
144	前置胎盘、胎盘早剥和产前出血	O44-O46
145	梗阻性分娩	O64-O66
146	分娩时会阴、阴道裂伤	O70，O71.4
147	产后出血	O72
148	顺产	O80，O84.0
149	16. 起源于围生期疾病小计	P00-P96
150	其中：产伤	P10-P15
151	新生儿窒息	P21
152	新生儿吸入综合征	P24
153	围生期感染	P35-P39
154	胎儿和新生儿溶血性疾病	P55
155	新生儿硬肿症	P83.0
156	17. 先天性畸形、变形和染色体异常小计	Q00-Q99
157	其中：神经系统先天性畸形	Q00-Q07
158	循环系统先天性畸形	Q20-Q28
159	内：先天性心脏病	Q20-Q24

续 表

序号	疾病名称	ICD-10 编码
160	唇裂和腭裂	Q35-Q37
161	消化系统先天性畸形	Q38-Q45
162	生殖泌尿系统先天性畸形	Q50-Q64
163	肌肉骨骼系统先天性畸形	Q65-Q79
164	18. 症状、体征与检验异常小计	R00-R99
165	19. 损伤和中毒小计	S00-T98
166	其中：骨折	S02，S12，S22，S32，S42，S52，S62，S72，S82，S92，T02，T08，T10，T12，T14.2
167	内：颅骨和面骨骨折	S02
168	股骨骨折	S72
169	多部位骨折	T02
170	颅内损伤	S06
171	烧伤和腐蚀伤	T20-T32
172	药物、药剂和生物制品中毒	T36-T50
173	非药用物质的毒性效应	T51-T65
174	医疗并发症	T80-T88
175	内：手术和操作并发症	T81
176	假体装置、植入物和移植物并发症	T82-T85
177	20. 其他接受医疗服务小计	Z00-Z99

1.5.29 中医医疗技术目录

技术类别	技术名称
针刺疗法技术	毫针技术、头针技术、耳针技术、腹针技术、眼针技术、手针技术、腕踝针技术、三棱针技术、皮内针技术、火针技术、皮肤针（梅花针）、芒针技术、鍉针技术、穴位注射疗法、埋线疗法、平衡针技术、醒脑开窍技术、靳三针疗技术、贺氏三通技术、子午流注技术、灵龟八法技术、飞腾八法技术、电针技术、针刺麻醉技术、鼻针技术、口唇针技术、浮针技术
灸类疗法技术	直接灸技术、隔物灸技术、悬灸技术、天灸技术、温针灸技术、热敏灸技术、雷火灸技术
刮痧疗法技术	刮痧技术、撮痧技术、放痧技术
拔罐疗法技术	留罐技术、闪罐技术、走罐技术、针罐技术、刺络拔罐技术、药物拔罐技术、刮痧拔罐技术
中医微创类技术	针刀技术、带刃针技术、刃针技术、水针刀技术、钩针技术、长圆针技术、铍针技术、拨针技术
推拿类疗法技术	皮部经筋推拿技术、脏腑推拿技术、关节运动推拿技术、关节调整推拿技术、经穴推拿技术、导引技术、小儿推拿技术、器物辅助推拿技术、耳鼻喉擒拿技术
敷熨熏浴类疗法技术	穴位敷贴技术、中药熨敷技术、冷敷技术、湿敷技术
骨伤类疗法技术	理筋技术、复位技术、正骨技术、夹板固定技术、石膏固定技术、支架固定技术、牵引技术、练功康复技术
肛肠类技术	枯痔技术、痔结扎技术、挂线技术、中药托管技术、注射固脱技术
其他类技术	砭石治疗技术、蜂针治疗技术、中药点蚀技术、经穴电疗技术、经穴超声治疗技术、经穴磁疗技术、经穴光疗技术、揉抓排乳技术、火针洞式烙口引流技术、脐疗技术、药线（捻）引流技术、烙法技术、啄法技术、割治技术

第二部分

全国卫生健康监督统计调查制度

2.1 总 说 明

（一）调查目的

了解各地公共场所、生活饮用水、放射诊疗、计划生育等九个专业被监督单位的基本信息及卫生健康监督执法情况，加强卫生健康监督管理。

（二）统计对象和范围

1. 建设项目卫生审查信息卡：调查范围为公共场所、生活饮用水、放射诊疗等专业中，开展卫生审查的新建、改建、扩建的建设项目。

2. 监督检查信息卡：调查范围为公共场所、生活饮用水等九个专业中，开展了监督检查的单位。

3. 被监督单位信息卡：调查范围为取得卫生许可的单位，以及个别根据需要纳入应监督范围的单位。

4. 案件查处信息卡：调查范围为依据相关卫生法律法规的有关规定，对违法单位进行查处的案件。

（三）主要指标内容

公共场所、生活饮用水等专业的被监督单位基本信息，建设项目卫生审查、监督检查等卫生管理情况，以及案件查处情况。

（四）时间要求和调查频率

1. 时间要求：实时报告，要求各责任报告单位在获得相应的卫生健康监督信息后 5 个工作日内填报。

2. 调查频率：相关的卫生健康监督信息都应当填报，在监督过程中发现被监督单位信息发生变动后进行补充或修正填报。

（五）调查方法和组织方式

调查方法为全面调查。组织方式为各级卫生健康监督机构在开展相应业务的过程中，按要求采集相应的卫生健康监督信息，然后通过国家卫生健康监督信息报告系统进行报告。

（六）调查结果的使用范围

1. 用于评价考核各级卫生健康行政部门和卫生健康监督机构的卫生健康监督业务工作情况。

2. 用于各级卫生健康行政部门科学合理制定卫生健康监督工作计划和规划，按规定适时向社会和有关部门通报、反馈卫生健康监督统计分析信息。

3. 为各级政府制定公共卫生政策提供科学依据。

（七）统计资料发布

每年在国家卫生健康委外网发布卫生健康事业发展统计公报，出版《中国卫生健康统计提要》和《中国卫生健康统计年鉴》，分别于次年 6 月、5 月和 9 月左右由国家卫生健康委对外发布。

（八）数据共享

根据相关法律规范要求，在签订协议的情况下，统计汇总数据可向国务院其他部委提供。

统计信息共享内容包括年度数据与年报，按照国家统计局要求的方式和渠道上传，时间与数据公布时间一致。责任单位为国家卫生健康委综合监督局，责任人为国家卫生健康委综合监督局负责人。

（九）统计调查对象使用国家基本单位名录库或者部门基本单位名录库的情况

统计调查对象使用国家卫生健康委统计调查名录库，本报表制度使用国家标准行政区划代码和统一的机构编码。

2.2 报表目录

表号	表　　名	报告期别	填 报 范 围	报送单位	报送日期及方式
卫健统 7 表	建设项目卫生审查信息卡	实时	开展卫生审查的新建、改建、扩建等的建设项目	各级卫生健康监督机构	监督后 5 日内
卫健统 8 表	公共场所卫生被监督单位信息卡	实时	取得公共场所卫生许可证的公共场所经营单位和体育场（馆）、公园、公共交通工具等公共场所经营单位	各级卫生健康监督机构	发现相关信息变动后 5 日内
卫健统 9 表	公共场所卫生监督检查信息卡	实时	开展公共场所单位的日常监督检查、抽检信息。	各级卫生健康监督机构	监督后 5 日内及获得抽检结果后 5 日内
卫健统 10 表	公共场所卫生监督案件查处信息卡	实时	以《公共场所卫生管理条例》为主要法律依据进行查处的案件	各级卫生健康监督机构	处罚决定书送达后及结案后 5 日内
卫健统 11 表	生活饮用水卫生被监督单位信息卡	实时	所有集中式供水单位；设定二次供水卫生许可地区取得卫生许可证的二次供水单位，未设定二次供水卫生许可地区的二次供水单位	各级卫生健康监督机构	发现相关信息变动后 5 日内
卫健统 12 表	生活饮用水卫生监督检查信息卡	实时	涉及生活饮用水单位的日常监督检查、抽检信息。	各级卫生健康监督机构	监督后 5 日内及获得抽检结果后 5 日内
卫健统 13 表	生活饮用水卫生监督案件查处信息卡	实时	以《生活饮用水卫生监督管理办法》为主要法律依据进行查处的案件	各级卫生健康监督机构	处罚决定书送达后及结案后 5 日内
卫健统 14 表	涉及饮用水卫生安全产品被监督单位信息卡	实时	取得卫生许可批件的涉及饮用水卫生安全产品生产企业和在华责任单位	各级卫生健康监督机构	发现相关信息变动后 5 日内
卫健统 15 表	涉及饮用水卫生安全产品卫生监督检查信息卡	实时	涉及饮用水卫生安全产品的生产企业、在华责任单位、销售单位的日常监督检查、抽检信息	各级卫生健康监督机构	监督后 5 日内及获得抽检结果后 5 日内

续　表

表号	表　名	报告期别	填报范围	报送单位	报送日期及方式
卫健统 16 表	学校卫生被监督单位信息卡	实时	小学及小学以上的学校	各级卫生健康监督机构	发现相关信息变动后 5 日内
卫健统 17 表	学校卫生监督检查信息卡	实时	对小学及小学以上学校进行日常监督检查、抽检的信息	各级卫生健康监督机构	监督后 5 日内及获得抽检结果后 5 日内
卫健统 18 表	学校卫生监督案件查处信息卡	实时	以《学校卫生工作条例》为主要法律依据进行查处的案件	各级卫生健康监督机构	处罚决定书送达后及结案后 5 日内
卫健统 19 表	消毒产品被监督单位信息卡	实时	取得消毒产品生产企业卫生许可证的生产单位和依法注册登记的在华责任单位	各级卫生健康监督机构	发现相关信息变动后 5 日内
卫健统 20 表	消毒产品监督检查信息卡	实时	消毒产品生产单位、在华责任单位、经营和使用单位的日常监督检查、抽检信息	各级卫生健康监督机构	监督后 5 日内及获得抽检结果后 5 日内
卫健统 21 表	消毒产品监督案件查处信息卡	实时	以《传染病防治法》、《消毒管理办法》等法律、法规和规章为主要法律依据进行查处的案件	各级卫生健康监督机构	处罚决定书送达后及结案后 5 日内
卫健统 22 表	餐饮具集中消毒被监督单位信息卡	实时	取得营业执照的餐饮具集中消毒单位	各级卫生健康监督机构	发现相关信息变动后 5 日内
卫健统 23 表	餐饮具集中消毒监督检查信息卡	实时	餐饮具集中消毒单位的日常监督检查、抽检信息	各级卫生健康监督机构	监督后 5 日内及获得抽检结果后 5 日内
卫健统 24 表	餐饮具集中消毒单位卫生监督案件查处信息卡	实时	以《食品安全法》、《餐饮具集中消毒单位卫生健康监督规范（试行)》为主要法律依据进行查处的案件	各级卫生健康监督机构	处罚决定书送达后及结案后 5 日内
卫健统 25 表	传染病防治被监督单位信息卡	实时	各级疾病预防控制机构、已取得有效许可资质的医疗机构和采供血机构	各级卫生健康监督机构	发现相关信息变动后 5 日内
卫健统 26 表	传染病防治监督检查信息卡	实时	涉及传染病防治单位的日常监督检查、抽检信息(不包括消毒产品已填报的信息)	各级卫生健康监督机构	监督后 5 日内及获得抽检结果后 5 日内

续 表

表号	表　　名	报告期别	填 报 范 围	报送单位	报送日期及方式
卫健统 27 表	传染病防治监督案件查处信息卡	实时	以《传染病防治法》及相关法律、法规和规章为主要法律依据进行查处的案件	各级卫生健康监督机构	处罚决定书送达后及结案后 5 日内
卫健统 28 表	放射诊疗被监督单位信息卡	实时	已取得放射诊疗许可证的医用辐射单位	各级卫生健康监督机构	发现相关信息变动后 5 日内
卫健统 29 表	放射诊疗监督检查信息卡	实时	涉及放射诊疗单位的日常监督检查信息	各级卫生健康监督机构	监督后 5 日内
卫健统 30 表	放射诊疗监督案件查处信息卡	实时	以放射卫生法律、法规和规章为主要法律依据进行查处的案件，包括立案后不予行政处罚和仅实施相关行政措施的案件	各级卫生健康监督机构	处罚决定书送达后及结案后 5 日内
卫健统 31 表	职业健康检查、职业病诊断和放射卫生技服务技术机构被监督单位信息卡	实时	取得职业健康检查、职业病诊断、放射卫生技术服务机构资质的单位	各级卫生健康监督机构	发现相关信息变动后 5 日内
卫健统 32 表	职业健康检查、职业病诊断和放射卫生技服务技术机构监督检查信息卡	实时	职业健康检查、职业病诊断、放射卫生技术服务机构和其他单位（个人）的日常监督检查信息	各级卫生健康监督机构	监督后 5 日内
卫健统 33 表	职业健康检查、职业病诊断和放射卫生技服务技术机构案件查处信息卡	实时	依据《中华人民共和国职业病防治法》等法律、法规、规章，对职业健康检查、职业病诊断和放射卫生技术服务机构等被监督单位（个人）实施的卫生行政处罚、行政强制及其他措施的案件	各级卫生健康监督机构	处罚决定书送达后及结案后 5 日内
卫健统 34 表	医疗被监督单位信息卡	实时	已取得《医疗机构执业许可证》的各类医疗机构	各级卫生健康监督机构	发现相关信息变动后 5 日内
卫健统 35 表	医疗监督检查信息卡	实时	已取得《医疗机构执业许可证》的各类医疗机构的日常监督检查信息	各级卫生健康监督机构	监督后 5 日内
卫健统 36 表	医疗案件查处信息卡	实时	以医疗卫生法律、法规和规章为主要法律依据，对医疗机构及其个人进行查处的案件	各级卫生健康监督机构	处罚决定书送达后及结案后 5 日内

续 表

表号	表　名	报告期别	填报范围	报送单位	报送日期及方式
卫健统 37 表	无证行医案件查处信息卡	实时	以医疗卫生法律、法规和规章为主要法律依据，对非医疗机构和个人进行查处的案件	各级卫生健康监督机构	处罚决定书送达后及结案后 5 日内
卫健统 38 表	血液安全被监督单位信息卡	实时	已取得采供血执业许可证的单位	各级卫生健康监督机构	发现相关信息变动后 5 日内
卫健统 39 表	血液安全监督检查信息卡	实时	已取得《医疗机构执业许可证》的医疗机构、已取得《采供血执业许可证》的采供血机构和未取得许可非法从事临床用血和采供血等违法行为的单位的日常监督信息	各级卫生健康监督机构	监督后 5 日内
卫健统 40 表	血液安全监督案件查处信息卡	实时	以血液安全卫生法律、法规和规章为主要法律依据进行查处的案件	各级卫生健康监督机构	处罚决定书送达后及结案后 5 日内
卫健统 41 表	计划生育被监督单位信息卡	实时	取得许可准许从事计划生育与母婴保健技术服务的医疗、妇幼保健、计划生育服务机构	各级卫生健康监督机构	许可（批准）信息变动后 5 日内
卫健统 42 表	计划生育监督检查信息卡	实时	取得许可准许从事计划生育与母婴保健技术服务的医疗、妇幼保健、计划生育服务机构日常监督信息	各级卫生健康监督机构	监督后 5 日内
卫健统 43 表	计划生育监督案件查处信息卡	实时	各级各类从事计划生育、母婴保健、辅助生殖技术服务的机构及人员违法行为实施行政处罚、行政强制及其他措施的案件	各级卫生健康监督机构	处罚决定书送达后及结案后 5 日内

2.3 调查表式

2.3.1 建设项目卫生审查信息卡

申请单位：____________________　　表　　号：卫健统 7 表
注册地址：____________________　　制定机关：国家卫生健康委
地址：____________________　　批准机关：国家统计局
行政区划代码：□□□□□□　　批准文号：国统制〔2018〕50 号
申请单位统一社会信用代码：□□□□□□□□□□□□□□□□□□　　有效期至：2021 年 04 月
申请单位经济类型代码：□□

一、基本情况
法定代表人（负责人）：____________　身份证件名称：____________
证件号码：□□□□□□□□□□□□□□□□□□
项目名称：____________________
建筑面积：□□□□□□□□m^2
二、监督情况
1. 专业类别：
公共场所卫生□　生活饮用水卫生□　放射诊疗□　其他□
2. 项目性质：
新建□　改建□　扩建□
3. 监督内容：
（1）放射诊疗
建设项目危害类别：一般□　严重□
放射防护预评价审核：　同意□　不同意□　审核日期：□□□□年□□月□□日
放射防护设施竣工验收：　合格□　不合格□　验收日期：□□□□年□□月□□日
（2）其他专业
选址和设计卫生审查：　同意□　不同意□　审查日期：□□□□年□□月□□日
竣工验收：　合格□　不合格□　验收日期：□□□□年□□月□□日

报告单位：____________　报告单位负责人：____________
报 告 人：____________　报　告　日　期：____________
填报说明：1. 本卡由各级卫生健康监督机构填报。
2. 本卡报告范围为辖区内实际开展了卫生审查的新建、改建、扩建等的建设项目。
3. 本卡为实时报告，应在建设项目（包括跨年度的建设项目）每完成一个阶段的预防性卫生监督后 5 个工作日内填报；在完成下一阶段的预防性卫生监督后 5 个工作日内，对信息卡相应内容进行补充或修正填报。

2.3.2 公共场所卫生被监督单位信息卡

被监督单位（个人）：______________________

注册地址：______________________

地址：______________________

行政区划代码：□□□□□□

被监督单位统一社会信用代码：□□□□□□□□□□□□□□□□□□□□

被监督单位经济类型代码：□□

表　　号：卫健统8表

制定机关：国家卫生健康委

批准机关：国家统计局

批准文号：国统制〔2018〕50号

有效期至：2021年04月

一、基本情况

法定代表人（负责人）：______________　身份证件名称：______________

证件号码：□□□□□□□□□□□□□□□□□□

在岗职工数□□□□□　专职从业人员数□□□□□　持健康合格证明人数□□□□□

营业面积□□□□□□□m^2

是否学校内：是□　否□

二、单位类别（可多选）

宾馆□　旅店□　招待所□　车马店□　公共浴室□　理发店□　美容店□　影剧院□

录像厅（室）□　游艺厅（室）□　舞厅□　音乐厅□　体育场（馆）□　游泳场（馆）□

公园□　展览馆□　博物馆□　美术馆□　图书馆□　商场（店）□　书店□　候诊室□

候车（机、船）室□　公共交通工具□

三、卫生设施设备、饮用水

1. 公共用品用具消毒设施：有□　无□

2. 公共用品用具保洁设施：有□　无□

3. 集中空调通风系统：有□　无□

4. 饮用水：集中式供水□（公共供水□自建设施供水□分质供水□）二次供水□　分散式供水□　其他□

四、卫生许可情况

1. 卫生许可证号：______________

2. 新发□　变更□　延续□　注销□

日期：□□□□年□□月□□日　有效期截止□□□□年□□月□□日

3. 行政许可机关：______________

五、公共场所卫生监督量化分级管理等级评定情况

住宿业：宾馆：　A级□　B级□　C级□　不予评级□　未评级□

旅店：　A级□　B级□　C级□　不予评级□　未评级□

招待所：A级□　B级□　C级□　不予评级□　未评级□

游泳场所：游泳场（馆）：　A级□　B级□　C级□　不予评级□　未评级□

沐浴场所：公共浴室：　A级□　B级□　C级□　不予评级□　未评级□

美容美发场所：理发店：　A级□　B级□　C级□　不予评级□　未评级□

美容店：　A级□　B级□　C级□　不予评级□　未评级□

其他：　A级□　B级□　C级□　不予评级□　未评级□

六、经营状况

1. 营业□　2. 关闭□

报告单位：______________　报告单位负责人：______________

报　告　人：______________　报　告　日　期：______________

填报说明：1. 本卡由各级卫生健康监督机构填报。

2. 本卡报告范围为辖区内已取得卫生许可证的公共场所经营单位和体育场（馆）、公园、公共交通工具等公共场所经营单位。

3. 本卡为实时报告，应在许可后5个工作日内填报；在监督过程中发现被监督单位信息发生变动后5个工作日内进行补充或修正填报。

2.3.3　公共场所卫生监督检查信息卡

被监督单位（个人）：______________________
注册地址：______________________
地址：______________________
行政区划代码：□□□□□□
被监督单位统一社会信用代码：□□□□□□□□□□□□□□□□□□
被监督单位经济类型代码：□□

表　　号：卫健统9表
制定机关：国家卫生健康委
批准机关：国家统计局
批准文号：国统制〔2018〕50号
有效期至：2021年04月

一、基本情况
法定代表人（负责人）：______________　身份证件名称：______________
证件号码：□□□□□□□□□□□□□□□□□□
是否学校内：是□　否□
二、监督类别
宾馆□　旅店□　招待所□　车马店□　公共浴室□　理发店□　美容店□　影剧院□
录像厅（室）□　游艺厅（室）□　舞厅□　音乐厅□　体育场（馆）□　游泳场（馆）□
公园□　展览馆□　博物馆□　美术馆□　图书馆□　商场（店）□　书店□　候诊室□
候车（机、船）室□　公共交通工具□
三、监督检查形式
日常监督□　专项监督□
四、监督检查内容：
1. 持有效卫生许可证：　是□　否□　未检查□　合理缺项□
2. 按规定建立卫生管理制度（档案）、设立卫生管理部门或人员：　是□　否□　未检查□
3. 从业人员取得有效健康合格证明：　是□　否□　未检查□
4. 组织从业人员进行卫生知识培训：　是□　否□　未检查□
5. 设置醒目的禁止吸烟警语和标志：　是□　否□　未检查□
6. 按规定对空气、微小气候、水质、采光、照明、噪声、顾客用品用具进行卫生检测：
是□　否□　未检查□
7. 按规定公示卫生许可证、卫生信誉度等级和卫生检测报告：　是□　否□　未检查□
8. 按规定建立完整的集中空调通风系统卫生档案：　是□　否□　未检查□　合理缺项□
9. 按规定对集中空调通风系统进行卫生检测或卫生学评价：　是□　否□　未检查□　合理缺项□
10. 按规定对集中空调通风系统进行清洗消毒：　是□　否□　未检查□　合理缺项□
11. 按规定处理公共用品用具：　是□　否□　未检查□
12. 具备基本卫生条件：　是□　否□　未检查□
13. 配备/正常使用防病媒生物或废弃物存放设施设备：　是□　否□　未检查□
14. 索取公共卫生用品检验合格证明和其他相关资料：　是□　否□　未检查□
15. 新建、改建、扩建项目办理预防性卫生审查手续：　是□　否□　未检查□　合理缺项□
16. 按规定处置危害健康事故：　是□　否□　未检查□　合理缺项□
五、监督抽检
1. 现场快速检测□
监测样品数□□□□　合格样品数□□□□
2. 实验室检测　□
空气、微小气候（湿度、温度、风速）：监测样品数□□□□　合格样品数□□□□
水质：监测样品数□□□□　合格样品数□□□□
采光、照明：监测样品数□□□□　合格样品数□□□□
噪声：监测样品数□□□□　合格样品数□□□□
顾客用品用具：监测样品数□□□□　合格样品数□□□□
集中空调通风系统：监测样品数□□□□　合格样品数□□□□
六、营业状况
1. 正常□　2. 关闭□
七、制作卫生监督意见书责令整改：有□　无□
八、检查日期：□□□□年□□月□□日　抽检日期：□□□□年□□月□□日
九、监督员：__________、__________

报告单位：______________　报告单位负责人：______________
报 告 人：______________　报 告 日 期：______________
填报说明：1. 本卡由各级卫生健康监督机构填报。
2. 本卡报告范围为辖区内公共场所单位的日常监督检查、抽检信息，包括被监督单位和日常检查中发现的未取得卫生许可证的单位的信息。
3. 本卡为实时报告，监督检查信息在开展检查后5个工作日内填报，监督抽检信息在取得检测报告后5个工作日内填报。

2.3.4　公共场所卫生监督案件查处信息卡

被查处单位（个人）：______________________________
注册地址：______________________________
地址：______________________________
行政区划代码：□□□□□□
被查处单位统一社会信用代码：□□□□□□□□□□□□□□□□□□
被查处单位经济类型代码：□□

表　　号：卫健统 10 表
制定机关：国家卫生健康委
批准机关：国家统计局
批准文号：国统制〔2018〕50 号
有效期至：2021 年 04 月

一、基本情况
法定代表人（负责人）：____________________　身份证件名称：____________________
证件号码：□□□□□□□□□□□□□□□□□□
是否学校内：是□　否□
二、单位类别
宾馆□　旅店□　招待所□　车马店□　公共浴室□　理发店□　美容店□　影剧院□
录像厅（室）□　游艺厅（室）□　舞厅□　音乐厅□　体育场（馆）□　游泳场（馆）□
公园□　展览馆□　博物馆□　美术馆□　图书馆□　商场（店）□　书店□　候诊室□
候车（机、船）室□　公共交通工具□
三、案件查处情况
1. 案件名称：____________________
2. 案件来源：
（1）在卫生健康监督检查中发现□　（2）卫生机构监测报告□　（3）社会举报□
（4）上级卫生健康行政机关交办□　（5）下级卫生健康行政机关报请□　（6）有关部门移送□
3. 违法事实（可多选）：
（1）违反卫生管理有关规定□
（2）违反设施设备和公共卫生间有关规定□
（3）违反通风系统有关规定□
（4）违反公共用品用具有关规定□
（5）违反预防性卫生审查有关规定□
（6）违反危害健康事故处置有关规定□
4. 处罚依据：____________________
5. 处罚程序：（1）简易程序□　（2）一般程序□（组织听证□）
6. 处罚过程：立案日期：□□□□年□□月□□日
作出行政处罚决定日期：□□□□年□□月□□日
7. 行政处罚决定（可多选）：处罚文号或编号：____________________
（1）警告□　（2）罚款□　罚款金额□□□□□□元　（3）停业整顿□　（4）吊销卫生许可证□
8. 行政处罚机关：____________________
9. 行政强制及其他措施（可多选）：责令改正□　封闭场所□　封存相关物品□　其他□
10. 行政复议：维持□　撤销□　变更□　限期履行职责□　确认具体行政行为违法□
11. 行政诉讼：驳回原告诉讼请求□　撤销□　部分撤销□　重新作出具体行政行为□　限期履行□
变更□　确认违法或无效□
12. 结案情况：（1）执行方式：自觉履行□　强制执行□
（2）执行结果：完全履行□　不完全履行□　未履行□
实际履行罚款金额□□□□□□元
加处罚款□加处罚款金额□□□□□□元
（3）不予行政处罚□
（4）结案日期：□□□□年□□月□□日
四、其他处理情况
1. 移送司法机关□　移送日期：□□□□年□□月□□日　2. 通报其他部门□　3. 其他□

报告单位：____________________　报告单位负责人：____________________
报 告 人：____________________　报 告 日 期：____________________
填报说明：1. 本卡由各级卫生健康监督机构填报。
2. 本卡报告范围为辖区内以《公共场所卫生管理条例》为主要法律依据进行查处的案件，包括立案后不予行政处罚和仅实施行政强制及其他措施的案件。
3. 本卡为实时报告，具体要求如下：
（1）一般程序案件应在作出行政处罚决定之日起 5 个工作日内填报，在结案后 5 个工作日内对原信息卡就结案情况进行补充报告。
（2）简易程序案件、立案后不予行政处罚和仅实施行政强制及其他措施的案件，应在结案后 5 个工作日内报告。
（3）发生行政复议、行政诉讼的案件，应在收到复议决定书或诉讼判决书之日起 5 个工作日内对信息卡相应内容进行补充、修正。

2.3.5 生活饮用水卫生被监督单位信息卡

被监督单位（个人）：____________________
注册地址：____________________
地址：____________________
行政区划代码：□□□□□□
被监督单位统一社会信用代码：□□□□□□□□□□□□□□□□□□
被监督单位经济类型代码：□□

表　　号：卫健统 11 表
制定机关：国家卫生健康委
批准机关：国家统计局
批准文号：国统制〔2018〕50 号
有效期至：2021 年 04 月

一、基本情况
法定代表人（负责人）：____________　身份证件名称：____________
证件号码：□□□□□□□□□□□□□□□□□□　在岗职工数□□□□
供管水人员数□□□□　持健康合格证明人数□□□□　卫生知识培训合格人数□□□□
日供水能力□□□□□□□□吨　供水人口数□□□□.□□万人
是否在学校内：是□　否□
二、单位类别
1. 集中式供水：(1) 公共供水：城市□　乡镇□　(2) 自建设施供水□　(3) 分质供水□
2. 二次供水：(1) 居民住宅□　(2) 单位□
三、水源水类型（可多选）
1. 地表水：江河□　湖泊□　水库□　窖水□　其他□
2. 地下水：浅层□　深层□　泉水□　其他□
四、制水工艺（可多选）
1. 混凝沉淀□　2. 过滤□　3. 消毒□　4. 深度处理□　5. 特殊处理□
五、消毒
1. 消毒设施：有□　无□
　消毒方式：氯化消毒□　二氧化氯消毒□　臭氧消毒□　紫外线消毒□　其他□
2. 加药设施：有□　无□
　加药方式：机械加药□　部分机械加药□　人工加药□
六、检验能力
1. 检验室：有□　无□　　2. 检验员数□□
3. 检验内容（可多选）：微生物指标□　毒理指标□　感官性状和一般化学指标□
　放射性指标□　消毒剂指标□
4. 可检项目□□□项：其中常规指标□□项　非常规指标□□项
七、卫生许可情况
1. 卫生许可证号：____________________
2. 新发□　变更□　延续□　注销□
　日期：□□□□年□□月□□日　有效期截止：□□□□年□□月□□日
3. 行政许可机关：____________
八、营业状态
1. 正常□　2. 关闭□

报告单位：____________　报告单位负责人：____________
报 告 人：____________　报 告 日 期：____________
填报说明：1. 本卡由各级卫生健康监督机构填报。
2. 本卡报告范围为辖区内所有集中式供水单位；设定二次供水卫生许可地区取得卫生许可证的二次供水单位，未设定二次供水卫生许可地区的二次供水单位。
3. 本卡为实时报告，应在许可（未设定二次供水卫生许可地区的首次监督）后 5 个工作日内填报；在监督过程中发现被监督单位信息发生变动后 5 个工作日内进行补充或修正填报。

2.3.6　生活饮用水卫生监督检查信息卡

被监督单位（个人）：______________________________　　表　　号：卫健统12表
注册地址：______________________________　　制定机关：国家卫生健康委
地址：______________________________　　批准机关：国家统计局
行政区划代码：□□□□□□　　批准文号：国统制〔2018〕50号
被监督单位统一社会信用代码：□□□□□□□□□□□□□□□□□□　　有效期至：2021年04月
被监督单位经济类型代码：□□

一、基本情况
法定代表人（负责人）：____________________　身份证件名称：____________________
证件号码：□□□□□□□□□□□□□□□□□□
是否在学校内：是□　否□
二、监督类别
1. 集中式供水：(1) 公共供水：城市□　乡镇□　(2) 自建设施供水□　(3) 分质供水□
2. 二次供水：(1) 居民住宅□　(2) 单位□
三、监督检查形式
日常检查□　专项检查□
四、监督检查内容
1. 持有效卫生许可证　是□　否□　未检查□　合理缺项□
2. 持有效体检合格证明　是□　否□　未检查□
3. 供管水人员经卫生知识培训　是□　否□　未检查□
4. 集中式饮用水水源卫生防护符合卫生要求　是□　否□　未检查□
5. 供水水质消毒符合要求　是□　否□　未检查□
6. 开展水质自检　是□　否□　未检查□
7. 使用的涉水产品持有效卫生许可批件　是□　否□　未检查□
8. 二次供水设施防护及周围环境符合要求　是□　否□　未检查□
9. 二次供水储水设备定期清洗消毒　是□　否□　未检查□
五、监督抽检
1. 现场快速检测□　抽检件数□□□□　合格件数□□□□
2. 实验室检测□　抽检件数□□□□　合格件数□□□□
六、营业状况
1. 正常□　2. 关闭□
七、制作卫生监督意见书责令整改：有□　无□
八、检查日期：□□□□年□□月□□日　抽检日期：□□□□年□□月□□日
九、监督员：__________、__________

报告单位：____________________　报告单位负责人：________________
报 告 人：____________________　报　告　日　期：________________
填报说明：1. 本卡由各级卫生健康监督机构填报。
2. 本卡报告范围为辖区生活饮用水单位的日常监督检查、抽检信息。包括被监督单位和日常检查中发现的未取得卫生许可证的单位的信息。
3. 本卡为实时报告，监督检查信息在开展检查后5个工作日内填报，监督抽检信息在取得检测报告后5个工作日内填报。
4. 监督类别为单选，如在一次监督检查和或监督抽检过程中，对同一单位开展了2个以上监督类别的卫生监督工作时，需填报2张以上信息卡。

2.3.7 生活饮用水卫生监督案件查处信息卡

被查处单位（个人）：____________________
注册地址：____________________
地址：____________________
行政区划代码：□□□□□□
被查处单位统一社会信用代码：□□□□□□□□□□□□□□□□□□
被查处单位经济类型代码：□□

表　　号：卫健统 13 表
制定机关：国家卫生健康委
批准机关：国家统计局
批准文号：国统制〔2018〕50 号
有效期至：2021 年 04 月

一、基本情况
法定代表人（负责人）：____________________ 身份证件名称：____________________
证件号码：□□□□□□□□□□□□□□□□□□
是否在学校内：是□　否□
二、单位类别
1. 集中式供水：（1）公共供水：城市□　乡镇□　（2）自建设施供水□　（3）分质供水□
2. 二次供水：（1）居民住宅□　（2）单位□
3. 涉及饮用水卫生安全产品生产企业□
4. 涉及饮用水卫生安全产品在华责任单位□
5. 涉及饮用水卫生安全产品销售单位□
三、案件查处情况
1. 案件名称：____________________
2. 案件来源：
（1）在卫生健康监督检查中发现的□　（2）卫生机构监测报告的□　（3）社会举报的□
（4）上级卫生健康行政机关交办的□　（5）下级卫生健康行政机关报请的□　（6）有关部门移送的□
3. 违法事实（可多选）：
（1）违反饮用水工程项目验收的有关规定□
（2）违反供水单位卫生许可的有关规定□
（3）违反供、管水人员健康管理的有关规定□
（4）违反生活饮用水卫生标准的有关规定□
（5）违反集中式供水单位水源保护的有关规定□
（6）生产和销售的涉及饮用水卫生安全产品违反卫生许可的有关规定□
4. 处罚依据：____________________
5. 处罚程序：（1）简易程序□　（2）一般程序□（组织听证□）
6. 处罚过程：立案日期：□□□□年□□月□□日
作出行政处罚决定日期：□□□□年□□月□□日
7. 行政处罚决定（可多选）：处罚文号或编号：____________________
（1）罚款□罚款金额□□□□□□□元　（2）其他□
8. 行政处罚机关：____________________
9. 相关行政措施（可多选）：责令限期改进□　其他□
10. 行政复议：维持□　撤销□　变更□　限期履行职责□　确认具体行政行为违法□
11. 行政诉讼：驳回原告诉讼请求□　撤销□　部分撤销□　重新作出具体行政行为□　限期履行□
变更□　确认违法或无效□
12. 结案情况：（1）执行方式：自觉履行□　强制执行□
（2）执行结果：完全履行□　不完全履行□　未履行□
实际履行罚款金额□□□□□□□元
加处罚款□　加处罚款金额□□□□□□□元
（3）不予行政处罚□
（4）结案日期：□□□□年□□月□□日
四、其他处理情况
1. 移送司法机关□　移送日期：□□□□年□□月□□日
2. 通报有关部门□　3. 其他□

报告单位：____________________　报告单位负责人：____________________
报 告 人：____________________　报 告 日 期：____________________
填报说明：1. 本卡由各级卫生健康监督机构填报。
2. 本卡报告范围为辖区内以《生活饮用水卫生监督管理办法》为主要法律依据进行查处的案件，包括立案后不予行政处罚和仅实施相关行政措施的案件。
3. 本卡为实时报告，具体要求如下：
（1）一般程序案件应在作出行政处罚决定之日起 5 个工作日内填报，在结案后 5 个工作日内对原信息卡就结案情况进行补充报告。
（2）简易程序案件、立案后不予行政处罚和仅实施相关行政措施的案件，应在结案后 5 个工作日内报告。
（3）发生行政复议、行政诉讼的案件，应在收到复议决定书或诉讼判决书之日起 5 个工作日内对信息卡相应内容进行补充、修正。

2.3.8 涉及饮用水卫生安全产品被监督单位信息卡

被监督单位（个人）：________________________
注册地址：____________________________
地址：______________________________
行政区划代码：□□□□□□
被监督单位统一社会信用代码：□□□□□□□□□□□□□□□□□□
被监督单位经济类型代码：□□

表　　号：卫健统 14 表
制定机关：国家卫生健康委
批准机关：国家统计局
批准文号：国统制〔2018〕50 号
有效期至：2021 年 04 月

一、基本情况
法定代表人（负责人）：________________　身份证件名称：________________
证件号码：□□□□□□□□□□□□□□□□□□　在岗职工数□□□□
专职从业人员数□□□□　持健康合格证明人数□□□□　卫生知识培训合格人数□□□□
二、单位类别
生产企业□　在华责任单位□
三、产品类别
1. 输配水设备□□：管材/管件□□　蓄水容器□□　无负压供水设备□□
饮水机□□　密封/止水材料□□
2. 防 护 材 料□□：环氧树脂涂料□□　聚酯涂料（含醇酸树脂）□□
丙烯酸树脂涂料□□　聚氨酯涂料□□
3. 水处理材料□□
4. 化学处理剂□□：絮凝剂/助凝剂□□　阻垢剂□□　消毒剂□□
5. 水质处理器□□：以市政自来水为原水的水质处理器□□□　以地下水或地表水为水源的水质处理设备（每小时净水流量≤$25m^3/h$）□□□　饮用水消毒设备□□
6. 与饮用水接触的新材料、新工艺和新化学物质□□
四、检验能力
1. 检验室：有□　无□
2. 检验员数：□□
3. 可检项目□□项
五、持有效的涉水产品卫生许可批件数□□□
六、营业状态
1. 正常□　2. 关闭□

报告单位：__________________　报告单位负责人：______________
报 告 人：__________________　报 告 日 期：______________
填报说明：1. 本卡由各级卫生健康监督机构填报。
2. 本卡报告范围为辖区内已取得卫生许可批件的涉及饮用水卫生安全产品生产企业和进口涉水产品在华责任单位。
3. 本卡为实时报告，应在涉水产品生产企业完成卫生许可批件新发、变更、延续、注销后 5 个工作日内填报。在监督过程中发现信息发生变动后 5 个工作日内进行补充或修正填报。

2.3.9　涉及饮用水卫生安全产品监督检查信息卡

被监督单位（个人）：______________

注册地址：______________

地址：______________

行政区划代码：□□□□□□

被监督单位统一社会信用代码：□□□□□□□□□□□□□□□□□□

被监督单位经济类型代码：□□

表　　号：卫健统 15 表

制定机关：国家卫生健康委

批准机关：国家统计局

批准文号：国统制〔2018〕50 号

有效期至：2021 年 04 月

一、基本情况

法定代表人（负责人）：__________　身份证件名称：__________

证件号码：□□□□□□□□□□□□□□□□□□

二、监督类别

1. 生产企业□　2. 在华责任单位□　3. 销售单位□

三、监督检查形式

日常检查□　专项检查□

四、监督检查内容

（一）生产企业

1. 持有效卫生许可批件　是□　否□　未检查□
2. 持有效体检合格证　是□　否□　未检查□　合理缺项□
3. 从业人员经卫生知识培训　是□　否□　未检查□
4. 开展产品检测　是□　否□　未检查□
5. 涉水产品标签和说明书符合要求　是□　否□　未检查□
6. 产品配方和生产工艺符合要求　是□　否□　未检查□

（二）在华责任单位

1. 持有效卫生许可批件　是□　否□　未检查□
2. 涉水产品标签和说明书符合要求　是□　否□　未检查□

（三）销售单位

1. 涉水产品批件索证情况　是□　否□　未检查□
2. 持有效卫生许可批件　是□　否□　未检查□
3. 涉水产品标签和说明书符合要求　是□　否□　未检查□

五、监督抽检（可多选）

1. 输配水设备：管材/管件□　蓄水容器□　无负压供水设备□　饮水机□　密封/止水材料□
2. 防 护 材 料：环氧树脂涂料□　聚酯涂料（含醇酸树脂）□ 丙烯酸树脂涂料□　聚氨酯涂料□
3. 水处理材料□
4. 化学处理剂：絮凝剂/助凝剂□　阻垢剂□　消毒剂□
5. 水质处理器：以市政自来水为水源的水质处理器□　以地下水或地表水为水源的水质处理设备（每小时净水流量≤25m^3/h）□　饮用水消毒设备□
6. 与饮用水接触的新材料和新化学物质□：
   抽检件数□□□　合格件数□□□

六、营业状况

1. 正常□　2. 关闭□

七、制作卫生监督意见书责令整改：有□　无□

八、检查日期：□□□□年□□月□□日　抽检日期：□□□□年□□月□□日

九、监督员：________、________

报告单位：__________　报告单位负责人：__________

报 告 人：__________　报　告　日　期：__________

填报说明：1. 本卡由各级卫生健康监督机构填报。

2. 本卡报告范围为辖区内涉及饮用水卫生安全产品的生产企业、涉水产品在华责任单位、销售单位的日常监督检查、抽检信息（包括未取得卫生许可批件产品的生产和销售单位）。

3. 本卡为实时报告，监督检查信息在开展检查后 5 个工作日内填报，监督抽检信息在取得检测报告后 5 个工作日内填报。

4. 监督类别为单选，如在一次监督检查和或监督抽检过程中，对同一单位开展了 2 个以上监督类别的卫生监督工作时，需填报 2 张以上信息卡。

2.3.10 学校卫生被监督单位信息卡

被监督单位（个人）：________________________　　表　　号：卫健统 16 表
注册地址：________________________　　制定机关：国家卫生健康委
地址：________________________　　批准机关：国家统计局
行政区划代码：□□□□□□　　批准文号：国统制〔2018〕50 号
被监督单位统一社会信用代码：□□□□□□□□□□□□□□□□□□　　有效期至：2021 年 04 月
被监督单位经济类型代码：□□

一、基本情况
法定代表人（负责人）：________________　身份证件名称：________________
证件号码：□□□□□□□□□□□□□□□□□□
学生总数□□□□□□　其中：男生□□□□□□　女生□□□□□□
住宿学生数□□□□□□　教职员工数□□□□□
所在区域：1. 城区□　　2. 镇区□　　3. 乡村□
二、学校类别
1. 小学□　2. 初级中学（包括九年一贯制学校）□
3. 高级中学（包括职业中学、十二年一贯制学校、完全中学）□　4. 普通高校□
5. 教学点
三、办学性质
1. 公办□　2. 民办□　3. 其他□
四、校内辅助设施数
1. 学生宿舍（间）□□□□　2. 公共浴室 □□　3. 学生厕所（蹲位）□□□
4. 游泳场所□□　　5. 体育馆□□　　6. 图书馆（阅览室）□□
五、饮用水
（一）供水方式：1. 集中式供水（公共供水□自建设施供水□分质供水□）
　　2. 二次供水□　3. 分散式供水□
（二）饮水类别：1. 开水□　2. 桶装水□　3. 现制现售□　4. 分质供水□　5. 学生自带水□　6. 其他□
六、健康管理
1. 校医院、卫生室数 □□□　　保健室数 □□□
2. 卫生专业技术人员数 □□□□　　保健教师数 □□□□
七、学校卫生综合评价情况
优秀□　合格□　不合格□　未评价□
八、办学状况
1. 正常□　2. 关闭□

报告单位：________________　　报告单位负责人：________________
报 告 人：________________　　报　告　日　期：________________
填报说明：1. 本卡由各级卫生健康监督机构填报。
2. 本卡报告范围为辖区内依法批准设立的普通小学、中等职业学校和普通高等学校。
3. 本卡为实时报告，应在首次监督后 5 个工作日内填报；在监督过程中发现被监督单位信息发生变动后 5 个工作日内进行补充或修正填报。

2.3.11 学校卫生监督检查信息卡

被监督单位（个人）：____________________
注册地址：____________________
地址：____________________
行政区划代码：□□□□□□
被监督单位统一社会信用代码：□□□□□□□□□□□□□□□□□□
被监督单位经济类型代码：□□

表　　号：卫健统 17 表
制定机关：国家卫生健康委
批准机关：国家统计局
批准文号：国统制〔2018〕50 号
有效期至：2021 年 04 月

一、基本情况

法定代表人（负责人）：______________　身份证件名称：______________

证件号码：□□□□□□□□□□□□□□□□□□

学生总数□□□□□□　其中：男生□□□□□□　女生□□□□□□

住宿学生数□□□□□□　教职员工数□□□□□

所在区域：1. 城区□　2. 镇区□　3. 乡村□

二、学校类别

1. 小学□　2. 初级中学（包括九年一贯制学校）□

3. 高级中学（包括职业中学、十二年一贯制学校、完全中学）□　4. 普通高校□

5. 教学点

三、办学性质

1. 公办□　2. 民办□　3. 其他□

四、监督检查形式

日常检查□　专项检查□

五、监督检查内容

1. 教学、生活环境卫生

（1）教室墙壁和顶棚为白色或浅色，窗户为无色透明玻璃　是□　否□　未检查□　合理缺项□

（2）单侧采光从座位左侧入，双采光主采光窗设在左侧　是□　否□　未检查□　合理缺项□

（3）灯管垂直黑板且为控照式灯具　是□　否□　未检查□　合理缺项□

（4）黑板没有破损、眩光　是□　否□　未检查□　合理缺项□

（5）每间教室至少设有 2 种不同高低型号的课桌椅、且每人一席　是□　否□　未检查□　合理缺项□

（6）独立设置的厕所与生活饮用水水源相距 30 米以上　是□　否□　未检查□　合理缺项□

（7）学生宿舍一人一床 并设有厕所、盥洗设施　是□　否□　未检查□　合理缺项□

2. 传染病防控

（1）寄宿制或 600 名学生以上非寄宿制学校配备卫生专业技术人员；600 名以下非寄宿制学校配备保健教师或卫生专业技术人员　是□　否□　未检查□

（2）寄宿制学校应设立卫生室，非寄宿制学校视规模设卫生室或保健室　是□　否□　未检查□

（3）有传染病疫情报告登记及管理制度　是□　否□　未检查□

（4）专人负责疫情报告　是□　否□　未检查□

（5）有晨检记录　是□　否□　未检查□　合理缺项□

（6）有因病缺勤病因追查与登记记录　是□　否□　未检查□　合理缺项□

（7）有新生入学接种证查验登记记录　是□　否□　未检查□　合理缺项□

3. 常见病、地方病与多发病管理

（1）建立学生健康体检档案　是□　否□　未检查□

（2）每年实施一次学生健康体检　是□（学生体检数 □□□□□□）否□　未检查□

（3）开展学生常见病防治　是□（全部□　部分□）　否□　未检查□

（4）开展地方病防控　是□（全部□　部分□）　否□　未检查□　合理缺项□

（5）定期（每学期 1 次）开展健康生活方式、营养和慢性病预防知识教育和宣传活动

是□　否□　未检查□

（6）学校卫生机构持有效执业许可证　是□　否□　未检查□　合理缺项□

4. 有突发公共卫生事件应急预案：　是□　否□　未检查□

5. 生活饮用水卫生

（1）自建设施集中式供水依法取得卫生许可证　是□　否□　未检查□　合理缺项□

（2）自建设施集中式供水水源卫生防护合格　是□　否□　未检查□　合理缺项□

（3）自建设施集中式供水有水质消毒设施设备　是□　否□　未检查□　合理缺项□

（4）二次供水蓄水池周围无污染源　是□　否□　未检查□　合理缺项□

（5）二次供水蓄水设施定期（每年一次）清洗、消毒　是□　否□　未检查□　合理缺项□

（6）分散式供水有卫生安全防护设施并对水质进行消毒　是□　否□　未检查□　合理缺项□

（7）配备专（兼）职供水人员，且持有效“健康合格证明”和“卫生培训合格证明”上岗

是□　否□　未检查□　合理缺项□

（8）涉水产品有有效卫生许可批件　是□　否□　未检查□　合理缺项□

6. 校内公共场所

（1）游泳场所依法取得卫生许可证　是□　否□　未检查□　合理缺项□

（2）公共浴室依法取得卫生许可证　是□　否□　未检查□　合理缺项□

六、监督抽检

（1）教室人均面积□　监测件数□□□□　合格件数□□□□

（2）教室采光□　监测件数□□□□　合格件数□□□□

（3）教室照明□　监测件数□□□□　合格件数□□□□

（4）教室微小气候□　监测件数□□□□　合格件数□□□□

（5）教室噪声□　监测件数□□□□　合格件数□□□□

（6）课桌椅□　监测件数□□□□　合格件数□□□□

（7）黑板□　监测件数□□□□　合格件数□□□□

（8）学校饮用水□　监测件数□□□□　合格件数□□□□

七、办学状况

1. 正常□　2. 关闭□

八、制作卫生监督意见书责令整改：有□　无□

九、检查日期：□□□□年□□月□□日　抽检日期：□□□□年□□月□□日

十、监督员：__________、__________

报告单位：______________________　报告单位负责人：________________

报 告 人：______________________　报　告　日　期：________________

填报说明：1. 本卡由各级卫生健康监督机构填报。

2. 本卡报告范围为辖区内依据《学校卫生工作条例》等法规、规章对小学及小学以上学校进行日常监督检查、抽检的信息，包括取得办学许可证及未取得办学许可证的学校。

3. 本卡为实时报告，监督检查信息在开展检查后 5 个工作日内填报，监督抽检信息在取得检测报告后 5 个工作日内填报。

2.3.12 学校卫生监督案件查处信息卡

被查处单位（个人）：________________
注册地址：________________
地址：________________
行政区划代码：□□□□□□
被查处单位统一社会信用代码：□□□□□□□□□□□□□□□□□□
被查处单位经济类型代码：□□

表　　号：卫健统 18 表
制定机关：国家卫生健康委
批准机关：国家统计局
批准文号：国统制〔2018〕50 号
有效期至：2021 年 04 月

一、基本情况
法定代表人（负责人）：____________　身份证件名称：____________
证件号码：□□□□□□□□□□□□□□□□□□
二、学校类别
1. 小学□　2. 初级中学（包括九年一贯制学校）□
3. 高级中学（包括职业中学、十二年一贯制学校、完全中学）□　4. 普通高校□　5. 教学点
三、办学性质
1. 公办□　2. 民办□　3. 其他□
四、案件查处情况
1. 案件名称：________
2. 案件来源
（1）在卫生健康监督检查中发现□　（2）卫生机构监测报告□　（3）社会举报□
（4）上级卫生健康行政机关交办□　（5）下级卫生健康行政机关报请□　（6）有关部门移送□
3. 违法事实（可多选）：
（1）环境卫生质量不符合要求□
（2）教学设施不符合要求□
（3）生活设施不符合要求□
（4）生活饮用水水质不符合要求□
（5）拒绝或者妨碍卫生监督的□
4. 处罚依据：________
5. 处罚程序：（1）简易程序□　（2）一般程序□（组织听证□）
6. 处罚过程：立案日期：□□□□年□□月□□日
　　　　　　作出行政处罚决定日期：□□□□年□□月□□日
7. 行政处罚决定（可多选）：处罚文号或编号：________
（1）警告□　（2）其他□
8. 行政处罚机关：________
9. 相关行政措施（可多选）：责令限期改进□　其他□
10. 行政复议：维持□　撤销□　变更□　限期履行职责□　确认具体行政行为违法□
11. 行政诉讼：驳回原告诉讼请求□　撤销□　部分撤销□　重新作出具体行政行为□　限期履行□
　　变更□　确认违法或无效□
12. 结案情况：（1）执行方式：自觉履行□　强制执行□
　　（2）执行结果：完全履行□　不完全履行□　未履行□
　　（3）不予行政处罚□　（4）结案日期：□□□□年□□月□□日
五、其他处理情况
移送司法机关□　移送日期：□□□□年□□月□□日

报告单位：____________　报告单位负责人：____________
报 告 人：____________　报 告 日 期：____________
填报说明：1. 本卡由各级卫生健康监督机构填报。
2. 本卡报告范围为辖区内以《学校卫生工作条例》为主要法律依据进行查处的案件，包括立案后不予行政处罚和仅实施相关行政措施的案件。
3. 本卡为实时报告，具体要求如下：
（1）一般程序案件应在作出行政处罚决定之日起 5 个工作日内填报，在结案后 5 个工作日内对原信息卡就结案情况进行补充报告。
（2）简易程序案件、立案后不予行政处罚和仅实施相关行政措施的案件，应在结案后 5 个工作日内报告。
（3）发生行政复议、行政诉讼的案件，应在收到复议决定书或诉讼判决书之日起 5 个工作日内对信息卡相应内容进行补充、修正。

2.3.13 消毒产品被监督单位信息卡

被监督单位（个人）：______________________　　表　　号：卫健统 19 表
注册地址：______________________　　制定机关：国家卫生健康委
地址：______________________　　批准机关：国家统计局
行政区划代码：□□□□□□　　批准文号：国统制〔2018〕50 号
被监督单位统一社会信用代码：□□□□□□□□□□□□□□□□□□　　有效期至：2021 年 04 月
被监督单位经济类型代码：□□

一、基本情况
法定代表人（负责人）：______________　身份证件名称：______________
证件号码：□□□□□□□□□□□□□□□□□□　在岗职工数□□□□
专职从业人员数□□□□　建立健康档案人数□□□　卫生知识培训合格人数□□□
建筑总面积□□□□□m^2　其中：生产车间使用面积□□□□m^2
净化车间：有□（面积□□□□m^2）　无□
二、单位类别
1. 生产企业□　2. 在华责任单位□
三、产品种类（目录）（可多选）
1. 消毒剂□□：第一类□□　第二类□□
粉剂□□　片剂□□　颗粒剂□□ 液体□□　喷雾剂□□　凝胶□□　其他□□
2. 消毒器械□□：第一类□□　第二类□□
压力蒸汽灭菌器□□　环氧乙烷灭菌器□□　戊二醛灭菌柜□□
等离子体灭菌器□□　臭氧消毒柜□□　电热消毒柜□□
静电空气消毒机□□　紫外线杀菌灯□□　紫外线消毒器□□
甲醛消毒器□□　酸性氧化电位水生成器□□　次氯酸钠发生器□□
二氧化氯发生器□□　臭氧发生器、臭氧水发生器□□
生物指示物□□　化学指示物□□　带有灭菌标识的灭菌物品包装物□□　其他□□
3. 卫生用品□□：第二类□□　第三类□□
卫生巾/护垫/尿布等排泄物卫生用品□□　湿巾/卫生湿巾□□
抗（抑）菌制剂□□　纸巾（纸）□□　卫生棉/化妆棉□□　其他□□
四、卫生许可情况
1. 卫生许可证号：______________
2. 新发□　变更□　延续□　注销□
日期：□□□□年□□月□□日　有效期截止：□□□□年□□月□□日
3. 持有新消毒产品卫生许可文件数□□□
4. 行政许可机关：______________
五、消毒产品卫生安全评价报告备案数□□□
六、检验能力
1. 检验室：有□　无□　2. 检验员数□□
3. 检验内容：理化指标□　微生物指标□　杀灭或抑制微生物指标□　毒理安全性指标□
生物指示物指标□　化学指示物指标□　带有灭菌标识的灭菌物品包装物指标□
七、营业状态
1. 正常□　2. 暂停 3. 关闭□

报告单位：______________　报告单位负责人：______________
报 告 人：______________　报　告　日　期：______________
填报说明：1. 本卡由各级卫生健康监督机构填报。
2. 本卡报告范围为辖区内已取得《消毒产品生产企业卫生许可证》的生产单位，已进行卫生安全评价的进口消毒产品在境内依法登记注册具有独立法人资格的责任单位。
3. 本卡为实时报告，应在许可后 5 个工作日内填报；在监督过程中发现被监督单位信息发生变动后 5 个工作日内进行补充或修正填报。

2.3.14 消毒产品监督检查信息卡

被监督单位（个人）：________________
注册地址：________________
地址：________________
行政区划代码：□□□□□□
被监督单位统一社会信用代码：□□□□□□□□□□□□□□□□□□
被监督单位经济类型代码：□□

表　　号：卫健统 20 表
制定机关：国家卫生健康委
批准机关：国家统计局
批准文号：国统制〔2018〕50 号
有效期至：2021 年 04 月

一、基本情况
法定代表人（负责人）：________________　身份证件名称：________________
证件号码：□□□□□□□□□□□□□□□□□□
二、监督类别
1. 生产企业□　2. 在华责任单位□　3. 经营单位□　4. 使用单位□
三、监督检查形式
1. 日常监督□　2. 专项监督□
四、监督检查内容
（一）生产企业
1. 按规定取得卫生许可证　是□　否□　未检查□
2. 生产条件符合要求　是□　否□　未检查□
3. 生产过程符合要求　是□　否□　未检查□
4. 原材料卫生质量符合要求　是□　否□　未检查□
5. 成品仓储条件符合要求　是□　否□　未检查□
6. 物料仓储条件符合要求　是□　否□　未检查□
7. 从业人员培训合格上岗　是□　否□　未检查□
8. 产品种类与企业生产许可证或者在华责任单位工商营业执照营业范围一致　是□　否□　未检查□
9. 产品标签（铭牌）、说明书符合要求　抽查数□□　符合要求数□□　未检查□
10. 第一类产品卫生安全评价报告及备案情况　抽查数□□　报告数□□　未检查□　合理缺项□
11. 第二类产品卫生安全评价报告及备案情况　抽查数□□　报告数□□　未检查□　合理缺项□
12. 新消毒产品卫生许可文件　抽查数□□　取得批件数□□　未检查□　合理缺项□
（二）在华责任单位
1. 有工商营业执照　是□　否□　未检查□
2. 第一类产品卫生安全评价报告及备案情况　抽查数□□　报告数□□　未检查□　合理缺项□
3. 第二类产品卫生安全评价报告及备案情况　抽查数□□　报告数□□　未检查□　合理缺项□
4. 新消毒产品卫生许可文件　抽查数□□　取得批件数□□　未检查□
5. 产品标签（铭牌）、说明书符合要求　抽查数□□　符合要求数□□　未检查□
（三）经营、使用单位
1. 消毒产品进货检查验收制度　是□　否□　未检查□
2. 索证情况　抽查产品数□□　索证合格数□□　未检查□
3. 消毒产品标签（铭牌）、说明书符合要求　抽查数□□　符合要求数□□　未检查□
4. 消毒产品卫生质量情况　抽查数□□　符合要求数□□　未检查□
五、监督抽检（可多选）
1. 消毒剂：第一类□　第二类□
粉剂□　片剂□　颗粒剂□　液体□　喷雾剂□　凝胶□　其他□
2. 消毒器械：第一类□　第二类□
压力蒸汽灭菌器□　环氧乙烷灭菌器□　戊二醛灭菌柜□　等离子体消毒器□
等离子体灭菌器□　臭氧消毒柜□　电热消毒柜□　静电空气消毒机□
紫外线杀菌灯□　紫外线消毒器□　甲醛消毒器□　酸性氧化电位水生成器□
次氯酸钠发生器□　二氧化氯发生器□　臭氧发生器、臭氧水发生器□　生物指示物□
化学指示物□　带有灭菌标识的灭菌物品包装物　□其他□
3. 卫生用品：第二类□　第三类□
卫生巾/护垫/尿布等排泄物卫生用品□　湿巾/卫生湿巾□　抗（抑）菌制剂□
纸巾（纸）□　卫生棉/化妆棉□　其他□
抽检件数□□□□　合格件数□□□□
六、营业状态
1. 正常□　2. 暂停□　3. 关闭□
七、制作卫生监督意见书责令整改：有□　无□
八、检查日期：□□□□年□□月□□日　抽检日期：□□□□年□□月□□日
九、监督员：________、________

报告单位：________________　报告单位负责人：________________
报　告　人：________________　报　告　日　期：________________
填报说明：1. 本卡由各级卫生健康监督机构填报。
2. 本卡报告范围为辖区内消毒产品生产单位、在华责任单位、经营和使用单位的日常监督检查、抽检信息，包括未取得卫生许可的消毒产品生产单位和未按规定备案的在华责任单位。
3. 本卡为实时报告，监督检查信息在开展检查后 5 个工作日内填报，监督抽检信息在取得检测报告后 5 个工作日内填报。

2.3.15 消毒产品监督案件查处信息卡

被查处单位（个人）：________________________　　表　　号：卫健统21表
注册地址：________________________　　制定机关：国家卫生健康委
地址：________________________　　批准机关：国家统计局
行政区划代码：□□□□□□　　批准文号：国统制〔2018〕50号
被查处单位统一社会信用代码：□□□□□□□□□□□□□□□□□□□□□□　　有效期至：2021年04月
被查处单位经济类型代码：□□

一、基本情况
法定代表人（负责人）：____________　身份证件名称：____________
证件号码：□□□□□□□□□□□□□□□□□□□□□□
二、单位类别
1. 生产企业□　2. 在华责任单位□　3. 经营单位□　4. 使用单位□
三、案件查处情况
1. 案件名称：__________
2. 案件来源
（1）在卫生健康监督检查中发现□　（2）卫生机构监测报告□　（3）投诉举报□
（4）上级卫生健康行政机关交办□　（5）下级卫生健康行政机关报请□　（6）有关部门移送□
3. 违法事实（可多选）
（1）生产企业
①违反消毒产品及生产企业卫生许可资质相关法规的行为□
②违反生产条件、生产过程相关法规的行为□
③违反使用原材料卫生质量相关法规的行为□
④违反消毒产品安全评价相关规定的行为
⑤违反标签（铭牌）、说明书相关法规的行为□
⑥违反消毒产品卫生质量相关法规的行为□
（2）在华责任单位
①违反新消毒产品卫生许可文件相关法规的行为□
②违反卫生安全评价报告相关法规的行为□
③违反进口消毒产品卫生质量相关法规的行为□
④违反标签（铭牌）、说明书相关法规的行为□
（3）经营、使用单位
①违反消毒产品进货检查验收制度相关法规的行为□
②违反索证相关法规的行为□
③违反标签（铭牌）、说明书相关法规的行为□
④违反消毒产品卫生质量相关法规的行为□
4. 违规产品（可添加）：
产品名称：______　生产单位：______　型号规格：______　生产日期：______
5. 处罚依据：__________
6. 处罚程序：（1）简易程序□　（2）一般程序□（组织听证□）
7. 处罚过程：立案日期：□□□□年□□月□□日

作出行政处罚决定日期：□□□□年□□月□□日

8. 行政处罚决定（可多选）：处罚文号或编号：________________

（1）罚款□　罚款金额□□□□□□□□□元

（2）没收非法所得□　没收金额□□□□□□□□□　（3）其他□

9. 行政处罚机关：________________

10. 行政强制及其他措施：（可多选）责令限期改正□　其他□

11. 行政复议：维持□　撤销□　变更□　限期履行职责□　确认具体行政行为违法□

12. 行政诉讼：驳回原告诉讼请求□　撤销□　部分撤销□　重新作出具体行政行为□　限期履行□

变更□　确认违法或无效□

13. 结案情况：（1）执行方式：自觉履行□　强制执行□

（2）执行结果：完全履行□　不完全履行□　未履行□

实际履行罚款金额□□□□□□□□□元

加处罚款□　加处罚款金额□□□□□□□□□元

（3）不予行政处罚□

（4）结案日期：□□□□年□□月□□日

五、其他处理情况

1. 移送司法机关□　移送日期：□□□□年□□月□□日　2. 其他□

报告单位：________________　　　报告单位负责人：________________

报 告 人：________________　　　报 告 日 期：________________

填报说明：1. 本卡由各级卫生健康监督机构填报。

2. 本卡报告范围为辖区内以《中华人民共和国传染病防治法》、《消毒管理办法》对消毒产品生产企业、在华责任单位、经营单位、使用单位实施的卫生行政处罚、行政强制及其他措施的案件，包括立案后不予行政处罚和仅实施行政强制及其他措施的案件。

3. 本卡为实时报告，具体要求如下：

（1）一般程序案件应在作出行政处罚决定之日起 5 个工作日内填报，在结案后 5 个工作日内对原信息卡就结案情况进行补充报告。

（2）简易程序案件、立案后不予行政处罚和仅实施行政强制及其他措施的案件，应在结案后 5 个工作日内报告。

（3）发生行政复议、行政诉讼的案件，应在收到复议决定书或诉讼判决书之日起 5 个工作日内对信息卡相应内容进行补充、修正。

2.3.16 餐饮具集中消毒被监督单位信息卡

被监督单位（个人）：____________________　　表　　号：卫健统22表
注册地址：____________________　　制定机关：国家卫生健康委
地址：____________________　　批准机关：国家统计局
行政区划代码：□□□□□□　　批准文号：国统制〔2018〕50号
被监督单位统一社会信用代码：□□□□□□□□□□□□□□□□□□　　有效期至：2021年04月
被监督单位经济类型代码：□□

一、基本情况
法定代表人（负责人）：__________　　身份证件名称：__________
证件号码：□□□□□□□□□□□□□□□□□□
在岗职工数□□□□　专职从业人员数□□□□　持健康合格证明人数□□□
生产场所总面积□□□□□m^2
最大日产量：□□□□□□套　　销售单位数：□□□□个
二、单位注册情况
工商营业执照注册号：____________________
发照日期：□□□□年□□月□□日
三、用水类别：1. 集中式供水（公共供水□　自建设施供水□　分质供水□）
2. 二次供水□　3. 分散式供水□　4. 其他□
四、产品检验情况
1. 自检□　2. 委托检验□
五、经营状况
1. 正常□　2. 关闭□

报告单位：__________　　报告单位负责人：__________
报 告 人：__________　　报 告 日 期：__________
填报说明：1. 本卡由各级卫生健康监督机构填报。
2. 本卡报告范围为辖区内已取得营业执照的餐饮具集中消毒单位。
3. 本卡为实时报告，应在首次监督后5个工作日内填报；在监督过程中发现被监督单位信息发生变动后5个工作日内进行补充或修正填报。

2.3.17 餐饮具集中消毒单位监督检查信息卡

表　　号：卫健统23表
制定机关：国家卫生健康委
批准机关：国家统计局
批准文号：国统制〔2018〕50号
有效期至：2021年04月

被监督单位（个人）：________________
注册地址：________________
地址：________________
行政区划代码：□□□□□□
被监督单位统一社会信用代码：□□□□□□□□□□□□□□□□□□
被监督单位经济类型代码：□□

一、基本情况

法定代表人（负责人）：____________ 身份证件名称：____________

证件号码：□□□□□□□□□□□□□□□□□□

二、监督检查形式

日常检查□　专项检查□

三、监督检查内容

1. 未建于居民楼内的　是□　否□　未检查□
2. 与可能污染餐饮具的有害场所距离大等于30米的　是□　否□　未检查□
3. 生产场所（包括清洗、消毒、包装）总面积大等于200平方米的　是□　否□　未检查□
4. 消毒工艺流程按回收、去残渣、浸泡、机洗、消毒、包装、储存设置的　是□　否□　未检查□
5. 生产用水符合《生活饮用水卫生标准》（GB5749）的　是□　否□　未检查□
6. 消毒后的餐饮具按规定逐批检验　是□　否□　未检查□
7. 使用的洗涤剂、消毒剂符合国家卫生标准和卫生规范的　是□　否□　未检查□
8. 按规定检验合格出厂并随附消毒合格证明的　是□　否□　未检查□
9. 按规定在独立包装上标注单位名称、地址、联系方式、消毒日期以及使用期限等内容的　是□　否□　未检查□

四、监督抽检

餐饮具：抽检件数□□□□　合格件数□□□□

五、经营状况

1. 正常□　2. 关闭□

六、制作卫生监督意见书责令整改：有□　无□

七、检查日期：□□□□年□□月□□日　抽检日期：□□□□年□□月□□日

八、监督员：________、________

报告单位：____________　报告单位负责人：____________

报 告 人：____________　报 告 日 期：____________

填报说明：1. 本卡由各级卫生健康监督机构填报。

2. 本卡报告范围为辖区内餐饮具集中消毒单位的日常监督检查、抽检信息，包括被监督单位的日常监督检查和日常检查中发现的未取得工商营业执照的餐饮具集中消毒单位。

3. 本卡为实时报告，监督检查信息在开展检查后5个工作日内填报，监督抽检信息在取得检测报告后5个工作日内填报。

2.3.18 餐饮具集中消毒单位监督案件查处信息卡

被查处单位（个人）：______________________________

注册地址：______________________________

地址：______________________________

行政区划代码：□□□□□□

被查处单位统一社会信用代码：□□□□□□□□□□□□□□□□□□

被查处单位经济类型代码：□□

表　　号：卫健统 24 表

制定机关：国家卫生健康委

批准机关：国家统计局

批准文号：国统制〔2018〕50 号

有效期至：2021 年 04 月

一、基本情况

法定代表人（负责人）：____________________　身份证件名称：____________________

证件号码：□□□□□□□□□□□□□□□□□□

二、案件查处情况

1. 案件名称：__________________

2. 案件来源

（1）在卫生健康监督检查中发现□　（2）卫生机构监测报告□　（3）社会举报□

（4）上级卫生健康行政机关交办□　（5）下级卫生健康行政机关报请□　（6）有关部门移送□

3. 违法事实（可多选）

（1）生产用水和使用的洗涤剂、消毒剂不符合要求□

（2）餐具、饮具检验不符合要求□

（3）餐具、饮具的包装标识不符合要求□

4. 处罚依据：__________________

5. 处罚程序：（1）简易程序□　（2）一般程序□（组织听证□）

6. 处罚过程：立案日期：□□□□年□□月□□日

作出行政处罚决定日期：□□□□年□□月□□日

7. 行政处罚决定：（可多选）　处罚文号或编号：____________________

（1）警告□　（2）罚款□罚款金额□□□□□□□□□元

（3）责令停产停业□

（4）其他□

8. 行政处罚机关：____

9. 行政强制及其他措施（可多选）：责令改正□　其他□

10. 行政复议：维持□　撤销□　变更□　限期履行职责□　确认具体行政行为违法□

11. 行政诉讼：驳回原告诉讼请求□　撤销□　部分撤销□　重新作出具体行政行为□　限期履行□　变更□　确认违法或无效□

12. 结案情况：（1）执行方式：自觉履行□　强制执行□

（2）执行结果：完全履行□　不完全履行□　未履行□

实际履行罚款金额□□□□□□□□□元

加处罚款□　加处罚款金额□□□□□□□□□元

（3）不予行政处罚□

（4）结案日期：□□□□年□□月□□日

三、其他处理情况

1. 移送司法机关□　移送日期：□□□□年□□月□□日　2. 通报其他部门□　3. 其他□

报告单位：______________________　报告单位负责人：________________

报 告 人：______________________　报　告　日　期：________________

填报说明：1. 本卡由各级卫生健康监督机构填报。

2. 本卡报告范围为辖区内以《食品安全法》为主要法律依据进行查处的案件，包括立案后不予行政处罚和仅实施相关行政措施的案件。

3. 本卡为实时报告，具体要求如下：

（1）一般程序案件应在作出行政处罚决定之日起 5 个工作日内填报，在结案后 5 个工作日内对原信息卡就结案情况进行补充报告。

（2）简易程序案件、立案后不予行政处罚和仅实施相关行政措施的案件，应在结案后 5 个工作日内报告。

（3）发生行政复议、行政诉讼的案件，应在收到复议决定书或诉讼判决书之日起 5 个工作日内对信息卡相应内容进行补充、修正。

2.3.19 传染病防治被监督单位信息卡

被监督单位（个人）：________________

注册地址：________________

地址：________________

行政区划代码：□□□□□□

被监督单位统一社会信用代码：□□□□□□□□□□□□□□□□□□

被监督单位经济类型代码：□□

表　　号：卫健统 25 表

制定机关：国家卫生健康委

批准机关：国家统计局

批准文号：国统制〔2018〕50 号

有效期至：2021 年 04 月

一、基本情况

法定代表人（负责人）：________________　身份证件名称：________________

证件号码：□□□□□□□□□□□□□□□□□□

在岗职工数 □□□□　　卫生技术人员数 □□□□

二、单位类别

1. 疾病预防控制机构：国家级□　省级□　市级□　县级□

2. 医疗机构：医院□　妇幼保健院、妇幼保健计划生育服务中心□　社区卫生服务机构□　卫生院□
疗养院□　门诊部□　诊所（学校医务室）□　村卫生室（所）□　急救中心（站）□
临床检验中心□　专科疾病防治机构□　护理院（站）□　医学检验实验室、病理诊断中心、医学影像诊断中心、血液透析中心、安宁疗护中心□　其他□

机构级别：三级□　二级□　一级□　未定级□

3. 采供血机构：血液中心□　中心血站□　中心血库□　脐带血造血干细胞库□　单采血浆站□　其他□

三、重点部门

1. 预防接种门诊□

2. 病原微生物实验室（可多选）

生物安全一级□□　备案□□

生物安全二级□□　备案□□

生物安全三级□□　认可□□

生物安全四级□□　认可□□

3. 感染性疾病科/传染病分诊点：肠道门诊□　发热门诊□　肝炎门诊□

4. 血液透析室□

5. 消毒供应中心室□

6. 口腔科□

7. 内镜室□

8. 手术室□

9. 新生儿室□

10. 注射室□

11. 重症监护病房（ICU）□

四、分类监督综合评价结果

1. 优秀□　2. 合格□　3. 重点监督□　4. 未评价□

五、营业状况

1. 正常□　2. 关闭□

报告单位：________________　报告单位负责人：________________

报 告 人：________________　报　告　日　期：________________

填报说明：1. 本卡由各级卫生健康监督机构填报。

2. 本卡报告范围为辖区内各级疾病预防控制机构、已取得有效许可资质的医疗机构和采供血机构。

3. 本卡为实时报告，应在完成首次传染病防治监督后 5 个工作日内填报。

2.3.20 传染病防治监督检查信息卡

被监督单位（个人）：______________________________ 表　　号：卫健统26表
注册地址：____ 制定机关：国家卫生健康委
地址：____ 批准机关：国家统计局
行政区划代码：□□□□□□ 批准文号：国统制〔2018〕50号
被监督单位统一社会信用代码：□□□□□□□□□□□□□□□□□□ 有效期至：2021年04月
被监督单位经济类型代码：□□

一、基本情况
法定代表人（负责人）：____________________ 身份证件名称：____________________
证件号码：□□□□□□□□□□□□□□□□□□
二、监督类别
1. 疾病预防控制机构：国家级□　省级□　市级□　县级□　其他□
2. 医疗机构：医院□　妇幼保健院、妇幼保健计划生育服务中心□　社区卫生服务机构□　卫生院□
疗养院□　门诊部□　诊所（学校医务室）□　村卫生室（所）□　急救中心（站）□
临床检验中心□　专科疾病防治机构□　护理院（站）□　医学检验实验室、病理诊断中心、医学影像诊断中心、血液透析中心、安宁疗护中心□　其他□
机构级别：三级□　二级□　一级□　未定级□
3. 采供血机构：血液中心□　中心血站□　中心血库□　脐带血造血干细胞库□　单采血浆站□　其他□
4. 其他：□
三、监督检查形式
日常检查□　专项检查□
四、监督检查内容（每一大项可合理缺项）
（一）预防接种工作
1. 经卫生健康行政部门指定　是□　否□　未检查□
2. 工作人员经预防接种专业培训和考核合格　是□　否□　未检查□
3. 疫苗接收、购进、分发、供应、使用登记和报告记录　是□　否□　未检查□
4. 公示第一类疫苗的品种和接种方法　是□　否□　未检查□　合理缺项□
5. 接种前告知（询问）受种者或监护人有关情况　是□　否□　未检查□
6. 购进、接收疫苗时索取疫苗生产企业、疫苗批发企业的证明文件　是□　否□　未检查□
（二）传染病疫情报告
1. 建立传染病疫情报告制度　是□　否□　未检查□
2. 开展疫情报告管理自查　是□　否□　未检查□
3. 传染病疫情登记、报告卡填写符合要求　是□　否□　未检查□
4. 未瞒报、缓报和谎报传染病疫情　是□　否□　未检查□
（三）传染病疫情控制
1. 建立预检、分诊制度　是□　否□　未检查□
2. 按规定为传染病病人、疑似病人提供诊疗　是□　否□　未检查□　合理缺项□
3. 设置传染病病人或疑似病人隔离控制场所、设备设施并有使用记录　是□　否□　未检查□　合理缺项□
4. 消毒处理传染病病原体污染的场所、物品、污水和医疗废物　是□　否□　未检查□
5. 依法履行传染病监测职责（疾控机构）　是□　否□　未检查□
6. 发现传染病疫情时，采取传染病控制措施（疾控机构）　是□　否□　未检查□
（四）消毒隔离制度执行情况

1. 建立消毒隔离组织、制度　是□　否□　未检查□
2. 开展消毒与灭菌效果监测　是□　否□　未检查□
3. 消毒隔离知识培训　是□　否□　未检查□
4. 消毒产品进货检查验收、使用和管理　是□　否□　未检查□
5. 医疗器械一人一用一消毒或灭菌　是□　否□　未检查□　合理缺项□

（五）医疗废物处置

1. 医疗废物分类收集　是□　否□　未检查□
2. 医疗废物交接运送、暂存及处置登记完整　是□　否□　未检查□
3. 使用专用包装物及容器　是□　否□　未检查□
4. 建立医疗废物暂时贮存设施并符合要求　是□　否□　未检查□
5. 未在院内丢弃或在非贮存地点堆放医疗废物　是□　否□　未检查□
6. 医疗废物交由有资质的机构集中处置/按照有关要求自行处置　是□　否□　未检查□

（六）病原微生物实验室生物安全管理

1. 一、二级实验室备案证明　是□　否□　未检查□　合理缺项□
2. 三、四级实验室开展高致病性或疑似高致病性病原微生物实验活动审批文件
是□　否□　未检查□　合理缺项□
3. 从业人员定期培训并考核　是□　否□　未检查□
4. 建立实验档案　是□　否□　未检查□
5. 实验活动结束将菌（毒）种或样本就地销毁或者送交保藏机构保藏　是□　否□　未检查□
6. 实验室工作人员出现该实验室从事的病原微生物相关实验活动有关的感染临床症状或者体征，以及实验室发生高致病性病原微生物泄漏时，依照规定报告并采取控制措施
是□　否□　未检查□　合理缺项□

五、监督抽检（可多选）

环境空气□　抽检件数□□　合格件数□□
物体表面□　抽检件数□□　合格件数□□
医护人员手□　抽检件数□□　合格件数□□
医疗器材□　抽检件数□□　合格件数□□
治疗用水□　抽检件数□□　合格件数□□
防护用品□　抽检件数□□　合格件数□□
消毒剂□　抽检件数□□　合格件数□□
消毒器械□　抽检件数□□　合格件数□□
污水□　抽检件数□□　合格件数□□

六、营业状况

1. 正常□　2. 关闭□

七、制作卫生监督意见书责令整改：有□　无□

八、检查日期：□□□□年□□月□□日　抽检日期：□□□□年□□月□□日

九、监督员：__________、__________

报告单位：______________________　报告单位负责人：________________

报　告　人：______________________　报　告　日　期：________________

填报说明：1. 本卡由各级卫生健康监督机构填报。

2. 本卡报告范围为辖区内涉及传染病防治单位的日常监督检查、抽检信息，以及对其他单位涉及传染病防治监督检查信息

3. 本卡为实时报告，监督检查信息在开展检查后 5 个工作日内填报，监督抽检信息在取得检测报告后 5 个工作日内填报。

2.3.21　传染病防治监督案件查处信息卡

被查处单位（个人）：____________________　　表　　号：卫健统27表
注册地址：____________________　　制定机关：国家卫生健康委
地址：____________________　　批准机关：国家统计局
行政区划代码：□□□□□□　　批准文号：国统制〔2018〕50号
被查处单位统一社会信用代码：□□□□□□□□□□□□□□□□□□　　有效期至：2021年04月
被查处单位经济类型代码：□□

一、基本情况

法定代表人（负责人）：__________　身份证件名称：__________

证件号码：□□□□□□□□□□□□□□□□□□

二、单位类别

1. 疾病预防控制机构：国家级□　省级□　市级□　县级□

2. 医疗机构：医院□　妇幼保健院、妇幼保健计划生育服务中心□　社区卫生服务机构□　卫生院□　疗养院□　门诊部□　诊所（学校医务室）□　村卫生室（所）□　急救中心（站）□　临床检验中心□　专科疾病防治机构□　护理院（站）□　医学检验实验室、病理诊断中心、医学影像诊断中心、血液透析中心、安宁疗护中心□　其他□

　机构级别：三级□　二级□　一级□　未定级□

3. 采供血机构：血液中心□　中心血站□　中心血库□　脐带血造血干细胞库□　单采血浆站□　其他□

4. 其他□

三、案件查处情况

1. 案件名称：__________

2. 案件来源

（1）在卫生健康监督检查中发现□　（2）卫生机构监测报告□　（3）社会举报□
（4）上级卫生健康行政机关交办□　（5）下级卫生健康行政机关报请□　（6）有关部门移送□

3. 违法事实（可多选）

（1）违反预防接种相关法规的行为□
（2）违反传染病疫情报告相关法规的行为□
（3）违反传染病疫情控制相关法规的行为□
（4）违反消毒隔离相关法规的行为□
（5）违反医疗废物处置相关法规的行为□
（6）违反病原微生物实验室生物安全管理相关法规的行为□
（7）其他违法行为□

4. 处罚依据：__________

5. 处罚程序：（1）简易程序□　（2）一般程序□（组织听证□）

6. 处罚过程：立案日期：□□□□年□□月□□日
　　作出行政处罚决定日期：□□□□年□□月□□日

7. 行政处罚决定（可多选）：　处罚文号或编号：__________

（1）警告□　（2）罚款□　罚款金额□□□□□□□□元
（3）没收违法所得□　没收金额□□□□□□□□元
（4）暂扣许可证、执业证书□　（5）吊销许可证、执业证书□　（6）其他□

8. 行政处罚机关：____________________

9. 行政强制及其他措施（可多选）：责令限期改正□　责令停止有关活动□

封闭公共饮用水源及相关物品或暂停销售的临时控制措施□

查封或者暂扣涉嫌违反《医疗废物管理条例》规定的场所、设备、运输工具和物品□

取缔□　提请人民政府责令停建、关闭□　其他□

10. 行政复议：维持□　撤销□　变更□　限期履行职责□　确认具体行政行为违法□

11. 行政诉讼：驳回原告诉讼请求□　撤销□　部分撤销□　重新作出具体行政行为□　限期履行□

变更□　确认违法或无效□

12. 结案情况：（1）执行方式：自觉履行□　强制执行□

（2）执行结果：完全履行□　不完全履行□　未履行□

实际履行罚款金额□□□□□□□□□元

加处罚款□　加处罚款金额□□□□□□□□□元

（3）不予行政处罚□

（4）结案日期：□□□□年□□月□□日

四、其他处理情况

1. 移送司法机关□　移送日期：□□□□年□□月□□日　移送□□人

2. 行政处分：警告□□人　记过□□人　记大过□□人

降级□□人　撤职□□人　开除□□人

报告单位：______________________　　报告单位负责人：________________

报 告 人：______________________　　报　告　日　期：________________

填报说明：1. 本卡由各级卫生健康监督机构填报。

2. 本卡报告范围为辖区内依据《中华人民共和国传染病防治法》、《消毒管理办法》等法律、法规、规章对医疗机构、疾病预防控制机构和采供血机构实施的传染病防治卫生行政处罚、行政强制及其他措施的案件，以及对其他单位涉及传染病防治查处案件。上述查处案件还包括立案后不予行政处罚和仅实施行政强制及其他措施的案件。

3. 本卡为实时报告，具体要求如下：

（1）一般程序案件应在作出行政处罚决定之日起 5 个工作日内填报，在结案后 5 个工作日内对原信息卡就结案情况进行补充报告。

（2）简易程序案件、立案后不予行政处罚和仅实施行政强制及其他措施的案件，应在结案后 5 个工作日内报告。

（3）发生行政复议、行政诉讼的案件，应在收到复议决定书或诉讼判决书之日起 5 个工作日内对信息卡相应内容进行补充、修正。

2.3.22 放射诊疗被监督单位信息卡

被监督单位（个人）：____________　　表　　号：卫健统 28 表
注册地址：____________　　制定机关：国家卫生健康委
地址：____________　　批准机关：国家统计局
行政区划代码：□□□□□□　　批准文号：国统制〔2018〕50 号
被监督单位统一社会信用代码：□□□□□□□□□□□□□□□□□□　　有效期至：2021 年 04 月
被监督单位经济类型代码：□□

一、基本情况

法定代表人（负责人）：____________　身份证件名称：____________

证件号码：□□□□□□□□□□□□□□□□□□

在岗职工数□□□□□　放射工作人员数□□□□

二、放射诊疗许可情况

1. 放射诊疗许可证号：____________

2. 新发□　变更□　延续（校验）□　注销□

日期：□□□□年□□月□□日

行政许可机关：____________

3. 类别（可多选）

（1）X 射线影像诊断□　（2）介入放射学□　（3）核医学□　（4）放射治疗□

三、放射诊疗设备和配套设备的种类、数量（可多选）

1. X 射线影像诊断设备

X 射线屏片摄影机□□台　计算机 X 射线摄影机（CR）□□台　数字 X 射线摄影机（DR）□□台
影像增强器透视机□□台　荧光屏透视机□□台　CT□□台
乳腺屏片摄影机□□台　乳腺 CR□□台　乳腺 DR□□台
牙片机□□台　口腔全景机□□台　口腔 CT□□台
胃肠机□□台　移动 X 射线摄影机□□台　其他设备□□台
配套设备：X 射线机多功能检测仪□　CT 剂量检测仪□　CT 性能检测模体□

2. 介入放射学

800mA 以上（含）数字减影血管造影机□□台　800mA 以下数字减影血管造影机□□台
其他介入设备□□台

3. 核医学

PET/CT（PET）□□台　PET/核磁□□台　SPECT/CT（SPECT）□□台　伽马照相机□□台
其他□□台
配套设备：活度计□　表面污染仪□

4. 放射治疗设备

钴-60 机□□台　普通电子直线加速器□□台　调强适形加速器□□台
X 刀□□台　头部伽马刀□□台　陀螺刀□□台
后装机□□台　深部 X 射线机□□台　射波刀□□台　中子后装机□□台
质子加速器□□台　重粒子加速器□□台　电子回旋加速器（MM50）□□台　TOMO □□台
配套设备：普通模拟定位机□　大口径 CT 模拟定位机□　核磁模拟定位机□　放疗剂量仪□
TPS□　后装机专用活度计□

二维以上剂量扫描水箱□　IMRT 验证模体□　校准水模□

四、放射工作人员健康监护

1. 建立放射工作人员职业健康监护档案人数□□□□

2. 上 岗 前：应体检人数□□　实体检人数□□　检出职业禁忌人数□□

3. 在岗期间：应体检人数□□□　实体检人数□□□

检出疑似放射病病人数□□　检出职业禁忌人数□□　调离人数□□□□

4. 离 岗 时：应体检人数□□□　实体检人数□□□　检出疑似放射病病人数□□

五、放射工作人员个人剂量监测

1. 建立放射工作人员个人剂量监测档案人数□□□□

2. 个人剂量应监测人数□□□　实监测人数□□□　个人剂量≥20mSv 人数□□□

六、营业状态

1. 正常□　2. 关闭□

报告单位：＿＿＿＿＿＿＿＿＿＿＿＿　　报告单位负责人：＿＿＿＿＿＿＿＿＿

报 告 人：＿＿＿＿＿＿＿＿＿＿＿＿　　报 告 日 期：＿＿＿＿＿＿＿＿＿

填报说明：1. 本卡由各级卫生健康监督机构填报。

2. 本卡报告范围为辖区内已取得放射诊疗许可证的医疗机构。

3. 本卡为实时报告，应在许可后 5 个工作日内填报；在监督过程中发现被监督单位信息发生变动后 5 个工作日内进行补充或修正填报。

2.3.23 放射诊疗监督检查信息卡

被监督单位（个人）：______________________________ 表　　号：卫健统 29 表
注册地址：______________________________ 制定机关：国家卫生健康委
地址：______________________________ 批准机关：国家统计局
行政区划代码：□□□□□□ 批准文号：国统制〔2018〕50 号
被监督单位统一社会信用代码：□□□□□□□□□□□□□□□□□□ 有效期至：2021 年 04 月
被监督单位经济类型代码：□□

一、基本情况
法定代表人（负责人）：____________________ 身份证件名称：____________________
证件号码：□□□□□□□□□□□□□□□□□□
二、监督类别
1. X 射线影像诊断□　2. 介入放射学□　3. 核医学□　4. 放射治疗□
三、监督检查形式
日常监督□　专项监督□
四、监督检查内容

1. 放射诊疗许可符合有关规定	是□	否□	未检查□	
2. 放射诊疗建设项目符合有关规定	是□	否□	未检查□	合理缺项□
3. 放射诊疗场所及其防护措施符合有关规定	是□	否□	未检查□	合理缺项□
4. 放射诊疗设备及配套设施符合有关规定	是□	否□	未检查□	合理缺项□
5. 放射工作人员管理符合有关规定	是□	否□	未检查□	合理缺项□
6. 开展放射诊疗的人员条件符合有关规定	是□	否□	未检查□	合理缺项□
7. 对患者、受检者及其他非放射工作人员的保护符合有关规定	是□	否□	未检查□	合理缺项□
8. 放射事件预防处置符合有关规定	是□	否□	未检查□	合理缺项□
9. 职业病人管理符合有关规定	是□	否□	未检查□	合理缺项□
10. 档案管理与体系建设符合有关规定	是□	否□	未检查□	合理缺项□
11. 核医学诊疗过程符合有关规定	是□	否□	未检查□	合理缺项□
12. 放射性同位素管理符合有关规定	是□	否□	未检查□	合理缺项□
13. 放射治疗过程符合有关规定	是□	否□	未检查□	合理缺项□
14. 管理制度符合有关规定	是□	否□	未检查□	合理缺项□

五、营业状态
1. 正常□　2. 关闭□
六、制作卫生监督意见书责令整改：有□　无□
七、检查日期：□□□□年□□月□□日
八、监督员：__________、__________

报告单位：______________________ 报告单位负责人：________________
报 告 人：______________________ 报　告　日　期：________________
填报说明：1. 本卡由各级卫生健康监督机构填报。
2. 本卡报告范围为辖区内涉及放射诊疗单位的日常监督检查信息。
3. 本卡为实时报告，监督检查信息在开展检查后 5 个工作日内填报。
4. 监督类别为单选。

2.3.24　放射诊疗监督案件查处信息卡

被查处单位（个人）：＿＿＿＿＿＿＿＿＿＿＿＿＿＿　　表　　号：卫健统 30 表
注册地址：＿＿＿＿＿＿＿＿＿＿＿＿＿＿＿＿＿＿　　制定机关：国家卫生健康委
地址：＿＿＿＿＿＿＿＿＿＿＿＿＿＿＿＿＿＿＿＿　　批准机关：国家统计局
行政区划代码：□□□□□□　　批准文号：国统制〔2018〕50 号
被查处单位统一社会信用代码：□□□□□□□□□□□□□□□□□□　　有效期至：2021 年 04 月
被查处单位经济类型代码：□□

一、基本情况

法定代表人（负责人）：＿＿＿＿＿＿＿＿　身份证件名称：＿＿＿＿＿＿＿＿

证件号码：□□□□□□□□□□□□□□□□□□

二、类别（可多选）

1. X 射线影像诊断□　2. 介入放射学□　3. 核医学□　4. 放射治疗□

三、案件查处情况

1. 案件名称：＿＿＿＿＿＿＿＿

2. 案件来源

（1）在卫生健康监督检查中发现的□

（2）职业健康检查、职业病诊断和放射卫生技术服务机构报告的□

（3）社会举报的□　（4）上级卫生健康行政机关交办的□

（5）下级卫生健康行政机关报请的□　（6）有关部门移送的□

3. 违法事实（可多选）

（1）放射诊疗许可不符合有关规定□

（2）放射诊疗建设项目不符合有关规定□

（3）放射诊疗场所及其防护措施不符合有关规定□

（4）放射诊疗设备不符合有关规定□

（5）放射工作人员管理不符合有关规定□

（6）开展放射诊疗的人员条件不符合有关规定□

（7）对患者、受检者及其他非放射工作人员的保护不符合有关规定□

（8）放射事件预防处置不符合有关规定□

（9）职业病人管理不符合有关规定□

（10）档案管理与体系建设不符合有关规定□

（11）核医学诊疗过程不符合有关规定□

（12）放射性同位素管理不符合有关规定□

（13）放射治疗过程不符合有关规定□

（14）拒绝卫生行政部门监督检查□

4. 处罚依据：＿＿＿＿＿＿＿＿

5. 处罚程序：（1）简易程序□　（2）一般程序□（组织听证□）

6. 处罚过程：立案日期：□□□□年□□月□□日

作出行政处罚决定日期：□□□□年□□月□□日

7. 行政处罚决定（可多选）：　处罚文号或编号：＿＿＿＿＿＿＿

（1）警告□　（2）罚款□罚款金额□□□□□□□□元　（3）吊销许可证□　（4）其他□

8. 行政处罚机关：________________________

9. 相关行政措施（可多选）：责令限期改正□　其他□

10. 行政复议：维持□　撤销□　变更□　限期履行职责□　确认具体行政行为违法□

11. 行政诉讼：驳回原告诉讼请求□　撤销□　部分撤销□　重新作出具体行政行为□　限期履行□
　　变更□　确认违法或无效□

12. 结案情况：（1）执行方式：自觉履行□　强制执行□
　　（2）执行结果：完全履行□　不完全履行□　未履行□
　　实际履行罚款金额□□□□□□□□□元
　　加处罚款□　加处罚款金额□□□□□□□□□元
　　（3）不予行政处罚□
　　（4）结案日期：□□□□年□□月□□日

四、其他处理情况

1. 移送司法机关□　移送日期：□□□□年□□月□□日　2. 通报有关部门□　3. 其他□

报告单位：______________________　　报告单位负责人：________________

报　告　人：______________________　　报　告　日　期：________________

填报说明：1. 本卡由各级卫生健康监督机构填报。

2. 本卡报告范围为辖区内以放射卫生法律、法规和规章为主要法律依据进行查处的案件，包括立案后不予行政处罚和仅实施相关行政措施的案件。

3. 本卡为实时报告，具体要求如下：

（1）一般程序案件应在作出行政处罚决定之日起 5 个工作日内填报，在结案后 5 个工作日内对原信息卡就结案情况进行补充报告。

（2）简易程序案件、立案后不予行政处罚和仅实施相关行政措施的案件，应在结案后 5 个工作日内报告。

（3）发生行政复议、行政诉讼的案件，应在收到复议决定书或诉讼判决书之日起 5 个工作日内对信息卡相应内容进行补充、修正。

2.3.25　职业健康检查机构、职业病诊断机构和放射卫生技术服务机构被监督单位信息卡

被监督单位（个人）：________________________
注册地址：________________________
地址：________________________
行政区划代码：□□□□□□
被监督单位统一社会信用代码：□□□□□□□□□□□□□□□□□□
被监督单位经济类型代码：□□

表　　号：卫健统 31 表
制定机关：国家卫生健康委
批准机关：国家统计局
批准文号：国统制〔2018〕50 号
有效期至：2021 年 04 月

一、基本情况
法定代表人（负责人）：________________　身份证件名称：________________
证件号码：□□□□□□□□□□□□□□□□□□
在岗职工数□□□□　业务人员数□□□□　其中外聘人员数□□□□
二、批准的业务范围（同一大类内可多选）
1. 职业健康检查
（1）接触粉尘类　□
（2）接触化学因素类　□
（3）接触物理因素类　□
（4）接触生物因素类　□
（5）接触放射因素类　□
（6）其他类（特殊作业等）　□
2. 职业病诊断
（1）职业性尘肺病及其他呼吸系统疾病　□
（2）职业性皮肤病　□
（3）职业性眼病　□
（4）职业性耳鼻喉口腔疾病　□
（5）职业性化学中毒　□
（6）物理因素所致职业病　□
（7）职业性放射性疾病　□
（8）职业性传染病　□
（9）职业性肿瘤　□
（10）其他职业病　□
3. 放射卫生技术服务
（1）放射诊疗建设项目职业病危害放射防护评价□（资质等级：甲□　乙□）
（2）放射卫生防护检测□
（3）放射防护器材和含放射性产品检测□
（4）个人剂量监测□
三、机构资质的批准情况
1. 资质证书（批准证书）号：________________________
2. 新发□　变更□　延续□　注销□

日期：□□□□年□□月□□日　有效期截止□□□□年□□月□□日

3. 行政许可机关：______________________________

四、人员的资质

1. 放射卫生技术服务专业技术人数□□□

2. 职业健康检查专业技术人数□□□　执业（助理）医师人数□□□

3. 职业病诊断专业技术人数□□□　具有职业病诊断资格的执业医师人数□□□

五、营业状态

1. 正常□　2. 关闭□

报告单位：______________________　报告单位负责人：________________

报 告 人：______________________　报 告 日 期：________________

填报说明：1. 本卡由各级卫生健康监督机构填报。

2. 本卡报告范围为辖区内已取得职业（放射）卫生技术机构资质的单位。

3. 本卡为实时报告，应在许可后5个工作日内填报；在监督过程中发现被监督单位信息发生变动后5个工作日内进行补充或修正填报。

2.3.26 职业健康检查、职业病诊断和放射卫生技术服务机构监督检查信息卡

被监督单位（个人）：________________________

注册地址：________________________

地址：________________________

行政区划代码：□□□□□□

被监督单位统一社会信用代码：□□□□□□□□□□□□□□□□□□

被监督单位经济类型代码：□□

表　　号：卫健统32表

制定机关：国家卫生健康委

批准机关：国家统计局

批准文号：国统制〔2018〕50号

有效期至：2021年04月

一、基本情况

法定代表人（负责人）：________________ 身份证件名称：________________

证件号码：□□□□□□□□□□□□□□□□□□

二、监督类别

1. 职业健康检查机构□　2. 职业病诊断机构□

3. 放射卫生技术服务机构□　4. 其他□

三、监督检查形式

日常检查□　专项检查□

四、监督检查内容：

1. 持有效资质（批准）证书　是□　否□　未检查□　合理缺项□
2. 在批准的资质范围内开展工作　是□　否□　未检查□　合理缺项□
3. 出具的报告书符合相关要求　是□　否□　未检查□　合理缺项□
4. 技术人员满足工作要求　是□　否□　未检查□　合理缺项□
5. 仪器设备场所满足工作要求　是□　否□　未检查□　合理缺项□
6. 未发现出具虚假证明文件　是□　否□　未检查□　合理缺项□
7. 质量控制、程序符合相关要求　是□　否□　未检查□　合理缺项□
8. 档案管理符合相关要求　是□　否□　未检查□　合理缺项□
9. 管理制度符合相关要求　是□　否□　未检查□　合理缺项□
10. 劳动者保护符合相关要求　是□　否□　未检查□　合理缺项□
11. 职业健康检查结果、职业禁忌、疑似职业病、职业病的告知、通知、报告符合相关要求　是□　否□　未检查□　合理缺项□

五、营业状态

1. 正常□　2. 关闭□

六、制作卫生监督意见书责令整改：有□　无□

七、检查日期：□□□□年□□月□□日

八、监督员：__________、__________

报告单位：________________　报告单位负责人：________________

报 告 人：________________　报 告 日 期：________________

填报说明：1. 本卡由各级卫生健康监督机构填报。

2. 本卡报告范围为辖区内职业健康检查、职业病诊断、放射卫生技术服务机构和其他单位（个人）的日常监督检查信息。

3. 本卡为实时报告，监督检查信息在开展检查后5个工作日内填报。

4. 监督类别：取得资质认可（批准证书）的同职业健康检查、职业病诊断和放射卫生技术服务机构被监督单位信息卡；未取得资质认可（批准证书）而开展上述三项目的被监督单位（个人），填报实际开展项目所属“监督类别”；特别注意的是监督类别为单选，如在一次监督检查和或监督抽检过程中，对同一单位开展了2个以上监督类别的卫生监督工作时，需填报2张以上信息卡。

2.3.27 职业健康检查、职业病诊断和放射卫生技术服务机构监督案件查处信息卡

被查处单位（个人）：______________________________

注册地址：______________________________

地址：______________________________

行政区划代码：□□□□□□

被查处单位统一社会信用代码：□□□□□□□□□□□□□□□□□□

被查处单位经济类型代码：□□

表　　号：卫健统 33 表

制定机关：国家卫生健康委

批准机关：国家统计局

批准文号：国统制〔2018〕50 号

有效期至：2021 年 04 月

一、基本情况

法定代表人（负责人）：____________________　身份证件名称：____________________

证件号码：□□□□□□□□□□□□□□□□□□

二、单位类别

1. 职业健康检查机构□　　2. 职业病诊断机构□

3. 放射卫生技术服务机构□　4. 其他□

三、案件查处情况

1. 案件名称：____________________

2. 案件来源

（1）在卫生健康监督检查中发现□　（2）职业健康检查、职业病诊断和放射卫生技术服务机构报告□

（3）社会举报□　（4）上级卫生健康行政机关交办□　（5）下级卫生健康行政机关报请□

（6）有关部门移送□

3. 违法事实（可多选）

（1）无有效资质（批准）证书□

（2）超出批准的资质范围开展工作□

（3）出具的报告书不符合相关要求□

（4）仪器设备场所不符合相关要求□

（5）出具虚假证明文件□

（6）人员不符合相关要求□

（7）质量控制、程序不符合相关要求□

（8）档案管理不符合相关要求□

（9）管理制度不符合相关要求□

（10）劳动者保护不符合相关要求□

（11）违规收受财物或者其他好处□

（12）职业健康检查结果、职业禁忌、疑似职业病、职业病的告知、通知、报告不符合相关要求□

4. 处罚依据：____________________

5. 处罚程序：（1）简易程序□　（2）一般程序□（组织听证□）

6. 处罚过程：立案日期：□□□□年□□月□□日

作出行政处罚决定日期：□□□□年□□月□□日

7. 行政处罚决定（可多选）：　处罚文号或编号：__________________

（1）警告□　（2）罚款□罚款金额□□□□□□□□□元

（3）没收违法所得□　没收金额□□□□□□□□□元　（4）没收收受的财物□　（5）其他□

8. 行政处罚机关：＿＿＿＿＿＿＿＿＿＿

9. 行政强制及其他措施（可多选）：责令限期改正□　责令立即停止违法行为□

取消资格□　其他□

10. 行政复议：维持□　撤销□　变更□　限期履行职责□　确认具体行政行为违法□

11. 行政诉讼：驳回原告诉讼请求□　撤销□　部分撤销□　重新作出具体行政行为□　限期履行□

变更□　确认违法或无效□

12. 结案情况：（1）执行方式：自觉履行□　强制执行□

（2）执行结果：完全履行□　不完全履行□　未履行□

实际履行罚款金额□□□□□□□□□元

加处罚款□　加处罚款金额□□□□□□□□□元

（3）不予行政处罚□

（4）结案日期：□□□□年□□月□□日

四、其他处理情况

1. 移送司法机关□　移送日期：□□□□年□□月□□日

2. 行政处分：警告□□人　记过□□人　记大过□□人　责令改正和通报批评□□人

降级□□人　撤职□□人　开除□□人

3. 通报有关部门□

4. 其他□

报告单位：＿＿＿＿＿＿＿＿＿＿　　报告单位负责人：＿＿＿＿＿＿＿＿

报 告 人：＿＿＿＿＿＿＿＿＿＿　　报　告　日　期：＿＿＿＿＿＿＿＿

填报说明：1. 本卡由各级卫生健康监督机构填报。

2. 本卡报告范围为辖区内依据《中华人民共和国职业病防治法》等法律、法规、规章，对职业健康检查、职业病诊断和放射卫生技术服务机构等被监督单位（个人）实施的卫生行政处罚、行政强制及其他措施的案件，包括立案后不予行政处罚和仅实施行政强制及其他措施的案件。

3. 本卡为实时报告，具体要求如下：

（1）一般程序案件应在作出行政处罚决定之日起5个工作日内填报，在结案后5个工作日内对原信息卡就结案情况进行补充报告。

（2）简易程序案件、立案后不予行政处罚和仅实施行政强制及其他措施的案件，应在结案后5个工作日内报告。

（3）发生行政复议、行政诉讼的案件，应在收到复议决定书或诉讼判决书之日起5个工作日内对信息卡相应内容进行补充、修正。

2.3.28 医疗被监督单位信息卡

被监督单位（个人）：______________________
注册地址：______________________
地址：______________________
行政区划代码：□□□□□□
被监督单位统一社会信用代码：□□□□□□□□□□□□□□□□□□
被监督单位经济类型代码：□□

表　　号：卫健统34表
制定机关：国家卫生健康委
批准机关：国家统计局
批准文号：国统制〔2018〕50号
有效期至：2021年04月

一、基本情况

法定代表人（负责人）：______________　身份证件名称：______________

证件号码：□□□□□□□□□□□□□□□□□□

在岗职工数□□□□□　执业（助理）医师数□□□□　乡村医生数□□□□　注册护士数□□□□

药师（士）数□□□□　医技人员数□□□□　床位数□□□□　牙椅数□□□□

服务对象：内部□　社会□

是否开展临床用血：是□　否□

二、单位类别

医院□　妇幼保健院、妇幼保健计划生育服务中心□　社区卫生服务机构□　卫生院□疗养院□

门诊部□　诊所（学校医务室）□　村卫生室（所）□　急救中心（站）□　临床检验中心□

专科疾病防治机构□　护理院（站）□　医学检验实验室、病理诊断中心、医学影像诊断中心、血液透析中心、安宁疗护中心□　其他□

三、机构级别

三级□　二级□　一级□　未定级□

四、经营性质

营利性□　非营利性□

五、执业许可情况

1. 医疗机构执业许可证号：______________________

2. 新发□　变更□　延续□　注销□

　日期：□□□□年□□月□□日　有效期截止□□□□年□□月□□日

3. 中医备案□

4. 诊疗科目：______________________

5. 下一校验日期：□□□□年□□月□□日

6. 行政许可机关：______________________

六、经营状况

1. 正常□　2. 关闭□

报告单位：______________　报告单位负责人：______________

报 告 人：______________　报　告　日　期：______________

填报说明：1. 本卡由各级卫生健康监督机构填报。

2. 本卡报告范围为辖区内取得《医疗机构执业许可证》等合法资质的医疗机构。

3. 本卡为实时报告，应在许可后5个工作日内填报；在监督过程中发现被监督单位信息发生变动后5个工作日内进行补充或修正填报。

2. 3. 29　医疗监督检查信息卡

被监督单位（个人）：________________________　　表　　号：卫健统 35 表
注册地址：________________________　　制定机关：国家卫生健康委
地址：________________________　　批准机关：国家统计局
行政区划代码：□□□□□□　　批准文号：国统制〔2018〕50 号
被监督单位统一社会信用代码：□□□□□□□□□□□□□□□□□□　　有效期至：2021 年 04 月
被监督单位经济类型代码：□□

一、基本情况

法定代表人（负责人）：________________　身份证件名称：________________

证件号码：□□□□□□□□□□□□□□□□□□

二、单位类别

医院□　妇幼保健院、妇幼保健计划生育服务中心□　社区卫生服务机构□　卫生院□疗养院□
门诊部□　诊所（学校医务室）□　村卫生室（所）□　急救中心（站）□　临床检验中心□
专科疾病防治机构□　护理院（站）□　医学检验实验室、病理诊断中心、医学影像诊断中心、血液透析中心、安宁疗护中心□　其他□

三、监督检查形式

日常监督□　专项监督□

四、监督检查内容

1. 医疗机构资质管理

（1）执业许可证管理符合要求　是□　否□　未检查□
（2）人员资格管理（未使用非卫生技术人员）符合要求　是□　否□　未检查□
（3）医疗机构诊疗活动管理符合要求　是□　否□　未检查□
（4）健康体检管理符合要求　是□　否□　未检查□　合理缺项□

2. 医务人员管理

（1）医师管理符合要求　是□　否□　未检查□　合理缺项□
（2）外国医师管理符合要求　是□　否□　未检查□　合理缺项□
（3）香港、澳门特别行政区医师管理符合要求　是□　否□　未检查□　合理缺项□
（4）台湾医师管理符合要求　是□　否□　未检查□　合理缺项□
（5）乡村医生管理符合要求　是□　否□　未检查□　合理缺项□
（6）护士管理符合要求　是□　否□　未检查□　合理缺项□
（7）医技人员管理符合要求　是□　否□　未检查□　合理缺项□

3. 药品和医疗器械管理

（1）麻醉药品和精神药品管理符合要求　是□　否□　未检查□　合理缺项□
（2）抗菌药物管理符合要求　是□　否□　未检查□　合理缺项□
（3）医疗器械管理符合要求　是□　否□　未检查□

4. 医疗技术管理

（1）禁止临床应用技术管理符合要求　是□　否□　未检查□　合理缺项□
（2）限制临床应用技术管理符合要求　是□　否□　未检查□　合理缺项□
（3）医疗美容管理符合要求　是□　否□　未检查□　合理缺项□
（4）临床基因扩增管理符合要求　是□　否□　未检查□　合理缺项□

（5）干细胞临床研究管理符合要求 是□ 否□ 未检查□ 合理缺项□
（6）临床研究管理符合要求 是□ 否□ 未检查□ 合理缺项□
5. 医疗文书管理
（1）处方管理符合要求 是□ 否□ 未检查□
（2）病历管理符合要求 是□ 否□ 未检查□
（3）医学证明文件管理符合要求 是□ 否□ 未检查□
6. 质量管理
（1）医疗质量管理符合要求 是□ 否□ 未检查□
（2）医疗事故管理符合要求 是□ 否□ 未检查□
（3）院前急救管理符合要求 是□ 否□ 未检查□ 合理缺项□
7. 精神卫生法管理符合要求 是□ 否□ 未检查□ 合理缺项□
8. 中医机构管理符合要求 是□ 否□ 未检查□ 合理缺项□
五、经营状况
1. 正常□ 2. 关闭□
六、制作卫生监督意见书责令整改：有□ 无□
七、检查日期：□□□□年□□月□□日
八、监督员：__________、__________

报告单位：______________________ 报告单位负责人：________________
报 告 人：______________________ 报 告 日 期：________________
填报说明：1. 本卡由各级卫生健康监督机构填报。
2. 本卡报告范围为辖区内取得《医疗机构执业许可证》等合法资质的医疗机构的监督检查信息。
3. 本卡为实时报告，监督检查信息在开展检查后5个工作日内填报。

2.3.30　医疗监督案件查处信息卡

被查处单位（个人）：＿＿＿＿＿＿＿＿	表　　号：卫健统36表
注册地址：＿＿＿＿＿＿＿＿	制定机关：国家卫生健康委
地址：＿＿＿＿＿＿＿＿	批准机关：国家统计局
行政区划代码：□□□□□□	批准文号：国统制〔2018〕50号
被查处单位统一社会信用代码：□□□□□□□□□□□□□□□□□□	有效期至：2021年04月
被查处单位经济类型代码：□□	

一、基本情况

法定代表人（负责人）：＿＿＿＿＿＿＿＿　身份证件名称：＿＿＿＿＿＿＿＿

证件号码：□□□□□□□□□□□□□□□□□□

二、单位类别

医院□　妇幼保健院、妇幼保健计划生育服务中心□　社区卫生服务机构□　卫生院□疗养院□

门诊部□　诊所（学校医务室）□　村卫生室（所）□　急救中心（站）□　临床检验中心□

专科疾病防治机构□　护理院（站）□　医学检验实验室、病理诊断中心、医学影像诊断中心、血液透析中心、安宁疗护中心□　其他□

三、个人类别

1. 执业（助理）医师□　2. 药师（士）□　3. 注册护士□

4. 医技人员□　5. 乡村医生□

资格证书编码：＿＿＿＿＿＿＿　执业证书编码：＿＿＿＿＿＿＿

四、案件查处情况

1. 案件名称：＿＿＿＿＿＿＿

2. 案件来源

（1）在卫生健康监督检查中发现□　（2）卫生机构监测报告□　（3）社会举报□

（4）上级卫生健康行政机关交办□　（5）下级卫生健康行政机关报请□　（6）有关部门移送□

3. 违法事实（可多选）

（1）违反医疗机构资质管理相关规定的□

（2）违反医务人员管理相关规定的□

（3）违反药品和医疗器械管理相关规定的□

（4）违反医疗技术管理相关规定的□

（5）违反医疗文书相关管理规定的□

（6）违反质量管理相关规定的□

（7）违反医疗广告相关规定的□

（8）违反中医机构相关管理规定的□

（9）其他（含违反医疗广告有关规定等）的□

4. 处罚依据：＿＿＿＿＿＿＿

5. 处罚程序：（1）简易程序□　（2）一般程序□（组织听证□）

6. 处罚过程：立案日期：□□□□年□□月□□日

作出行政处罚决定日期：□□□□年□□月□□日

7. 行政处罚决定（可多选）：　处罚文号或编号：＿＿＿＿＿＿＿

（1）警告□　（2）罚款□　罚款金额□□□□□□□□元

（3）没收违法所得□　没收金额□□□□□□□□□元　（4）没收药品器械□
（5）吊销执业许可证□　（6）吊销诊疗科目□　（7）责令暂停执业活动□时间□□□日
（8）吊销执业证书□　（9）暂扣乡村医生证□　（10）其他□
8. 行政处罚机关：________________
9. 行政强制及其他措施（可多选）：查封□　扣押□　责令改正□　责令停止执业□
责令限期补办校验手续□　其他□
10. 行政复议：维持□　撤销□　变更□　限期履行职责□　确认具体行政行为违法□
11. 行政诉讼：驳回原告诉讼请求□　撤销□　部分撤销□　重新作出具体行政行为□　限期履行□
变更□　确认违法或无效□
12. 结案情况：（1）执行方式：自觉履行□　强制执行□
（2）执行结果：完全履行□　不完全履行□　未履行□
实际履行罚款金额□□□□□□□□□元
加处罚款□　加处罚款金额□□□□□□□□□元
（3）不予行政处罚□
（4）结案日期：□□□□年□□月□□日

五、其他处理情况

1. 移送司法机关□　移送□□人　移送日期：□□□□年□□月□□日
2. 行政处分：警告□□人　记过□□人　记大过□□人
降级□□人　撤职□□人　开除□□人

报告单位：____________________　报告单位负责人：_______________
报　告　人：____________________　报　告　日　期：_______________

填报说明：1. 本卡由各级卫生健康监督机构填报。
2. 本卡报告范围为辖区内以医疗卫生法律、法规和规章为主要法律依据，对医疗机构及其个人进行查处的案件，包括立案后不予行政处罚和仅实施行政强制及其他措施的案件。
3. 本卡为实时报告，具体要求如下：
（1）一般程序案件应在作出行政处罚决定之日起5个工作日内填报，在结案后5个工作日内对原信息卡就结案情况进行补充报告。
（2）简易程序案件、立案后不予行政处罚和仅实施行政强制及其他措施的案件，应在结案后5个工作日内报告。
（3）发生行政复议、行政诉讼的案件，应在收到复议决定书或诉讼判决书之日起5个工作日内对信息卡相应内容进行补充、修正。

2.3.31 无证行医案件查处信息卡

被查处单位（个人）：________________________　　表　　号：卫健统 37 表
注册地址：________________________　　制定机关：国家卫生健康委
地址：________________________　　批准机关：国家统计局
行政区划代码：□□□□□□　　批准文号：国统制〔2018〕50 号
被查处单位统一社会信用代码：□□□□□□□□□□□□□□□□□□　　有效期至：2021 年 04 月
被查处单位经济类型代码：□□

一、基本情况
法定代表人（负责人）：____________　身份证件名称：____________
证件号码：□□□□□□□□□□□□□□□□□□
二、单位类别
1. 非医疗机构□　2. 个人□
三、违法地点和以往处罚情况
1. 固定场所：自有□　租赁□　2. 流动场所□
3. 曾因未取得医生资格行医被行政处罚次数：　0 次□　　1 次□　　2 次□　　2 次以上□
四、案件查处情况
1. 案件名称：__________
2. 案件来源
（1）在卫生健康监督检查中发现□　（2）卫生机构监测报告□　（3）社会举报□
（4）上级卫生健康行政机关交办□　（5）下级卫生健康行政机关报请□　（6）有关部门移送□
3. 违法事实（可多选）
（1）未取得《医疗机构执业许可证》擅自开展诊疗活动
①无《医疗机构执业许可证》，擅自开展诊疗活动□
②使用伪造、变造的《医疗机构执业许可证》开展诊疗活动□
③《医疗机构执业许可证》被撤销、吊销或者已经办理注销登记，继续开展诊疗活动的□
④当事人未按规定申请延续以及卫生健康行政部门不予受理延续或者不批准延续，《医疗机构执业许可证》有效期届满后继续开展诊疗活动的□
⑤其他法律法规规章规定的未取得《医疗机构执业许可证》擅自开展诊疗活动的□
（2）未取得医生资格行医的
①未取得或以非法手段取得医师资格从事医疗活动的□
②被依法吊销医师执业证书期间从事医疗活动的□
③未取得乡村医生执业证书，从事乡村医疗活动的□
④家庭接生员实施家庭接生以外的医疗行为的□
（3）取得《医师资格证书》，因本人原因未经注册从事医疗活动的□
4. 处罚依据：__________
5. 处罚程序：（1）简易程序□　（2）一般程序□（组织听证□）
6. 处罚过程：立案日期：□□□□年□□月□□日
　　　　　　作出行政处罚决定日期：□□□□年□□月□□日
7. 处罚决定：（可多选）处罚文号或编号：__________
（1）罚款□　罚款金额□□□□□□□□元

（2）没收违法所得□　没收金额□□□□□□□□□元

（3）没收药品器械□

8. 行政强制及其他措施：责令停止执业活动□　其他□

9. 行政复议：维持□　撤销□　变更□　限期履行职责□　确认具体行政行为违法□

10. 行政诉讼：驳回原告诉讼请求□　撤销□　部分撤销□　重新作出具体行政行为□　限期履行□
变更□　确认违法或无效□

11. 结案情况：（1）执行方式：自觉履行□　强制执行□
（2）执行结果：完全履行□　不完全履行□　未履行□
实际履行罚款金额□□□□□□□□□元
加处罚款□　加处罚款金额□□□□□□□□□元
（3）不予行政处罚□
（4）结案日期：□□□□年□□月□□日

五、其他处理情况

1. 移送司法机关□　移送日期：□□□□年□□月□□日　2. 移送其他部门□

报告单位：____________________　　报告单位负责人：______________

报 告 人：____________________　　报　告　日　期：______________

填报说明：1. 本卡由各级卫生健康监督机构填报。

2. 本卡报告范围为辖区内以医疗卫生法律、法规和规章为主要法律依据，对非医疗机构和个人进行查处的案件，包括立案后不予行政处罚和仅实施行政强制及其他措施的案件。

3. 本卡为实时报告，具体要求如下：

（1）一般程序案件应在作出行政处罚决定之日起 5 个工作日内填报，在结案后 5 个工作日内对原信息卡就结案情况进行补充报告。

（2）简易程序案件、立案后不予行政处罚和仅实施行政强制及其他措施的案件，应在结案后 5 个工作日内报告。

（3）发生行政复议、行政诉讼的案件，应在收到复议决定书或诉讼判决书之日起 5 个工作日内对信息卡相应内容进行补充、修正。

2.3.32 血液安全被监督单位信息卡

被监督单位（个人）：______________________________ 表　　号：卫健统 38 表
注册地址：____ 制定机关：国家卫生健康委
地址：____ 批准机关：国家统计局
行政区划代码：□□□□□□ 批准文号：国统制〔2018〕50 号
被监督单位统一社会信用代码：□□□□□□□□□□□□□□□□□□ 有效期至：2021 年 04 月
被监督单位经济类型代码：□□

一、基本情况

法定代表人（负责人）：____________________ 身份证件名称：____________________

证件号码：□□□□□□□□□□□□□□□□□□ 在岗职工数□□□□

卫技人员数□□□□ 其中：执业（助理）医师人数□□□ 注册护士数□□□

二、单位类别

1. 一般血站：血液中心□ 中心血站□ 中心血库□

2. 脐带血造血干细胞库□

3. 单采血浆站□

4. 其他□

三、执业许可情况

1. 采供血执业许可证号：__________________________

2. 行政许可机关：__________________________

3. 新发□ 变更□ 延续□ 注销□

日期：□□□□年□□月□□日 有效期截止：□□□□年□□月□□日

四、从业状况

1. 正常□ 2. 关闭□

报告单位：______________________ 报告单位负责人：________________

报 告 人：______________________ 报 告 日 期：________________

填报说明：1. 本卡由各级卫生健康监督机构填报。

2. 本卡报告范围为辖区内已取得采供血执业许可证的单位。

3. 本卡为实时报告，应在许可后 5 个工作日内填报；在监督过程中发现被监督单位信息发生变动后 5 个工作日内进行补充或修正填报。

2.3.33　血液安全监督检查信息卡

被监督单位（个人）：________________　　表　　号：卫健统 39 表
注册地址：________________　　制定机关：国家卫生健康委
地址：________________　　批准机关：国家统计局
行政区划代码：□□□□□□　　批准文号：国统制〔2018〕50 号
被监督单位统一社会信用代码：□□□□□□□□□□□□□□□□□□□□□□□□　有效期至：2021 年 04 月
被监督单位经济类型代码：□□

一、基本情况

法定代表人（负责人）：__________　　身份证件名称：__________

证件号码：□□□□□□□□□□□□□□□□□□□□□□□□

二、单位（个人）类别

1. 医疗机构：医院□　妇幼保健院、妇幼保健计划生育服务中心□　社区卫生服务机构□　卫生院□　疗养院□　门诊部□　诊所（学校医务室）□　村卫生室（所）□　急救中心（站）□　临床检验中心□　专科疾病防治机构□　护理院（站）□　医学检验实验室、病理诊断中心、医学影像诊断中心、血液透析中心、安宁疗护中心□　其他□

2. 采供血机构：血液中心□　中心血站□　中心血库□　脐带血造血干细胞库□　单采血浆站□　其他□

3. 其他□

三、监督检查形式

日常检查□　专项检查□

四、监督检查内容

1. 未非法采集、供应、倒卖血液、血浆　是□　否□　未检查□
2. 从业人员取得相关岗位执业资格或者执业注册而从事血液安全工作　是□　否□　未检查□
3. 储血设备符合要求　是□　否□　未检查□
4. 建立和完善临床输血相关规章制度　是□　否□　未检查□
5. 使用卫生健康行政部门指定血站供应的血液　是□　否□　未检查□
6. 医疗机构未将不符合国家规定标准的血液用于患者　是□　否□　未检查□
7. 按规定开展互助献血和应急用血采血　是□　否□　未检查□
8. 按照许可范围开展工作　是□　否□　未检查□
9. 按规定对献血者、供血浆者进行身份核实、健康征询和体检　是□　否□　未检查□
10. 血液（浆）检测项目齐全　是□　否□　未检查□
11. 按要求检测新浆员和间隔 180 天的浆员的血浆　是□　否□　未检查□
12. 使用符合国家规定的耗材　是□　否□　未检查□
13. 包装、储存、运输符合国家规定的卫生标准和要求　是□　否□　未检查□
14. 未采集冒名顶替者、健康检查不合格者血液（血浆）　是□　否□　未检查□
15. 未超量、频繁采集血液（浆）的　是□　否□　未检查□
16. 按规定保存工作记录的　是□　否□　未检查□
17. 按规定保存血液标本的　是□　否□　未检查□
18. 对检测不合格或者报废的血液（浆），按有关规定处理　是□　否□　未检查□
19. 遵守临床用血管理规定　是□　否□　未检查□

五、从业状况

1. 正常□ 2. 关闭□

六、制作卫生监督意见书责令整改：有□ 无□

七、检查日期：□□□□年□□月□□日

八、监督员：__________、__________

报告单位：______________________ 报告单位负责人：________________

报 告 人：______________________ 报 告 日 期：________________

填报说明：1. 本卡由各级卫生健康监督机构填报。

2. 本卡报告范围为辖区内取得《血站执业许可证》的血站、《单采血浆许可证》的单采血浆站等采供血机构、取得《医疗机构执业许可证》等合法资质的医疗机构、以及未经许可从事采供血和临床用血活动的相关单位的血液安全监督检查信息。

3. 本卡为实时报告，监督检查信息在开展检查后5个工作日内填报。

2.3.34　血液安全监督案件查处信息卡

被查处单位（个人）：______________________　　表　　号：卫健统 40 表
注册地址：______________________________　　制定机关：国家卫生健康委
地址：__________________________________　　批准机关：国家统计局
行政区划代码：□□□□□□　　批准文号：国统制〔2018〕50 号
被查处单位统一社会信用代码：□□□□□□□□□□□□□□□□□□　　有效期至：2021 年 04 月
被查处单位经济类型代码：□□

一、基本情况
法定代表人（负责人）：______________　身份证件名称：______________
证件号码：□□□□□□□□□□□□□□□□□□
采供血执业许可证号：__________________
医疗机构执业许可证号：________________
二、单位类别
1. 医疗机构：医院□　妇幼保健院、妇幼保健计划生育服务中心□　社区卫生服务机构□　卫生院□
疗养院□　门诊部□　诊所（学校医务室）□　村卫生室（所）□　急救中心（站）□
临床检验中心□　专科疾病防治机构□　护理院（站）□　医学检验实验室、病理诊断中心、医学影像诊断中心、血液透析中心、安宁疗护中心□　其他□
2. 采供血机构：血液中心□　中心血站□　中心血库□　脐带血造血干细胞库□　单采血浆站□　其他□
3. 其他□
三、个人类别
1. 医师□　2. 护士□　3. 医技人员□　4. 其他□
四、案件查处情况
1. 案件名称：______________
2. 案件来源
（1）在卫生健康监督检查中发现□　（2）卫生机构监测报告□　（3）社会举报□
（4）上级卫生健康行政机关交办□　（5）下级卫生健康行政机关报请□　（6）有关部门移送□
3. 违法事实（可多选）
（1）单采血浆站违反相关管理规定的□
（2）血站违反采供血相关管理规定的□
（3）医疗机构临床用血不符合相关管理规定的□
（4）非法组织卖血、强迫卖血（血浆）的□
（5）非法采集、制作、供应、买卖血液（血液制品）的□
4. 处罚依据：______________
5. 处罚程序：（1）简易程序□　（2）一般程序□（组织听证□）
6. 处罚过程：立案日期：□□□□年□□月□□日
作出行政处罚决定日期：□□□□年□□月□□日
7. 行政处罚决定（可多选）：处罚文号或编号：______________
（1）警告□　（2）罚款□　罚款金额□□□□□□□□□元
（3）没收违法所得□　没收金额□□□□□□□□□元
（4）没收从事违法活动的器材、设备□　（5）吊销许可证□　（6）其他□

8. 行政处罚机关：______________________________

9. 行政强制及其他措施（可多选）：责令改正□　限期整顿□　其他□

10. 行政复议：维持□　撤销□　变更□　限期履行职责□　确认具体行政行为违法□

11. 行政诉讼：驳回原告诉讼请求□　撤销□　部分撤销□　重新作出具体行政行为□　限期履行□
变更□　确认违法或无效□

12. 结案情况：（1）执行方式：自觉履行□　强制执行□
（2）执行结果：完全履行□　不完全履行□　未履行□
实际履行罚款金额□□□□□□□□□元
加处罚款□　加处罚款金额□□□□□□□□□元
（3）不予行政处罚□
（4）结案日期：□□□□年□□月□□日

五、其他处理情况

1. 移送司法机关□　移送□□人　移送日期：□□□□年□□月□□日

2. 行政处分：警告□□人　记过□□人　记大过□□人
降级□□人　撤职□□人　开除□□人

报告单位：__________________　　报告单位负责人：______________

报 告 人：__________________　　报　告　日　期：______________

填报说明：1. 本卡由各级卫生健康监督机构填报。

2. 本卡报告范围为辖区内以血液安全卫生法律、法规和规章为主要法律依据进行查处的案件，包括立案后不予行政处罚和仅实施行政强制及其他措施的案件。

3. 本卡为实时报告，具体要求如下：

（1）一般程序案件应在作出行政处罚决定之日起 5 个工作日内填报，在结案后 5 个工作日内对原信息卡就结案情况进行补充报告。

（2）简易程序案件、立案后不予行政处罚和仅实施行政强制及其他措施的案件，应在结案后 5 个工作日内报告。

（3）发生行政复议、行政诉讼的案件，应在收到复议决定书或诉讼判决书之日起 5 个工作日内对信息卡相应内容进行补充、修正。

2.3.35 计划生育被监督单位信息卡

被监督单位（个人）：______________________ 表　　号：卫健统 41 表
注册地址：______________________ 制定机关：国家卫生健康委
地址：______________________ 批准机关：国家统计局
行政区划代码：□□□□□□ 批准文号：国统制〔2018〕50 号
被监督单位统一社会信用代码：□□□□□□□□□□□□□□□□□□ 有效期至：2021 年 04 月
被监督单位经济类型代码：□□

一、基本情况
法定代表人（负责人）：__________ 身份证件名称：__________
证件号码：□□□□□□□□□□□□□□□□□□在岗职工数□□□□□
母婴保健技术服务人员数□□□□□计划生育技术服务人员数□□□□□
床位数□□□□ 超声设备台数□□□
二、单位类别
医院□ 妇幼保健院□ 妇幼保健计划生育技术服务中心□ 社区卫生服务机构□ 卫生院□
门诊部□ 诊所□ 村卫生室□ 医学检验实验室□ 医学影像诊断中心□ 其他□
三、服务项目（可多选）
1. 母婴保健技术服务
婚前医学检查□ 遗传病诊断□ 产前诊断□ （遗传咨询□ 医学影像□ 细胞遗传□ 分子遗传□ 生化免疫□） 产前筛查□ 孕妇外周血胎儿游离 DNA 筛查□ 助产技术□ 终止妊娠手术□ 结扎手术□ 新生儿疾病筛查□ 家庭接生□ 有关生育、节育、不育的其他生殖保健服务□
2. 计划生育技术服务
计划生育技术指导、咨询和随访□ 避孕药具服务□ 避孕和节育的医学检查□ 放置（取出）宫内节育器（IUD）□ 人工流产术□ （吸宫术□ 钳刮术□ 药物流产□）输精（卵）管绝育术□ 引产术□ 输卵（精）管复通手术□ 皮下埋植避孕术□ 不育症诊治□计划生育手术并发症和计划生育药具不良反应的诊断、治疗□ 其他生殖保健服务项目□
3. 人类辅助生殖技术服务
供精人工授精技术□ 夫精人工授精技术□ 体外受精-胚胎移植技术□ 卵胞浆内单精子显微注射技术□ 植入前胚胎遗传学诊断技术□ 人类精子库□ 其他辅助生殖衍生技术□
四、许可情况
1. 医疗机构执业许可证
证号（新发□ 变更□ 延续□ 注销□）：
日期：□□□□年□□月□□日 有效期截止日期：□□□□年□□月□□日
2. 母婴保健技术服务执业许可证（产前诊断）
证号（新发□ 变更□ 延续□ 注销□）：
日期：□□□□年□□月□□日 有效期截止日期：□□□□年□□月□□日
母婴保健技术服务执业许可证（产前筛查）
证号（新发□ 变更□ 延续□ 注销□）：
日期：□□□□年□□月□□日 有效期截止日期：□□□□年□□月□□日
母婴保健技术服务执业许可证（婚前医学检查）
证号（新发□ 变更□ 延续□ 注销□）：

日期：□□□□年□□月□□日　有效期截止日期：□□□□年□□月□□日

母婴保健技术服务执业许可证（助产技术□　结扎手术□　终止妊娠手术□）

证号（新发□　变更□　延续□　注销□）：

日期：□□□□年□□月□□日　有效期截止日期：□□□□年□□月□□日

母婴保健技术服务执业许可证（其他情况：）

证号（新发□　变更□　延续□　注销□）：

日期：□□□□年□□月□□日　有效期截止日期：□□□□年□□月□□日

3. 妇幼保健计划生育服务许可证

证号（新发□　变更□　延续□　注销□）：

日期：□□□□年□□月□□日　有效期截止日期：□□□□年□□月□□日

4. 人类辅助生殖技术批准证书

登记号（新发□　变更□　延续□　注销□）：

日期：□□□□年□□月□□日　有效期截止日期：□□□□年□□月□□日

5. 人类精子库批准证书

登记号（新发□　变更□　延续□　注销□）：

日期：□□□□年□□月□□日　有效期截止日期：□□□□年□□月□□日

五、营业状态

1. 正常□　　2. 关闭□

报告单位：____________________　　报告单位负责人：______________

报 告 人：____________________　　报　告　日　期：______________

填报说明：1. 本卡由各级卫生健康监督机构填报。

2. 本卡报告范围为取得许可准许从事计划生育与母婴保健技术服务的医疗、妇幼保健、计划生育服务机构、家庭接生员。

3. 本卡为实时报告，应在许可后5个工作日内填报；在监督过程中发现被监督单位信息发生变动后5个工作日内进行补充或修正填报。

2.3.36 计划生育监督检查信息卡

被监督单位（个人）：______________________________

注册地址：______________________________

地址：______________________________

行政区划代码：□□□□□□

被监督单位统一社会信用代码：□□□□□□□□□□□□□□□□□□

被监督单位经济类型代码：□□

表　　号：卫健统 42 表

制定机关：国家卫生健康委

批准机关：国家统计局

批准文号：国统制〔2018〕50 号

有效期至：2021 年 04 月

一、基本情况

法定代表人（负责人）：身份证件名称：

证件号码：□□□□□□□□□□□□□□□□□□

二、单位类别

医院□　妇幼保健院□　妇幼保健计划生育技术服务中心□　社区卫生服务机构□　卫生院□　门诊部□

诊所□　村卫生室□　医学检验实验室□　医学影像诊断中心□　其他□

三、监督检查内容

1. 机构及人员资质

1.1　开展母婴保健技术服务的机构取得执业资质。　是□　否□　合理缺项□

1.2　开展母婴保健技术服务的人员取得执业资格证。　是□　否□　合理缺项□

1.3　开展计划生育技术服务的机构取得执业资质。　是□　否□　合理缺项□

1.4　开展计划生育技术服务的人员取得执业资格证。　是□　否□　合理缺项□

1.5　开展人类辅助生殖技术等服务的机构取得执业资质。　是□　否□　合理缺项□

1.6　开展人类精子库的机构取得许可。　是□　否□　合理缺项□

2. 法律法规执行情况

2.1　机构按照批准的业务范围和服务项目执业。　是□　否□　未检查□　合理缺项□

2.2　人员按照批准的服务项目执业。　是□　否□　未检查□

2.3　符合开展技术服务的机构设置标准。　是□　否□　未检查□　合理缺项□

2.4　开展终止中期以上妊娠手术进行查验登记。　是□　否□　未检查□　合理缺项□

2.5　开展人类辅助生殖技术查验身份证、结婚证。　是□　否□　未检查□　合理缺项□

2.6　开展相关技术服务遵守知情同意的原则。　是□　否□　未检查□　合理缺项□

2.7　出具医学证明文件和诊断报告符合相关规定。　是□　否□　未检查□　合理缺项□

2.8　病历、记录、档案等医疗文书符合相关规定。　是□　否□　未检查□　合理缺项□

2.9　设置禁止“两非”的警示标志。　是□　否□　未检查□　合理缺项□

2.10　依法发布母婴保健与计划生育技术服务广告。　是□　否□　未检查□　合理缺项□

2.11　无违反法律法规的其他情况。　是□　否□　未检查□　合理缺项□

3. 制度建立情况

3.1　建立禁止胎儿性别鉴定的管理制度。　是□　否□　未检查□　合理缺项□

3.2　建立终止中期以上妊娠查验登记制度。　是□　否□　未检查□　合理缺项□

3.3　建立健全技术档案管理、转诊、追踪观察制度。　是□　否□　未检查□　合理缺项□

3.4　建立孕产妇死亡、婴儿死亡以及新生儿出生缺陷报告制度。　是□　否□　未检查□　合理缺项□

3.5　建立出生医学证明管理制度。　是□　否□　未检查□　合理缺项□

3.6　具有保证技术服务安全和服务质量的其他管理制度。　是□　否□　未检查□　合理缺项□

四、营业状态

1. 正常□　　2. 关闭□

五、制作卫生监督意见书责令整改：有□　无□

六、监督日期：□□□□年□□月□□日

七、监督员：__________、__________

报告单位：______________________　　报告单位负责人：________________

报　告　人：______________________　　报　告　日　期：________________

填报说明：1. 本卡由各级卫生健康监督机构填报。

2. 本卡报告范围为被监督单位的日常计划生育监督信息，包括对技术服务机构和人员（包括家庭接生员）资质、法律法规贯彻执行、工作制度建立等情况。

3. 本卡为实时报告，监督检查信息在开展检查后5个工作日内填报。

2.3.37 计划生育监督案件查处信息卡

被查处单位（个人）：______________________　　表　　号：卫健统 43 表
注册地址：______________________　　制定机关：国家卫生健康委
地址：______________________　　批准机关：国家统计局
行政区划代码：□□□□□□　　批准文号：国统制〔2018〕50 号
被查处单位统一社会信用代码：□□□□□□□□□□□□□□□□□□　　有效期至：2021 年 04 月
被查处单位经济类型代码：□□

一、基本情况
法定代表人（负责人）：______________身份证件名称：____________
证件号码：□□□□□□□□□□□□□□□□□□
二、单位类别
医院□　妇幼保健院□　妇幼保健计划生育技术服务中心□　社区卫生服务机构□　卫生院□　门诊部□
诊所□　村卫生室□　医学检验实验室□医学影像诊断中心□其他□
三、个人类别
1. 卫生健康人员：(1) 医师□　(2) 护士□　(3) 乡村医生□　(4) 医技□
　资格证书编码：执业证书编码：
　培训（考核合格）证书编码（合理缺项□）：
2. 非卫生技术人员□
四、违法地点和以往处罚情况
1. 固定场所：自有□　租赁□　2. 流动场所□
3. 曾因非法行医（非法进行节育手术□）被行政处罚次数：0 次□　1 次□　2 次□　2 次以上□
4. 非法进行节育手术的人次数：1 人次□　2 人次□　3 人次□　4 人次□　5 人次以上□
四、案件查处情况
1. 案件名称：
2. 案件来源
(1) 在监督检查中发现的□　(2) 卫生健康机构监测报告的□　(3) 社会举报的□
(4) 上级卫生健康行政机关交办的□　(5) 下级卫生健康行政机关报请的□
(6) 有关部门移送的□
3. 违法事实（可多选）
(1) 从事技术服务机构许可不符合相关规定□
(2) 从事技术服务人员资质不符合相关规定□
(3) 存在“两非”违法行为□
(4) 擅自扩大技术服务项目□
(5) 违法开展人类辅助生殖技术服务□
(6) 违法开展人类精子库技术服务□
(7) 买卖、出借、出租、变造、伪造相关证明文件□
(8) 逾期不校验技术服务许可证书□
(9) 违法收取技术服务费用□
(10) 其他违法行为□
4. 处罚依据：

5. 处罚程序：（1）简易程序□　（2）一般程序□（组织听证□）
6. 处罚过程：立案日期：□□□□年□□月□□日
作出行政处罚决定日期：□□□□年□□月□□日
7. 行政处罚决定（可多选）：处罚文号或编号：
（1）警告□　（2）罚款□罚款金额□□□□□□□□□元
（3）没收违法所得□　没收金额□□□□□□□□□元　（4）没收药品器械□
（5）责令暂停执业活动□时间□□□日　（6）吊销执业许可证□　（7）吊销执业证书□
（8）其他□
8. 行政处罚机关：
9. 行政强制及其他措施（可多选）：查封□　扣押□　责令改正□　责令停止执业活动□
责令限期补办校验手续□　其他□
10. 行政复议：维持□　撤销□　变更□　限期履行职责□　确认具体行政行为违法□
11. 行政诉讼：驳回原告诉讼请求□　撤销□　部分撤销□　重新作出具体行政行为□
限期履行□　变更□　确认违法或无效□
12. 结案情况：（1）执行方式：自觉履行□　强制执行□
（2）执行结果：完全履行□　不完全履行□　未履行□
实际履行罚款金额□□□□□□□□□元
加处罚款□加处罚款金额□□□□□□□□□元
（3）不予行政处罚□
（4）结案日期：□□□□年□□月□□日
五、其他处理情况
1. 移送司法机关□移送□□人　移送日期：□□□□年□□月□□日
2. 行政处分：警告□□人　记过□□人　记大过□□人
降级□□人　撤职□□人　开除□□人

报告单位：______________________　　报告单位负责人：________________
报 告 人：______________________　　报 告 日 期：________________

填报说明：1. 本卡由各级卫生健康监督机构填报。
2. 本卡报告范围为对各级各类从事计划生育、母婴保健、辅助生殖技术服务的机构及人员（包括家庭接生员）违法行为实施行政处罚、行政强制及其他措施的案件，包括立案后不予行政处罚和仅实施行政强制及其他措施的案件。
3. 本卡为实时报告，具体要求如下：
（1）一般程序案件应在作出行政处罚决定之日起5个工作日内填报，在结案后5个工作日内对原信息卡就结案情况进行补充报告。
（2）简易程序案件、立案后不予行政处罚和仅实施行政强制及其他措施的案件，应在结案后5个工作日内报告。
（3）发生行政复议、行政诉讼的案件，应在收到复议决定书或诉讼判决书之日起5个工作日内对信息卡相应内容进行补充、修正。

2.4 主要指标解释

（一）共性指标

1. 单位名称

（1）建设项目卫生审查信息卡中填报经过注册的项目建设单位全称或建设项目投资方名称。

（2）监督检查和被监督单位信息卡中，实行卫生许可管理的单位填报卫生许可证上载明的单位全称，餐饮具集中消毒、学校卫生等不需卫生许可的被监督单位填报有效证照载明的单位全称，监督检查卡中未取得许可的单位填报实际经营的单位全称。

（3）案件查处信息卡中填报立案报告、卫生行政处罚决定书等相关卫生行政执法文书所认定的被查处单位（个人）。

2. 注册地址：指填报对象的营业执照或其他有效证照登记注册的地址，一般指填报对象的主要办事机构所在地。未登记注册的不填。

3. 地址

（1）建设项目卫生审查信息卡中填报建设项目的实际所在地址。

（2）监督检查和被监督单位信息卡中，填报单位（个人）生产经营的实际地址，需经卫生许可的一般指卫生许可证上载明的地址。

（3）案件查处信息卡中填报立案报告、卫生行政处罚决定书等相关卫生行政执法文书所认定的违法行为发生地。

4. 行政区划代码：填报“地址”项对应的行政区划代码（详见《中华人民共和国行政区划代码》GB/T2260-2007）。

5. 统一社会信用代码：是一组长度为18位的用于法人和其他组织身份识别的代码，指填报对象的法人证书上载明的代码。国家标准委发布了强制性国家标准《法人和其他组织统一社会信用代码编码规则》（GB 32100-2015），于2015年10月1日实施。该标准以统一社会信用代码和相关基本信息作为法人和其他组织的“数字身份证”，成为管理和经营过程中法人和其他组织身份识别的手段。

6. 登记注册类型代码：采用国家统计局制定的《企业登记注册类型与代码》，替代经济类型分类与代码 GB/T12402-2000。

7. 法定代表人（负责人）：法人单位填报法定代表人姓名，其他单位（个人）填报负责人或业主姓名。

8. 身份证件名称：填报用于表明上述法定代表人（负责人）身份的证件名称，包括居民身份证、护照、港澳台居民通行证、回乡证等。

9. 证件号码：填报用于表明上述法定代表人（负责人）身份证件的号码。

10. 在岗职工数：指填报对象与本信息卡报告内容相关的在职职工总人数，包括新参加工作及临时参加工作的人员。在填报该项目时应注意与专职从业人员数加以区别。

11. 营业状态：被监督单位已注销、原地址无此单位、生产经营场所改作他用等情形的填“关闭”，其余的填“正常”。

12. 卫生许可情况：“日期”填报新发、变更、延续或注销卫生行政许可的日期。“有效期截止”填报卫生行政许可有效期截止日期。

13. 案件查处信息卡中单位类别：已建卡的单位（个人）同相应的被监督单位信息卡。未建卡的单位（个人）填报被查处单位（个人）主要违法行为所属的“行业类别”。

14. 案件来源：按照原卫生部《卫生行政处罚程序》（1997 年卫生部第 53 号令）规定进行分类。

15. 违法事实：填报查实认定的违法行为。“其他违法行为”一栏指本信息卡未列出的，又在现行有效的卫生法律法规中明令禁止的违法行为。

16. 组织听证：只填报实际举行听证的案件。

17. 行政处罚决定：填报卫生行政处罚决定书所载明的处罚决定内容。处罚决定的“其他”一栏指依据卫生法律法规等规定作出的其他处罚内容。

18. 处罚文号或编号：一般程序案件填报行政处罚决定书上载明的处罚文号；简易程序案件填报当场行政处罚决定书上载明的编号；不予行政处罚和仅实施行政强制及其他措施的案件，其“处罚文号或编号”一栏空缺。

19. 行政强制及其他措施：填报对被查处单位（个人）作出的责令改正等行政措施查封等行政强制措施。

20. 行政复议、行政诉讼：发生行政复议、行政诉讼的案件，在相应的复议、诉讼结果栏内打“√”。

21. 结案情况：按照《卫生行政处罚程序》（1997 年卫生部第 53 号令）和《卫生行政执法文书规范》（2012 年卫生部第 87 号令，卫政法发〔2006〕68 号修改)，填报案件的执行情况。其中，“实际履行罚款金额”一栏填报被查处人履行行政处罚决定的罚款金额数，注意与“行政处罚决定”中“罚款金额”一栏的区别和联系。

22. 其他处理情况：填报案件及案件所涉及的案件查处之外的处理情况。

（二）建设项目卫生审查信息卡

1. 项目名称：填报建设项目的全称。

2. 建筑面积：填报建设项目的建筑面积，不包括申请单位已有的建筑面积。

3. 专业类别：填报建设项目相应的卫生专业类别。

4. 项目性质：“新建”指新设计、新施工的建设项目；“改建”指在原有基础上进行改造的建设项目；“扩建”指在原有基础上扩大规模的建设项目，包括一次性计划设计分期建成的建设项目。

5. 监督内容：根据对建设项目的卫生审查情况，分步填报相应内容。

6. 审核、审查、验收日期：填报出具相应批复、认可书或意见书的日期。

（三）各专业监督检查信息卡

1. 专业类别：与各专业的被监督单位信息卡、案件查处信息卡相同或相关。对同一单位（个人）进行二个以上专业类别的监督检查或抽检之后，应分别填报相应的信息卡。

2. 监督日期：填报在现场进行监督的日期。

3. 抽检件（项次）数：填报获得监督抽检结果的样品件（项次）数。

4. 合格件（项次）数：填报上述抽检样品中的合格情况。合格件（项次）数≤抽检件

（项次）数。

5. 抽检日期：填报在现场进行监督抽检的日期。

（四）公共场所卫生被监督单位信息卡

1. 专职从业人员数：填报被监督单位中与本信息卡报告内容（即单位类别）相关的，直接为顾客服务的人员数（包括新参加及临时工作人员）。专职从业人员数≤在岗职工数。

2. 持健康合格证明人数：填报从业人员中持有效健康合格证明的人员数。持健康合格证明人数≤专职从业人员数。

3. 卫生知识培训合格人数：填报从业人员中经过卫生知识培训并且考核合格的人员数。卫生知识培训合格人数≤专职从业人员数。

4. 营业面积：填报被监督单位与本信息卡报告内容（即单位类别）相关的使用面积，包括营业场所及辅助用房。

5. 单位类别：填报被监督单位的卫生许可证上载明的“许可范围”所属的行业类别。当被监督单位出现多种公共场所经营的情形时可多选，在其最主要经营项目所属的行业类别后打“√”，次要的经营项目所属的行业类别后打“○”。在填报住宿场所类别时，应按照《旅店业卫生标准》（GB 9663-1996）的规定，3~5 星级的饭店、宾馆填入“宾馆”类，1~2 星级的饭店、宾馆和非星级带空调的饭店、宾馆填入“旅店”类，其他住宿场所（不含车马店）填入“招待所”类。

6. 集中空调通风系统：指为使房间或封闭空间空气温度、湿度、洁净度和气流速度等参数达到设定的要求，而对空气进行集中处理、输送、分配的所有设备、管道及附件、仪器仪表的总和。公共场所被监督单位使用集中空调通风系统的均需填报

7. 饮用水：指提供给顾客的饮用水情况。同一公共场所供应多种类别的饮用水时，填报其主要供应的饮用水类别。供应桶装饮用水的计入“分质供水”栏内，不供应饮用水或供应其他类型饮用水的计入“其他”栏内。

（1）集中式供水：指根据《生活饮用水卫生标准》（GB5749-2006）等规定，自水源集中取水，通过输配水管网送到用户或者公共取水点的供水方式（包括公共供水、自建设施供水和分质供水）。

（2）分质供水：主要指利用过滤、吸附、氧化、消毒等装置对城市集中式供水或其他原水作进一步的深度（特殊）处理，通过独立封闭的循环管道输送，供给人们直接饮用的水。

（3）二次供水：指根据《生活饮用水卫生标准》（GB5749-2006）等规定，集中式供水在入户之前经再度储存、加压和消毒或深度处理，通过管道或者容器输送给用户的供水。

（4）分散式供水：指根据《生活饮用水卫生标准》（GB5749-2006）等规定，直接从水源取水，无任何设施或仅有简易设施的供水方式。

8. 公共场所卫生健康监督量化分级管理等级评定情况：填报被监督单位相应“单位类别”的公共场所卫生监督量化分级管理评定信誉度级别情况。

（五）生活饮用水卫生被监督单位信息卡

1. 专职从业人员数：填报被监督单位中与本信息卡报告内容（即单位类别）相关的，直接从事供、管水的人员数或涉水产品生产的人员数。专职从业人员数≤在岗职工数。

2. 持健康合格证明人数：填报从业人员中持有效健康合格证明的人员数。持健康合格

证明人数≤专职从业人员数。

3. 卫生知识培训合格人数：填报从业人员中经过卫生知识培训并且考核合格的人员数。卫生知识培训合格人数≤专职从业人员数。

4. 日供水能力：填报集中式供水单位的设计日供水量。

5. 供水人口数：填报集中式供水单位的供水受益人口总数。

6. 集中式供水：指根据《生活饮用水卫生标准》（GB5749-2006）等规定，自水源集中取水，通过输配水管网送到用户或者公共取水点的供水方式（包括公共供水、自建设施供水和分质供水）。城乡联网供水的填入“城市”一栏。

（1）城市：指县级以上城市建城区的集中式供水。

（2）乡镇：指农村乡镇的集中式供水。

7. 分质供水：主要指利用过滤、吸附、氧化、消毒等装置对城市集中式供水或其他原水作进一步的深度（特殊）处理，通过独立封闭的循环管道输送，供给人们直接饮用的水。

8. 二次供水：指根据《生活饮用水卫生标准》（GB5749-2006）等规定，集中式供水在入户之前经再度储存、加压和消毒或深度处理，通过管道或者容器输送给用户的供水。

9. 涉及饮用水卫生安全产品：品种数量按涉水产品生产企业取得的卫生许可批件数填报。在“□□”内填写产品品种的数量。

10. 水源水类型：填报集中式供水单位所使用的最主要的水源水类型。

11. 制水工艺：按照集中式供水单位实际的制水工艺进行填报。

（1）深度处理：指为了提高饮用水水质，在原有常规净化的基础上对水质再进行净化处理，包括活性炭吸附法、臭氧-生物活性炭法、膜过滤法等。

（2）特殊处理：指除臭、除氟、除铁、除锰、苦咸水的淡化和含藻水净化等。

12. 检验能力：指集中式供水单位为实施饮用水卫生质量检验而配备的检验机构情况。其中“检验员数”指经过专业培训，具备独立开展检验工作能力的专（兼）职人员数。

（六）涉及饮用水卫生安全产品被监督单位信息卡

1. 专职从业人员数：填报被监督单位中与本信息卡报告内容（即单位类别）相关的，从事涉水产品生产的人员数。专职从业人员数≤在岗职工数。

2. 持健康合格证明人数：填报从业人员中持有效健康合格证明的人员数。持健康合格证明人数小于等于从业人员数。

3. 卫生知识培训合格人数：填报从业人员中经过卫生知识培训并且考核合格的人员数。卫生知识培训合格人数小于等于从业人员数。

4. 产品类别：品种数量按涉水产品生产企业取得的卫生许可批件数填报。在“□□”内填写产品品种的数量。

5. 水处理材料：指活性炭、活性氧化铝、陶瓷、分子筛（沸石）、锰沙、熔喷聚丙烯（聚丙烯棉）、铜锌合金（KDF）、微滤膜、超滤膜、纳滤膜、反渗透膜、离子交换树脂、碘树脂等及其组件。

6. 絮凝剂、助凝剂：指聚合氯化铝（碱式氯化铝、羟基氯化铝）、硫酸铁、硫酸亚铁、氯化铁、氯化铝、硫酸铝（明矾）、聚丙烯酰胺、硅酸钠（水玻璃）及其复配产品。

7. 阻垢剂：指磷酸盐类、硅酸盐类及其复配产品。

8. 消毒剂：指次氯酸钠、二氧化氯、高锰酸钾、过氧化氢等产品。

9. 与饮用水接触的新材料和新化学物质：指使用新材料或新化学物质制造的与生活饮用水接触的输配水设备、防护材料、水处理材料和化学处理剂。

10. 检验能力：指涉水产品生产企业为实施涉水产品卫生安全和质量检验而配备的检验机构情况。其中“检验员数”指经过专业培训，具备独立开展检验工作能力的专（兼）职人员数。

（七）学校卫生被监督单位信息卡

1. 学生总数：填报在上一年度的9月1日到本年度的8月31日之间，学校在册的学生人数。

2. 教职员工数：填报学校在职在岗的各类聘任人员数。

3. 所在区域：参照教育部《教育管理信息　教育管理基础代码》（JY/T1001-2012）进行分类。城区包括主城区、城乡结合区，镇区包括镇中心区、镇乡结合区和特殊区域，乡村包括乡中心区和村庄。

4. 学校类别：参照《学校卫生工作条例》、《国民经济行业分类》（GB/T4754-2002）和教育部《教育管理信息　教育管理基础代码》（JY/T1001-2012）等规定进行分类。初级中学包括九年一贯制学校，高级中学包括职业中学、十二年一贯制学校和完全中学。

5. 办学性质：“其他”一栏主要指港、澳、台投资和国外投资的办学。

6. 校内辅助设施数：指校园内配套的有关设施，以及根据相关卫生法律法规的规定，校园内应纳入卫生监管范围的各行业单位数，包括有独立营业执照的单位。

7. 饮用水：指学校提供给学生的饮用水情况，学校饮用水包括学校供水方式和学生饮水类别。

供水方式：同一学校供应多种类别的饮用水时，填报主要的供水方式。

（1）集中式供水：指根据《生活饮用水卫生标准》（GB5749-2006）等规定，自水源集中取水，通过输配水管网送到用户或者公共取水点的供水方式（包括公共供水、自建设施供水和分质供水）。

（2）分质供水：主要指利用过滤、吸附、氧化、消毒等装置对城市集中式供水或其他原水作进一步的深度（特殊）处理，通过独立封闭的循环管道输送，供给人们直接饮用的水。

（3）二次供水：指根据《生活饮用水卫生标准》（GB5749-2006）等规定，集中式供水在入户之前经再度储存、加压和消毒或深度处理，通过管道或者容器输送给用户的供水。

（4）分散式供水：指根据《生活饮用水卫生标准》（GB5749-2006）等规定，直接从水源取水，无任何设施或仅有简易设施的供水方式。

饮水类别：同一学校有多种饮水类别时，可同时填报多种饮水类别（可多选）。

（1）开水：指煮沸后的水。

（2）现制现售：卫生部办公厅关于加强现制现售饮用水卫生监督管理的通知（卫办监督函〔2011〕571号）规定，现制现售饮用水是一种通过水质处理器现场制作饮用水并直接散装出售饮用水的供水方式。用于现场制作饮用水的水质处理器（包括现制现售饮用水自动售水机）必须获得涉水产品卫生许可批件，必须是以市政自来水为原水，出水水质必须符合水质处理器所标识的要求。

（3）分质供水：同供水方式中（2），如果是供应分质供水，应在供水方式和饮水类别中分别选择填报。

8. 卫生室、保健室：根据《国家学校体育卫生条件试行基本标准》（教体艺〔2008〕5号），卫生室是指取得《医疗机构执业许可证》的学校卫生机构，保健室是指未取得《医疗机构执业许可证》的学校卫生机构。

9. 学生体检数：填报学生总数中，在上一年度的9月1日到本年度的8月31日之间接受了健康检查的学生人数。学生体检数≤学生总数。

（八）消毒产品生产被监督单位信息卡

1. 专职从业人员数：填报被监督单位中与本信息卡报告内容相关的，直接从事消毒产品生产的操作人员数。专职从业人员数≤在岗职工数。

2. 建立健康档案人数：填报专职从业人员中建立健康档案的人员数。建立健康档案人数≤专职从业人员数。

3. 卫生知识培训合格人数：填报从业人员中经过卫生知识培训并且考核合格的人员数。卫生知识培训合格人数≤专职从业人员数。

4. 建筑总面积：填报用于消毒产品生产的建筑面积，包括生产用房、辅助用房等。

5. 生产车间面积：填报用于消毒产品生产的车间面积，不包括辅助用房、质检用房、物料和成品仓储用房等。

6. 净化车间：指根据《消毒产品生产企业卫生规范（2009年版）》的有关规定，隐形眼镜护理用品生产（包装除外）、分装，皮肤黏膜消毒剂（用于洗手的皮肤消毒剂除外）、皮肤黏膜抗（抑）菌制剂［用于洗手的抗（抑）菌制剂除外］等产品配料、混料、分装工序，应在净化车间进行。净化车间应符合《洁净厂房设计规范》（GB50073）的要求。

7. 产品种类：填报被监督单位生产产品的类别和品种数量。参照卫生部《消毒产品生产企业卫生许可规定》（卫监督发〔2009〕110号）中“生产类别分类目录”和《消毒产品卫生监督工作规范》（国卫监督发〔2014〕40号）第三条分类的规定进行分类。在“□□”内填写产品品种的数量，采用同一配方生产的不同规格的产品计为1种；同一个消毒产品涉及不同类别时，以较高风险类别计数。

8. 检验能力：填报被监督单位按照原卫生部《消毒产品生产企业卫生规范（2009年版）》的要求，为实施自身产品卫生质量检验而配备的检验室和人员情况。

9. 持有新消毒产品卫生许可文件数：指被监督单位取得国家卫计委批准的在有效期内的消毒产品卫生许可文件数量。

10. 消毒产品卫生安全评价报告数：指根据《消毒产品卫生安全评价规定》（国卫监督发〔2014〕36号）的有关规定，被监督单位持有的在有效期内的第一类消毒产品卫生安全评价报告数，以及第二类消毒产品的卫生安全评价报告数。

（九）传染病防治被监督单位信息卡

1. 卫生技术人员数：填报按照国家有关法律、法规和规章的规定依法取得卫生技术人员资格或者职称的人员数。卫生技术人员数≤在岗职工数。

2. 疾病预防控制机构（包括血吸虫防治等机构）。

3. 医疗机构：按照国家卫生健康委《关于修改〈医疗机构管理条例实施细则〉的决定》（国家卫生健康委令第12号）分为14类。卫生所（站）、医务室、卫生保健所计入“诊所”栏内。机构级别：按照《医院分级管理办法》、《中医医院分级管理办法与标准》

补充规定，医疗机构经过评审的，按确定的等级填报，未参加评级的列入未定级。

4. 采供血机构：根据《中华人民共和国献血法》、《血站管理办法》、《单采血浆站管理办法》等有关规定进行分类。“其他”一栏包括承担单采血浆站质量技术评价、检测的技术机构等有关单位。

5. 病原微生物实验室生物安全一级、二级、三级、四级后“□□”填报实际存在的数量。

6. 病原微生物实验室备案或认可后“□□”填报已备案或认可的数量，备案或认可“□□”≤生物安全一级、二级、三级、四级“□□”。

7. 消毒供应中心：指医院（纳入医院分级管理的医疗机构）内承担各科室所有重复使用诊疗器械、器具和物品清洗消毒灭菌以及无菌物品供应的部门。

（十）餐饮具集中消毒被监督单位信息卡

1. 专职从业人员数：填报被监督单位中与本信息卡报告内容相关的，直接从事餐饮具集中消毒的工作人员数。专职从业人员数≤在岗职工数。

2. 持健康合格证明人数：填报从业人员中持有效健康合格证明的人员数。持健康合格证明人数≤专职从业人员数。

3. 生产场所总面积：填报被监督单位与本信息卡报告内容（即单位类别）相关的使用面积，包括生产用房及辅助用房。

4. 产品检验情况：填报被监督单位对消毒后餐饮具的微生物等指标的检验情况。

（十一）放射诊疗被监督单位信息卡

1. 放射工作人员数：填报被监督单位实际从事放射工作的人员数。放射工作人员数≤在岗职工数。

2. 放射诊疗设备和配套设备的种类、数量：填报被监督单位实际使用的放射诊疗设备和配套设备的种类、数量。

3. 持有《放射工作人员证》数：填报放射工作人员中持有效《放射工作人员证》的人数。持有《放射工作人员证》数≤放射工作人员数。

4. 建立放射工作人员职业健康监护（个人剂量监测）档案人数：填报本年度被监督单位为放射工作人员建立的职业健康监护（个人剂量监测）档案的数量。职业健康监护档案包括放射工作人员的职业史、既往病史和职业照射接触史、历次职业健康检查结果及评价处理意见、职业性放射性疾病诊疗、医学随访观察等健康资料。个人剂量监测档案包括常规监测的方法和结果、应急或者事故中受到照射的剂量和调查报告等相关资料。

5. 应体检（监测）人数：填报按照国家有关规定应进行职业健康检查（个人剂量监测）的放射工作人员数。其中，在岗期间应体检（监测）人数≤放射工作人员数。

6. 实体检（监测）人数：填报应检（监测）人数中按照国家有关规定实际进行职业健康检查（个人剂量监测）的人数。实体检（监测）人数≤应体检（监测）人数。

7. 检出疑似放射病、职业禁忌或健康损害人数：填报实体检人数中检出的疑似放射病、职业禁忌或健康损害的人数。检出人数≤实体检人数。

8. 调离人数：填报在岗期间职业健康检查所检出的疑似放射病、职业禁忌或健康损害人数中，按规定调离相应岗位的人数。调离人数≤检出人数。

（十二）职业健康检查、职业病诊断和放射卫生技术服务机构被监督单位信息卡

1. 业务人员数：填报被监督单位中与本信息卡报告内容相关的，即从事职业（放射）

卫生技术业务范围的人员数（包括外聘人员），如放射卫生技术服务、职业健康检查、职业病诊断等的相关业务人员。职业（放射）卫生业务人员数≤在岗职工数。

2. 批准的业务范围：填报被监督单位取得的化学品毒性鉴定、职业健康检查、职业病诊断、放射卫生技术服务等资质证书（批准证书）上所批准的业务范围。

3. 机构的资质：指机构资质证书的发放情况，应与上述“批准的业务范围”相对应。填报内容可参照“卫生许可情况”的说明。

4. 人员的资质

（1）放射卫生技术服务专业技术人数：填报本年度从事放射卫生技术服务的专业技术人员数。放射卫生技术服务专业技术人数≤业务人员数。

（2）职业健康检查专业技术人数：填报本年度从事职业健康检查的专业技术人员数。

执业医师人数：填报职业健康检查专业技术人数中取得执业医师资格的人员数。执业医师人数≤职业健康检查专业技术人数≤职业（放射）卫生业务人员数。

（3）职业病诊断专业技术人数：填报本年度实际从事职业病诊断的专业技术人员数。

具有职业病诊断资格的执业医师人数：填报从事职业病诊断专业技术的人员中持有相应资格的人员数。具有职业病诊断资格的执业医师人数≤职业病诊断专业技术人数≤职业（放射）卫生业务人员数。

（十三）医疗被监督单位信息卡

1. 执业（助理）医师：根据《执业医师法》第二条规定，指依法取得执业医师资格或者执业助理医师资格，经注册在医疗、预防、保健机构中执业的专业医务人员。包括执业医师和执业助理医师。

2. 乡村医生：指根据《乡村医生从业管理条例》第二条规定，尚未取得执业医师资格或者执业助理医师资格，经注册在村医疗卫生机构从事预防、保健和一般医疗服务的人员。

3. 注册护士：指根据《护士条例》第二条规定，经注册取得《中华人民共和国护士执业证书》的卫生专业技术人员。

4. 药师（士）：指按照卫生部《卫生技术人员职务试行条例》（卫生部，职改字〔1986〕第20号）规定，取得药学专业技术职务任职资格的人员，包括主任药师、副主任药师、主管药师、药师、药士。

5. 医技人员：指除执业（助理）医师、药师、注册护士、乡村医生之外的其他卫生技术人员，包括检验人员、口腔科技术人员等。

6. 床位数和牙椅数是指《医疗机构执业许可证》副本上核定的数字。

7. 单位类别：按被监督单位的医疗机构类别进行填报。具体按照国家卫生健康委《关于修改〈医疗机构管理条例实施细则〉的决定》（国家卫生健康委令第12号）分为14类。卫生所（站）、医务室、卫生保健所计入“诊所”栏内。

8. 机构级别：按照《医院分级管理办法》、《中医医院分级管理办法与标准》补充规定，医疗机构经过评审，按确定的等级进行填报。未参加评级的医疗机构列入未定级。

（十四）血液安全被监督单位信息卡

1. 卫技人员数：填报被监督单位聘任的卫生技术人员的数量，包括执业（助理）医师、注册护士等。卫技人员数≤在岗职工数。

2. 单采血浆站中持采浆员上岗证人数：填报单采血浆站中符合关键岗位的执业要求，

并接受血液安全和业务岗位培训与考核，领取岗位培训合格证书的人员数。

（十五）计划生育被监督单位信息卡

1. 母婴保健技术服务人员数：指取得《母婴保健技术考核合格证》人员数，该项目人员数≤在岗职工数。

2. 计划生育技术服务人员数：指取得《计划生育技术服务合格证》人员数，包括从事人类辅助生殖技术服务的人员。该项目人员数≤在岗职工数。

3. 床位数：指医疗、妇幼保健、计划生育服务机构床位总数。《医疗机构基本标准（试行）》中通过床位数了解该机构的级别和规模，可统计地区计划生育技术服务资源配置情况。

4. 超声设备台数：指医疗、妇幼保健、计划生育服务机构超声设备总数。超声设备是开展母婴保健与计划生育技术服务的重要设备，也是“两非”违法行为的主要工具，根据“标的物”进行监督检查，达到有的放矢。如“警示标语”、制度建立等情况。

第三部分

全国疾病预防控制统计调查制度

3.1 总 说 明

（一）调查目的

了解重大疾病发病及防治工作、免疫规划疫苗接种、居民死因、健康教育情况，为制定疾病预防控制政策和规划提供依据。

（二）统计范围及对象

1. 结核病、血吸虫病、地方病和职业病发病及防治工作情况：各省（区、市）、血吸虫流行地区、有地方病防治任务地区。

2. 居民死亡信息：统计范围为中国大陆境内正常死亡的大陆公民、台港澳及境外居民。包括未登记户口的死亡新生儿；填报单位为负责救治的医疗卫生机构上报住院死者报告卡；社区卫生服务机构或乡镇卫生院上报在家或公共场所正常死亡、非正常死亡（依据法医鉴定书）报告卡。

3. 免疫规划疫苗接种、严重精神障碍情况：各省（区、市）接种疫苗人员、精神疾病患者。

4. 放射卫生情况：放射工作单位及发生重大放射事件的机构。

5. 健康教育工作情况：健康教育所（中心）。

（三）主要内容

结核病、血吸虫病、地方病和职业病发病及防治工作情况，居民病伤死亡信息，免疫规划疫苗接种、健康教育情况等。

（四）调查频率及调查方式

1. 免疫规划疫苗接种、结核病、血吸虫病、地方病和职业病发病及防治工作、健康教育情况：调查频率为月报、季报及年报，一般为全面调查。

2. 居民死亡信息、严重精神障碍：实时报。

（五）上报方式

1. 结核病、血吸虫病、职业病为网络直报；地方病调查表通过电子邮件或邮寄打印表逐级上报。

2. 居民病伤死亡原因汇总表：开展死因统计的市（区）、县卫生局或疾控中心根据《死亡医学证明书》、《法医鉴定书》及在家死亡的调查记录整理、填报本报告卡，建立居民死因原始资料数据库，于次年 2 月 20 日以前将居民死因原始资料数据库和人口数导入国家卫生健康委死因统计报告平台。

3. 免疫规划疫苗接种情况为网络直报（目前尚不具备条件的乡级以下可手工统计报告）。

4. 健康教育工作情况为光盘或电子邮件方式报送。

（六）统计资料发布

每年在国家卫生健康委外网发布卫生健康事业发展统计公报，出版《中国卫生健康统计提要》和《中国卫生健康统计年鉴》，分别于次年 6 月、5 月和 9 月左右由国家卫生健康委对外发布。

（七）数据共享

根据相关法律规范要求，在签订协议的情况下，统计汇总数据可向国务院其他部委提供。

统计信息共享内容包括进度数据与年报，按照国家统计局要求的方式和渠道上传，时间与数据公布时间一致。责任单位为国家卫生健康委疾病预防控制局，责任人为国家卫生健康委疾病预防控制局负责人。

（八）统计调查对象使用国家基本单位名录库或者部门基本单位名录库的情况

统计调查对象使用国家卫生健康委统计调查名录库，本报表制度使用国家标准行政区划代码和统一的机构编码。

3.2 报表目录

表号	表名	报告期别	填报范围	报送单位	报送日期及方式
卫健统44表	国家免疫规划疫苗常规预防接种情况报表	月报	各省、自治区、直辖市	乡级防保组织、疾控机构	每月按规定日期汇总逐级上报
卫健统45表	居民死亡医学信息报告卡［死亡医学证明（推断）书］	实时	医疗卫生机构	医疗卫生机构	《死亡医学证明（推断）书》签发15日内网络报告
卫健统45-1表	县（区、县级市）人口数	年报	县区卫生局、疾控中心	县区卫生局、疾控中心	次年2月20日前网络报告
卫健统45-2表	居民病伤死亡原因汇总表	年报	省级疾控中心	省级疾控中心	次年2月20日前网络报告
卫健统46-1表	克山病防治工作调查表	年报	由县（市、区）疾病预防控制机构填报。	同填报范围	1. 于次年1月10日前填报 2. 纸质信件邮寄、电子版邮件发送
卫健统46-2表	大骨节病防治工作调查表	年报	由县（市、区）疾病预防控制机构填报。	同填报范围	1. 于次年1月10日前填报 2. 纸质信件邮寄、电子版邮件发送
卫健统46-3表	碘缺乏病防治工作调查表	年报	由县（市、区）疾病预防控制机构填报。	同填报范围	1. 于次年1月10日前填报 2. 纸质信件邮寄、电子版邮件发送
卫健统46-4表	高碘性甲状腺肿防治工作调查表	年报	由县（市、区）疾病预防控制机构填报。	同填报范围	1. 于次年1月10日前填报 2. 纸质信件邮寄、电子版邮件发送
卫健统46-5表	地方性氟中毒（饮水型）防治工作调查表	年报	由县（市、区）疾病预防控制机构填报。	同填报范围	1. 于次年1月10日前填报 2. 纸质信件邮寄、电子版邮件发送

续　表

表号	表名	报告期别	填报范围	报送单位	报送日期及方式
卫健统 46-6 表	地方性氟中毒（燃煤污染型）防治工作调查表	年报	由县（市、区）疾病预防控制机构填报。	同填报范围	1. 于次年 1 月 10 日前填报 2. 纸质信件邮寄、电子版邮件发送
卫健统 46-7 表	地方性砷中毒（饮水型）防治工作调查表	年报	由县（市、区）疾病预防控制机构填报。	同填报范围	1. 于次年 1 月 10 日前填报 2. 纸质信件邮寄、电子版邮件发送
卫健统 46-8 表	地方性砷中毒（燃煤污染型）防治工作调查表	年报	由县（市、区）疾病预防控制机构填报。	同填报范围	1. 于次年 1 月 10 日前填报 2. 纸质信件邮寄、电子版邮件发送
卫健统 47-1 表	职业性尘肺病报告卡	季报	各省、自治区、直辖市	承担职业病诊断的医疗卫生机构和用人单位	同年度 4 月、7 月、10 月和次年 1 月 10 日前网络直报
卫健统 47-2 表	职业病报告卡	季报	各省、自治区、直辖市	承担职业病诊断的医疗卫生机构	同年度 4 月、7 月、10 月和次年 1 月 10 日前网络直报
卫健统 47-3 表	职业病诊断、鉴定相关信息报告卡	季报	各省、自治区、直辖市	职业病诊断、鉴定机构	同年度 4 月、7 月、10 月和次年 1 月 10 日前网络直报
卫健统 47-4 表	职业健康检查汇总表	季报	各省、自治区、直辖市	职业健康检查机构	同年度 4 月、7 月、10 月和次年 1 月 10 日前网络直报
卫健统 47-5 表	疑似职业病报告卡	季报	各省、自治区、直辖市	职业健康检查机构、职业病诊断机构、医疗卫生机构	同年度 4 月、7 月、10 月和次年 1 月 10 日前网络直报
卫健统 47-6 表	农药中毒报告卡	季报	各省、自治区、直辖市	最初接诊农药中毒患者的医疗机构	同年度 4 月、7 月、10 月和次年 1 月 10 日前网络直报
卫健统 47-7 表	职业性放射性疾病报告卡	半年报	各省、自治区、直辖市	取得职业性放射性疾病诊断资质的医疗机构	同年度 7 月 10 日和次年 1 月 10 日前网络直报

续　表

表号	表名	报告期别	填报范围	报送单位	报送日期及方式
卫健统 48-1 表	医疗卫生机构放射工作人员个人剂量监测报告卡	年报	各省、自治区、直辖市	县级以上卫生健康行政部门或有监测资质的个人剂量监测机构	次年 1 月 10 日前网络直报
卫健统 48-2 表	医疗卫生机构放射工作人员职业健康管理报告卡	年报	各省、自治区、直辖市	医疗卫生机构	每年 10 月 30 日前保送到辖区省级卫生健康行政部门（其中，个人剂量监测信息于次年 1 月 10 日前报送）
卫健统 49 表	放射卫生重大公共卫生事件报告卡	月报	各省、自治区、直辖市	发生放射卫生重大事件的单位或医疗机构	每月 15 日前网络直报
卫健统 50 表	严重精神障碍患者个案调查表	实时	各省、自治区、直辖市	各级精神卫生医疗机构及其他医疗机构等	1 个月内网络报告
卫健统 51-1 表	健康教育情况调查表	年报	各省、自治区、直辖市	健康教育机构	次年 3 月底前以光盘或电子邮件逐级上报
卫健统 51-2 表	基层健康教育服务季报表	季报	各省、自治区、直辖市	乡镇卫生院、社区卫生服务机构	每年 4、7、10 月及次年 1 月逐级上报至区县级健康教育机构

3.3 调查表式

3.3.1 国家免疫规划疫苗常规预防接种情况报表（各级通用）

20 _____年 __月

表　　号：卫健统44表
制定机关：国家卫生健康委
批准机关：国家统计局
批准文号：国统制〔2018〕50号
有效期至：2021年04月

____省（自治区、直辖市）__市（州、盟）____县（区、市、旗）__乡（镇、街道）__村（居委会）

统计对象类型：1. 本地　2. 流动　3. 合计

疫苗		应种人数（人）	实种人数（人）	备　注
乙肝疫苗	1			
	1（及时）	-		
	2			
	3			
卡介苗				
脊灰疫苗	1			
	2			
	3			
	4			
百白破疫苗	1			
	2			
	3			
	4			
白破疫苗				
麻风疫苗	1			
	2	-		

续 表

疫苗		应种人数（人）	实种人数（人）	备 注
麻腮风疫苗	1	–		
	2			
麻腮疫苗	1	–		
	2	–		
麻疹疫苗	1	–		
	2	–		
A 群流脑多糖疫苗	1			
	2			
A 群 C 群流脑多糖疫苗	1			
	2			
乙脑减毒活疫苗	1			
	2			
乙脑灭活疫苗	1			
	2			
	3			
	4			
甲肝减毒活疫苗				
甲肝灭活疫苗	1			
	2			

填报日期：________年__月__日　　　填报单位（盖章）：__________　　　填报人：________

填表说明：填表说明：接种单位在每月完成预防接种后 5 日内填写此表，上报至乡（镇）卫生院、社区卫生服务中心；乡（镇）卫生院、社区卫生服务中心每月 5 日前收集辖区内接种单位上一月报表，汇总后通过“中国免疫规划信息管理系统”进行网络报告。

3.3.2 居民死亡医学信息报告卡

（居民死亡医学证明（推断）书）

表　　号：卫健统 45 表
制定机关：国家卫生健康委、公安部
批准机关：国家统计局
批准文号：国统制〔2018〕50 号
有效期至：2021 年 04 月

______省（自治区、直辖市）______市（地区、州、盟）______县（区、旗）

行政区划代码□□□□□□　　　　编号：□□□□□□□□□□□□□□□□□□□□□□

死者姓名		性别	1 男，0 未知的性别 2 女，9 未说明的性别	民族		国家或地区	
有效身份证件类别	1 身份证，2 户口簿， 3 护照，4 军官证， 5 驾驶证，6 港澳通行证 7 台湾通行证 9 其他有效证件	证件号码		年龄		婚姻状况	1 未婚， 2 已婚， 3 丧偶， 4 离婚， 9 未说明
出生日期	年　月　日	文化程度	1 研究生，2 大学 3 大专，4 中专 5 技校，6 高中 7 初中及以下	个人身份	11 公务员，13 专业技术人员，17 职员，21 企业管理者，24 工人，27 农民，31 学生，37 现役军人，51 自由职业者，54 个体经营者，70 无业人员，80 离退休人员，90 其他		
死亡日期	年　月　日 时　分	死亡地点	1 医疗卫生机构，2 来院途中，3 家中，4 养老服务机构，9 其他场所，0 不详		死亡时是否处于妊娠期或妊娠终止后 42 天内		1 是， 2 否
生前工作单位		户籍住址			常住地址		
可联系的家属姓名		联系电话			家属住址或工作单位		
致死的主要疾病诊断		疾病名称（勿填症状体征）				发病至死亡大概间隔时间	

续 表

<table>
<tr><td colspan="2">Ⅰ.（a）直接死亡原因</td><td colspan="2"></td><td></td></tr>
<tr><td colspan="2">（b）引起（a）的疾病或情况</td><td colspan="2"></td><td></td></tr>
<tr><td colspan="2">（c）引起（b）的疾病或情况</td><td colspan="2"></td><td></td></tr>
<tr><td colspan="2">（d）引起（c）的疾病或情况</td><td colspan="2"></td><td></td></tr>
<tr><td colspan="2">Ⅱ. 其他疾病诊断（促进死亡，但与导致死亡无关的其他重要情况）</td><td colspan="2"></td><td></td></tr>
<tr><td>生前主要疾病最高诊断单位</td><td colspan="2">1 三级医院，2 二级医院，3 乡镇卫生院/社区卫生服务机构，
4 村卫生室，9 其他医疗卫生机构，0 未就诊</td><td>生前主要疾病最高诊断依据</td><td>1 尸检，2 病理，3 手术，
4 临床 + 理化，5 临床，
6 死后推断，9 不详</td></tr>
<tr><td>医师签名</td><td></td><td>医疗卫生
机构盖章</td><td colspan="2">填表日期：　　年　月　日</td></tr>
<tr><td colspan="3">（以下由编码人员填写）根本死亡原因：</td><td colspan="2">ICD 编码：</td></tr>
</table>

死亡调查记录

<table>
<tr><td colspan="8">死者生前病史及症状体征：

以上情况属实，被调查者签字：</td></tr>
<tr><td>被调查者
姓　　名</td><td></td><td>与死者
关　系</td><td></td><td>联系
电话</td><td></td><td>联系地址
或工作
单位</td><td></td></tr>
<tr><td>死因推断</td><td colspan="3"></td><td>调查者
签　名</td><td></td><td>调查日期</td><td>年　月　日</td></tr>
</table>

填报说明：1. 填报单位：医疗卫生机构根据《居民死亡医学证明（推断）书》填报本报告卡。县级疾病预防控制中心负责审核、订正、补填根本死亡原因及 ICD 编码。省级疾病预防控制中心负责建立本地区人口死亡信息库。

2. 根本死亡原因及 ICD 编码由二级及以上医疗机构、县级疾病预防控制中心编码人员填写。死亡调查记录填写范围为在家或养老服务机构、公共场所正常死亡者。疾病分类标准采用《国际疾病分类》第十版（ICD-10）。

3. 报送日期及方式：医疗卫生机构在出具《死亡医学证明（推断）书》15 日内通过国家或省级人口死亡信息登记管理系统上报数据。省级疾病预防控制中心按照统一的数据交换标准及推送时间向国家人口死亡信息登记管理系统推送本地区《人口死亡信息库》。国家人口死亡信息登记管理系统定期向国家人口基础信息库推送数据。

3.3.3 县（区、县级市）人口数

20 ____ 年

表　　号：卫健统 45-1 表
制定机关：国家卫生健康委、公安部
批准机关：国家统计局
批准文号：国统制〔2018〕50 号
有效期至：2021 年 04 月

__________省（自治区、直辖市）________县（区、旗）
行政区划代码：□□□□□□

	户籍人口		居住半年以上非户籍人口	
年龄组	男	女	男	女
0 岁				
1~4 岁				
5~9 岁				
10~14 岁				
…				
95~99 岁				
100 岁及以上				

填报单位：________单位负责人：________填表人：________填表日期：_______年__月__日

填表说明：1. 填报单位及方法：本表由县级疾病预防控制中心根据县级公安局提供的年末户籍及流动人口的性别、年龄别人口数填报。0 岁组人口数根据妇幼卫生年报活产数比对校核后订正。

2. 报送日期及方式：县级疾病预防控制中心于次年 2 月 20 日以前通过省级或国家人口死亡信息登记管理系统上报数据。

3.3.4 居民病伤死亡原因汇总表

20 _____ 年

表　　号：卫健统 45-2 表
制定机关：国家卫生健康委、公安部
批准机关：国家统计局
批准文号：国统制〔2018〕50 号
有效期至：2021 年 04 月

____________省（自治区、直辖市）__________县（区、旗）

行政区划代码：□□□□□□

资料类别：合计、男、女

疾病名称（ICD-10）	死亡人数																					
	合计	不满1岁																				
		小计	其中：新生儿	1～	5～	10～	15～	20～	25～	30～	35～	40～	45～	50～	55～	60～	65～	70～	75～	80～	85岁及以上	不详
甲	(1)	(2)	(3)	(4)	(5)	(6)	(7)	(8)	(9)	(10)	(11)	(12)	(13)	(14)	(15)	(16)	(17)	(18)	(19)	(20)	(21)	(22)
病伤死亡原因类目																						

填报单位：__________单位负责人：__________填表人：__________填表日期：________年__月__日

填表说明：1. 本表为本县（区、县级市）人口死亡信息库产出的汇总表，用于数据质量控制。

2. 居民死亡原因按致死的根本原因进行统计，病伤死亡原因类目见附录。

3. 本表为年报，次年 2 月 20 日以前将打印表报送省级疾病预防控制中心。

3.3.5 克山病防治工作调查表

20 _____年

表　　号：卫健统 46-1 表
制定机关：国家卫生健康委
批准机关：国家统计局
批准文号：国统制〔2018〕50 号
有效期至：2021 年 04 月

____省（自治区、直辖市）____市（地、州）____县（市、区）

行政区划代码：□□□□□□

指标名称	代码序号	计量单位	数量（或类别）
一、基本情况	–	–	–
县常住人口数	11	万人	
病区乡数	12	个	
病区乡常住人口数	13	万人	
病区村数	14	个	
病区村常住人口数	15	万人	
二、病区控制情况	–	–	
通过控制考核评估	21	个	
通过消除考核评估	22	个	
三、现症病人	–	–	–
潜在型	31	人	
慢型	32	人	
急、亚急型	33	人	
死亡人数	34	人	
四、病情干预	–	–	–
纳入治疗管理病人数	41	万人	

填报单位名称：________单位负责人（签名）：________填表人（签名）：________报出日期：______

填表说明：1. 本表由有克山病分布的县（市、区）疾病预防控制机构收集与填报，并逐级上报。

2. 本表为年报，各省级单位于次年 1 月 10 日前报送至中国疾病预防控制中心地方病控制中心。

3.3.6 大骨节病防治工作调查表

20 ____ 年

表　　号：卫健统 46-2 表
制定机关：国家卫生健康委
批准机关：国家统计局
批准文号：国统制〔2018〕50 号
有效期至：2021 年 04 月

____省（自治区、直辖市）____市（地、州）____县（市、区）
行政区划代码：□□□□□□□

指标名称	代码序号	计量单位	数量（或类别）
一、基本情况	–	–	–
县常住人口数	11	万人	
病区乡数	12	个	
病区乡常住人口数	13	万人	
病区村数	14	个	
病区村常住人口数	15	万人	
二、病区控制情况	–	–	–
通过控制考核评估	21	个	
通过消除考核评估	22	个	
三、现症病人	–	–	–
现症病人总数	31	人	
Ⅰ度病人数	311	人	
Ⅱ度病人数	312	人	
Ⅲ度病人数	313	人	
其中 16 岁以下病人数	314	人	
四、病情干预	–	–	–
异地育人村数	41	个	
异地育人覆盖 7~12 岁儿童数	42	万人	
退耕还林/草村数	43	个	
退耕还林/草受益人口数	44	万人	
搬迁户数	45	户	
搬迁受益人口数	46	万人	

填报单位名称：________单位负责人（签名）：________填表人（签名）：________报出日期：________

填表说明：1. 本表数据由有大骨节病分布的县（市、区）疾病预防控制机构收集与填报，并逐级上报。

2. 本表为年报，各省级单位于次年 1 月 10 日前报送至中国疾病预防控制中心地方病控制中心。

3.3.7 碘缺乏病防治工作调查表

20 ____年

表　　号：卫健统 46-3 表
制定机关：国家卫生健康委
批准机关：国家统计局
批准文号：国统制〔2018〕50 号
有效期至：2021 年 04 月

____省（自治区、直辖市）____市（地、州）____县（市、区）
行政区划代码：□□□□□□

指标名称	代码序号	计量单位	数量（或类别）
一、基本情况	–	–	–
县常住人口数	11	万人	
饮用水水碘中位数	12	μg/L	
二、消除情况	–	–	–
通过消除考核评估	21	个	
三、现症病人	–	–	–
甲肿人数	31	人	
Ⅱ度甲肿人数	311	人	
克汀病人数	32	人	
四、食盐销售情况	–	–	–
碘盐销售数量	41	吨	
未加碘食盐销售数量	42	吨	
五、居民户碘盐检测	–	–	–
碘盐检测份数	51	份	
盐碘中位数	52	mg/kg	
碘盐份数	53	份	
合格碘盐份数	531	份	
未加碘食盐份数	532	份	
六、碘营养情况	–	–	–
儿童尿碘中位数	61	μg/L	
孕妇尿碘中位数	62	μg/L	
七、特殊人群补碘制剂	–	–	–
育龄妇女补碘制剂人数	71	人	
其中：孕期和哺乳期妇女补碘制剂人数	711	人	

填报单位名称：________单位负责人（签名）：________填表人（签名）：________报出日期：______

填表说明：1. 本表数据由有碘缺乏病分布的县（市、区）疾病预防控制机构收集与填报，并逐级上报。

2. 本表为年报，各省级单位于次年 1 月 10 日前报送至中国疾病预防控制中心地方病控制中心。

3.3.8　高碘性甲状腺肿防治工作调查表

20 _____ 年

表　　号：卫健统 46-4 表
制定机关：国家卫生健康委
批准机关：国家统计局
批准文号：国统制〔2018〕50 号
有效期至：2021 年 04 月

____省（自治区、直辖市）____市（地、州）____县（市、区）
行政区划代码：□□□□□□

指标名称	代码序号	计量单位	数量（或类别）
一、基本情况	–	–	–
县常住人口数	11	万人	
饮用水水碘中位数	12	μg/L	
二、高碘病区	–	–	–
乡数	21	个	
乡常住人口数	22	万人	
村数	23	个	
村常住人口数	24	万人	
三、高碘地区	–	–	–
乡数	31	个	
乡常住人口数	32	万人	
村数	33	个	
村常住人口数	34	万人	
四、现症病人	–	–	–
甲肿人数	41	人	
Ⅱ度甲肿人数	411	人	
五、碘营养情况	–	–	–
儿童尿碘中位数	51	μg/L	
六、居民户食用碘检测	–	–	–
检测份数	61	份	
盐碘含量<5mg/kg 份数	62	份	

填报单位名称：________单位负责人（签名）：________填表人（签名）：________报出日期：______

填表说明：1. 本表数据由有高碘性甲状腺肿分布的县（市、区）疾病预防控制机构收集与填报，并逐级上报。

2. 本表为年报，各省级单位于次年 1 月 10 日前报送至中国疾病预防控制中心地方病控制中心。

3.3.9 地方性氟中毒（饮水型）防治工作调查表

20 ____ 年

表　　号：卫健统 46-5 表
制定机关：国家卫生健康委
批准机关：国家统计局
批准文号：国统制〔2018〕50 号
有效期至：2021 年 04 月

____省（自治区、直辖市）____市（地、州）____县（市、区）
行政区划代码：□□□□□□

指标名称	代码序号	计量单位	数量（或类别）
一、病区范围	–	–	–
病区村数	11	个	
病区村常住人口数	12	万人	
二、病情控制情况	–	–	–
通过控制考核评估	21	个	
三、现症病人	–	–	–
氟斑牙人数	31	人	
其中 8~12 周岁儿童氟斑牙人数	311	人	
四、病区村改水情况	–	–	–
已改水村数合计	41	个	
正常使用村数	411	个	
水氟浓度达标村数	412	个	
实际受益人口数	42	万人	

填报单位名称：________单位负责人（签名）：________填表人（签名）：________报出日期：______

填表说明：1. 本表数据由有地方性氟中毒（饮水型）分布的县（市、区）疾病预防控制机构收集与填报，并逐级上报。

2. 本表为年报，各省级单位于次年 1 月 10 日前报送至中国疾病预防控制中心地方病控制中心。

3.3.10 地方性氟中毒（燃煤污染型）防治工作调查表

20 _____ 年

表　　号：卫健统 46-6 表
制定机关：国家卫生健康委
批准机关：国家统计局
批准文号：国统制〔2018〕50 号
有效期至：2021 年 04 月

____省（自治区、直辖市）____市（地、州）____县（市、区）
行政区划代码：□□□□□□

指标名称	代码序号	计量单位	数量（或类别）
一、病区范围	-	-	-
病区村数	11	个	
病区户数	12	户	
病区村常住人口数	13	万人	
二、病区控制情况	-	-	-
通过控制考核评估	21	个	
通过消除考核评估	22	个	
三、现症病人	-	-	-
氟斑牙人数	31	人	
其中 8~12 周岁儿童氟斑牙人数	311	人	
四、病区改炉改灶情况	-	-	-
已改炉灶户数	41	户	
其中清洁能源使用户数	411	户	
正常使用户数	42	户	
实际受益人口数	43	万人	
其中：清洁能源使用受益人口	431	万人	

填报单位名称：________单位负责人（签名）：________填表人（签名）：________报出日期：______

填表说明：1. 本表数据由有地方性氟中毒（燃煤污染型）分布的县（市、区）疾病预防控制机构收集与填报，并逐级上报。

2. 本表为年报，各省级单位于次年 1 月 10 日前报送至中国疾病预防控制中心地方病控制中心。

3.3.11 地方性砷中毒（饮水型）防治工作调查表

20 ____ 年

表　　号：卫健统 46-7 表
制定机关：国家卫生健康委
批准机关：国家统计局
批准文号：国统制〔2018〕50 号
有效期至：2021 年 04 月

____省（自治区、直辖市）____市（地、州）____县（市、区）
行政区划代码：□□□□□□

指标名称	代码序号	计量单位	数量（或类别）
一、病区范围	–	–	–
病区村数（包括潜在病区和高砷区）	11	个	
病区村常住人口数	12	万人	
二、现症病人	–	–	–
病人数	21	人	
可疑病人数	22	人	
三、病情控制情况	–	–	–
通过消除考核评估	31	个	
四、病区村改水情况	–	–	–
已改水村数合计	41	个	
正常使用村数	42	个	
水砷浓度达标村数	43	个	
实际受益人口数	44	万人	

填报单位名称：________单位负责人（签名）：________填表人（签名）：________报出日期：______

填表说明：1. 本表数据由有地方性砷中毒（饮水型）分布的县（市、区）疾病预防控制机构收集与填报，并逐级上报。

2. 本表为年报，各省级单位于次年 1 月 10 日前报送至中国疾病预防控制中心地方病控制中心。

3.3.12 地方性砷中毒（燃煤污染型）防治工作调查表

20 ____ 年

表　　号：卫健统 46-8 表
制定机关：国家卫生健康委
批准机关：国家统计局
批准文号：国统制〔2018〕50 号
有效期至：2021 年 04 月

____省（自治区、直辖市）____市（地、州）____县（市、区）
行政区划代码：□□□□□□

指标名称	代码序号	计量单位	数量（或类别）
一、病区范围	–	–	–
病区村数	11	个	
病区村常住户数	12	户	
病区村常住人口数	13	万人	
二、现症病人	–	–	–
病人数	21	人	
可疑病人数	22	人	
三、病区控制情况	–	–	–
通过消除考核评估	31	个	
四、病区村改炉改灶情况	–	–	–
已改炉灶户数	41	户	
其中清洁能源使用户数	411	户	
正常使用户数	42	户	
实际受益人口数	43	万人	
其中：清洁能源使用受益人口数	431	万人	

填报单位名称：________单位负责人（签名）：________填表人（签名）：________报出日期：______

填表说明：1. 本表数据由有地方性砷中毒（燃煤污染型）分布的县（市、区）疾病预防控制机构收集与填报，并逐级上报。

2. 本表为年报，各省级单位于次年 1 月 10 日前报送至中国疾病预防控制中心地方病控制中心。

3.3.13 职业性尘肺病报告卡

20 ____ 年

表　　号：卫健统 47-1 表
制表机关：国家卫生健康委
批准机关：国家统计局
批准文号：国统制〔2018〕50 号
有效期至：2021 年 04 月

姓名：　　　　　　身份证号：　　　　　　　　　　联系电话：

<table>
<tr><td>卡片序号</td><td colspan="3">省（自治区、直辖市）　地、市　县　乡镇
□□□□□□□□□□□□□□□□□□□□</td></tr>
<tr><td rowspan="6">用人单位基本信息</td><td colspan="2">名称</td><td>组织机构代码□□□□□□□□□-□</td></tr>
<tr><td colspan="2">通讯地址</td><td>邮编</td></tr>
<tr><td colspan="2">联系人</td><td>联系电话</td></tr>
<tr><td colspan="3">经济类型</td></tr>
<tr><td colspan="3">行业</td></tr>
<tr><td colspan="3">企业规模　1 大型□　2 中型□　3 小型□　4 微型□　5 不详□</td></tr>
<tr><td colspan="4">报告类别　1 新病例□　2 死亡病例□　3 首次晋期病例□　4 再次晋期病例□</td></tr>
<tr><td colspan="2">性别　1 男□　2 女□</td><td>出生日期　年　月　日</td><td>开始接尘日期　年　月　日</td></tr>
<tr><td colspan="2">统计工种</td><td>尘肺种类</td><td>实际接尘工龄　年　月</td></tr>
<tr><td colspan="2">诊断壹期　年　月　日</td><td colspan="2" rowspan="3">合并症*
1. 肺结核□　诊断日期　年　月　日
2. 肺及支气管感染□　诊断日期　年　月　日
3. 自发性气胸□　诊断日期　年　月　日
4. 肺心病□　诊断日期　年　月　日
5. 肺癌□　诊断日期　年　月　日</td></tr>
<tr><td colspan="2">诊断贰期　年　月　日</td></tr>
<tr><td colspan="2">诊断叁期　年　月　日</td></tr>
<tr><td colspan="2">死亡日期　年　月　日</td><td colspan="2">死因</td></tr>
</table>

诊断单位（盖章）：______　单位负责人：______　填表人：______
填表人联系电话：________　填表日期：________年__月__日

填报说明：1. 本卡报告单位为承担职业病诊断的医疗卫生机构和用人单位。

2. 尘肺病新病例、晋期诊断病例由依法承担职业病诊断的医疗卫生机构报告，在作出诊断 15 日内填卡网上直报。职业病死亡病例由用人单位或死亡者近亲属向本行政区域内职业病防治机构报告，由职业病防治机构进行网络报告。疑难转诊病例一律由确诊单位进行报告。

3. 同年度 4 月、7 月、10 月和下一年度 1 月 10 日之前完成上一个季度数据的汇总统计分析。

4. ＊：收集尘肺病人的合并症信息进行填报。

3.3.14　职业病报告卡

（不含职业性尘肺病、放射性疾病）

20 _____ 年

表　　号：卫健统 47-2 表
制表机关：国家卫生健康委
批准机关：国家统计局
批准文号：国统制〔2018〕50 号
有效期至：2021 年 04 月

姓名：　　　　　　　　身份证号：　　　　　　　　　　　联系电话：

<table>
<tr><td>卡片序号</td><td colspan="3">省（自治区、直辖市）　地（市）　县　　乡镇
□□□□□□□□□□□□□□□□□□□□</td></tr>
<tr><td rowspan="6">用人单位基本信息</td><td colspan="3">名称　　　　　　　　　　组织机构代码□□□□□□□□-□</td></tr>
<tr><td colspan="3">通讯地址　　　　　　　　　　邮编</td></tr>
<tr><td colspan="3">联系人　　　　　　　　　　电话</td></tr>
<tr><td colspan="3">经济类型</td></tr>
<tr><td colspan="3">行业</td></tr>
<tr><td colspan="3">企业规模　1 大型□　2 中型□　3 小型□　4 微型□　5 不详□</td></tr>
<tr><td colspan="2">性别　1 男□　2 女□</td><td colspan="2">出生日期　　年　　月　　日</td></tr>
<tr><td colspan="2">职业病种类</td><td colspan="2">具体病名</td></tr>
<tr><td colspan="2">接触的职业性有害因素</td><td colspan="2"></td></tr>
<tr><td colspan="2">中毒事故编码</td><td>同时临床中毒人数</td><td>其中职业中毒确诊人数</td></tr>
<tr><td colspan="4">接触时间　　天　　小时　　分（适用于专业工龄不足 1 个月者的急性职业病患者）</td></tr>
<tr><td colspan="2">统计工种</td><td colspan="2">专业工龄　年　　月　日</td></tr>
<tr><td colspan="2">发生日期　　年　　月　　日</td><td colspan="2">诊断日期　年　　月　日</td></tr>
<tr><td colspan="4">死亡日期　　年　　月　　日</td></tr>
</table>

诊断单位（盖章）：______　　单位负责人：______　　填表人：______

填表人联系电话：________　　填表日期：________年__月__日

填报说明：1. 填报单位为承担职业病诊断的医疗卫生机构。

2. 依法承担职业病诊断的医疗卫生机构在作出职业病诊断后 15 日内填卡进行网络报告。

3. 同年度 4 月、7 月、10 月和下一年度 1 月 10 日之前完成上一个季度数据的汇总统计分析。

3.3.15 职业病诊断、鉴定相关信息报告卡

20 ____ 年

表　　号：卫健统 47-3 表
制表机关：国家卫生健康委
批准机关：国家统计局
批准文号：国统制〔2018〕50 号
有效期至：2021 年 04 月

一、机构基本信息

1. 通讯地址　　　　　　　　　　2. 邮编

3. 法定代表人　　　　　　　　　4. 电话

5. 机构性质：职业病诊断机构□　　鉴定组织□

6. 组织机构代码 □□□□□□□□-□

二、职业病诊断情况（职业病诊断机构填写）

接诊人数：____________

确诊病例数：____________

转诊病例数：____________

排除例数：____________

其中：仅给出医学意见建议的例数：____________

（1）排除与职业有害因素接触有关，建议到相关学科就诊：____________

（2）不能排除和职业有害因素接触有关，建议复查：____________

三、职业病鉴定情况（职业病鉴定组织填写）

（一）首次鉴定（市级鉴定）

职业病病名	申请例数	受理例数	与诊断结论不一致的例数

（二）再次鉴定（省级鉴定）

职业病病名	申请例数	受理例数	与诊断结论不一致的例数	与首次鉴定结论不一致的例数

填表单位（签章）：______　单位负责人：______　　填表人：______

填表人联系电话：_______　填表日期：_______年__月__日

填报说明：1. 本卡由承担职业病诊断、鉴定的机构填卡。职业病诊断机构填写“二、职业病诊断情况”；职业病鉴定办事机构填写“三、职业病鉴定情况”。

2. 各机构应于每个季度结束前完成本季度数据的审核并上报。

3. 同年度 4 月、7 月、10 月和下一年度 1 月 10 日之前完成上一个季度数据的汇总统计分析。

3.3.16　职业健康检查汇总表

20 ____年

表　　号：卫健统 47-4 表
制表机关：国家卫生健康委
批准机关：国家统计局
批准文号：国统制〔2018〕50 号
有效期至：2021 年 04 月

卡片序号　　省（自治区、直辖市）　地（市）　县　　乡镇
□□□□□□□□□□□□□□□□□□□□□□□

一、用人单位信息

1. 单位名称：　　　　　　　　2. 组织机构代码□□□□□□□□-□
3. 通讯地址：　　　　　　　　4. 邮编：
5. 联系人：　　　　　　　　　6. 电话：
7. 经济类型：______________________________
8. 行业：________________
9. 企业规模：　1 大型□　2 中型□　3 小型□　4 微型□　5 不详□
10. 职工总人数____________　其中，女工数______
　　生产工人数____________　其中，女生产工人数______
　　接触有毒有害作业人数____________　其中，接触有毒有害作业女工人数______

二、职业健康检查情况

职业性有害因素	体检类型*	接触人（次）数	应检人（次）数	实检人（次）数	疑似职业病人数	禁忌证人数	调离人数	体检日期

三、职业性有害因素检测情况

职业性有害因素	工作场所	岗位/工种	浓度类型	浓度（强度）范围	检测时间

填表单位（签章）：______　单位负责人：______　填表人：______
填表人联系电话：______　填表日期：________年__月__日

填报说明：1. 由依法承担职业健康检查的医疗卫生机构填卡。
2. 本表统计范围为所有可能产生职业性有害因素的生产和工作的用人单位。
3. 依法承担职业健康检查的医疗卫生机构在给用人单位出具职业健康检查报告后 15 日内上报该卡，并应于每个季度结束前完成本季度数据的审核、确认上报。
4. *：体检类型包括岗前、在岗、离岗。岗前职业健康检查填写实检人（次）数、禁忌证人数、疑似病人数（若有）；离岗职业健康检查填写实检人（次）数和疑似职业病人数。
5. “二、职业健康检查情况”和“三、职业性有害因素检测情况”所填职业性有害因素应对应。
6. 同年度 4 月、7 月、10 月和下一年度 1 月 10 日之前完成上一个季度数据的汇总统计。

3.3.17 疑似职业病报告卡

20 _____ 年

表　　号：卫健统 47-5 表
制表机关：国家卫生健康委
批准机关：国家统计局
批准文号：国统制〔2018〕50 号
有效期至：2021 年 04 月

姓名：　　　　　　　　　身份证号：　　　　　　　　　　　联系电话：

<table>
<tr><td>卡片序号</td><td colspan="2">省（自治区、直辖市）　地（市）　县　　乡镇
□□□□□□□□□□□□□□□□□□□□</td></tr>
<tr><td rowspan="6">用人单位基本信息</td><td>名称</td><td>组织机构代码□□□□□□□□-□</td></tr>
<tr><td>通讯地址</td><td>邮编</td></tr>
<tr><td>联系人</td><td>电话</td></tr>
<tr><td colspan="2">经济类型</td></tr>
<tr><td colspan="2">行业</td></tr>
<tr><td colspan="2">企业规模　1 大型□　2 中型□　3 小型□　4 微型□　5 不详□</td></tr>
<tr><td colspan="2">性别　1 男□　2 女□</td><td>出生日期　　年　　月　　日</td></tr>
<tr><td colspan="2">疑似职业病名称</td><td>可能接触的主要职业性有害因素</td></tr>
<tr><td colspan="2">统计工种</td><td>专业工龄　　年　　月　日</td></tr>
<tr><td colspan="2">发现日期　　　年　　月　　日</td><td>信息来源：
职业健康检查□　职业病诊断□　门诊治疗□
住院治疗□　职业病事故□　其他：__________</td></tr>
</table>

报告单位（盖章）：_______　单位负责人：_______　填表人：_______
填表人联系电话：_______　填表日期：______年______月______日

填报说明：1. 职业健康检查机构在职业健康检查中发现的健康损害，怀疑为职业病需提交职业病诊断机构进一步确诊的，在出具职业健康检查报告后 15 日内报告此卡。

2. 职业病诊断机构在职业病诊断过程中，无法明确职业病诊断，又无法排除与职业接触有关的，在 15 日内报告此卡。

3. 医疗卫生机构在门诊或住院诊疗过程中，发现的健康损害可能与职业接触有关，并排除其他原因的，在 15 日内报告此卡。

4. 在职业病危害事故中，劳动者短时间接触大量职业性有害因素，导致急性健康损害的，由救治的医疗卫生机构在 24 小时内报告此卡。

5. 同年度 4 月、7 月、10 月和下一年度 1 月 10 日之前完成上一个季度数据的汇总统计分析。

3.3.18 农药中毒报告卡

20 _____年

表　　号：卫健统 47-6 表
制表机关：国家卫生健康委
批准机关：国家统计局
批准文号：国统制〔2018〕50 号
有效期至：2021 年 04 月

姓名：　　　　　　　　身份证号：　　　　　　　　联系电话：

<table>
<tr><td>卡片序号</td><td colspan="3">省（自治区、直辖市）　地、市　　县　　乡（镇）　村
□□□□□□□□□□□□□□□□□□□□</td></tr>
<tr><td colspan="2">性别　　1 男□　2 女□</td><td colspan="2">年龄　　岁</td></tr>
<tr><td colspan="4">单一□　两种及以上□　具体中毒农药名称：____________________</td></tr>
<tr><td colspan="4">中毒原因　　1 生产性自用□　2 生产性受雇□　3 生活性误服（用）□　4 生活性自服□</td></tr>
<tr><td colspan="4">职业安全卫生知识的培训*　　未接受教育□　接受教育□</td></tr>
<tr><td colspan="4">施药方式*　隔行打药　是□　否□　　退步打药　是□　否□　　顺风打药　是□　否□</td></tr>
<tr><td rowspan="4">危险行为*</td><td>阅读标签　是□　否□</td><td>徒手配药　是□　否□</td><td>使用防护用品　是□　否□</td></tr>
<tr><td>施药时吸烟　是□　否□</td><td>施药时进食　是□　否□</td><td>用手擦汗　是□　否□</td></tr>
<tr><td>药械滴漏　是□　否□</td><td>身体被农药污染　是□　否□</td><td>打药结束后清洗　是□　否□</td></tr>
<tr><td colspan="3">感觉不适继续工作　是□　否□</td></tr>
<tr><td colspan="4">转归　1 治愈 □　　2 好转□　　3 死亡□　　4 其他□ ________</td></tr>
<tr><td colspan="2">诊断日期　　年　　月　　日</td><td colspan="2">死亡日期　　年　　月　　日</td></tr>
</table>

报告单位（盖章）：_____　单位负责人：_____　填表人：_____
填表人联系电话：________　填表日期：________年__月__日

填报说明：1. 本卡填报单位为最初接诊农药中毒患者的医疗卫生机构。
2. 统计范围为在农、林业等生产活动中使用农药或生活中误用各类农药而发生中毒者（不包括食物农药残留超标和属于刑事案件的中毒患者）。本报告卡不包括生产农药而发生中毒者。
3. *：仅限于生产性自用和生产性受雇引起的农药中毒。
4. 最初接诊农药中毒患者的医疗卫生机构，在患者确诊后 24 小时内填卡网上直报。
5. 同年度 4 月、7 月、10 月和下一年度 1 月 10 日之前完成上一个季度数据的汇总统计分析。

3.3.19 职业性放射性疾病报告卡

20 ____ 年

表　　号：卫健统 47-7 表
制定机关：国家卫生健康委
批准机关：国家统计局
批准文号：国统制〔2018〕50 号
有效期至：2021 年 04 月

编号					
姓名		性别	男□　女□	出生日期　　年　　月　　日	
住址	省（自治区、直辖市）　　地（市）　　县　　乡（镇）				
身份证号：□□□□□□□□□□□□□□□□□□					
职业类别		从事放射工作年限：　　年		开始从事放射工作时间　　年　月	
（对急性照射） 受照日期　　年　　月　　日		（对慢性照射） 累积受照时间		受照原因	
用人单位基本信息	用人单位代码				□□□□□□□□□-□
	名称				
	通讯地址			邮编	
	联系人			电话	
	登记注册类型				
	行业				
	企业规模	大型□	中型□	小型□　微型□	不详□
	职工总人数	放射工作人员数	单位成立时间		经济类型
受照剂量及估算方法：					
受照史：					
诊断疾病名称				分期/分度：	
主要诊断依据					
目前情况及处理	情况：A 治愈、B 好转、C 致残、D 死亡 处理：A 继续从事放射性工作或半日工作、B 暂时调离放射性工作，定期复查、C 永久脱离放射性工作，积极治疗，定期复查、D 住院治疗				
诊断医师					
诊断机构					
诊断日期：　　年　　月　　日					

报告填卡单位（盖章）：________　单位负责人（签字）：________

报告填卡人（签字）：________　填表日期：________年______月______日

填报说明：1. 本表由取得职业性放射性疾病诊断资质的医疗卫生机构填写。

2. 填报范围为各种因素所导致的职业性放射性疾病。

3. 报送时间为确诊后 15 日内填卡通过“健康危害监测信息系统”上报。各机构应于同年度的 7 月 10 日前和下一年度的 1 月 10 日前完成审核并上报至省级卫生健康行政部门。

3.3.20 医疗卫生机构放射工作人员个人剂量监测报告卡

20 _____ 年

表　　号：卫健统 48-1 表
制定机关：国家卫生健康委
批准机关：国家统计局
批准文号：国统制〔2018〕50 号
有效期至：2021 年 04 月

报告卡编号：
身份证号：□□□□□□□□□□□□□□□□□□□□□□

<table>
<tr><td colspan="2">用人单位代码</td><td colspan="6"></td></tr>
<tr><td colspan="2">用人单位名称</td><td colspan="6"></td></tr>
<tr><td colspan="2">用人单位地址</td><td colspan="5">省（自治区、直辖市）　地（市）　县　　乡（镇）</td><td>邮编</td></tr>
<tr><td colspan="2">联系人</td><td colspan="5"></td><td>电话</td></tr>
<tr><td colspan="3">姓名</td><td colspan="3">性别　男□女□</td><td colspan="2">行业</td></tr>
<tr><td colspan="5">出生日期　　年　　月　　日</td><td colspan="3">开始从事放射工作时间　　　年　　月</td></tr>
<tr><td colspan="3">放射工龄　　　　年</td><td colspan="4">职业类别</td><td>辐射源项</td></tr>
<tr><td rowspan="5">外照射监测</td><td>监测性质</td><td>辐射类型</td><td colspan="2">监测起止日期</td><td colspan="3">监测结果（mSv）</td></tr>
<tr><td></td><td></td><td>起</td><td>止</td><td>Hp（10）</td><td>Hp（3）</td><td>Hp（007）</td></tr>
<tr><td></td><td></td><td></td><td></td><td></td><td></td><td></td></tr>
<tr><td></td><td></td><td></td><td></td><td></td><td></td><td></td></tr>
<tr><td></td><td></td><td></td><td></td><td></td><td></td><td></td></tr>
<tr><td rowspan="5">内照射监测</td><td>监测性质</td><td>核素名称</td><td>器官名称</td><td>监测方法</td><td>监测日期</td><td>摄入量（Bq）</td><td>待积剂量（mSv）</td></tr>
<tr><td></td><td></td><td></td><td></td><td></td><td></td><td></td></tr>
<tr><td></td><td></td><td></td><td></td><td></td><td></td><td></td></tr>
<tr><td></td><td></td><td></td><td></td><td></td><td></td><td></td></tr>
<tr><td></td><td></td><td></td><td></td><td></td><td></td><td></td></tr>
<tr><td rowspan="5">体表污染监测</td><td>监测性质</td><td>核素名称</td><td>监测部位</td><td>监测方法</td><td>监测日期</td><td>污染面积（cm^2）</td><td>最大污染值（Bq/cm^2）</td></tr>
<tr><td></td><td></td><td></td><td></td><td></td><td></td><td></td></tr>
<tr><td></td><td></td><td></td><td></td><td></td><td></td><td></td></tr>
<tr><td></td><td></td><td></td><td></td><td></td><td></td><td></td></tr>
<tr><td></td><td></td><td></td><td></td><td></td><td></td><td></td></tr>
</table>

监测机构：________　监测人：________　单位负责人：________
填卡人：________　填卡日期：_____年 ___月 ___日

填报说明：1. 本表由县级以上卫生健康行政部门或有监测资质的个人剂量监测机构填写。
2. 本表填报范围为所有从事放射工作的人员。
3. 本表为年报，于次年 1 月 10 日前通过“健康危害监测信息系统”上报。

3.3.21 医疗卫生机构放射工作人员职业健康管理报告卡

表　　号：卫健统 48-2 表
制定机关：国家卫生健康委
批准机关：国家统计局
批准文号：国统制〔2018〕50 号
有效期至：2021 年 04 月

医疗机构名称：__________________
医院等级：________级____等
邮编：□□□□□□
电话：□□□-□□□□□□□□
单位组织机构代码：□□□□□□□□-□
地址：____________省__________市________区（县）________________________

一、基本情况

在岗全部职工人数□□□□□　放射工作人员人数□□□

二、放射诊疗设备、防护配套设备和工作人员数量

1. X 射线影像诊断

X 射线摄影机□□台　　影像增强器透视机□□台
荧光屏透视机□□台　　计算机 X 射线摄影机（CR）□□台
数字 X 射线摄影机（DR）□□台　　乳腺屏片摄影机□□台
乳腺 CR□□台　　乳腺 DR□□台
牙科机□□台　　CT□□台
多管球摄影机□□台　　骨密度仪□□台
碎石机□□台　　床旁机□□台
其他设备□□台（主要包括：　　　　　　　　　　）

放射工作人员人数□□□人，男性□□□人，女性□□□人

工作人员个人防护用品和辅助防护设施配置：

铅橡胶围裙（　）件，铅橡胶帽子（　）件，铅橡胶颈套（　）件
铅橡胶手套（　）付，铅防护眼镜（　）件，铅防护屏风（　）件

2. 放射治疗

钴-60 机□□台　　电子加速器□□台　　X 刀□□台
头部伽马刀□□台　　体部伽马刀□□台　　调强适形加速器□□台
后装机□□台　　深部 X 射线机□□台　　射波刀□□台
中子后装机□□台　　质子加速器□□台　　重粒子加速器□□台
电子回旋加速器□□台

放射工作人员人数□□□人，男性□□□人，女性□□□人

防护配套设备：个人剂量报警仪□□台　辐射巡测仪□□台

3. 核医学

PET/CT（PET）□□台　　SPECT□□台
回旋加速器□□台　　伽马照相机□□台
配套设备：活度计□□台　　表面污染仪□□台

放射工作人员人数□□□人，男性□□□人，女性□□□人

工作人员个人防护用品和辅助防护设施配置：

铅橡胶围裙（　）件，铅橡胶帽子（　）件，铅橡胶颈套（　）件
铅橡胶手套（　）付，铅防护眼镜（　）件，
其他（　）件，包括（　　　　　　　　　　　　）

4. 介入放射学

大 C 型臂 X 射线机□□台　　小 C 型臂 X 射线机□□台

放射工作人员人数□□□人，男性□□□人，女性□□□人

工作人员个人防护用品和辅助防护设施：

铅橡胶围裙（　）件，铅橡胶帽子（　）件，铅橡胶颈套（　）件

铅橡胶手套（　）付，铅防护眼镜（　）件，铅悬挂防护屏（　）件

防护吊帘（　）件，床侧防护帘（　）件，床侧防护屏（　）件，移动防护屏（　）件

三、放射工作人员培训与职业健康监护

放射工作人员培训	上岗前培训人数（　） 在岗培训人数（　）
放射工作人员持证	持证人数（　） 发证单位________、________、________
个人剂量监测	1. 个人剂量监测情况：　没有监测□　监测□ 2. 提供剂量监测服务的机构为：________ 3. 建立放射工作人员个人剂量监测档案人数（　） 4. 个人剂量应监测人数（　），实监测人数（　）， 年个人剂量 H_p（10）≥20mSv 人数（　）
职业健康检查与职业健康监护档案	1. 建立放射工作人员职业健康监护档案人数（　） 2. 本周期健康检查时间　年　月 3. 本次职业健康检查机构为：________ 4. 放射工作人员数（　） 5. 应检人数（　） 其中，岗前（　）在岗（　）　离岗（　）　应急/事故（　） 6. 实际检查人数（　） 其中，岗前（　）在岗（　）　离岗（　）　应急/事故（　） 7. 在岗职业健康检查结果： 可继续从事放射工作人数（　） 建议暂时脱离放射工作人数（　） 不宜继续从事放射工作人数（　），其中， 检出职业禁忌或健康损害人数（　）， 检出疑似放射病病人数（　）， 最终处理结果：调离人数（　），确诊放射病人数（　）。 8. 离岗检查中，疑似放射病人数（　），确诊放射病人数（　） 9. 应急/事故检查，疑似放射病人数（　），确诊放射病人数（　） 10. 职业性放射疾病诊断情况： 累计诊断病例数（　）， 本年度诊断病例数（　）， 完成鉴定的例数（　）

报告单位：________报告单位负责人：________

报 告 人：________报告日期：　年　月　日

报告人联系电话：□□□□-□□□□□□□□□　手机：________

电子邮件：　　@

填报说明：1. 本卡应由医疗卫生机构填写。

2. 统计范围为在我国大陆境内从事生产、使用、贮存放射性同位素、射线装置等产生电离辐射并因此造成工作人员职业暴露的医疗卫生机构。

3. 本表为年报。每年10月30日前报送到辖区省级卫生健康行政部门（其中，个人剂量监测信息于次年1月10日前报送），报告方式为通过“健康危害监测信息系统”上报。

3.3.22 放射卫生重大公共卫生事件报告卡

表　　号：卫健统 49 表
制定机关：国家卫生健康委
批准机关：国家统计局
批准文号：国统制〔2018〕50 号
有效期至：2021 年 04 月

卡片编号　□□□□-□□□

一、基本信息：
发生事件单位：＿＿＿＿＿＿＿＿＿＿＿＿＿＿
地址：　　　省（自治区、直辖市）　　　市　　　区（县）
邮编：□□□□□□
联系人：＿＿＿＿＿＿＿＿　　电话：＿＿＿＿＿＿＿＿
登记注册类型：＿＿＿＿＿＿＿＿＿＿　　行业：＿＿＿＿＿＿＿＿＿＿

二、事件情况：
1 发生时间：□□□□年□□月□□日□□时□□分
2 发生场所：＿＿＿＿＿＿＿＿
3 事件源项　＿＿＿＿＿＿＿＿＿＿＿＿＿＿＿＿＿＿＿＿
4 涉及人数：接触＿＿受照＿＿发病＿＿住院＿＿残疾＿＿死亡＿＿＿
5 事件现场处理措施：　无□　有□，主要处理措施是：＿＿＿＿＿＿＿＿＿＿
6 事件现场人员初步急救：无□　有□，主要急救措施是：＿＿＿＿＿＿＿＿＿＿
7 发病时间：第一人：　□□□□年□□月□□日□□时
最后一人：□□□□年□□月□□日□□时
8 事件受照人员一般情况和剂量表

姓 名	性别	年龄	职业类别	外照射			内照射			有效剂量（mSv）
				受照时间（分）	受照部位	受照剂量（Gy）	摄入途径	摄入量（Bq）	待积剂量（mSv）	

三、事件原因：A 违反安全操作规程□　B 设备意外故障□　C 监测系统缺陷□
D 设计不合理□　E 管理不善□　F 安全观念薄弱□　G 其他□

四、事件分级
1. 放射事故：　A 一般事故□　B 严重事故□　C 重大事故□
2. 核事件分级：A 事件　　　B 事故

五、事件处理过程（事故起因，救护过程和患者主要临床表现）：
＿＿＿＿＿＿＿＿＿＿＿＿＿＿＿＿＿＿＿＿＿＿＿＿＿＿＿＿＿＿
＿＿＿＿＿＿＿＿＿＿＿＿＿＿＿＿＿＿＿＿＿＿＿＿＿＿＿＿＿＿

六、事件处理结果：
＿＿＿＿＿＿＿＿＿＿＿＿＿＿＿＿＿＿＿＿＿＿＿＿＿＿＿＿＿＿
＿＿＿＿＿＿＿＿＿＿＿＿＿＿＿＿＿＿＿＿＿＿＿＿＿＿＿＿＿＿

报告填卡人（签字）：＿＿＿＿＿＿＿＿
单位负责人（签字）：＿＿＿＿＿＿＿＿　　填表日期：＿＿＿＿年＿月＿日

填报说明：1. 本表由放射卫生重大事件发生单位、医疗卫生救治机构等填写。
2. 统计范围为所有发生的放射事件（事故）都应该填报此卡。
3. 表为月报，在放射事故发生后 15 日内填卡并通过“健康危害监测信息系统”上报。

3.3.23 严重精神障碍患者个案调查表

表　　号：卫健统 50 表
制定机关：国家卫生健康委
批准机关：国家统计局
批准文号：国统制〔2018〕50 号
有效期至：2021 年 04 月

省（自治区、直辖市）　　　市（地、州、盟）　　县（市、区、旗）
行政区划代码：□□□□□□

一、基本情况

1 姓名：____________
2 患者编号：□□□□□□-□□□-□□□-□□□□□
3 知情同意：1 同意参加社区服务管理　2 不同意参加社区服务，但同意定期前往精神科门诊复诊
　　3 不同意参加社区服务管理，也不同意前往精神科门诊复诊　□
3.1 知情同意签字时间：□□□□年□□月□□日
4 性别：0 未知的性别　1 男　2 女　9 未说明的性别　□
5 出生日期：□□□□年□□月□□日
6 身份证号：□□□□□□□□□□□□□□□□□□
7 现住地址：____________省（自治区、直辖市）____________市（地、州、盟）____________县（市、区、旗）____________乡镇（街道）____________村委会（居委会）　□
8 户籍地址：____________省（自治区、直辖市）____________市（地、州、盟）____________县（市、区、旗）____________乡镇（街道）____________村委会（居委会）　□
8.1 户别：1 城镇　2 农村　□
9 是否有监护人　0 否　1 是　□
　9.1 监护人姓名：____________
　9.2 监护人与患者关系：____________
　9.3 监护人电话：____________________
　9.4 患者是否为以奖代补对象　0 否　1 是　□
　9.4.1 监护人补助金额　____________元/年
10 民族：1 汉族　2 少数民族　9 不详　□
11 文化程度：1 文盲　2 半文盲　3 小学　4 初中　5 高中或中专
　　6 大专　7 大学　8 大学以上　9 不详　□
12 就业情况：1 在岗工人　2 在岗管理者　3 农民　4 下岗或无业
　　5 在校学生　6 退休　7 专业技术人员　8 其他　9 不详　□
13 婚姻状况：1 未婚　2 已婚　3 丧偶　4 离婚
　　5 未说明的婚姻状况　□
14 经济状况：1 贫困，在当地贫困线标准以下　2 非贫困　□
15 是否为精准扶贫对象　0 否　1 是　□
16 是否领取残疾证：0 否　1 领取精神残疾证　2 领取其他残疾证　□
　16.1 精神残疾等级：1 一级　2 二级　3 三级　4 四级　□
17 是否为基层关爱帮扶小组救助服务对象？　0 否　1 是　□
18 是否有签约的家庭医生？　0 无　1 有　□
19 当地是否建立了精神障碍患者社区康复机构？　0 否　1 是　□
　19.1 是否定期参加精神障碍社区康复服务？　0 否　1 是　□

20 目前诊断：____________

21 初次发病时间：□□□□年□□月□□日

22 是否已进行抗精神病药物治疗：0 否　1 是 □

22.1 首次抗精神病药治疗时间：□□□□年□□月□□日

23 是否纳入管理：0 否　1 是 □

23.1 纳入管理时间：□□□□年□□月□□日

24 两系三代严重精神障碍家族史：0 无　1 有　9 不详 □

25 参加基本医疗保险情况：1 城镇职工医保　2 城镇居民医保　3 新农合　4 医疗救助
5 未参加任何医疗保险 □

26 对提供的精神卫生服务是否满意？0 否　1 是 □

二、随访情况

1 基础管理

1.1 随访日期：□□□□年□□月□□日

1.2 本次随访形式：1 门诊　2 家庭访视　3 电话

1.3 失访原因：0 未失访　1 外出打工　2 迁居他处
3 走失　4 连续三次未访到　5 其他 □

1.4.1 死亡日期：□□□□年□□月□□日

1.4.2 死亡原因：1 躯体疾病（传染病和寄生虫病、肿瘤、心脏病、脑血管病、呼吸系统疾病、消化系统疾病、其他疾病、不详）　2 自杀　3 他杀　4 意外　5 精神疾病相关并发症　6 其他 □

1.5.1 两次随访期间住院情况：0 未住院　1 目前正在住院　2 曾住院，现未住院 □

1.5.2 末次出院时间：□□□□年□□月□□日

1.5.2.1 住院患者有否获得经费补助：0 无　1 有　9 不详 □

1.5.2.2 住院补助来源：1 卫生健康部门　2 民政部门　3 残联　4 公安　5 慈善机构　6 其他______ □

1.6 两次随访期间关锁情况：1 无关锁　2 关锁　3 关锁已解除 □

1.7 危险性评估：0（0 级）　1（1 级）　2（2 级）　3（3 级）　4（4 级）　5（5 级） □

1.8 危险行为：1 轻度滋事______次　2 肇事______次　3 肇祸______次　4 其他危害行为______次
5 自伤______次　6 自杀未遂______次　7 无 □

1.9 实验室检查：1 无　2 有 □

1.10 服药依从性：1 按医嘱规律用药　2 间断用药　3 不用药　4 医嘱勿需用药 □

1.10.1 不用药或间断用药的原因？　1 药物副所用大　2 认为不需要用药　3 药物价格贵，医疗负担重
4 其他 □

1.11 药物不良反应：1 无　2 有　9 此项不适用 □

1.12 治疗效果：1 痊愈　2 好转　3 无变化　4 加重　9 此项不适用 □

1.13 转诊：1 转精神专科　2 转综合医院或科室　3 未转诊 □

1.14 本次随访病情分类：1 不稳定　2 基本稳定　3 稳定 □

2 个案管理

2.1 有否进行个案管理：0 无　1 有 □

2.1.1 病情总体评估：1 明显好转　2 部分好转　3 稍好转 4 无变化
5 稍恶化　6 明显恶化　7 严重恶化 □

2.1.2 社会功能总评：1 好　2 中　3 差 □

3 应急医疗处置

3.1 是否进行应急医疗处置：0 否　1 是 □

3.1.1 处置缘由：1 自伤自杀行为　2 存在自杀自伤行为的危险
3 危害公共安全或他人安全的行为　4 存在危害公共安全或他人安全的危险
5 病情复发，精神状况明显恶化　6 急性或严重药物不良反应

7 其他______________________________ □

3.1.2 主要处置措施：1 现场临时性处置　2 精神科门诊/急诊留观
　　3 精神科紧急住院　4 会诊　5 其他 □

3.1.3 诊断：确定诊断：________________　疑似诊断：________________ □

3.1.4 患者来源：1 当地常住，已经纳入管理
　　2 当地常住，未纳入管理
　　3 非本地常住居民 □

单位负责人：______　填表人：______　填表日期：______

填报说明：1. 本表由各级精神卫生医疗机构及其他医疗机构填写。
　　2. 本表于1个月之内通过“国家严重精神障碍信息系统”上报。

3.3.24　健康教育情况调查表

20 ____ 年

表　　号：卫健统 51-1 表
制定机关：国家卫生健康委
批准机关：国家统计局
批准文号：国统制〔2018〕50 号
有效期至：2021 年 04 月

单位编码：□□___□□___□□
行政区划代码：□□___□□___□□
___省（区、市）___地（市、州）___县（区、市）

指标名称	代码	计量单位	数量
一、技术咨询与政策建议	101	次	
二、业务指导与培训	-	-	-
1. 逐级业务指导	102	次	
2. 培训：次数	103	次	
人次数	104	人次	
3. 对重点场所提供现场指导	105	次	
三、开展公众健康教育活动	106	次	
四、媒体宣传	-	-	-
1. 主办网站数	107	个	
2. 与电视台合办栏目数	108	个	
全年播出时长	109	小时	
3. 与广播电台合办栏目数	110	个	
全年播出时长	111	小时	
4. 与报刊合办栏目数	112	个	
刊登信息次数	113	次	
5. 媒体沟通与培训	114	次	
五、传播材料制作	-	-	-
1. 传单/折页：种类	115	种	
数量	116	份	
2. 小册子/书籍：种类	117	种	
数量	118	份	
3. 宣传画：种类	119	种	
数量	120	份	
4. 音像制品：种类	121	种	
数量	122	份	

续　表

指标名称	代码	计量单位	数量
5. 实物：种类	123	种	
数量	124	个	
6. 手机短信：条数	125	条	
覆盖人次数	126	人次	

填报单位：______单位负责人：____填表人：____联系电话：______报出日期：____年__月__日

填报说明：1. 本表由省级、地市级和县区级健康教育机构（含疾病预防控制中心健康教育科）填报。

2. 本表为年报，省级填报单位于次年 3 月底前将本地区数据以光盘或电子邮件方式报送中国健康教育中心。

3.3.25 基层健康教育服务季报表

20 _____ 年 _____ 季

表　　号：卫健统 51-2 表
制定机关：国家卫生健康委
批准机关：国家统计局
批准文号：国统制〔2018〕50 号
有效期至：2021 年 04 月

行政区划代码：□□___□□___□□

____省（区、市）____地（市、州）____县（区、市）____乡（镇、街道）

指标名称	代码	计量单位	数量
一、基本情况	–	–	–
辖区常住人口数	101	人	
辖区面积	102	平方公里	
二、健康教育服务提供情况	–	–	–
1. 发放健康教育印刷资料：种类	103	种	
份数	104	份	
2. 播放音像资料：种类	105	种	
播放时长	106	小时/天	
3. 健康教育宣传栏：面积	107	平方米	
更新次数	108	次	
4. 开展公众健康咨询活动：次数	109	次	
受益总人数	110	人	
5. 举办健康知识讲座：次数	111	次	
受益总人数	112	人	
6. 个体化健康教育：受益人数	113	人	

填报单位：______单位负责人：____填表人：____联系电话：______报出日期：____年__月__日

填表说明：1. 本表由乡镇卫生院/社区卫生服务中心（站）收集并本辖区基层健康教育服务提供数据后填报。

2. 本表为季报，乡镇卫生院/社区卫生服务中心（站）于季后 1 个月内将数据上报至县级健康教育机构（含疾病预防控制中心健康教育科）。

3.4　主要指标解释

（一）国家免疫规划疫苗常规预防接种情况报表

1. 麻疹类疫苗第1剂应种人数填写在麻风疫苗栏目，实种人数根据实际疫苗接种情况，分别填写在麻风疫苗、麻腮风疫苗1和麻疹疫苗1栏目；麻疹类疫苗第2剂应种人数填写在麻腮风疫苗2栏目，实种人数根据实际疫苗接种情况，分别填写在麻腮风疫苗2、麻腮疫苗和麻疹疫苗2栏目。

2. 乙脑、甲肝疫苗均分为减毒活疫苗和灭活疫苗分别报告，应根据本地免疫规划疫苗的选择，和免疫程序的规定，分别在减毒活疫苗或灭活疫苗相应的剂次栏目填写应种和实种人数。

3. 本月应种人数包括：按免疫程序要求当月应受种的所有儿童数。

4. 带“-”的栏目不用填写。

（二）居民病伤死亡原因报告卡

1. 编号：填写17位代码（可由信息系统自动赋值）。编号规则为：《死亡证》出具单位的组织机构代码（9位）+年份（4位）+流水码（4位）。

2. 民族、国家或地区：按照《中国各民族名称的罗马字母拼写法和代码（GB/T3304）》、《世界各国和地区名称代码（GB/T1659）》的最新版本填写中文简称。

3. 有效身份证件类别及号码：证件类别及号码不得空缺。大陆公民要求填写18位身份证号码。

4. 年龄：按照周岁填写。婴儿填写实际存活的月、日、小时。

5. 出生、死亡日期：填写死者的出生或死亡的年、月、日，婴儿死亡填写到时、分。

6. 个人身份：按照死亡前的个人身份填写，离退休后死者的个人身份一律填“离退休人员”。

7. 死亡地点：“医疗卫生机构”指死于各级各类医疗卫生机构住院部及急诊室；“不详”指未能确定的死亡地点（仅限非正常死亡者）。

8. 常住、户籍地址：常住地址填写死者居住半年以上的地址，详细到门牌号码；户籍地址填写户口簿上登记的地址，详细到门牌号码。

9. 第一联“致死的主要疾病诊断”第I部分中“（a）直接死亡原因”填写最后造成死亡的疾病诊断或损伤。第二、三、四联“死亡原因”填写第一联“（a）直接死亡原因”，如果（a）行填写的为症状、体征、衰竭，则“死亡原因”填写（a）行之后的主要致死原因。

10. 生前主要疾病的最高诊断单位：三级医院（含相当）包括三级妇幼保健院及专科疾病防治院，二级医院（含相当）包括二级妇幼保健院及专科疾病防治院，其他医疗卫生机构包括急救中心、一级医院、门诊部、诊所（医务室）、疗养院等。

11. 生前主要疾病最高诊断依据：“死后推断”仅限死亡地点为“来院途中”、“家中”、“养老服务机构”、“其他场所”填写。

12. 根本死亡原因及ICD编码：二级及以上（含相当）医疗机构由医疗机构编码人员填写，其他医疗卫生机构由县（区、县级市）疾病预防控制中心编码人员网上填写。ICD编码填写4位国际疾病分类代码。

（三）克山病防治工作调查表

1. 基本情况

（1）县常住人口数：指由各病区县统计局提供的本年底各县常住人口总数。

（2）病区乡数：指本年经省级以上（含省级）主管部门根据《克山病病区划定和类型划分标准 GB 17020》判定的病区乡数及历史上已定为病区乡数之和。

（3）病区乡常住人口数：指所有病区乡本年底的常住人口数之和。

（4）病区村数：指本年经省级以上（含省级）主管部门根据《克山病病区划定和类型划分标准 GB 17020》判定的病区村数及历史上已定为病区村数之和。注：病区村指在自然地理、地域上独立的自然村（屯）。如特殊地区确实无法以自然村（屯）计数，可按行政村（屯）计数。

（5）病区村常住人口数：指所有病区村本年底的常住人口数之和。

2. 病区控制情况

（1）通过控制考核评估：年底前达到《克山病病区控制标准 GB17019》的病区县。控制填1，未控制填0。

（2）通过消除考核评估：年底前达到最新克山病消除标准或方案的病区县。消除填1，未消除填0。

3. 现症病人

（1）潜在型：指年底实有潜在型现症病人数。

（2）慢型：指年底实有慢型现症病人数。

（3）急、亚急型：指当年实有急、亚急型病人数。

（4）死亡人数：指当年各型克山病死亡人数。

4. 病情干预：指病区本年度纳入地方病防控部门治疗项目管理的克山病病人数。

（四）大骨节病防治工作调查表

1. 基本情况

（1）县常住人口数：指由各病区县统计局提供的本年底各县常住人口总数。

（2）病区乡数：指本年经省级以上（含省级）主管部门根据《大骨节病病区判定和划分标准 GB16395》判定的病区乡及历史上已定为病区乡数之和。

（3）病区乡常住人口数：指所有病区乡本年底的常住人口数之和。

（4）病区村数：指本年经省级以上（含省级）主管部门根据《大骨节病病区判定和划分标准 GB16395》判定的病区村数及历史上已定为病区村数之和。注：病区村指在自然地理、地域上独立的自然村（屯）。如特殊地区确实无法以自然村（屯）计数，可按行政村（屯）计数。

（5）病区村常住人口数：指所有病区村本年底的常住人口数之和。

2. 病区控制情况

（1）通过控制考核评估：年底前达到《大骨节病病区控制 GB16007》的病区县。控制填1，未控制填0。

（2）通过消除考核评估：年底前达到最新大骨节病消除标准或方案的病区县。消除填1，未消除填0。

3. 现症病人

（1）病人总数：指各病区年底实有的大骨节病病人总数。

（2）Ⅰ度病人数：指各病区年底实有Ⅰ度病人数。

（3）Ⅱ度病人数：指各病区年底实有Ⅱ度病人数。

（4）Ⅲ度病人数：指各病区年底实有Ⅲ度病人数。

（5）其中16岁以下病人数：指各病区年底实有病人中16岁以下病人数。

4. 病情干预：指病区本年度异地育人、退耕还林/草、搬迁防治大骨节病的受益村数（搬迁防治措施单位为户数）及人口数。

（五）碘缺乏病防治工作调查表

1. 基本情况

（1）县常住人口数：指由各县统计局提供的本年底各县常住人口数。

（2）饮用水水碘中位数：指以县级为单位计算的水碘中位数。

2. 消除情况

（1）通过消除考核评估：经考核评估达到碘缺乏病消除标准的县（包括县级旗、市、区）。消除填1，未消除填0。

3. 现症病人：指年底实有的甲状腺肿人数、Ⅱ度甲状腺肿人数和克汀病人数。

4. 食用盐销售情况

（1）碘盐销售数量：指以县级统计实际销售碘盐数量。

（2）未加碘食盐销售数量：指以县级统计实际未加碘食盐销售数量。

5. 居民户碘盐检测

（1）检测份数：指居民户碘盐监测的检测盐样份数。

（2）盐碘中位数：指居民户碘盐监测的检测盐样中位数。注：盐碘中位数由省级填写。

（3）碘盐份数：指居民户食用盐碘含量大于或等于5mg/kg盐样份数。

（4）合格碘盐份数：指居民户食用盐碘含量在合格碘盐标准范围内的盐样份数。

（5）未加碘食盐份数：指居民户食用盐碘含量小于5mg/kg盐样份数。

6. 碘营养情况

（1）儿童尿碘中位数：指以县级为单位统计的儿童尿碘中位数。

（2）孕妇尿碘中位数：指以县级为单位统计的孕妇尿碘中位数。

7. 特殊人群补碘制剂：指育龄妇女（18~49岁）补碘油人数，以及育龄妇女中孕期和哺乳期妇女补碘油人数。

（六）高碘性甲状腺肿防治工作调查表

1. 基本情况

（1）县常住人口数：指由各县统计局提供的本年底各县常住人口总数。

（2）饮用水水碘中位数：指以县级为单位计算的水碘中位数。

2. 高碘病区

（1）乡数：指经省级以上（含省级）主管部门参照《水源性高碘地区和地高碘病区的划定 GB/T 19380》判定的高碘病区乡数之和。

（2）乡常住人口数：指所有高碘病区乡本年底的常住人口数之和。

（3）村数：指经省级以上（含省级）主管部门参照《水源性高碘地区和地高碘病区的划定 GB/T 19380》判定的高碘病区行政村数之和。

（4）村常住人口数：指所有高碘病区村本年底的常住人口数之和。

3. 高碘地区

（1）乡数：指经省级以上（含省级）主管部门参照《水源性高碘地区和地高碘病区的划定 GB/T 19380》判定的高碘地区乡数之和。

（2）乡常住人口数：指所有高碘地区乡本年底的常住人口数之和。

（3）村数：指经省级以上（含省级）主管部门根据《水源性高碘地区和地高碘病区的划定 GB/T 19380》判定的高碘病区行政村数之和。

（4）村常住人口数：指所有高碘地区村本年底的常住人口数之和。

4. 现症病人：指年底实有甲状腺肿总人数及其中Ⅱ度甲状腺肿人数。

5. 碘营养情况

儿童尿碘中位数：指以县级为单位统计的儿童尿碘中位数。

6. 居民户食用盐检测：指居民户食盐监测的检查份数及其中盐碘小于 5mg/kg 盐样份数。

（七）地方性氟中毒（饮水型）防治工作调查表

1. 病区范围

（1）病区村数：指各病区县按《地方性氟中毒病区划分标准 GB17018》划分的，由省级以上（含省级）主管部门认定病区村数之和。注：病区村指在自然地理、地域上独立的自然村（屯），没有自然村的以行政村计。

（2）病区村常住人口数：指病区村常住人口数之和。

2. 病区控制情况

通过控制考核评估：按照国家卫生健康委关于印发重点地方病控制和消除评价办法的通知（国卫疾控发〔2014〕79 号），经省级主管部门考核达到控制标准的县。控制填 1，未控制填 0。

3. 现症病人

氟斑牙人数：指年底实有氟斑牙病人数总数及其中 8~12 周岁儿童氟斑牙人数总计。

4. 病区村改水情况

（1）已改水村数：指年底已完成改水任务的病区村数。

（2）正常使用村数：指截止年底改水设备完好，能够保证足量按时供水的村数。

（3）水氟浓度达标村数：指当前病区村居民饮用水达到生活饮用水卫生标准（GB5749）中规定的水氟允许范围的病区村数之和。

（4）实际受益人口总数：指当前已完成改水、工程能正常运转且水氟合格的病区村人口总数。

（八）地方性氟中毒（燃煤污染型）防治工作调查表

1. 病区范围

（1）病区村数：指各病区县按《地方性氟中毒病区划分标准 GB17018》划分的，由省级以上（含省级）主管部门认定的病区村数之和。注：病区村指在自然地理、地域上独立的自然村（屯），没有自然村的以行政村计。

（2）病区户数：指各病区县按《地方性氟中毒病区划分标准 GB17018》划分的，由省级以上（含省级）主管部门认定的户数之和。

（3）病区村常住人口数：指病区村常住人口数之和。

2. 病区控制情况

（1）通过控制考核评估：指按国家卫生健康委关于印发重点地方病控制和消除评价办法的通知（国卫疾控发〔2014〕79 号），经省级主管部门考核达到控制标准的县。控制填 1，未控制填 0。

（2）通过消除考核评估：指按国家卫生健康委关于印发重点地方病控制和消除评价办法的通知（国卫疾控发〔2014〕79 号），经省级主管部门考核达到消除标准的县。消除填 1，未消除填 0。

3. 现症病人

氟斑牙人数：指年底实有氟斑牙病人数及其中 8～12 周岁儿童氟斑牙人数总计。

4. 病区改炉改灶情况

（1）已改炉改灶户数：指当前已完成改炉改灶任务的病区户数。

（2）其中清洁能源使用户数：指当前已完成改炉改灶任务的病区中使用电器、沼气及天然气等清洁能源的户数合计。

（3）正常使用户数：指改良炉灶或清洁能源能够正常使用的户数。

（4）实际受益人口：指已完成改炉改灶且均能正常使用的病区户人口合计。

（5）清洁能源使用实际受益人口：指当前已改炉改灶受益人口中使用清洁能源的受益人口。

（九）地方性砷中毒（饮水型）防治工作调查表

1. 病区范围

（1）病区村数：指按《地方性砷中毒病区判定和划分标准》（WS277）确定的病区村数之和（包括潜在病区和高砷区）。注：病区村指在自然地理、地域上独立的自然村（屯），没有自然村的以行政村计。

（2）病区村常住人口数：指病区村（包括潜在病区和高砷区）常住人口数之和。

2. 现症病人

（1）病人数：指年末实有砷中毒病人数。

（2）可疑病人数：指年末实有砷中毒可疑病人数。

3. 病区控制情况

通过消除考核评估：年底前按国家卫生健康委关于印发重点地方病控制和消除评价办法的通知（国卫疾控发〔2014〕79 号），经省级主管部门考核达到消除标准的县。消除填 1，未控制填 0。

4. 病区村改水情况

（1）已改水村数：指当前已完成改水任务的病区村数（包括潜在病区和高砷区）合计。

（2）正常使用村数：指截止年底改水设备完好，能够保证足量按时供水的村数。

（3）水砷浓度达标村数：指病区村（包括潜在病区和高砷区）居民饮用水达到生活饮

用水卫生标准（GB5749）中规定的水砷允许范围的病区村数之和。

（4）实际受益人口总数：指当前已完成改水、工程能正常运转且水砷合格的病区村（包括潜在病区和高砷区）人口总数。

（十）地方性砷中毒（燃煤污染型）防治工作调查表

1. 病区范围

（1）病区村数：按《地方性砷中毒病区判定和划分标准》（WS277）确定的病区村数之和。注：病区村指在自然地理、地域上独立的自然村（屯），没有自然村的以行政村计。

（2）病区户数：指病区村户数的合计。

（3）病区村常住人口数：指病区村常住人口数之和。

2. 现症病人

（1）病人数：指年末实有砷中毒病人数。

（2）可疑病人数：指年末实有砷中毒可疑病人数。

3. 病区控制情况

通过消除考核评估：年底前按照按国家卫生健康委关于印发重点地方病控制和消除评价办法的通知（国卫疾控发〔2014〕79号），经省级主管部门考核达到消除标准的县。消除填1，未消除填0。

4. 病区改炉改灶情况

（1）已改炉改灶户数：指当前已完成改炉改灶任务的病区户数。

（2）其中清洁能源使用户数：指当前已完成改炉改灶任务的病区中使用电器、沼气及天然气等清洁能源的户数合计。

（3）正常使用户数：指改良炉灶或清洁能源能够正常使用的户数。

（4）实际受益人口：指已完成改炉改灶且均能正常使用的病区户人口合计。

（5）清洁能源使用实际受益人口：指当前已改炉改灶受益人口中使用清洁能源的受益人口。

（十一）职业性尘肺病、职业病、疑似职业病、农药中毒报告卡

1. 卡片序号：自动产生20位个人序号。

2. 病人来源：分检查机构、诊断机构和其他。单选。

3. 职业病种类、病名：根据现行的“职业病分类和目录”分为十类（不包括职业性放射性疾病）。

4. 报告类别：单选项。新病例：当年确诊的新病例于当年死亡或是死后诊断的新病例，报告类别都首选新病例，同时填写死亡日期。

5. 专业工龄：指开始接触某种有毒有害作业到确诊为该种职业中毒或职业病时，实际接触时间的累加。

6. 中毒事故编码：凡发生中毒事故均需编码，不论事故累及人数多少。7位，即前4位为年号后3位流水号。

7. 同时中毒人数：指同时、同地暴露于同一种或同几种毒物下的劳动者的健康受到损害，而出现不同程度的相同临床表现，被确诊为某种毒物中毒的人数。

8. 接触时间、发病日期：适用于急性职业病患者填写。慢性职业病例划×示之。

9. 中毒农药名称：指引起患者中毒的农药名称。若同时使用两种以上混配的制剂农药，或是两种以上自配农药，应填写每一种农药的具体名称。

（十二）职业病诊断、鉴定相关信息报告卡

1. 接诊人数：指按《中华人民共和国职业病防治法》、《职业病诊断与鉴定管理办法》等有关规定，填写《职业病诊断就诊登记表》的劳动者人数。

2. 确诊病例数：指按《中华人民共和国职业病防治法》、《职业病诊断与鉴定管理办法》等有关规定，职业病诊断机构诊断为职业病的病例数。

3. 转诊病例数：指按《中华人民共和国职业病防治法》、《职业病诊断与鉴定管理办法》等有关规定，职业病诊断机构接诊的劳动者中转出的人数。

4. 排除例数：指按《中华人民共和国职业病防治法》、《职业病诊断与鉴定管理办法》等有关规定及职业病诊断标准，未能确诊为职业病的病例数。

5. 职业病鉴定申请例数：指按《中华人民共和国职业病防治法》、《职业病诊断与鉴定管理办法》等有关规定，职业病诊断鉴定委员会收到的申请进行职业病鉴定的人数。

6. 职业病鉴定受理例数：指按《中华人民共和国职业病防治法》、《职业病诊断与鉴定管理办法》等有关规定，职业病诊断鉴定委员会受理的申请进行职业病鉴定的人数。

（十三）职业健康检查汇总表

1. 职工总人数：为用人单位的全部职工人数，包括生产工人和非生产工人，及各种用工形式的非编制人员。

2. 接触有毒有害作业人数：指用人单位接触粉尘、有毒有害因素的全部职工人数。当一名劳动者在职业活动中，同时接触两种以上的危害因素时，则以一种主要有害因素进行统计，统计单位为人，包括各种用工形式的非编制人员。

3. 接触人（次）数：指进行职业健康检查的某种有毒有害因素的接触人群，包括各种用工形式的非正式编制人员。

4. 应检人（次）数：指按照《职业健康监护技术规范》（GBZ188）的规定，在接触人数中需要进行职业健康检查的职工人数。

5. 实检人（次）数：指在应检人数中，实际接受了职业健康检查的人数。

（十四）职业性放射性疾病、医疗卫生机构放射工作人员个人剂量监测报告卡

1. 编号：系统自动生成。

2. 从事放射工作年限：从开始从事放射工作到目前的累计年数。中间从事过非放射工作的年数，则应扣除。

3. 行业：以用人单位所属主管行业为准。按国家统计局《国民经济行业分类目录》（GB/T4754-2002）填写行业编码。

4. 登记注册类型：登记注册类型代码采用国家统计局制定的《企业登记注册类型与代码》，替代经济类型分类与代码 GB/T12402-2000。

5. 职业类别：参照《职业性外照射个人监测规范》GBZ128-2002 附录 A 分类。

（1）核燃料循环：铀矿开采（1A）、铀矿水冶（1B）、铀的浓缩和转化（1C）、燃料制造（1D）、反应堆运行（1E）、燃料后处理（1F）、核燃料循环研究（1G）；

（2）医学应用：诊断放射学（2A）、牙科放射学（2B）、核医学（2C）、放射治疗（2D）、其他（2E）；

（3）工业应用：工业辐照（3A）、工业探伤（3B）、发光涂料工业（3C）、放射性同位素生产（3D）、测井（3E）、加速器运行（3F）、其他（3G）；

（4）天然源：民用航空（4A）、煤矿开采（4B）、其他矿藏开采（4C）、石油和天然气工业（4D）、矿物和矿石处理（4E）、其他（4F）；

（5）国防活动：核舰艇及支持设备（5A）、其他防卫活动（5B）；

（6）其他：教育（6A）、兽医学（6B）、其他（6C）。

6. 受照原因

（1）责任事故：违反操作规程（1A）、安全观念薄弱（1B）、缺乏知识（1C）、操作失误（1D）、管理不善（1E）、领导失误（1F）；

（2）技术事故：设计不合理（2A）、设备意外故障（2B）、监测系统缺乏（2C）；

（3）其他事故：自然原因（3A）、原因不明（3B）。

7. 诊断疾病名称：依照《职业病分类和目录》中的职业性放射性疾病目录。

8. 主要诊断依据：国家职业性放射性疾病诊断的标准名称和编号。

9. 目前情况及处理：目前情况包括 A 治愈、B 好转、C 致残、D 死亡；处理意见包括：A 继续从事放射性工作或半日工作、B 暂时调离放射性工作，定期复查、C 永久脱离放射性工作，积极治疗，定期复查、D 住院治疗。

10. 诊断医师：有职业性放射性疾病诊断资格的医师 3 名以上签字。

11. 辐射源项

（1）密封源：γ 辐照装置（1A）、γ 放射治疗装置（1B）、γ 刀（1C）、γ 探伤（1D）、后装治疗装置（1E）、密封源其他应用（1F）；

（2）非密封源：核医学（2A）、开放性实验室（2B）、非密封源其他应用（2C）；

（3）射线装置：X 射线诊断/介入装置（3A）、X 射线牙科（3B）、深部治疗机（3C）、兽医诊断机（3D）、工业探伤（3E）、医用加速器（3F）、非医用加速器（3G）、射线装置其他应用（3H）；

（4）核设施：核电厂（4A）、核后处理厂（4B）、核供热厂（4C）、核废物处置场（4D）、其他（4E）

12. 外照射监测

（1）监测性质：A 常规监测　B 任务相关监测　C 特殊监测。注：常规监测是指正常作业或正常操作中的一类监测；任务相关监测是指用于待定操作提供有关操作和管理方面即时决策支持数据的一类监测；特殊监测是指实际存在或估计可能发生大剂量率的外照射，或可能发生体内污染时的一类监测。

（2）辐射类型：X、γ、β、中子和其他。如果同时受到多种辐射可多选。

（3）起止日期：指佩带人员佩带剂量计日期和交回剂量计日期。对于常规监测周期一般为 1 个月，也可视具体情况延长或缩短，但最长不得超过 3 个月。该项不允许空缺。

（4）监测结果：Hp（10）指体表下 10mm 深处的器官或组织个人剂量当量，通常用于有效剂量评价；Hp（3）和 Hp（007）通常分别指用于眼晶体和皮肤个人剂量当量的评价。

13. 内照射监测

- 监测性质：见外照射监测性质。

• 核素名称：（1）Am-241 （2）Am-241/Be （3）Au-198 （4）Cd-109 （5）Cf-252 （6）Cm-244 （7）Co-57 （8）Co-60 （9）Fe-55 （10）Gd-153 （11）Ge-68 （12）Cs-137 （13）I-125 （14）I-131 （15）Ir-192 （16）Kr-85 （17）Mo-99 （18）Ni-63 （19）P-32 （20）Pd-103 （21）Pm-147（22）Po-210 （23）Pu-238 （24）Pu-239d/Be （25）Ra-226 （26）Ru-106（Rh-106） （27）Se-75 （28）Sr-90（Y-90） （29）Tc-99m （30）Tl-204 （31）Tm-170 （32）Yb-169

• 器官名称：（1）性腺（2）红骨髓（3）结肠（3）肺（4）胃 （5）膀胱 （6）乳腺 （7）肝 （8）食管 （9）甲状腺 （10）皮肤 （11）骨表面 （12）晶体（13）其他。

• 监测方法：A 直接测量法（物理）B 采样测量法（生物）

• 直接测量法（物理）：是通过全身计数器、器官计数器和其他计数器直接测量数据来估算内污染；采样测量法（生物），是获取人体排泄物（尿、粪、汗、口鼻黏膜和其他）、空气和其他生物样品测量并估算内污染。

• 监测日期：测量内照射的日期。

• 摄入量和待积剂量：摄入量指由单次或持续进入鼻或口内的放射性核素的量，待积剂量指利用摄入量推算人体或器官组织的剂量。

14. 体表污染监测

（1）监测性质：见外照射监测性质

（2）核素名称：见内照射核素名称

（3）监测部位：A 全身 B 面部 C 手部 D 足踝 E 头发 F 其他。

（4）监测方法：A 直接测量 B 间接测量（擦拭法）

（5）污染面积：放射性实际污染范围。

（6）最大污染值：测量值中的最大值。

（十五）医疗卫生机构放射工作人员职业健康管理报告卡

1. 医疗机构名称：指开展放射治疗、核医学、介入放射学和 X 射线影像诊断等工作的医疗卫生机构。

2. 发证单位：是指按照法律法规规定，向上述医疗卫生机构放射工作人员办理放射工作人员证的卫生健康行政部门。

3. 提供个人剂量监测服务的机构：指由省级卫生健康行政部门批准的从事个人剂量监测技术服务的机构。

4. 职业健康检查机构：指由省级卫生健康行政部门批准的从事放射性职业健康检查的医疗卫生机构。

5. 应检人数：指本年度内按照《放射工作人员职业健康管理办法》的规定，医疗卫生机构的放射工作人员，需要进行职业健康检查的人数。

6. 实检人数：本年度实际检查的人。

（十六）职业卫生、放射卫生重大公共卫生事件报告卡

1. 编码：自动产生 20 位序号。

2. 事件编码 7 位（年号 4 位流水号 3 位），为重大职业中毒事件的序号。

3. 登记注册类型：登记注册类型代码采用国家统计局制定的《企业登记注册类型与代

码》，替代经济类型分类与代码 GB/T12402-2000。企业规模分大、中、小、微型、不详。

4. 毒物名称：填报引起重大职业病危害事故的具体毒物名称。职业危害因素名称详见参考资料 8—职业病危害因素分类目录编码之 2-化学毒物。

5. 接触人数：指在一起急性职业病危害事故中，同时暴露于该毒物的人数。

6. 发病人数：指在接触人数中，因受同一毒物影响而出现不同程度临床症状的人数，包括疑似病例。

7. 确诊人数：指在发病人数中，根据职业性急性某种毒物诊断标准，而被确诊为某种毒物中毒的人数。

8. 死亡人数：包括在现场、抢救途中死亡和到医疗卫生机构尚未采取任何急救措施已死亡的患者。

9. 发生时间：指由辐射源引起人员受照的确切时间。

10. 事件源项：包括有**密封源**：［γ 辐照装置（1A）、γ 放射治疗装置（1B）、γ 刀（1C）、γ 探伤（1D）、后装治疗装置（1E）、密封源其他应用（1F）］；**非密封源**：［核医学（2A）、开放性实验室（2B）、非密封源其他应用（2C）］；**射线装置**：［X 射线诊断/介入装置（3A）、X 射线牙科（3B）、深部治疗机（3C）、兽医诊断机（3D）、工业探伤（3E）、医用加速器（3F）、非医用加速器（3G）、射线装置其他应用（3H）］；**核设施**：［核电厂（4A）、核后处理厂（4B）、核供热厂（4C）、核废物处置场（4D）］；其他（5A）。

11. 受照人数、发病人数、住院人数、残疾人数和死亡人数：均指由本次事故直接导致的人数。

12. 发病时间：由本次事故所导致的第一个人和最后一个人的发病时间。

13. 职业类别：参照《职业性外照射个人监测规范》GBZ128-2002 附录 A 分类。

核燃料循环：铀矿开采（1A）、铀矿水冶（1B）、铀的浓缩和转化（1C）、燃料制造（1D）、反应堆运行（1E）、燃料后处理（1F）、核燃料循环研究（1G）；**医学应用**：诊断放射学（2A）、牙科放射学（2B）、核医学（2C）、放射治疗（2D）、其他（2E）；**工业应用**：工业辐照（3A）、工业探伤（3B）、发光涂料工业（3C）、放射性同位素生产（3D）、测井（3E）、加速器运行（3F）、其他（3G）；**天然源**：民用航空（4A）、煤矿开采（4B）、其他矿藏开采（4C）、石油和天然气工业（4D）、矿物和矿石处理（4E）、其他（4F）；**国防活动**：核舰艇及支持设备（5A）、其他防卫活动（5B）；**其他**：教育（6A）、兽医学（6B）、其他（6C）。

14. 外照射

受照部位：A 全身　B 晶体　C 皮肤　D 头面部　E 手　F 上肢　G 下肢　H 躯干　I 颈部　J 骨髓　K 甲状腺　L 性腺　M 其他。

15. 内照射

（1）摄入途径：A 吸入　B 食入　C 皮肤黏膜　D 伤口

（2）摄入量和待积剂量：摄入量指由单次或持续进入鼻或口内的放射性核素的量（Bq），待积剂量（mSv）指利用摄入量推算人体或器官组织的剂量。

16. 有效剂量（mSv）：最后估算的全身有效剂量。

17. 事件处理过程：包括对事故起因、救护患者过程。

（十七）严重精神障碍患者个案调查表

1. 患者编号：与居民健康档案编码一致，采用 17 位编码制，即区县国标码（6 位）+街道（乡镇）编码（3 位）+居委会（村委会）编码（3 位）+患者顺序号码（5 位），参见《国家基本公共卫生服务规范（2011 年版）》。

2. 性别：按照国标分为未知的性别、男、女及未说明的性别。

3. 出生日期：根据居民身份证的出生日期，按照年（4 位）、月（2 位）、日（2 位）顺序填写，如 19490101。

4. 监护人姓名：法律规定的、目前行使监护职责的人。

5. 监护人电话：填写患者监护人可以随时联系的电话。

6. 民族：少数民族应填写全称，如彝族、回族等。

7. 文化程度：指截至建档时间，本人接受国内外教育所取得的最高学历或现有水平所相当的学历。

8. 就业情况：指患者目前的就业状态，信息有变动时可更改。

9. 经济状况：指患者家庭经济状况。不详仅限于患者本人不能回答，且无法找到监护人或知情人时填写。。

10. 初次发病时间：患者首次出现精神症状的时间，尽可能精确，可只填写到年份。

11. 目前诊断：填写患者目前所患精神疾病的诊断名称，包括精神分裂症、分裂情感性障碍、偏执性精神病、双相（情感）障碍、癫痫所致精神障碍、精神发育迟滞及其具体临床分型，参见 ICD-10 诊断标准。

12. 纳入管理：指 686 或基本公共卫生服务等的随访。

13. 纳入管理时间：指第一次随访的时间。

14. 两系三代：指直系和旁系亲属（外）祖父母、父母、兄弟姐妹、子女、（外）孙子女、叔姑舅姨、半同胞、侄/甥子女、堂姑舅姨表兄妹。

15. 死亡日期：死亡患者必须填写死亡日期，要求填写到日。

16. 死亡原因：死亡患者必须填写死亡原因。

17. 关锁情况：关锁指出于非医疗目的，使用某种工具（如绳索、铁链、铁笼等）限制患者的行动自由。

18. 危险性评估：共分为 6 级：

（1）0 级：无符合以下 1~5 级中的任何行为。

（2）1 级：口头威胁，喊叫，但没有打砸行为。

（3）2 级：打砸行为，局限在家里，针对财物。能被劝说制止。

（4）3 级：明显打砸行为，不分场合，针对财物。不能接受劝说而停止。

（5）4 级：持续的打砸行为，不分场合，针对财物或人，不能接受劝说而停止。包括自伤、自杀。

（6）5 级：持械针对人的任何暴力行为，或者纵火、爆炸等行为。无论在家里还是公共场合。

19. 危险行为：填写从上次随访到本次随访期间发生的情况。若未发生过，填写“0”；若发生过，填写相应的次数。

20. 实验室检查：记录从上次随访到此次随访期间的实验室检查结果，包括在上级医院或其他医院的检查。

21. 服药依从性："规律"为按医嘱服药，"间断"为未按医嘱服药，服药频次或数量不足，"不服药"即为医生开了处方，但患者未使用此药。

22. 药物不良反应：如果患者服用的药物有明显的药物不良反应，应具体描述哪种药物，以及何种不良反应。

23. 转诊：根据患者此次随访的情况，确定是否转诊，若患者转诊，选择转诊医院的类别。

24. 本次随访病情分类：根据从上次随访到此次随访期间患者的总体情况进行选择。未访到指本次随访阶段因各种情况未能直接或间接访问到患者。

（1）稳定指危险性评估为 0 级，且精神症状基本消失，自知力基本恢复，社会功能处于一般或良好，无严重药物不良反应，无严重躯体疾病或躯体疾病稳定，无其他异常的患者。

（2）基本稳定指危险性为 1~2 级，或精神症状、自知力、社会功能状况至少有一方面较差的患者。

（3）不稳定指危险性为 3~5 级，或精神病症状明显、自知力缺乏、有严重药物不良反应或严重躯体疾病的患者。

25. 个案管理：对已经明确诊断的患者，根据患者的病情、社会、经济状况和心理社会功能特点与需求，通过评估患者的精神症状、功能损害或者面临的主要问题，有针对性地为患者制定阶段性治疗方案，以及生活职业能力康复措施（又称"个案管理计划"）并实施，以使患者的疾病得到持续有效治疗、生活能力和劳动能力得到恢复，帮助患者重返社会生活。参见《重性精神疾病管理治疗工作规范（2012 年版）》。

26. 应急医疗处置：突发重性精神疾病，或严重精神障碍患者病情急剧变化，已经出现或可能出现对自身的伤害（自杀、自伤行为），或者对他人造成伤害、对财物造成重大损失、严重扰乱社会治安等（危害社会行为）；或者出现严重药物不良反应，需要通过应急医疗处置及时采取干预措施，以避免伤害和损失的发生或者减轻伤害和损失程度。参见《重性精神疾病管理治疗工作规范（2012 年版）》。

27. 应急医疗处置确定诊断和疑似诊断：填写对患者进行应急医疗处置时确定或疑似的精神疾病名称，包括精神分裂症、分裂情感性障碍、偏执性精神病、双相（情感）障碍、癫痫所致精神障碍、精神发育迟滞及其具体临床分型，参见 ICD-10 诊断标准。

（十八）健康教育业务工作调查表

1. 技术咨询与政策建议：为卫生健康行政部门制定健康教育相关法律、法规、规划、部门规章、技术规范等政策提供技术咨询和政策建议。

2. 逐级业务指导：省级健康教育机构填写对地市级健康教育机构的业务指导情况，地市级健康教育机构填写对区县级健康教育机构的业务指导情况，县区级填写对基层医疗卫生机构的业务指导情况。业务指导内容包括调查研究、计划制订、组织实施、效果评估、督导检查、总结报告、论文撰写等。

3. 对重点场所提供现场指导：对医疗卫生机构、机关、学校、社区、企业 5 类重点场所开展健康教育培训、讲座、发放健康教育材料等提供业务指导。

4. 公众健康教育活动：指本级开展的多部门参与、（或）参与人数多、（或）覆盖面广、（或）影响力大的各类健康教育活动。

5. 主办网站：指本机构主办的面向公众的网站或主页，网页内容与健康教育相关。

6. 栏目：指与电视台、电台、报刊、网站等大众媒体合作开设的固定健康栏目。

7. 媒体沟通与培训：指通过开展媒体沟通、培训，或主动向媒体提供健康信息，引导媒体传播正确的健康信息。

8. 手机短信条数：指编辑手机短信息的数量。同一条信息发送多人视为一条。

9. 个体化健康教育：受益人数根据健康档案中有健康教育记录的人数计算。

3.5 统计标准

ICD-10 病伤死亡原因类目

序号	疾病名称	ICD-10 编码
1	总　计	
2	一、传染病和寄生虫病小计	A00-A99，B00-B94，B98-B99
3	其中：传染病计	A00-A05，A08-A99，B00-B49，B90-B99
4	内：痢疾	A03
5	肠道其他细菌性传染病	A00-A09
6	肺结核	A15-A19，B90
7	破伤风	A33-A35
8	脑膜炎球菌感染	A39
9	败血症	A40-A41
10	性传播疾病	A50-A64
11	狂犬病	A82
12	流行性乙型脑炎	A830
13	病毒性肝炎	B15-B19
14	艾滋病	B20-B24
15	寄生虫病计	A06-A07，B50-B89，B94
16	内：血吸虫病	B65
17	二、肿瘤小计	C00-D48
18	其中：恶性肿瘤计	C00-C97
19	内：鼻咽癌	C11
20	食管癌	C15
21	胃癌	C16
22	结肠、直肠和肛门癌	C18-C21
23	内：结肠癌	C18
24	直肠癌	C19-C20
25	肝癌	C22
26	胆囊癌	C23
27	胰腺癌	C25
28	肺癌	C33-C34

续 表

序号	疾病名称	ICD-10 编码
29	乳腺癌	C50
30	宫颈癌	C53
31	卵巢癌	C56
32	前列腺癌	C61
33	膀胱癌	C67
34	脑及神经系统恶性肿瘤	C70-C72
35	白血病	C91-C95
36	良性肿瘤计	D10-D36
37	三、血液、造血器官及免疫疾病小计	D50-D89
38	其中：贫血	D50-D64
39	四、内分泌、营养和代谢疾病小计	E00-E90
40	其中：甲状腺疾患	E00-E07
41	糖尿病	E10-E14
42	五、精神和行为障碍小计	F00-F99
43	其中：痴呆	F01，F03
44	六、神经系统疾病小计	G00-G99
45	其中：脑膜炎	G00，G03
46	帕金森病	G21
47	七、循环系统疾病小计	I00-I99
48	其中：心脏病计	I05-I09，I11，I20-I25，I30-I52
49	内：慢性风湿性心脏病	I05-I09
50	高血压性心脏病	I11
51	冠心病	I20-I25
52	内：急性心肌梗死	I21
53	其他高血压病	I10，I12-I13
54	脑血管病计	I60-I69
55	内：脑出血	I60-I62
56	脑梗死	I63
57	中风（未特指出血或梗死）	I64
58	八、呼吸系统疾病小计	J00-J99
59	其中：肺炎	J12-J18
60	慢性下呼吸道疾病	J40-J47

续　表

序号	疾病名称	ICD-10 编码
61	内：慢性支气管肺炎	J42
62	肺气肿	J43
63	尘肺	J60-J65
64	九、消化系统疾病小计	K00-K93
65	其中：胃和十二指肠溃疡	K25-K27
66	阑尾炎	K35-K37
67	肠梗阻	K56
68	肝疾病	K70-K76
69	内：肝硬化	K70，K74
70	十、肌肉骨骼和结缔组织疾病小计	M00-M99
71	其中：系统性红斑狼疮	M32
72	十一、泌尿生殖系统疾病小计	N00-N99
73	其中：肾小球和肾小管间质疾病	N00-N16
74	肾衰竭	N17-19
75	前列腺增生	N40
76	十二、妊娠、分娩和产褥期并发症小计	O00-O99
77	其中：直接产科原因计	O00-O92
78	内：流产	O00-O07
79	妊娠高血压综合征	O10-O16
80	产后出血	O72
81	产褥期感染	O85-O92
82	间接产科原因计	O98-O99
83	十三、起源于围生期的情况小计	P00-P96
84	其中：早产儿和未成熟儿	P05-P08
85	新生儿产伤和窒息	P10-P15，P20-P29
86	十四、先天畸形、变形和染色体异常小计	Q00-Q99
87	其中：先天性心脏病	Q20-Q24
88	先天性脑畸形	Q00-Q04
89	十五、诊断不明小计	R95-R99
90	十六、其他疾病小计	A00-R94
91	十七、损伤和中毒外部原因小计	V01-Y89
92	其中：机动车辆交通事故	V01-V89

序号	疾病名称	ICD-10 编码
93	内：行人与机动车发生的交通事故	见注 1
94	机动车与机动车发生的交通事故	见注 2
95	机动车以外的运输事故	V90-V99
96	意外中毒	X40-X49
97	意外跌落	W00-W19
98	火灾	X00-X09
99	淹死	W65-W74
100	意外的机械性窒息	W75-W77，W81-W84
101	砸死	W20
102	触电	W85-W87
103	自杀	X60-X84
104	被杀	X85-Y09

注：1. 行人与机动车发生的交通事故编码范围包括：V01-V09 中所有第四位数为 1 和 9 的情况。

2. 机动车与机动车发生的交通事故编码范围包括：V22-V25 中所有第四位数为 4，5 和 9 的情况，V29. 4-. 9，V32-V35 中所有第四位数为 4，5 和 9 的情况，V39. 4-. 9，
V42-V45 中所有第四位数为 4，5 和 9 的情况，V49. 4-. 9，
V52-V55 中所有第四位数为 5，6 和 9 的情况，V59. 4-. 9，
V62-V65 中所有第四位数为 5，6 和 9 的情况，V69. 4-. 9，
V72-V75 中所有第四位数为 5，6 和 9 的情况，V79. 4-. 9，V87，V89. 2，
V81-V82 中所有第四位数为 1，2 和 9 的情况，V83-V86 中所有第四位数为 0~3 的情况。

第四部分

全国妇幼卫生统计调查制度

4.1 总　说　明

（一）调查目的

了解妇幼健康工作、孕产妇和儿童健康、计划生育技术服务等情况，为制定妇女和儿童健康政策和规划提供依据。

（二）统计对象和范围

1. 妇幼健康工作情况：各省（区、市）辖区内妇女、孕产妇、儿童和计划生育服务对象。

2. 出生医学信息：活产新生儿。

3. 孕产妇和 5 岁以下儿童死亡及其原因：334 个妇幼卫生监测县区。

4. 出生缺陷：出生缺陷监测医院及出生缺陷人群监测县区。

（三）主要内容

孕产妇与儿童保健和健康、产妇分娩信息、婚前保健、妇女常见病筛查、计划生育技术服务、出生医学信息、孕产妇和 5 岁以下儿童死亡及出生缺陷监测工作情况。

（四）报送方式、报告期及调查方法

1. 妇幼保健工作情况（卫健统 52 表-卫健统 58 表）：县区级妇幼保健机构收集辖区内医疗卫生机构、计划生育服务机构和社区相关数据后汇总逐级上报。除卫健统 52-1、52-2、52-3 表外，省级机构于下一年 3 月 25 日前通过网络直报上报国家卫生健康委。报告周期为年报，统计起止时间为前一年 1 月 1 日至 12 月 31 日。调查方法为全面调查。

住院分娩情况（卫健统 52-1 表）报告周期为月报，次月 20 日前报送，调查方法为全面调查。产妇分娩信息登记表（卫健统 52-2 表）报告周期为适时，产妇分娩 10 日内报送，调查方法为全面调查。孕产妇死亡个案报告表（卫健统 52-3 表）为月报，次月 10 日前报送，调查方法为全面调查。

2. 出生医学信息报告卡及入出库登记表（卫健统 59 表、卫健统 59-1 表）。报告周期为适时，由各出生医学证明签发和管理机构通过出生医学证明管理信息系统上报，卫健统 59 表在出生医学证明签发 10 日内报送，卫健统 59-1 表在入出库当日报送。

3. 孕产妇和 5 岁以下儿童死亡及其原因、出生缺陷（卫健统 60-1 表至卫健统 63-2 表）：334 个妇幼卫生监测县区及 64 个出生缺陷人群监测县区收集辖区内孕产妇、儿童死亡及出生缺陷报告卡后通过妇幼监测信息系统网络直报，调查方法为抽样调查。

（1）卫健统 60-1 表为半年报。卫健统 60-2 表至卫健统 61-2 表实行季报、年报。季报时间：县区级妇幼保健机构每年 5 月 28 日网络直报本年第 1 季度报表，8 月 28 日直报本年第 2 季度报表，11 月 28 日直报本年第 3 季度报表，下年 1 月 31 日前直报本年度第 4 季度报表和年报表。年报统计起止时间为本年度 1 月 1 日至 12 月 31 日。省级机构于下年 3 月 10 日前完成年度监测资料的报告和审核。

（2）卫健统 62-1 表和卫健统 62-2 表实行季报，医疗保健机构收集本机构内围产儿和出生缺陷儿资料，网络直报。

（3）卫健统 63-1 表和卫健统 63-2 表实行月报，乡镇卫生院和社区卫生服务机构等监测单位收集本辖区内出生数网络直报。

4. 填表要求

（1）所有项目不得空缺。没有开展工作的项目填“-2”，开展工作但没有收集数据的项目填“-1”。

（2）数据来源：有关妇幼保健服务和健康状况数据主要来源于医疗和保健服务记录，人口数主要来源于社区或人口、统计等相关部门登记记录。

（五）统计资料发布

每年在国家卫生健康委外网发布卫生健康事业发展统计公报，出版《中国卫生健康统计提要》和《中国卫生健康统计年鉴》，分别于次年 6 月、5 月和 9 月左右由国家卫生健康委对外发布。

（六）数据共享

根据相关法律规范要求，在签订协议的情况下，统计汇总数据可向国务院其他部委提供。

统计信息共享内容包括年度数据与年报，按照国家统计局要求的方式和渠道上传，时间与数据公布时间一致。责任单位为国家卫生健康委妇幼健康服务司，责任人为国家卫生健康委妇幼健康服务司负责人。

（七）统计调查对象使用国家基本单位名录库或者部门基本单位名录库的情况

统计调查对象使用国家卫生健康委统计调查名录库，本报表制度使用国家标准行政区划代码和统一的机构编码。

4.2 报表目录

表号	表名	报告期别	填报范围	报送单位	报送日期及方式
卫健统 52 表	孕产妇保健和健康情况年报表	年报	全国所有区县	县区级妇幼保健机构	次年 3 月 25 日前，网络直报
卫健统 52-1 表	住院分娩情况月报表	月报	全国所有区县	县区级妇幼保健机构	次月 20 日前，网络直报
卫健统 52-2 表	产妇分娩信息登记表	适时	全国所有助产机构	各级医疗卫生机构	产妇分娩 10 日内，经网络直报
卫健统 52-3 表	孕产妇死亡个案报告表	月报	全国所有区县	县区级妇幼保健机构	次月 10 日前，网络直报
卫健统 53 表	七岁以下儿童保健和健康情况年报表	年报	全国所有区县	县区级妇幼保健机构	次年 3 月 25 日前，网络直报
卫健统 54 表	非户籍儿童与孕产妇健康状况年报表	年报	全国所有区县	县区级妇幼保健机构	同上
卫健统 55 表	妇女常见病筛查情况 年报表	年报	所有开展妇女常见病筛查的医疗保健机构	县区级妇幼保健机构	同上
卫健统 56 表	计划生育服务情况年报表	年报	所有开展计划生育技术服务工作的机构	县区级妇幼保健机构	同上
卫健统 57 表	婚前保健情况年报表	年报	所有开展婚前保健工作的机构	县区级妇幼保健机构	同上
卫健统 58 表	母婴保健技术服务执业机构与人员情况年报表	年报	本辖区内的母婴保健技术服务执业机构和人员数	县区级妇幼保健机构	同上
卫健统 59 表	出生医学信息报告卡	适时	全国所有助产机构	各级出生医学证明签发机构	证件签发 10 日内，经网络直报
卫健统 59-1 表	出生医学证明入库登记表	适时	全国所有助产机构	各级出生医学证明管理部门	入库当日，经网络直报

续 表

表号	表名	报告期别	填报范围	报送单位	报送日期及方式
卫健统 59-2 表	出生医学证明出库登记表	适时	全国所有助产机构	各级出生医学证明管理部门	出库当日，经网络直报
卫健统 60-1 表	孕产妇死亡报告卡	半年报	334 个妇幼卫生监测县区	县区级妇幼保健机构	县区级评审后网络报告与纸质报表并行
卫健统 60-2 表	孕产妇死亡监测表	季报/年报	334 个妇幼卫生监测县区	县区级妇幼保健机构	季后第 2 个月内网络报告
卫健统 61-1 表	儿童死亡报告卡	年报	334 个妇幼卫生监测县区	县区级妇幼保健机构	每年 1 月 31 日前，网络报告与纸质报表并行
卫健统 61-2 表	5 岁以下儿童死亡监测表	季报/年报	334 个妇幼卫生监测县区	县区级妇幼保健机构	季后第 2 个月内，网络报告
卫健统 62-1 表	医疗机构出生缺陷儿登记卡	季报	334 个妇幼卫生监测县区	医疗、妇幼保健机构	季后第 2 个月内，网络报告与纸质报表并行
卫健统 62-2 表	围产儿数季报表	季报	334 个妇幼卫生监测县区	医疗、妇幼保健机构	季后第 2 个月内，网络报告
卫健统 63-1 表	居委会（村）出生缺陷儿登记表	月报	64 个出生缺陷人群监测县区	乡镇卫生院、社区卫生服务机构	次月底前，网络直报与纸质报表并行
卫健统 63-2 表	出生情况及婴儿随访登记表	月报	64 个出生缺陷人群监测县区	乡镇卫生院、社区卫生服务机构	次月底前，网络直报

4.3　调查表式

4.3.1　孕产妇保健和健康情况年报表

20 _____ 年

表　　号：卫健统 52 表
制定机关：国家卫生健康委
批准机关：国家统计局
批准文号：国统制〔2018〕50 号
有效期至：2021 年 04 月

_____ 省（自治区、直辖市）_____ 市（地、州）___ 县（市、区）　　行政区划代码：□□□□□□

指标名称	代码	计量单位	数量
一、活产数	10	人	
男	11	人	
女	12	人	
性别不明	13	人	
二、产妇数	20	人	
三、孕产妇保健管理情况	-	-	-
产妇早孕建册人数	31	人	
产妇产前检查人数	32	人	
产妇产前检查 5 次及以上人数	33	人	
产妇孕早期产前检查人数	34	人	
产妇孕产期血红蛋白检测人数	35	人	
产妇孕产期贫血人数	36	人	
产妇艾滋病病毒检测人数	37	人	
孕产妇艾滋病病毒感染人数	38	人	
产妇梅毒检测人数	39	人	
产妇梅毒感染人数	310	人	
产妇乙肝表面抗原检测人数	311	人	
产妇乙肝表面抗原阳性人数	312	人	
孕产妇产前筛查人数	313	人	
孕产妇产前筛查高危人数	314	人	

续　表

指标名称	代码	计量单位	数量
孕产妇产前诊断人数	315	人	
孕产妇产前诊断确诊人数	316	人	
产妇产后访视人数	317	人	
产妇系统管理人数	318	人	
四、接生情况		–	–
住院分娩活产数	41	人	
剖宫产活产数	42	人	
五、孕产妇死亡情况		–	–
孕产妇死亡人数	51	人	
其中：孕产妇产科出血死亡人数	511	人	
孕产妇妊娠高血压疾病死亡人数	512	人	
孕产妇内科合并症死亡人数	513	人	
孕产妇羊水栓塞死亡人数	514	人	
孕产妇其他原因死亡人数	515	人	
六、围产儿情况		–	–
低出生体重儿数	61	人	
巨大儿数	62	人	
早产儿数	63	人	
死胎死产数	64	人	
0~6 天内死亡人数	65		
男	651	人	
女	652	人	
性别不明	653	人	

单位负责人：______统计负责人：______填表人：______联系电话：______报出日期：______年__月__日

填报说明：1. 本表由县级妇幼保健机构负责收集上报。

2. 统计范围为本省（自治区、直辖市）户籍孕产妇。

3. 本表为年报，报送时间为下年 3 月 25 日前，以网络直报方式上报。

4.3.2 住院分娩情况月报表

20 _____ 年

表　　号：卫健统 52-1 表
制定机关：国家卫生健康委
批准机关：国家统计局
批准文号：国统制〔2018〕50 号
有效期至：2021 年 04 月

_____省（自治区、直辖市）_____市（地、州）____县（市、区）　　　行政区划代码：□□□□□□

指标名称	代码	计量单位	数量
住院分娩总活产数	1	人	
男	2	人	
女	3	人	
性别不明	4	人	
不同机构住院分娩活产数	−		
妇幼保健院及妇产（科）医院	5	人	
综合医院	6	人	
其他医疗卫生机构	7	人	

单位负责人：________填表人：________联系电话：______报出日期：________年__月__日

填报说明：1. 本表由县级妇幼保健机构负责收集上报。
2. 统计范围为本省（自治区、直辖市）所有孕产妇。
3. 本表为月报，报送时间为次月 20 日前，以网络直报方式上报。

4.3.3 产妇分娩信息登记表

20 _____ 年 _____ 月

表　　号：卫健统 52-2 表
制定机关：国家卫生健康委
批准机关：国家统计局
批准文号：国统制〔2018〕50 号
有效期至：2021 年 04 月

医疗卫生机构名称：______________________　　组织机构代码□□□□□□□□-□
机构所在地：______省（区、市）______市（地、州）______县（区）　　行政区划代码□□□□□□
是否助产机构（1 是，2 否）□

---

1. 产妇姓名______________________
2. 产妇住院病案号______________________
3. 产妇证件类型（1 身份证，2 户口簿，3 护照，4，军官证，5 驾驶证，6 台港澳通行证，9 其他）□
4. 产妇身份证件号码□□□□□□□□□□□□□□□□□□
5. 产妇出生日期______年______月______日
6. 产妇国籍□□□
7. 产妇民族（限中国及台港澳居民填）□□
8. 产妇户籍所在地：______省（区、市）______市（地、州）______县（区）行政区划代码□□□□□□
9. 产妇实际居住地：______省（区、市）______市（地、州）______县（区）行政区划代码□□□□□□
10. 孕次（含本次）____________
11. 产次（含本次）____________
12. 孕周____________
13. 妊娠风险分级（1 绿色　2 黄色　3 橙色　4 红色　5 紫色）□
14. 分娩地点（1 医疗机构内，2 医疗机构外）□
15. 分娩方式（1 阴道产，2 剖宫产）□
16. 分娩日期________年______月______日
17. 妊娠结局：
    本次为：①单胎妊娠　②双胎妊娠　③多胎妊娠（三胎及以上）
    胎儿一：性别（1 男，2 女，9 性别不明）□，妊娠结局（1 活产，2 死胎死产）□，
    1 分钟 Apgar 评分______分
    胎儿二：性别（1 男，2 女，9 性别不明）□，妊娠结局（1 活产，2 死胎死产）□，
    1 分钟 Apgar 评分______分
    胎儿三：性别（1 男，2 女，9 性别不明）□，妊娠结局（1 活产，2 死胎死产）□，
    1 分钟 Apgar 评分______分
    胎儿四：性别（1 男，2 女，9 性别不明）□，妊娠结局（1 活产，2 死胎死产）□，
    1 分钟 Apgar 评分______分

单位负责人：________填表人：________联系电话：________报出日期：________年__月__日

填表说明：1. 本表要求医院、妇幼保健机构、乡镇卫生院、社区卫生服务机构填报。县（区、市）妇幼保健机构负责催报并审核本辖区助产机构报送的数据。

2. 产妇分娩包括住院分娩和医疗机构外分娩。乡镇卫生院和社区卫生服务机构负责收集并报送本辖区医疗机构外产妇分娩信息。

3. 产妇分娩 10 日内通过国家卫生统计网络直报系统报送。

4.3.4 孕产妇死亡个案报告表

20 _____年__月

表　　号：卫健统 52-3 表
制定机关：国家卫生健康委
批准机关：国家统计局
批准文号：国统制〔2018〕50 号
有效期至：2021 年 04 月

孕产妇姓名______ 身份证号______ 死亡时间_________年______月______日______时 家属联系电话____________

户籍地址______省______市______区（县）______街道（乡）______居委会（村）

现居住地______省______市______区（县）______街道（乡）______居委会（村）已在该地址居住____年__月

常住地址______省______市______区（县）______街道（乡）______居委会（村）（注：仅在现居住地居住未满 6 个月者填写）

---

1. 年龄：______
2. 民族：①汉族 ②少数民族（请选择______）
3. 孕次（含本次）：①1 次 ②2 次 ③3 次 ④≥4 次
4. 产次（如本次妊娠已分娩，则含本次）：①0 次 ②1 次 ③2 次 ④3 次 ⑤≥4 次
5. 末次月经日期：_________年______月______日
6. 产前检查：①无 ②有（初检孕周______；产检次数______；最后一次产前检查医疗卫生机构名称______）
7. 死亡地点：

①医院（名称______；等级______；所在地______省______市______区县）

是否转自其他医院：（1）是（医院名称______；等级______；所在地______省______市______区县）

（2）否

该医院是否为首诊医院：（1）是 （2）否（首诊医院名称______；等级______；所在地______省______市______区县）

②村卫生室 ③家中 ④途中 ⑤其他（请注明　　　）

8. 初步判定的致死原因：①产科出血 ②妊娠期高血压疾病 ③内科合并症（请注明______） ④羊水栓塞 ⑤其他（请注明______）

________________________________第 9～12 条目仅产妇死亡填写________________________________

9. 分娩时间：______年______月______日______时
10. 分娩地点：

①医院（名称______；等级______；所在地______省______市______区县）

②村卫生室 ③家中 ④途中 ⑤其他（请注明　　　　）

11. 分娩方式：①阴道自然分娩 ②阴道手术产 ③剖宫产
12. 接生者：①医务人员 ②其他人员（请注明______）

________________________________第 13～14 条目仅跨省死亡填写________________________________

13. 死亡发生地关于孕产妇死亡情况的说明__________________
14. 孕产妇常住地关于死亡情况的说明__________________

单位负责人：______ 填表人：______ 联系电话：________ 报出日期：________年__月__日

填表说明：1. 本表由孕产妇死亡发生地县级妇幼保健机构负责收集上报。

2. 统计范围为发生在本县的所有孕产妇死亡。

3. 本表为月报，县级妇幼保健机构每月 10 日前，以网络直报方式上报上一个月份内所有死亡个案。

4.3.5 七岁以下儿童保健和健康情况年报表

20 ____ 年

表　　号：卫健统53表
制定机关：国家卫生健康委
批准机关：国家统计局
批准文号：国统制〔2018〕50号
有效期至：2021年04月

____省（自治区、直辖市）____市（地、州）____县（市、区）　　行政区划代码：□□□□□□

指标名称	代码	计量单位	数量
一、儿童数		–	–
7岁以下儿童数	11	人	
其中：5岁以下儿童数	12	人	
内：3岁以下儿童数	13	人	
二、5岁以下儿童死亡情况	–	–	–
5岁以下儿童死亡数	21	人	
男	211	人	
女	212	人	
性别不明	213	人	
其中：婴儿死亡数	22	人	–
男	221	人	
女	222	人	
性别不明	223	人	
内：新生儿死亡数	23	人	–
男	231	人	
女	232	人	
性别不明	233	人	
三、6个月内婴儿母乳喂养情况	–	–	–
母乳喂养调查人数	31	人	
母乳喂养人数	32	人	
纯母乳喂养人数	33	人	
四、7岁以下儿童保健服务	–	–	–
新生儿访视人数	41	人	
7岁以下儿童健康管理人数	42	人	

续 表

指标名称	代码	计量单位	数量
3 岁以下儿童系统管理人数	43	人	
五、5 岁以下儿童营养评价	–	–	–
身高（长）体重检查人数	51	人	
低体重人数	52	人	
生长迟缓人数	53	人	
消瘦人数	531	人	
超重人数	54	人	
肥胖人数	55	人	
血红蛋白检测人数	56	人	
贫血患病人数	57	人	
其中：中重度贫血患病人数	58	人	

单位负责人：________　填表人：________　联系电话：______　报出日期：________年__月__日

填报说明：1. 本表由县级妇幼保健机构负责收集上报。

2. 统计范围为本省（自治区、直辖市）户籍 7 岁以下儿童。

3. 本表为年报，报送时间为下年 3 月 25 日前，以网络直报方式上报。

4.3.6 非户籍儿童与孕产妇健康状况年报表

20 ____ 年

表　　号：卫健统 54 表
制定机关：国家卫生健康委
批准机关：国家统计局
批准文号：国统制〔2018〕50 号
有效期至：2021 年 04 月

____省（自治区、直辖市）____市（地、州）____县（市、区）　　行政区划代码：□□□□□□

指标名称	代码	计量单位	数量
一、活产数	10	人	
男	11	人	
女	12	人	
性别不明	13	人	
二、5 岁以下儿童死亡数	20	人	
男	21	人	
女	22	人	
性别不明	23	人	
三、婴儿死亡数	30	人	
男	31	人	
女	32	人	
性别不明	33	人	
四、新生儿死亡数	40	人	
男	41	人	
女	42	人	
性别不明	43	人	
五、0~6 天死亡数	50	人	
男	51	人	
女	52	人	
性别不明	53	人	
六、孕产妇死亡数	61	人	
七、死胎死产数	71	人	

单位负责人：________填表人：________联系电话：______报出日期：________年__月__日

填报说明：1. 本表由县级妇幼保健机构负责收集上报。

2. 统计范围为非本省（自治区、直辖市）户籍孕产妇和儿童。

3. 本表为年报，报送时间为下年 3 月 25 日前，以网络直报方式上报。

4.3.7 妇女常见病筛查情况年报表

20 _____ 年

表　　号：卫健统 55 表
制定机关：国家卫生健康委
批准机关：国家统计局
批准文号：国统制〔2018〕50 号
有效期至：2021 年 04 月

____省（自治区、直辖市）____市（地、州）____县（市、区）　　　行政区划代码：□□□□□□

指标名称	代码	计量单位	数量
一、妇女常见病筛查覆盖情况	-	-	-
20~64 岁妇女人数	11	人	
应查人数	111	人	
实查人数	12	人	
其中：宫颈癌筛查人数	121	人	
乳腺癌筛查人数	122	人	
二、妇女常见病患病情况	-	-	-
妇女常见病患病总人数	21	人	
其中：阴道炎患病人数	211	人	
急性子宫颈炎患病人数	212	人	
尖锐湿疣患病人数	213	人	
子宫肌瘤患病人数	214	人	
宫颈癌患病人数	215	人	
乳腺癌患病人数	216	人	
卵巢癌患病人数	217	人	

单位负责人：________ 填表人：________ 联系电话：______ 报出日期：________年__月__日

填报说明：1. 本表由县级妇幼保健机构负责收集上报。
2. 统计范围为本省（自治区、直辖市）户籍人口中 20~64 岁妇女。
3. 本表为年报，报送时间为下年 3 月 25 日前，以网络直报方式上报。

4.3.8 计划生育服务情况年报表

20 ____ 年

表　　号：卫健统 56 表
制定机关：国家卫生健康委
批准机关：国家统计局
批准文号：国统制〔2018〕50 号
有效期至：2021 年 04 月

____省（自治区、直辖市）____市（地、州）____县（市、区）　　　行政区划代码：□□□□□□

指标名称	代码	计量单位	数量
一、各项计划生育技术服务总例数	11	例	
二、宫内节育器手术	20	例	
放置宫内节育器例数	21	例	
其中：子宫穿孔例数	211	例	
感染例数	212	例	
取出宫内节育器例数	22	例	
其中：子宫穿孔例数	221	例	
感染例数	222	例	
三、绝育手术	30	例	
输精管绝育例数	31	例	
其中：阴囊血肿例数	311	例	
感染例数	312	例	
输卵管绝育例数	32	例	
其中：肠管损伤例数	321	例	
膀胱损伤例数	322	例	
感染例数	323	例	
四、流产	40	例	
负压吸引术例数	41	例	
其中：子宫穿孔例数	411	例	
人流不全例数	412	例	
感染例数	413	例	
钳刮术例数	42	例	
其中：子宫穿孔例数	421	例	
人流不全例数	422	例	

续 表

指标名称	代码	计量单位	数量
感染例数	423	例	
药物流产例数	43	例	
麻醉流产例数	44	例	
五、皮下埋植	50	例	
放置皮下埋植例数	51	例	
取出皮下埋植例数	52	例	
六、吻合术	60	例	
输精管吻合术例数	61	例	
输卵管吻合术例数	62	例	
七、发放避孕药具数	71	人次	
八、生育咨询随访服务	80		
咨询数	81	人次	
随访数	82	人次	

单位负责人：________填表人：________联系电话：______报出日期：________年__月__日

填报说明：1. 县级妇幼保健和计划生育服务机构负责收集并汇总辖区内所有提供计划生育技术服务的医疗卫生机构的数据后逐级上报。

2. 统计范围为所有开展计划生育技术服务的医疗卫生机构和计划生育技术服务机构。

3. 表中的手术并发症不仅包括在本机构实施手术发生的并发症，还包括由外院转来的手术的并发症。对于将确诊的并发症病例转出的医疗卫生机构，不将此例纳入该单位的统计数据，避免重复。

4. 本表为年报，报送时间为下年 3 月 25 日前，以网络直报方式上报。

4.3.9 婚前保健情况年报表

20 ____年

表　　号：卫健统 57 表
制定机关：国家卫生健康委
批准机关：国家统计局
批准文号：国统制〔2018〕50 号
有效期至：2021 年 04 月

____省（自治区、直辖市）____市（地、州）____县（市、区）　　行政区划代码：□□□□□□

指标名称	代码	计量单位	数量
一、男性婚前保健情况	–	–	–
1. 结婚登记与婚前医学保健情况	–	–	–
结婚登记人数	111	人	
婚前医学检查人数	112	人	
婚前卫生咨询人数	113	人	
2. 检出疾病分类	–	–	–
检出疾病人数	121	人	
指定传染病人数	122	人	
其中：性传播疾病人数	1221	人	
严重遗传性疾病人数	123	人	
有关精神病人数	124	人	
生殖系统疾病人数	125	人	
内科系统疾病人数	126	人	
3. 对影响婚育疾病的医学意见人数	131	人	
二、女性婚前保健情况	–	–	–
1. 结婚登记与婚前医学保健情况	–	–	–
结婚登记人数	211	人	
婚前医学检查人数	212	人	
婚前卫生咨询人数	213	人	
2. 检出疾病分类	–	–	–
检出疾病人数	221	人	
指定传染病人数	222		
其中：性传播疾病人数	2221	人	
严重遗传性疾病人数	223	人	

续 表

指标名称	代码	计量单位	数量
有关精神病人数	224	人	
生殖系统疾病人数	225	人	
内科系统疾病人数	226	人	
3. 对影响婚育疾病的医学意见人数	231	人	

单位负责人：________填表人：________联系电话：______报出日期：________年__月__日

填报说明：1. 本表由县区级妇幼保健机构负责收集上报。

2. 统计范围为本省（自治区、直辖市）户籍人口。

3. 本表为年报，报送时间为下年 3 月 25 日前，以网络直报方式上报。

4.3.10 母婴保健技术服务执业机构与人员情况年报表

20 ____ 年

表　　号：卫统 58 表
制定机关：国家卫生健康委
批准机关：国家统计局
批准文号：国统制〔2018〕50 号
有效期至：2021 年 04 月

____省（自治区、直辖市）____市（地、州）____县（市、区）
行政区划代码：□□□□□□

指标名称	代码	计量单位	数量
一、取得母婴保健技术服务执业许可的机构数	-	-	-
婚前医学检查	11	个	
产前诊断	12	个	
助产技术	13	个	
结扎手术	14	个	
终止妊娠手术	15	个	
二、取得母婴保健技术服务资质的人员数	-	-	-
婚前医学检查	21	人	
产前诊断	22	人	
助产技术	23	人	
其中：产科医师	231	人	
助产士	232	人	
结扎手术	24	人	
终止妊娠手术	25	人	

单位负责人：________填表人：________联系电话：______报出日期：________年__月__日

填报说明：1. 本表由县区级妇幼保健机构负责收集上报。

2. 统计范围为当年在有效期内，经许可的本辖区内的母婴保健技术服务执业机构和人员数。

3. 本表为年报，报送时间为下年 3 月 25 日前，以网络直报方式上报。

4.3.11 出生医学信息报告卡

20 ____ 年

表　　号：卫健统 59 表
制定机关：国家卫生健康委
批准机关：国家统计局
批准文号：国统制〔2018〕50 号
有效期至：2021 年 04 月

出生医学证明编号 □□□□□□□□□□

新生儿信息	新生儿姓名________ 性别________ 出生时间______年___月___日___时___分 出生孕周_____周 出生体重_____克（g） 出生身长___厘米（cm） 出生地点_____省_____市_____县（区） 出生地点行政区划代码□□□□□□ 医疗机构名称__________ 接生人员__________
母亲信息	母亲姓名________ 病案号________ 母亲出生日期_____ 母亲年龄_____ 母亲国籍_____ 母亲民族_____ 母亲户籍所在地______省（区、市） 母亲户籍所在地省级行政区划代码□□ 母亲住址____________________ 母亲有效身份证件类别________ 母亲有效身份证件号码____________
父亲信息	父亲姓名________ 父亲出生日期_____ 父亲年龄_____ 父亲国籍____________父亲民族_____ 父亲住址____________________ 父亲有效身份证件类别________ 父亲有效身份证件号码____________
领证人	姓名________与新生儿关系_____ 有效身份证件类别________ 有效身份证件号码____________
签发机构	机构名称________ 行政区划代码□□□□□□ 组织机构代码□□□□□□□□-□ 机构类别代码□□□□ 签发人员__________
签发信息	签发类型 ________ 原出生医学证明编号□□□□□□□□□□ 原证件正副页交回情况 ________ 换发原因类别______________ 补发原因类别 ________ 签发日期______年___月___日

填报单位：______填报人：______联系电话：______填报日期：______年__月__日

填报说明：1. 本表由出生医学证明签发机构填报。

2. 本单位签发的出生医学证明均需填报，换发、补发证件需重新填报。

3. 证件签发 10 日内通过省级出生医学证明管理信息系统网络报告。

4.3.12 出生医学证明入库登记表

表　　号：卫健统 59-1 表
制定机关：国家卫生健康委
批准机关：国家统计局
批准文号：国统制〔2018〕50 号
有效期至：2021 年 04 月

1. 证件入库登记

填报单位________组织机构代码□□□□□□□□-□
行政区划代码□□□□□□

---

1. 证件提供机构名称________________________________
2. 证件提供机构的组织机构代码□□□□□□□□□□-□
3. 入库日期□□□□年□□月□□日
4. 入库证件起始编号□□□□□□□□□□□
5. 入库证件终止编号□□□□□□□□□□□
6. 入库证件数量________
7. 入库类型（①申领入库　②调剂入库）□

负责人：________________填报人：________联系电话：____________填报日期：________年__月__日

填报说明：1. 本表由出生医学证明管理机构和签发机构在证件入库登记时填报。按批次填报。
　　　　　2. 证件入库当日通过省级出生医学证明管理信息系统网络报告。

4.3.13 出生医学证明出库登记表

表　　号：卫健统 59-2 表
制定机关：国家卫生健康委
批准机关：国家统计局
批准文号：国统制〔2018〕50 号
有效期至：2021 年 04 月

2. 证件出库登记

填报单位_________　组织机构代码□□□□□□□□-□　行政区划代码□□□□□□

---

1. 证件接收机构名称_______________________________
2. 证件接收机构的组织机构代码□□□□□□□□-□
3. 出库日期□□□□年□□月□□日
4. 出库证件起始编号□□□□□□□□□□
5. 出库证件终止编号□□□□□□□□□□
6. 出库证件数量__________
7. 出库类型（①申领出库　②调剂出库　③签发打印　④废证）□
8. 废证原因（①打印错误　②遗失　③毁损　④其他_______）□
9. 废证经办人___________

负责人：______________填报人：_______联系电话：__________填报日期：_______年__月__日

填报说明：1. 本表由出生医学证明管理机构和签发机构在证件出库或废证登记时填报。

2. 第 7 项（出库类型）选择“①”“②”“③”的，不填报第 8、9 项；第 7 项（出库类型）选择“④废证”的，不填报第 1、2 项，单张废证的第 4 项与第 5 项一致。某个证件管理机构或签发机构年内入库和出库的证件数量应该一致。

3. 证件出库或作废当日通过省级出生医学证明管理信息系统网络报告。

4.3.14 孕产妇死亡报告卡

20 _____ 年

表　　号：卫健统 60-1 表
制定机关：国家卫生健康委
批准机关：国家统计局
批准文号：国统制〔2018〕50 号
有效期至：2021 年 04 月

常住址____省__市____区县____乡__村
姓名________________　暂住址____省__市____区县____乡__村　家属联系电话________　补卡□

身份证号码 □□□□□□□□□□□□□□□□□□	初检孕周 □□
户籍 □	产检次数 □□
1. 本地　2. 非本地	**致死的主要疾病诊断**
计划内外 □	直接导致死亡的疾病或情况______
1. 计划内　2. 计划外	引起（a）的疾病或情况____________
年龄 □□	引起（b）的疾病或情况____________
民族 □	引起（c）的疾病或情况____________
1. 汉族　2. 少数民族（请注明______）	**死因诊断依据** □
文化程度 □	1. 病理尸检　2. 临床　3. 推断
1. 大专及以上　2. 高中或中专	**根本死因** ________　分类 □□
3. 初中　4. 小学　5. 文盲	ICD-10 编码 □□□□□□
家庭年人均收入（元） □	
1. <1000　2. 1000~　3. 2000~	**区县级医疗保健机构评审结果** □
4. 4000~　5. 8000~	1. 可避免　2. 不可避免　3. 无法评审
居住地区 □	影响死亡的主要因素 □□
1. 平原　2. 山区　3. 其他地区	□□
孕产次	□□
孕次 □□	调查结论 □□□
产次 □□	1. 就诊延误　2. 交通延误　3. 医疗机构延误
人工流产、引产次 □□	
末次月经 年□□□□ 月□□ 日□□	**市地州级医疗保健机构评审结果** □ 1. 可避免　2. 不可避免　3. 无法评审 影响死亡的主要因素 □□
分娩时间 年□□□□ 月□□ 日□□ 时□□	□□ □□ 调查结论 □□□
死亡时间 年□□□□ 月□□ 日□□ 时□□	1. 就诊延误　2. 交通延误　3. 医疗机构延误
分娩地点 □	**省级医疗保健机构评审结果** □
1. 省（地、市）级医院　2. 区县级医院	1. 可避免　2. 不可避免　3. 无法评审
3. 街道（乡镇）卫生院　4. 村接生室	影响死亡的主要因素 □□
5. 家中　6. 途中　7. 其他____	□□ □□

续　表

死亡地点	□	调查结论	□□□
1. 省（地、市）级医院　2. 区县级医院		1. 就诊延误　2. 交通延误　3. 医疗机构延误	
3. 街道（乡镇）卫生院　4. 村接生室			
5. 家中　6. 途中　7. 其他____		**国家级评审结果**	□
分娩方式	□	1. 可避免　2. 不可避免　3. 无法评审	
0. 未娩　1. 自然产　2. 阴道手术产　3. 剖宫产		影响死亡的主要因素	□□
新法接生	□		□□
1. 是　2. 否			□□
接生者	□	调查结论	□□□
1. 医务人员　2. 乡村医生　3. 接生员　4. 其他人员		1. 就诊延误　2. 交通延误　3. 医疗机构延误	
产前检查	□	**死亡病历摘要或调查小结**	
1. 有　2. 无		(请加附页)	

填报单位：________________填报人：________________填报日期：________

填报说明：1. 本表由监测县区妇幼保健机构填报，统计范围为死亡的孕产妇。

2. 本表为半年报，区县级每半年完成本级孕产妇死亡评审后，填写本级的评审结果，并上报该半年的孕产妇死亡报告卡；各级逐级填写本级孕产妇死亡评审结果。报送方式为妇幼监测信息系统网络直报和纸质报表并行。

3. 根本死因是指引起一系列直接导致死亡事件的那个疾病或损伤，根本死因分类分别按照监测工作手册的“孕产妇死亡死因分类编号”和ICD-10编码填写，ICD-10编码采用4位国际疾病分类代码，由妇幼卫生监测数据直报系统自动生成。

4. 调查结论可多选，在方框内填写相应的编码。

孕产妇死亡死因分类编号

01 流产	23 静脉血栓形成及肺栓塞症
02 异位妊娠	24 肺结核
03 妊娠剧吐	25 肺炎
04 死胎	26 支气管哮喘
05 妊娠期高血压疾病	27 急、慢性病毒性肝炎
06 前置胎盘	28 特发性脂肪肝
07 胎盘早剥	29 肝硬化
08 产后宫缩乏力	30 各类胆道系统疾病
09 胎盘滞留	31 各类胰腺炎
10 软产道裂伤	32 蛛网膜下腔出血
11 子宫破裂	33 癫痫
12 子宫内翻	34 缺铁性贫血
13 羊水栓塞	35 再生障碍性贫血
14 产褥感染	36 其他血液病
15 产褥中暑	37 妊娠合并糖尿病
16 产褥期抑郁症	38 妊娠合并内分泌系统疾病
17 晚期产后出血	39 妊娠合并急、慢性肾炎
18 其他产科原因	40 肾病综合征
19 风湿性心脏病	41 系统性红斑性狼疮
20 先天性心脏病	42 获得性免疫缺陷性综合征
21 其他心脏病	43 妊娠合并各系统恶性肿瘤
22 慢性高血压	44 其他疾病

4.3.15 孕产妇死亡监测表

20 _____ 年 _____ 季

表　　号：卫健统 60-2 表
制定机关：国家卫生健康委
批准机关：国家统计局
批准文号：国统制〔2018〕50 号
有效期至：2021 年 04 月

_____________省（自治区、直辖市）___________区县

街道（乡镇）	本地户籍		非本地户籍		总人口数 (5)
	活产数 (1)	孕产妇死亡数 (2)	活产数 (3)	孕产妇死亡数 (4)	

填报单位：________　填报人：___________　填报日期：________

填报说明：1. 本表由监测地区乡镇卫生院和社区卫生服务机构收集本辖区数据上报，季报填写第（1）~（4）栏。年报表填写（1）~（5）栏全年数。

2. 第（3）、（4）栏指非本地户籍在监测地区内发生的活产数和死亡数，不受居住时间限制。

3. 本表为季报和年报。监测县区妇幼保健机构每年 5 月 28 日网络直报本年第 1 季度报表，8 月 28 日直报本年第 2 季度报表，11 月 28 日直报本年第 3 季度报表，下年 1 月 31 日前直报本年度第 4 季度报表和年报表。年报统计起止时间为本年度 1 月 1 日至本年度 12 月 31 日。

4. 报送方式为妇幼卫生监测系统网络直报和纸质报表并行，但纸质报表只报送至省级妇幼保健机构。

4.3.16 儿童死亡报告卡

20 ____ 年

表　　号：卫健统 61-1 表
制定机关：国家卫生健康委
批准机关：国家统计局
批准文号：国统制〔2018〕50 号
有效期至：2021 年 04 月

__________区县□□□□□□　　　　　　　　　　补卡□

编号：______________
住址_______街道（乡镇）_______居（村）委会
父亲姓名_______母亲姓名_______
母亲身份证号□□□□□□□□□□□□□□□□□□
儿童姓名__________ 联系电话_______
户籍：（1）本地户籍
（2）非本地户籍居住 1 年以下
（3）非本地户籍居住 1 年及以上 □
性别：1. 男　2. 女　3. 不明　9. 不详 □
出生日期

年		月		日		时	分

出生体重_______克　（1）测量　（2）估计 □
孕周_______周
出生地点：
（1）省（市）医院（医院名称____________）
（2）区县医院　（医院名称____________）
（3）街道（乡镇）卫生院
（4）村（诊所）卫生室
（5）途中
（6）家中
（9）不详 □
死亡日期

年		月		日		时	分

死亡年龄___岁___月___天___小时___分
死亡诊断：
（a）直接导致死亡的疾病或情况
（b）引起（a）的疾病或情况____________
（c）引起（b）的疾病或情况____________
（d）引起（c）的疾病或情况____________

根本死因__________________________
分类编号 □□
ICD-10 编码 □□□□□
死亡地点：（1）医院（医院名称__________）
（2）就医途中
（3）转院或诊治后返家途中
（4）家中　（5）其他（请注明）
（9）不详 □
死前治疗：（1）住院　（2）门诊
（3）未治疗　（9）不详 □
治疗医院名称：________________
治疗医院级别： □
（1）省（市）
（2）区县
（3）街道（乡镇）
诊断级别：（1）省（市）
（2）区县
（3）街道（乡镇）
（4）村（诊所）
（5）未就医
（9）不详 □
未治疗或未就医主要原因：（单选）
（1）经济困难
（2）交通不便
（3）来不及送医院
（4）家长认为病情不严重
（5）风俗习惯
（6）其他（请注明）
（9）不详 □
死因诊断依据：（1）病理尸检
（2）临床
（3）死后推断 □

填报单位：______________填报人：______________填报日期：_______

填报说明：

1. 本卡由监测县区乡镇卫生院、社区卫生服务机构填写上报，统计范围为户籍和非户籍人口中死亡的 5 岁以下（0~4 岁）儿童。

2. 本卡为年报。县区级妇幼保健机构每年 1 月 31 日前上报上一年度全年死亡卡。报送方式为妇幼卫生监测系统网络直报和纸质报表并行。
3. 根本死因填写详细疾病名称，分类编码填写“儿童死因分类编号”。ICD-10 编码采用 4 位国际疾病分类代码，由妇幼卫生监测数据直报系统自动生成。
4. 导致死亡的疾病，如果死前经两家或两家以上医院治疗，治疗医院名称填写最高级别医院的名称。

儿童死因分类编号

01 痢疾
02 败血症
03 麻疹
04 结核
05 其他传染病和寄生虫病
06 白血病
07 其他肿瘤
08 脑膜炎
09 其他神经系统疾病
10 肺炎
11 其他呼吸系统疾病
12 腹泻
13 其他消化系统疾病
14 先天性心脏病
15 神经管畸形
16 先天愚型
17 其他先天异常
18 早产或低出生体重
19 出生窒息
20 新生儿破伤风
21 新生儿硬肿症
22 颅内出血
23 其他新生儿病
24 溺水
25 交通意外
26 意外窒息
27 意外中毒
28 意外跌落
29 其他意外
30 内分泌、营养及代谢疾病
31 血液及造血器官疾病
32 循环系统疾病
33 泌尿系统疾病
34 其他
35 诊断不明

4.3.17 5岁以下儿童死亡监测表

20_____年_____季

表　　号：卫健统61-2表
制定机关：国家卫生健康委
批准机关：国家统计局
批准文号：国统制〔2018〕50号
有效期至：2021年04月

________省（自治区、直辖市）________区县

监测街道（乡镇）	总人口数	1~4岁儿童数	本地户籍							非本地户籍													
										总计							其中：非本地户籍居住1年及以上						
			活产数			死亡数				活产数			死亡数				活产数			死亡数			
			男	女	性别不明	新生儿	婴儿	1~4岁儿童	0~4岁儿童	男	女	性别不明	新生儿	婴儿	1~4岁儿童	0~4岁儿童	男	女	性别不明	新生儿	婴儿	1~4岁儿童	0~4岁儿童

填报单位：__________________　填报人：________________　填报日期：________

填报说明：1. 总人口数和1~4岁儿童数指当年度12月31日24时辖区内的总人口数和1~4岁儿童数。

2. 本表由监测地区乡镇卫生院和社区卫生服务机构收集本辖区数据上报，统计范围为户籍和非户籍人口中5岁以下（0~4岁）儿童。

3. 本地户籍：①已报户籍儿童以本人户籍所在地；②未报户籍儿童以母亲孕产妇系统管理或户籍所在地。不包括户籍在监测地区但离开本地1年以上者。非本地户籍：暂住地在监测地区内的流动人口。

4. 本表为季报、年报。活产数、死亡数按季度上报，县区级妇幼保健机构每年5月28日网络直报本年第1季度报表，8月28日直报本年第2季度报表，11月28日直报本年第3季度报表，下年1月31日前直报本年度第4季度报表和年报表。总人口数、1~4岁儿童数为年报。年报统计起止时间为本年度1月1日至12月31日。报送方式为妇幼监测信息系统网络报告和纸质报表并行，但纸质报表只报送至省级妇幼保健机构。

5. 0~4岁儿童死亡数等于婴儿死亡数与1~4岁儿童死亡数之和。

4.3.18 医疗机构出生缺陷儿登记卡

表　　号：卫健统 62-1 表
制定机关：国家卫生健康委
批准机关：国家统计局
批准文号：国统制〔2018〕50 号
有效期至：2021 年 04 月

______省（自治区、直辖市）____区县________医院（保健院、所），医院编码□□□□□□□□□□□

<table>
<tr><td>产妇情况</td><td colspan="2">住院号________姓名__________民族________出生日期________年____月____日 或实足年龄岁____
母亲身份证号□□□□□□□□□□□□□□□□□□□□ 通讯地址________________________
联系电话________________ 孕次____ 产次____ 常住地 1. 城镇 2. 乡村 □
家庭年人均收入（元） 1. <1000 2. 1000~ 3. 2000~ 4. 4000~ 5. 8000~ □
文化程度 1. 文盲 2. 小学 3. 初中 4. 高中、中专 5. 大专及以上 □</td></tr>
<tr><td>缺陷儿情况</td><td>出生日期________年______月______日
胎龄____周（如不详，请圈 1.<28 周；2.≥28 周）
出生体重________克
胎数 1. 单胎 2. 双胎 3. 三胎及以上 □
若双胎或三胎及以上，请圈
1. 同卵 2. 异卵 □</td><td>性别 1. 男 2. 女 3. 不明 9. 不详 □
结局 1. 存活 2. 死胎死产 3. 0~6 天死亡 □
诊断为出生缺陷后治疗性引产 1. 是 2. 否 □
诊断依据 1. 临床 2. 超声 3. 尸解 4. 生化检查（AFP、HCG、其他） 5. 染色体 6. 其他 □
畸形确诊时间 1. 产前（孕周）2. 产后 7 天内 □</td></tr>
<tr><td>出生缺陷诊断</td><td>01 无脑畸形（Q00） □
02 脊柱裂（Q05） □
03 脑膨出（Q01） □
04 先天性脑积水（Q03） □
05 腭裂（Q35） 左 中 右 □
06 唇裂（Q36） 左 中 右 □
07 唇裂合并腭裂（Q37） 左 中 右 □
08 小耳（包括无耳）（Q17.2，Q16.0） 左 右 □
09 外耳其他畸形（小耳、无耳除外）（Q17）
左 右 □
10 食管闭锁或狭窄（Q39） □
11 直肠肛门闭锁或狭窄（包括无肛）（Q42） □
12 尿道下裂（Q54） □
13 膀胱外翻（Q64.1） □
14 马蹄内翻足（Q66.0） 左 右 □
15 多指（Q69） 左 右 □
多趾（Q69） 左 右 □</td><td>16 并指（Q70） 左 右 □
并趾（Q70） 左 右 □
17 肢体短缩［包括缺指（趾）、裂手（足）］
上肢（Q71） 左 右 □
下肢（Q72） 左 右 □
18 先天性膈疝（Q79.0） □
19 脐膨出（Q79.2） □
20 腹裂（Q79.3） □
21 联体双胎（Q89.4） □
22 唐氏综合征（21-三体综合征）（Q90） □
23 先天性心脏病（Q20-26） □
写明类型：
24 其他（写明病名并详细描述） □
备注：</td></tr>
</table>

续 表

<table>
<tr><td rowspan="2">孕早期情况</td><td>患病</td><td>服药</td><td>接触其他有害因素</td></tr>
<tr><td>发烧（>38℃）
病毒感染（类型：　　　）
糖尿病
其他：</td><td>磺胺类（名称：　　　）
抗生素（名称：　　　）
避孕药（名称：　　　）
镇静药（名称：　　　）
其他：</td><td>饮酒（剂量：　　　）
农药（名称：　　　）
射线（类型：　　　）
化学制剂（名称：　　　）
其他：</td></tr>
<tr><td>家庭史</td><td colspan="3">产妇异常生育史：1. 死胎________例　2. 自然流产________例
3. 缺陷儿____例　（缺陷名：________、________、________）
家 庭 遗 传 史：缺陷名________　与缺陷儿亲缘关系________
缺陷名________　与缺陷儿亲缘关系________
缺陷名________　与缺陷儿亲缘关系________
近 亲 婚 配 史：1. 不是　2. 是（关系________）</td></tr>
</table>

填　表　人：______________　职称：__________　填表日期：________年______月______日

医院审表人：______________　职称：__________　审表日期：________年______月______日

省级审表人：______________　职称：__________　审表日期：________年______月______日

填报说明：1. 本卡由出生缺陷监测医院填报。统计范围为在出生缺陷监测医院内住院分娩且被确诊为出生缺陷的患儿。

2. 本卡为季报，报送方式为妇幼卫生监测系统网络直报和纸质报表并行。区县级监测机构每年5月28日网络直报本年第1季度登记卡，8月28日直报本年第2季度登记卡，11月28日直报本年第3季度登记卡，下年1月31日前直报本年度第4季度登记卡。

4.3.19 围产儿数季报表

20 _____ 年 _____ 季

表　　号：卫健统 62-2 表
制定机关：国家卫生健康委
批准机关：国家统计局
批准文号：国统制〔2018〕50 号
有效期至：2021 年 04 月

_____ 省（自治区、直辖市）_____ 区县 _____ 医院（保健院、所）医院编码□□□□□□□□□□□□

<table>
<tr><td rowspan="2">月份</td><td rowspan="2">产妇年龄（岁）</td><td colspan="3">城　镇（例）</td><td colspan="3">乡　村（例）</td><td rowspan="2">合计</td><td colspan="2">围产儿情况</td><td>城镇（例）</td><td>乡村（例）</td></tr>
<tr><td>男</td><td>女</td><td>性别不明</td><td>男</td><td>女</td><td>性别不明</td><td colspan="2">出生缺陷</td><td></td><td></td></tr>
<tr><td rowspan="6"></td><td><20</td><td></td><td></td><td></td><td></td><td></td><td></td><td></td><td rowspan="4">围产儿死亡</td><td rowspan="2">死胎死产</td><td rowspan="2"></td><td rowspan="2"></td></tr>
<tr><td>20~</td><td></td><td></td><td></td><td></td><td></td><td></td><td></td></tr>
<tr><td>25~</td><td></td><td></td><td></td><td></td><td></td><td></td><td></td><td>0~6 天死亡</td><td></td><td></td></tr>
<tr><td>30~</td><td></td><td></td><td></td><td></td><td></td><td></td><td></td><td>合　计</td><td></td><td></td></tr>
<tr><td>35~</td><td></td><td></td><td></td><td></td><td></td><td></td><td></td><td rowspan="2">胎数</td><td>双　胎</td><td colspan="2">三胎及以上</td></tr>
<tr><td>合计</td><td></td><td></td><td></td><td></td><td></td><td></td><td></td><td>（胞）</td><td colspan="2">（胞）</td></tr>
<tr><td rowspan="2">月份</td><td rowspan="2">产妇年龄（岁）</td><td colspan="3">城　镇（例）</td><td colspan="3">乡　村（例）</td><td rowspan="2">合计</td><td colspan="2">围产儿情况</td><td>城镇（例）</td><td>乡村（例）</td></tr>
<tr><td>男</td><td>女</td><td>性别不明</td><td>男</td><td>女</td><td>性别不明</td><td colspan="2">出生缺陷</td><td></td><td></td></tr>
<tr><td rowspan="6"></td><td><20</td><td></td><td></td><td></td><td></td><td></td><td></td><td></td><td rowspan="4">围产儿死亡</td><td rowspan="2">死胎死产</td><td rowspan="2"></td><td rowspan="2"></td></tr>
<tr><td>20~</td><td></td><td></td><td></td><td></td><td></td><td></td><td></td></tr>
<tr><td>25~</td><td></td><td></td><td></td><td></td><td></td><td></td><td></td><td>0~6 天死亡</td><td></td><td></td></tr>
<tr><td>30~</td><td></td><td></td><td></td><td></td><td></td><td></td><td></td><td>合　计</td><td></td><td></td></tr>
<tr><td>35~</td><td></td><td></td><td></td><td></td><td></td><td></td><td></td><td rowspan="2">胎数</td><td>双　胎</td><td colspan="2">三胎及以上</td></tr>
<tr><td>合计</td><td></td><td></td><td></td><td></td><td></td><td></td><td></td><td>（胞）</td><td colspan="2">（胞）</td></tr>
</table>

续　表

<table>
<tr><td rowspan="2">月份</td><td rowspan="2">产妇年龄（岁）</td><td colspan="3">城　镇（例）</td><td colspan="3">乡　村（例）</td><td rowspan="2">合计</td><td colspan="2">围产儿情况</td><td>城镇（例）</td><td>乡村（例）</td></tr>
<tr><td>男</td><td>女</td><td>性别不明</td><td>男</td><td>女</td><td>性别不明</td><td colspan="2">出生缺陷</td><td></td><td></td></tr>
<tr><td rowspan="6"></td><td><20</td><td></td><td></td><td></td><td></td><td></td><td></td><td></td><td rowspan="4">围产儿死亡</td><td rowspan="2">死胎死产</td><td rowspan="2"></td><td rowspan="2"></td></tr>
<tr><td>20～</td><td></td><td></td><td></td><td></td><td></td><td></td><td></td></tr>
<tr><td>25～</td><td></td><td></td><td></td><td></td><td></td><td></td><td></td><td>0~6天死亡</td><td></td><td></td></tr>
<tr><td>30～</td><td></td><td></td><td></td><td></td><td></td><td></td><td></td><td>合　计</td><td></td><td></td></tr>
<tr><td>35～</td><td></td><td></td><td></td><td></td><td></td><td></td><td></td><td rowspan="2">胎数</td><td>双　胎</td><td colspan="2">三胎及以上</td></tr>
<tr><td>合计</td><td></td><td></td><td></td><td></td><td></td><td></td><td></td><td>（胞）</td><td colspan="2">（胞）</td></tr>
</table>

备注：

填　表　人：________职称：________填表日期：________年___月___日

医院审表人：________职称：________审表日期：________年___月___日

省级审表人：________职称：________审表日期：________年___月___日

填报说明：1. 本卡由出生缺陷监测医院填报。统计范围为在出生缺陷监测医院内住院分娩的围产儿。

2. 本表为季报，报送方式为妇幼卫生监测系统网络直报和纸质报表并行，但纸质报表只报送至省级妇幼保健机构。县区级妇幼保健机构每年5月28日网络直报本年第1季度报表，8月28日直报本年第2季度报表，11月28日直报本年第3季度报表，下年1月31日前直报本年度第4季度报表。

4.3.20 居委会（村）出生缺陷儿登记表

表　　号：卫健统 63-1 表
制定机关：国家卫生健康委
批准机关：国家统计局
批准文号：国统制〔2018〕50 号
有效期至：2021 年 04 月

______省（自治区、直辖市）______区县______街道（乡镇）______居委会（村）　胎婴儿编号□□□

1. 患儿家庭情况
　父亲 姓名____________　年龄____________（岁）　民族____________　身份证号码____________
　母亲 姓名____________　年龄____________（岁）　民族____________　身份证号码____________
　孕次________产次________　户籍：　1. 本地　2. 非本地居住 1 年以下　3. 非本地居住 1 年及以上
　现住址____________________________　邮编______________________　联系电话____________

2. 患儿基本情况
　姓名____________出生日期______年______月______日　　性别　1. 男　2. 女　3. 不明　4. 不详
　出生孕周____________（周）　出生体重____________（克）
　胎数　1. 单胎　2. 双胎　3. 三胎及以上
　监测期结局　1. 存活　2. 死胎死产　3. 0~6 天死亡　4. 7~27 天死亡　5. 28~42 天死亡
　产前诊断为出生缺陷后治疗性引产　1. 是（缺陷名称____________）　2. 否
　出生地点　1. 医院____________　2. 卫生院____________　3. 家中
　　　　　　4. 其他（写明）____________

3. 出生缺陷诊断情况
　名称（1）____________
　特征描述：部位及大小____
　　　　　　形状及颜色____
　　　　　　其他____
　诊断时间 1. 产前（孕______周）　2. 生后（______月______天）
　诊断依据 1. 临床　2. 超声　3. 尸解　4. 生化检查（AFP、HCG、其他______）　5. 染色体______
　　　　　6. 其他______

　名称（2）____________
　特征描述：部位及大小____
　　　　　　形状及颜色____
　　　　　　其他____
　诊断时间 1. 产前（孕______周）　2. 生后（______月______天）
　诊断依据 1. 临床　2. 超声　3. 尸解　4. 生化检查（AFP、HCG、其他______）　5. 染色体______
　　　　　6. 其他______

名称（3）____________
特征描述：部位及大小____________
形状及颜色____________
其他____________
诊断时间 1. 产前（孕______周） 2. 生后（______月______天）
诊断依据 1. 临床 2. 超声 3. 尸解 4. 生化检查（AFP、HCG、其他______） 5. 染色体______
6. 其他______

名称（4）____________
特征描述：部位及大小____________
形状及颜色____________
其他____________
诊断时间 1. 产前（孕______周） 2. 生后（______月______天）
诊断依据 1. 临床 2. 超声 3. 尸解 4. 生化检查（AFP、HCG、其他______） 5. 染色体______
6. 其他______

4. 辅助诊断材料
附上患儿照片 1. 有（张数______） 2. 无 其他诊断材料 1. 有（张数______） 2. 无

5. 诊断级别
1. 省级医院 2. 地市级医院 3. 区县级医院 4. 街道（乡镇）卫生院 5. 其他______

填 表 人：________职称：________单位：____________填表日期：________年___月___日
县级审表人：________职称：________单位：____________审表日期：________年___月___日

填报说明：1. 本表由监测地区乡镇卫生院、社区卫生服务机构等监测单位收集本辖区数据后填写，统计范围为医疗机构确诊的出生缺陷儿。
2. 本表为月报，次月底前上报。报送方式为妇幼卫生监测系统网络直报和纸质报表并行。

4.3.21 出生情况及婴儿随访登记表

20 _____ 年 __ 月

表　　号：卫健统 63-2 表
制定机关：国家卫生健康委
批准机关：国家统计局
批准文号：国统制〔2018〕50 号
有效期至：2021 年 04 月

______省（自治区、直辖市）______区县______街道（乡镇）______居委会（村）　　胎婴儿编号□□

1. 家庭情况
父亲情况 姓名____________　　身份证号码______________________________
母亲情况 姓名____________　　身份证号码______________________________
年龄____________（岁）　民族____________
孕次____________　　产次____________
户籍　1. 本地　2. 非本地居住 1 年以下　3. 非本地居住 1 年及以上

2. 基本情况
出生日期______年______月______日　　性别　1. 男　2. 女　3. 不明
出生孕周____________（周）　　出生体重____________（克）
胎数　1. 单胎　2. 双胎　3. 三胎以上
出生地点　1. 医院　2. 卫生院　3. 家中　4. 其他（写明）____________
监测期结局　1. 活产　2. 死胎死产　3. 0~6 天死亡　4. 7~27 天死亡　5. 28~42 天死亡

3. 出生缺陷诊断情况
产前诊断为出生缺陷　　1. 是　2. 否
0~6 天诊断为出生缺陷　　1. 是　2. 否
7~27 天诊断为出生缺陷　　1. 是　2. 否
28~42 天诊断为出生缺陷　　1. 是　2. 否

备注

填　　表　　人：____________职称：_________单位：_________填表日期：_________年__月__日
乡镇/街道审表人：____________职称：_________单位：_________审表日期：_________年__月__日

填报说明：1. 本表由监测地区乡镇卫生院、社区卫生服务机构等监测单位收集本辖区数据后填写。
2. 统计范围为围产儿和婴儿。
3. 本表为月报，次月底以前上报。报送方式为妇幼卫生监测系统网络直报。

4.4 主要指标解释及填表说明

(一) 孕产妇保健和健康情况年报表

1. 活产数：指妊娠满 28 周及以上（如孕周不清楚，可参考出生体重达 1000 克及以上），娩出后有心跳、呼吸、脐带搏动、随意肌收缩 4 项生命体征之一的新生儿数。

上报时按男婴活产数、女婴活产数和性别不明活产数（包括两性畸形、性别不详等）分别上报。

2. 产妇数：指该地区该统计年度内妊娠满 28 周及以上（如孕周不清楚，可参考出生体重达 1000 克及以上）的分娩产妇人数。

3. 孕产妇保健管理情况

（1）产妇早孕建册人数：指该地区该统计年度内，在孕 13 周内建册并进行第一次产前检查的产妇人数。

（2）产妇产前检查人数：指该地区该统计年度内产前接受过一次及以上产前检查的产妇人数。（仅做妊娠试验的初次检查、因临产入院进行的产前检查不计算在内。）

（3）产妇产前检查 5 次及以上人数：指该地区该统计年度内产前接受过 5 次及以上产前检查的产妇人数。5 次检查要求按照《国家基本公共卫生服务规范（第三版）》的要求完成，即孕 13 周内 1 次，孕 16~20 周 1 次，孕 21~24 周 1 次，孕 28~36 周 1 次，孕 37~40 周 1 次（仅做妊娠试验的初次检查、因临产入院进行的产前检查不计算在内）。

（4）产妇孕早期产前检查人数：指该地区该统计年度内孕 13 周内（不满 13 周）接受产前检查的产妇人数。

（5）产妇孕产期血红蛋白检测人数：指该地区该统计年度内孕期和产后 42 天内至少接受过一次血红蛋白检测的产妇人数。

（6）产妇孕产期贫血人数：指该地区该统计年度内孕期和产后 42 天内至少一次检查发现患有贫血的产妇人数。贫血的诊断标准为血红蛋白含量小于 110 克/升。

（7）产妇艾滋病病毒检测人数：指该地区该统计年度内孕期至产时接受过一次及以上艾滋病病毒抗体检测的产妇人数。接受过多次检测的按一人统计。

（8）孕产妇艾滋病病毒感染人数：指该地区该统计年度内孕期至产时接受艾滋病病毒抗体检测的孕产妇中艾滋病病毒抗体确证试验阳性的人数。

注：孕产妇艾滋病病毒感染人数包括孕期至产时艾滋病病毒抗体确证试验阳性的产妇人数，以及孕期艾滋病病毒抗体确证试验阳性的在孕 28 周前终止妊娠或失访的孕妇人数。

（9）产妇梅毒检测人数：指该地区该统计年度内孕期至产时接受过一次及以上梅毒检测的产妇人数。接受过多次检测的按一人统计。

（10）产妇梅毒感染人数：指该地区该统计年度内接受梅毒检测的产妇中确诊为感染梅毒的人数。诊断标准要求梅毒螺旋体抗原血清学试验（TPHA/TPPA/ELISA）和非梅毒螺旋体抗原血清学式样（RPR/TRUST）均阳性。

（11）产妇乙肝表面抗原检测人数：指该地区该统计年度内孕期至产时接受过一次及以上乙肝表面抗原检测的产妇人数。接受过多次检测的按一人统计。

（12）产妇乙肝表面抗原阳性人数：指该地区该统计年度内接受乙肝表面抗原检测的产妇中乙肝表面抗原阳性的人数。

（13）孕产妇产前筛查人数：指该地区该统计年度内，在孕早期和孕中期（7~20周）用血清学方法对胎儿进行唐氏综合征（21-三体）、18-三体和神经管畸形这三种先天性缺陷和遗传性疾病筛查的孕产妇人数（进行过多次筛查者按一人统计）。暂不包括超声学筛查。

（14）孕产妇产前筛查高危人数：指该地区该统计年度内接受产前血清学筛查的孕产妇中筛出高危的人数，暂不包括超声学筛查出可疑胎儿畸形的孕产妇人数。

（15）孕产妇产前诊断人数：指该地区该统计年度内由所属省、自治区、直辖市人民政府卫生（卫生计生）行政部门审查批准的具有产前诊断资质的医疗保健机构对胎儿进行先天性缺陷和（或）遗传性疾病诊断的孕产妇人数。包括超声诊断、细胞遗传学诊断和分子遗传学诊断（不包括只做遗传咨询者）。

（16）孕产妇产前诊断确诊人数：指该地区该统计年度内接受产前诊断的孕产妇中确诊的先天性缺陷和（或）遗传性疾病的人数。

（17）产妇产后访视人数：指该地区该统计年度内于产妇出院后1周内接受过一次及以上产后访视的产妇人数。

（18）产妇系统管理人数：指该地区该统计年度内按系统管理程序要求，从妊娠至产后1周内有过孕早期产前检查、至少5次产前检查、住院分娩和产后访视的产妇人数。

4. 接生情况

（1）住院分娩活产数：指该地区该统计年度内在取得助产技术资质的机构分娩的活产数。

（2）剖宫产活产数：指该地区该统计年度内采用剖宫产手术分娩的活产数。

5. 孕产妇死亡情况

孕产妇死亡人数：妇女在妊娠期至妊娠结束后42天以内，由于任何与妊娠或妊娠处理有关的或由此而加重了的原因导致的死亡称为孕产妇死亡，但不包括意外事故死亡。

6. 围产儿情况

（1）低出生体重儿数：指出生体重低于2500克的活产数。

（2）巨大儿数：指出生体重大于或等于4000克的活产数。

（3）早产儿数：指妊娠不满37周分娩出的活产数。

（4）死胎死产数：指妊娠满28周及以上（如孕周不清楚，可参考出生体重达1000克及以上）的胎儿在宫内死亡（死胎）以及在分娩过程中死亡（死产）的例数。

（5）0~6天死亡数：指妊娠满28周及以上（如孕周不清楚，可参考出生体重达1000克及以上）的新生儿在产后0~6天死亡的人数。0~6天死亡数分性别统计。

（6）围产儿死亡数：包括死胎死产数、0~6天死亡数。

（二）住院分娩情况月报表

住院分娩总活产数：指该地区该统计月度内在取得助产技术资质的医疗卫生机构分娩总活产数。活产数的定义同“孕产妇保健和健康情况年报表”的活产数定义。

（三）产妇分娩信息登记表

本表所指产妇是指该地区或该医疗卫生机构内的妊娠满28周及以上（如孕周不清楚，可参考出生体重达1000克及以上）的分娩产妇。本表所记录的分娩信息主要是指该产妇该次分娩的相关信息。

1. 医疗机构名称：负责上报产妇分娩信息的医疗机构的名称。

2. 产妇姓名：产妇在公安管理部门登记注册的姓名。

3. 产妇住院病案号：产妇住院分娩时的《住院病案首页》中的病案号。

4. 产妇身份证件号码：产妇身份证件上唯一的法定标识符。

5. 产妇出生日期：产妇法定身份证件上记载的公元纪年出生日期，格式为 YYYYMM-DD。

6. 产妇国籍、民族：国家有关标准（GB/T2659、GB/T3304）中关于国籍和民族的代码。

7. 产妇户籍所在地：产妇户籍所在地的名称。

8. 产妇实际居住地：产妇目前实际居住的地址名称。

9. 孕次：产妇在既往生育史中被确诊为妊娠的次数，含该次妊娠。

10. 产次：产妇在既往生育史中分娩孕周≥28 周的分娩次数，含该次分娩。

11. 孕周：从末次月经开始至分娩时，产妇的实际妊娠周数。

12. 妊娠风险分级：开展助产技术服务的基层医疗卫生机构和二级以上医疗机构按照《国家卫生健康委关于加强母婴安全保障工作的通知》（国卫妇幼发〔2017〕42 号）要求，对妊娠风险筛查为阳性的孕产妇进行妊娠风险评估分级，按照风险严重程度分别以“绿（低风险）、黄（一般风险）、橙（较高风险）、红（高风险）、紫（传染病）”5 种颜色进行分级标识。

13. 分娩地点：分娩结果发生时产妇所处的地点，分为医疗机构内和医疗机构外。

14. 分娩方式：产妇该次妊娠胎儿娩出的方式，分为阴道产和剖宫产。臀牵引术、胎头吸引术、产钳术、毁胎术、内倒转术均属阴道手术产范围。

15. 分娩日期：按胎儿娩出的实际日期填写，按照年、月、日公元纪年格式填写。

16. 妊娠结局：按照单胎妊娠和多胎妊娠的情况填写，如为单胎妊娠则只填报“胎儿一”的妊娠结局，如为多胎妊娠则据实分别填报第一、二、三、四胎儿的妊娠结局。性别：据实填报男或女，性别不明指两性畸形或出生时难以通过第一性征辨认性别。活产：指妊娠满 28 周及以上（如孕周不清楚，可参考出生体重达 1000 克及以上），娩出后有心跳、呼吸、脐带搏动、随意肌收缩 4 项生命体征之一的新生儿。死胎死产：指妊娠满 28 周及以上（如孕周不清楚，可参考出生体重达 1000 克及以上）的胎儿在宫内死亡（死胎）以及在分娩过程中死亡（死产）的胎儿。1 分钟 Apgar 评分：助产机构的医务人员根据新生儿出生 1 分钟内的心率、呼吸、肌张力、喉反射及皮肤颜色等 5 项体征所做的评分，用 0~10 表示。

（四）孕产妇死亡个案报告表

1. 孕产妇死亡是指妇女在妊娠期至妊娠结束后 42 天以内，由于任何与妊娠或妊娠处理有关的或由此而加重的原因导致的死亡，不包括意外事故造成的死亡。

2. 所有日期按公历填写。死亡时间和分娩时间精确到小时，采用 24 小时制填写。

3. 孕次是指既往怀孕次数（含本次妊娠），产次指既往≥28 周的分娩次数（如本次已分娩，则含本次）。

4. 医院等级按照政府主管部门确定的医院级别和医院等次填写。

5. 初步判定的致死原因是指发生孕产妇死亡的医疗机构与县级妇幼保健机构初步认定

的死亡原因。

6. 阴道手术产包括胎头吸引术、产钳术、臀助产术和臀牵引术，阴道侧切术归为阴道自然分娩。

7. 跨省（区、市）死亡指死亡发生地与孕产妇常住地及户籍地不一致的情况。居住满6个月及以上为常住地。

（五）7岁以下儿童保健和健康情况年报表

1. 儿童数：分别填写7岁以下、5岁以下和3岁以下三个年龄段的儿童人口数。计算年龄均以当年12月31日24时为标准时点。

（1）7岁以下儿童数：指至当年12月31日不满7周岁的全部儿童数。

（2）5岁以下儿童数：指至当年12月31日不满5周岁的全部儿童数。

（3）3岁以下儿童数：指至当年12月31日不满3周岁的全部儿童数。

2. 5岁以下儿童死亡情况

以下三项儿童死亡指标分性别统计，性别分为：男、女、性别不明（包括性别不详、两性畸形等）。

（1）5岁以下儿童死亡数：指出生至不满5周岁的儿童死亡人数。

（2）婴儿死亡数：指出生至不满1周岁的活产婴儿死亡人数。

（3）新生儿死亡数：指出生至28天内（0~27天）死亡的新生儿数。

3. 6个月内婴儿母乳喂养情况

（1）母乳喂养调查人数：0~5个月婴儿进行母乳喂养调查的人数。

（2）母乳喂养人数：调查的0~5个月婴儿中过去24小时内（调查前24小时内）喂养过母乳的人数，含纯母乳喂养。

（3）纯母乳喂养人数：调查的0~5个月婴儿中过去24小时内纯母乳喂养的人数。纯母乳喂养是指调查前24小时内，除喂母乳外，不添加任何辅助食品和饮料及水，但在有医学指征情况下可加少量维生素、矿物质和药物。

4. 7岁以下儿童保健服务

（1）新生儿访视人数：指新生儿出院后1周内接受1次及1次以上访视的新生儿人数。

（2）7岁以下儿童健康管理人数：指该统计年度内7岁以下儿童接受1次及以上体格检查（身高和体重等）的总人数。一个儿童当年如接受了多次查体，也只按1人计算。

（3）3岁以下儿童系统管理人数：指该统计年度内3岁以下儿童在本年度内按年龄要求接受生长监测或4∶2∶2体格检查（身高和体重等）的总人数。新生儿访视时的体检次数不包括在内。

5. 5岁以下儿童营养评价

评价标准：采用2006年世界卫生组织（WHO）标准（见附录1）。指标定义依据原卫生部《儿童营养性疾病管理技术规范》（2012）。

（1）身高（长）体重检查人数：5岁以下儿童该统计年度内进行身高（长）和体重测量的实际人数。进行体检但未测量身高（长）或体重，或仅在出生时测量身高（长）或体重但在该统计年度内未再进行身高（长）或体重测量的人不计在内。在该年度内进行多次身高（长）和体重测量者也只按1人统计。

（2）低体重人数：对照WHO标准的体重参考值，计算5岁以下儿童在该统计年度内至少有一次测量体重低于同年龄标准人群体重中位数减2个标准差的人数（低出生体重不包括在内）。

（3）生长迟缓人数：照WHO标准的身高（长）参考值，计算5岁以下儿童在该统计年度内至少有一次测量身高（长）低于同年龄标准人群身高（长）中位数减2个标准差的人数。

（4）消瘦人数：对照WHO标准的身高（长）别体重参考值，计算5岁以下儿童在该统计年度内至少有一次测量身高（长）别体重低于同年龄标准人群身高（长）别体重中位数减2个标准差的人数。

（5）超重人数：对照WHO标准的身高（长）别体重参考值，计算5岁以下儿童在该统计年度内至少有一次测量身高（长）别体重大于或等于同年龄标准人群身高（长）别体重中位数加1个标准差且小于同年龄标准人群身高（长）别体重中位数加2个标准差的人数。

（6）肥胖人数：对照WHO标准的身高（长）别体重参考值，计算5岁以下儿童在该统计年度内至少有一次测量身高（长）别体重大于或等于同年龄标准人群身高（长）别体重中位数加2个标准差的人数。

（7）血红蛋白检测人数：6~59月龄儿童应检测血红蛋白者中，进行了血红蛋白检测的人数。

（8）贫血患病人数：在进行了血红蛋白检测的6~59月龄儿童中，发现患有贫血的人数。贫血的诊断标准为血红蛋白小于110克/升。

（9）中重度贫血患病人数：在进行了血红蛋白检测的6~59月龄儿童中，发现患有中重度贫血的人数。中重度贫血的诊断标准为血红蛋白小于90克/升。

（六）非户籍儿童与孕产妇健康状况年报表

上报指标包括：活产数、5岁以下儿童死亡数、婴儿死亡数、新生儿死亡数、0~6天死亡数（活产数和儿童死亡指标分男、女、性别不明分别进行统计）、孕产妇死亡数、死胎死产数。指标说明参见七岁以下儿童保健和健康情况年报表说明和孕产妇保健和健康情况年报表说明。

（七）妇女常见病筛查情况年报表

1. 20~64岁妇女人数：指该地区统计年度内20~64岁户籍妇女人数。

2. 应查人数：指该地区统计年度内按照计划应进行筛查的20~64岁户籍妇女人数。即该地区统计年度内20~64岁户籍妇女人数除以该地区要求的妇女常见病筛查周期（例如：本地区的20~64岁户籍妇女每三年接受一次筛查，则周期为3）。

3. 实查人数：指该地区统计年度内实际进行妇女常见病筛查的20~64岁户籍妇女人数（不包括因疾病到妇科门诊就诊的人数）。

4. 宫颈癌筛查人数：指该地区统计年度内进行宫颈癌筛查的20~64岁户籍妇女人数（不包括因疾病到门诊就诊的人数）。

5. 乳腺癌筛查人数：指该地区统计年度内进行乳腺癌筛查的20~64岁户籍妇女人数（不包括因疾病到门诊就诊的人数）。

6. 妇女常见病患病总人数：指该地区统计年度内进行妇女常见病筛查时查出的患生殖系统疾病和乳腺疾病的人数（如一人患两种病按一个人统计）。

7. 阴道炎、急性子宫颈炎、尖锐湿疣、子宫肌瘤、宫颈癌、乳腺癌、卵巢癌患病人数：

根据病史、临床表现、实验室检查、病理诊断确诊的患病人数。

8. 子宫颈炎定义：具备以下一个或两个体征的，可诊断为子宫颈炎：①于宫颈管或宫颈管棉拭子标本上，肉眼见到脓性或黏液脓性分泌物；②用棉拭子擦拭宫颈管时，容易诱发宫颈管内出血。

（八）计划生育服务情况年报表

1. 各项计划生育技术服务总例数：指该统计年度内本地区（本机构）施行放、取宫内节育器术；输精（卵）管绝育术及吻合术；人工流产（负压吸引术、钳刮术、药物流产）；放置和取出皮下埋植剂的例数之和。要求按手术的次数计算，如一人在同一统计年度内接受两次人工流产术，统计例数应为2；麻醉流产不计算在内。

2. 宫内节育器手术

（1）放置宫内节育器例数：用器械经阴道在宫腔内放置各种宫内节育器以达到避孕目的例数。

（2）取出宫内节育器例数：用器械经阴道自宫腔取出各类宫内节育器的例数（含人工流产时取出宫内节育器）。

3. 绝育手术

（1）输精管绝育例数：用各种方式结扎和切除一小段输精管，使精子不能排出体外，以达到绝育目的的例数。

（2）输卵管绝育例数：用各种方式经腹腔（含阴道）结扎和切断输卵管的一小段，阻断精子和卵子相遇，以达到绝育目的的例数。

4. 流产

（1）负压吸引术例数：孕10周以内采用负压吸引术人工终止妊娠的例数（不包括因负压吸引手术或钳刮手术不全或失败、药物流产不全或失败等的再次手术）。

（2）钳刮术例数：孕10~14周内采用钳刮术终止妊娠的例数。

（3）药物流产例数：孕早期用药物终止妊娠的例数（药流失败或药流不全再进行手术者仍计为药物流产）。药物流产不全是指用药后胚囊自然排出，在随诊过程中因出血过多或时间过长而施行刮宫术（刮出物必须经病理检查证实为绒毛组织或妊娠蜕膜组织）。

（4）麻醉流产例数：指在实行负压吸引术等终止早期妊娠手术时应用了麻醉镇痛技术的手术例数。

5. 皮下埋植

（1）放置皮下埋植例数：采用皮下埋植法进行避孕的例数。

（2）取出皮下埋植例数：将皮下埋植物取出，终止避孕的例数。

6. 吻合术

输精（卵）管吻合术：已施行输精（卵）管绝育术，要求再生育所进行的输精（卵）管吻合术。

7. 计划生育手术并发症：在计划生育手术中因各种原因造成的术中或术后生殖器官或邻近器官和组织的损伤、感染等病症。如同一病例存在两种以上情况时，只填一种主要的，如子宫穿孔后感染，只填子宫穿孔。

（1）子宫穿孔例数：计划生育手术中将子宫壁损伤、穿破，含单纯子宫壁损伤及合并内脏如肠管、网膜等损伤的例数。

（2）感染例数：术前无生殖器炎症，术后两周内出现与手术有关的生殖器官（绝育术后腹壁）感染的例数。

（3）阴囊血肿例数：因输精管绝育术引起的手术部位阴囊内血肿的例数。

（4）肠管损伤例数：输卵管绝育术中将肠管损伤的例数。

（5）膀胱损伤例数：输卵管绝育术中将膀胱壁损伤的例数。

（6）手术人流（包括负压吸引术、钳刮术）不全例数：手术人工流产后阴道流血不止（或多或少），排出物或清宫刮出物为胚胎、绒毛或胎盘组织的例数（包括漏吸，不包括蜕膜残留）。

8. 发放避孕药具数：指在统计期限内所有服务对象中使用免费供应的口服避孕药、注射避孕针、避孕套、外用避孕药的发放人次，包括非户籍人口。

9. 生育咨询随访服务

（1）咨询数：指服务机构技术服务人员面对面为服务对象提供生育咨询（包括再生育咨询）、避孕方法咨询指导、不孕不育诊治指导咨询的人次。

（2）随访数：指服务机构技术服务人员通过多种形式为接受计划生育手术、不孕不育诊治的服务对象进行术后第一次随访的人次，与“咨询”的服务人次不重复填报。

（九）婚前保健情况年报表

1. 结婚登记与婚前医学保健情况

（1）结婚登记人数：指该统计年度内本地区结婚登记人数（含初婚、再婚）。

（2）婚前医学检查人数：指该统计年度内本地区对准备结婚的男女双方进行结婚和生育相关疾病的医学检查人数（即按照《婚前保健工作规范》要求进行了婚前医学检查的人数）。

（3）婚前卫生咨询人数：是指婚检医师针对医学检查结果发现的异常情况以及服务对象提出的具体问题进行解答、交换意见、提供信息，帮助受检对象在知情的基础上作出适宜决定的人数。

2. 检出疾病分类：指对婚育有影响、医学上已明确诊断的疾病，按要求进行分类。

（1）检出疾病人数：是指检出对婚育有影响、医学上已明确诊断的疾病（包括以下五类疾病等）的人数。如果一人同时检出两种或以上疾病，按一人计算。

（2）指定传染病人数：是指患《中华人民共和国传染病防治法》中规定的艾滋病、淋病、梅毒以及医学上认为影响结婚和生育的其他传染病的人数。

其中性传播疾病人数：是指指定传染病人数中的性传播疾病人数，不包括乙肝。

（3）严重遗传性疾病人数：是指由于遗传因素先天形成，患者全部或部分丧失自主生活能力，子代再现风险高，医学上认为不宜生育的疾病人数。

严重遗传性疾病如：先天性智力低下、特纳综合征（先天性卵巢发育不全）、克氏综合征（先天性睾丸发育不全）、真假两性畸形、成骨发育不全、双眼视网膜母细胞瘤、双眼先天性无虹膜、双眼视网膜色素变性、遗传性先天性聋哑、唐氏综合征（21-三体）等。

（4）有关精神病人数：是指患精神分裂症、躁狂抑郁型精神病以及其他重型精神病的人数。

（5）生殖系统疾病人数：是指患除性病外的生殖器官感染、肿瘤、畸形等疾病的人数。

（6）内科系统疾病人数：是指患对婚育有影响的内科疾病（如风湿性心脏病、糖尿病、肾病等）的人数。

3. 对影响婚育疾病的医学意见人数：是指医生向接受婚前医学检查的当事人提出医学上认为不宜结婚、不宜生育、暂缓结婚或尊重受检者意愿的意见人数。

（十）母婴保健技术服务执业机构与人员情况年报表

1. 取得母婴保健技术服务执业许可的机构数

（1）婚前医学检查：指该统计年度内本地区持有《母婴保健技术服务执业许可证》可提供婚前医学检查的医疗机构数。

（2）产前诊断：指该统计年度内本地区持有《母婴保健技术服务执业许可证》可提供产前诊断的医疗机构数。

（3）助产技术：指该统计年度内本地区持有《母婴保健技术服务执业许可证》可提供助产技术的医疗机构数。

（4）结扎手术：指该统计年度内本地区持有《母婴保健技术服务执业许可证》可提供结扎手术的医疗机构数。

（5）终止妊娠手术：指该统计年度内本地区持有《母婴保健技术服务执业许可证》可提供终止妊娠手术的医疗机构数。

2. 取得母婴保健技术服务资质的人员数：取得母婴保健技术服务资质的人员数，应统计年度内本地区持有《母婴保健技术考核合格证书》，可从事相关母婴保健服务的人员数。注意：①对于持证未退休人员，即使当前不在岗，也应统计在内；②对于已退休人员，如果属返聘且持证，也应统计在内；③如果处于完全退休状态，没有参与相关保健工作及培训，则视为其证书“失效”，不再统计。

（1）婚前医学检查：指该统计年度内本地区持有《母婴保健技术考核合格证书》可从事婚前医学检查的人员数。

（2）产前诊断：指该统计年度内本地区持有《母婴保健技术考核合格证书》可从事产前诊断的人员数。

（3）助产技术：指该统计年度内本地区持有《母婴保健技术考核合格证书》可从事助产服务的人员数。

注：我国目前没有统一的“助产士”专业，大多由妇产科护士来从事助产技术工作，故本表对“产科医师”和“助产士”的统计要求如下：

“产科医师”指同时持有《母婴保健技术考核合格证书》和《医师执业证书》，可从事助产技术的工作人员。

“助产士”指同时持有《母婴保健技术考核合格证书》和《护士执业证书》，可从事助产技术的工作人员。

（4）结扎手术：指该统计年度内本地区持有《母婴保健技术考核合格证书》可从事结扎手术的人员数。

（5）终止妊娠手术：指该统计年度内本地区持有《母婴保健技术考核合格证书》可从事终止妊娠服务的人员数。

（十一）出生医学信息报告卡

1. 出生时间：按新生儿出生的实际时间填写，年、月、日按公元纪年日期填写，时、分按 0~23 点的格式填写。

2. 出生地：依据新生儿出生所在地行政区划名称填写。

3. 医疗机构名称：按新生儿出生的医疗保健机构的全称填写。

4. 母亲或父亲姓名、国籍、民族、地址：按提供的居民身份证、护照等有效身份证件上的信息填写。

5. 母亲或父亲年龄：按新生儿出生时其父母的实足年龄填写。

6. 母亲或父亲有效身份证件类别：按提供的居民身份证、护照等有效身份证件的类别填写。

7. 母亲或父亲有效身份证件号码：按提供的居民身份证、护照等有效身份证件的号码填写。

8. 签发机构：按实际为新生儿出具出生医学证明的机构的全称填写。

9. 签发日期：按实际签发日期填写，年、月、日按阳历填写。

（十二）出生医学证明入出库登记表

1. 证件提供机构名称：指提供空白出生医学证明证件的机构名称。

2. 证件提供机构的组织机构代码：指提供空白出生医学证明证件机构的组织机构代码。

3. 入库日期：指空白出生医学证明证件入库的日期，按公元纪年日期填写。

4. 证件接收机构名称：指接收空白出生医学证明证件的机构名称。

5. 证件接收机构的组织机构代码：指接收空白出生医学证明证件机构的组织机构代码。

6. 出库日期：指空白出生医学证明证件出库的日期，按公元纪年日期填写。

（十三）孕产妇死亡报告卡、孕产妇死亡监测表

1. 发生在监测地区内的所有孕产妇死亡均要求填写一张死亡报告卡。如属无监测地区正式户籍者（非本地），请在常住址中写出她的原户籍所在地（省、市、县、乡、村名称）。

2. 致死的主要疾病：要写明疾病的名称（全称），如妊娠合并风湿性心脏病、胎盘滞留等，不要写致死原因，如循环衰竭、产后大出血等，也不要以临床症状代替此项，如高热、抽搐等。

3. 编号：不填写，由系统自动生成。

4. 文化程度：以已毕业的文化程度为标准。如曾上过高中，但未毕业，以初中文化程度计，中专毕业以高中文化程度计，大专毕业以大学文化程度计，半文盲以文盲计。

5. 居住地区：“山区”项目中含半山区，坝区归在其他地区项目中。

6. 孕产次：孕次：产妇在生育史中被确诊为妊娠的次数，含本次妊娠；产次：产妇孕周≥28 周的分娩次数，含本次分娩（双胎及以上分娩只计 1 次产次）。人工流产、引产次：包括药物流产，不包括自然流产及不全流产刮宫者。

7. 末次月经：如流产或分娩后未来月经而再次妊娠者，则此项填 0，如末次月经不详者，此项目填 999999。

8. 分娩时间：日期年、月、日按阳历填写，时间按 0～23 点的格式填写，不详者不填，如未分娩或 28 周以前流产者，此项目填 0。

9. 分娩地点：指胎儿娩出时，孕产妇所在的地点。未娩或 28 周之前流产者，此项填 0，不详者不填。

10. 分娩方式：臀牵引术、胎头吸引术、产钳术、毁胎术、内倒转术均属阴道手术产范围。

11. 新法接生：指四消毒，即产包、接生者的手、产妇的外阴部及婴儿脐带消毒，由医生、助产士、培训过的初级卫生人员或培训过的接生员接生。

12. 致死的主要疾病诊断：填写原则即注意寻找根本死因，如死亡直接由根本死因所致，则填写该死因的疾病全称，如根本死因又导致了其他的疾病或并发症，则按原发并发的顺序，将各疾病的全称填写清楚，如：某孕妇因妊娠期高血压疾病并发胎盘早剥大出血死亡，则按妊娠期高血压疾病→胎盘早剥的顺序填写：（a）直接导致死亡的疾病或情况填“胎盘早剥”，（b）引起（a）的疾病或情况填“妊娠期高血压疾病”。

13. 死因分类：根据所附的孕产妇常见疾病死因分类及编号对根本死因进行分类。如果上级单位评审确定的死因分类与下级单位评审结果不一致，请修改死因分类。网络直报系统中应填写各级单位评审的死因分类。

根本死因是指引起一系列直接导致死亡事件的那个疾病或损伤，根本死因分类分别按照监测工作手册的“孕产妇死亡死因分类编号”和ICD-10编码填写，ICD-10编码采用4位国际疾病分类代码。

14. 死因诊断依据：按最高的诊断依据填写，如同时有临床诊断与病理诊断则填病理诊断，临床诊断包括实验室及其他的辅助检查。

15. 医疗保健机构评审结果：应围绕死亡的主要原因填写评审结果，影响死亡的主要因素应从个人、家庭、居民团体，医疗保健部门，社会其他部门三个环节的知识技能、态度、资源、管理等方面进行综合评价及讨论。调查结论如果无“延误”，请填“9”。如有“延误”，请在方框内填写相应的编码（可多选），并根据评审结果填写依据。

16. 孕产妇死亡监测表表卡属地增加“区县”；表内“编号”列取消，由直报系统根据街道/乡镇自动产生；表内按街道/乡镇填写数据，由直报系统自动生成合计数。

（十四）儿童死亡报告卡

1. 儿童编号：要与“5岁以下儿童花名册”中该儿童的编号相一致，每1个儿童只能有1个编号。

2. 报告卡中出生日期、死亡日期：均用阳历。年只填最后两位数字，月、日只有一位数字时，前一方格必须填“0”。死亡年龄均填写实足年龄，出生不满24小时填小时数，不满28天者填具体天数，满28天~1月29天者填写1月，不足1岁者填月数，超过1岁者填岁数。

3. 出生体重不详填写9999，孕周不详填写99，出生地点不详填写9。

4. 死亡诊断：在（a）中填写最后造成死亡的疾病诊断或损伤中毒的临床表现，如脑出血（不要填写呼吸、循环衰竭等情况）；（b）中填写引起（a）的疾病或情况，如交通意外（c）中填写引起（b）的疾病或情况，如步行者与汽车相撞。

注意不能填写临终前的症状和体征。死亡诊断填写具体的疾病名称，不能笼统填写其他疾病，如唇腭裂不能填写成其他先天异常。

5. 根本死因：填写详细疾病名称。分类编码按下方的疾病分类，把相应的代码填入□

6. 根本死因的ICD-10编码：填写4位国际疾病分类代码（ICD），由妇幼卫生监测数据直报系统自动生成。

7. 死前治疗：指引起本次死亡疾病的治疗情况。住院指在街道（乡镇）、区县以上医院正式办理住院手续，住院治疗后死亡者（包括在医院或出院回家死亡）。门诊治疗包括急诊、观察室治疗未正式住院者。未就医指未接受医生治疗。同时有两种治疗情况，如“门诊”和“住院”要填写最高治疗级别，填“住院”。凡经村医生诊治，按“门诊”治疗填写。“未治疗”指根本未治或家长自治。

8. 治疗医院名称和级别：导致死亡的疾病，如果死前经两家或两家以上医院治疗，治疗医院名称填写最高级别医院的名称。

9. 诊断级别：填写死亡疾病的最高诊断级别，如患儿曾在村卫生所、乡卫生院、县医院诊治，应填写县医院。

10. 未治疗或未就医的主要原因：死亡前未治疗或未就医者请填写主要原因，仅选一项。

11. 死因诊断依据：①病理尸检：指在医院死亡做过尸检证实诊断的。②临床诊断：指医疗单位根据患儿的临床表现做出的诊断。③推断：指死前未经医疗单位诊治，死因是死后分析判断出来的。推断要把病情记录在“死因推断依据”栏内，供上级单位核查时参考。

（十五）医疗机构出生缺陷儿登记卡、围产儿数季报表

1. 常住地：产妇常住县辖乡者属“乡村”；其余属“城镇”（包括市辖区、街道、市辖镇、县辖镇）。

2. 出生日期：请按阳历填写。“年”填写四位数；“月”、“日”填写两位数，当只有一位数时，数字前用“0”补充，如1995年1月1日出生，则填成1995年01月01日。

3. 孕次和产次：确诊为妊娠，孕次则计为1次；分娩孕周≥28周，则计产次1次。

4. 胎龄：指妊娠整周数。如39周+6天，填为39周。若不详，填写99，并需选择孕周是否≥28孕周。

5. 出生体重：出生体重以克为单位填写，精确到10g；不详即缺失值，填写9999。

6. 结局：指出生缺陷患儿的生存或死亡状况。分娩未发作前死于宫内者为“死胎”；在分娩过程中死亡者为“死产”，均选择“死胎死产”；出生时为活产。

7. 诊断为出生缺陷后治疗性引产：特指因产前确诊为出生缺陷而进行的治疗性引产；若产前未确诊出生缺陷，因其他原因进行的治疗性引产，该项目应填“否”。

8. 诊断依据：指依据何种手段确诊为缺陷。如同时有两种以上诊断依据，请分别在各自的代码上画圈。

9. 出生缺陷诊断：请严格按照统一的诊断标准确诊。请在相应出生缺陷名称前的代码上画圈；凡有左右之分的畸形，请在左和（或）右上画圈；如同一缺陷儿有多种缺陷，则在每种缺陷的代码上均画圈，肢体短缩畸形还应在上肢和（或）下肢上画圈。此外，如果有未列出的缺陷，请写出病名或详细描述其特征。

10. 孕早期情况：孕早期指妊娠的前3个月。如孕早期有患病、服药、接触农药及其他有害因素，则请在列出的病名、药名、农药及其他有害因素上画圈，并请在括号内写出具体名称。如有未列出的因素，则请在“其他”栏注明。服药情况中特别要注意市面上的新药。

11. 围产儿数：包括孕28周至产后7天正常和缺陷的活产、死胎死产。请按“例数”统计，单胎计1例，双胎计2例，三胎计3例，余类推。

12. 产妇年龄（岁）：“<20”，指实足年龄不满20岁者；“20～”指满20岁至不满25岁者；“25～”指满25岁至不满30岁者；“30～”指满30岁至不满35岁者；“35～”指满35岁及以上者。

13. 性别：不明，指两性畸形或出生时通过外阴难以辨认性别；不详，指缺失值。

14. 围产儿情况："出生缺陷例数"依据产妇常住地分城、乡填写，该例数应与《医疗机构出生缺陷儿登记卡》的份数相等（仅指≥孕28周引产或出生的出生缺陷病例）。"围产儿死亡"情况中"死胎死产"包括死胎（为分娩未发作前死于宫内者）和死产（在分娩过程中死亡者）；"0~6天死亡"为出生时活产，而于七天内死亡者（不包括安乐死）。"胎数"中，一次妊娠为一胞（即双胎、三胎及以上均为一胞）。

15. 备注：医疗机构出生缺陷儿登记卡中，请填写有关出生缺陷的临床特征和其他需详细说明的情况。围产儿季报表中，请填写有关报表数据及其他需要特殊说明的情况。

（十六）居委会（村）出生缺陷儿登记表、出生情况及婴儿随访登记表

1. 胎婴儿编号：为当年当月该社区服务中心或街道，村内出生胎婴儿的连续编号。由保健机构人员核对出生名单时填写。

2. 患儿家庭情况：确诊为妊娠，孕次则计为1次；分娩孕周≥28周，则计产次1次。非本地户籍指母亲户籍不在本地而暂住监测地区，在城市监测点指本市城区以外的流动人口，在农村监测点指本县以外的流动人口，不包括城区与城区、乡镇与乡镇之间的流动人口。必须准确填写家庭住址和联系方式，以便于随访。

3. 患儿基本情况：出生孕周按实足孕周填写，如36周+6天计为36周；若缺失，填写99。监测期结局指妊娠28周至生后42天内患儿的生存或死亡情况，分娩前死于宫内者及在分娩过程中死亡者为"死胎死产"，出生时为活产，而于42天内死亡者，根据其死亡时间，选择相应项目填写。出生地点应写明详细地点或医院名称。

4. 出生缺陷诊断情况：出生缺陷儿登记表中，每个患儿最多可填4种缺陷，请从严重的缺陷开始填写，若缺陷超过4个，应补充在后。体表畸形可从部位、大小、形状、颜色等方面来描述临床特征。内脏畸形如先天性心脏病，重在诊断准确，临床特征描述应体现疾病的严重程度。诊断依据指该种缺陷最后的确诊方法，若有两种以上诊断依据，请同时在相应的选项上划"√"。出生情况及婴儿随访登记表中，请根据不同时间段的出生缺陷诊断情况选择相应选项。

5. 性别：按男、女、不明填写。性别不明指两性畸形或出生时通过外阴难以辨认性别。不详，指缺失值。

6. 出生体重：根据实际出生体重按克填写，精确到10g。不详即缺失值，填写9999。

7. 胎数：按单胎、双胎、三胎及以上填写。

8. 出生地点：按医院、卫生院、家中、其他填写。其他指个体诊所、村卫生室、途中等。

9. 备注：在监测期限内若新发现出生缺陷或者死亡，应在"备注"栏详细写明具体诊断或者死亡的时间、死亡原因。

4.5 附录

一、统计标准

（一）5 岁以下儿童体重标准（2006 年世界卫生组织标准）

1. 男（0~4 岁）

岁：月龄	月龄	-3SD	-2SD	-1SD	中位数	1SD	2SD	3SD
0：00	0	2. 1	2. 5	2. 9	3. 3	3. 9	4. 4	5. 0
0：10	1	2. 9	3. 4	3. 9	4. 5	5. 1	5. 8	6. 6
0：20	2	3. 8	4. 3	4. 9	5. 6	6. 3	7. 1	8. 0
0：30	3	4. 4	5. 0	5. 7	6. 4	7. 2	8. 0	9. 0
0：40	4	4. 9	5. 6	6. 2	7. 0	7. 8	8. 7	9. 7
0：50	5	5. 3	6. 0	6. 7	7. 5	8. 4	9. 3	10. 4
0：60	6	5. 7	6. 4	7. 1	7. 9	8. 8	9. 8	10. 9
0：70	7	5. 9	6. 7	7. 4	8. 3	9. 2	10. 3	11. 4
0：80	8	6. 2	6. 9	7. 7	8. 6	9. 6	10. 7	11. 9
0：90	9	6. 4	7. 1	8. 0	8. 9	9. 9	11. 0	12. 3
0：10	10	6. 6	7. 4	8. 2	9. 2	10. 2	11. 4	12. 7
0：11	11	6. 8	7. 6	8. 4	9. 4	10. 5	11. 7	13. 0
1：00	12	6. 9	7. 7	8. 6	9. 6	10. 8	12. 0	13. 3
1：10	13	7. 1	7. 9	8. 8	9. 9	11. 0	12. 3	13. 7
1：20	14	7. 2	8. 1	9. 0	10. 1	11. 3	12. 6	14. 0
1：30	15	7. 4	8. 3	9. 2	10. 3	11. 5	12. 8	14. 3
1：40	16	7. 5	8. 4	9. 4	10. 5	11. 7	13. 1	14. 6
1：50	17	7. 7	8. 6	9. 6	10. 7	12. 0	13. 4	14. 9
1：60	18	7. 8	8. 8	9. 8	10. 9	12. 2	13. 7	15. 3
1：70	19	8. 0	8. 9	10. 0	11. 1	12. 5	13. 9	15. 6
1：80	20	8. 1	9. 1	10. 1	11. 3	12. 7	14. 2	15. 9
1：90	21	8. 2	9. 2	10. 3	11. 5	12. 9	14. 5	16. 2
1：10	22	8. 4	9. 4	10. 5	11. 8	13. 2	14. 7	16. 5
1：11	23	8. 5	9. 5	10. 7	12. 0	13. 4	15. 0	16. 8
2：00	24	8. 6	9. 7	10. 8	12. 2	13. 6	15. 3	17. 1
2：10	25	8. 8	9. 8	11. 0	12. 4	13. 9	15. 5	17. 5
2：20	26	8. 9	10. 0	11. 2	12. 5	14. 1	15. 8	17. 8
2：30	27	9. 0	10. 1	11. 3	12. 7	14. 3	16. 1	18. 1
2：40	28	9. 1	10. 2	11. 5	12. 9	14. 5	16. 3	18. 4

续 表

岁：月龄	月龄	-3SD	-2SD	-1SD	中位数	1SD	2SD	3SD
2：50	29	9.2	10.4	11.7	13.1	14.8	16.6	18.7
2：60	30	9.4	10.5	11.8	13.3	15.0	16.9	19.0
2：70	31	9.5	10.7	12.0	13.5	15.2	17.1	19.3
2：80	32	9.6	10.8	12.1	13.7	15.4	17.4	19.6
2：90	33	9.7	10.9	12.3	13.8	15.6	17.6	19.9
2：10	34	9.8	11.0	12.4	14.0	15.8	17.8	20.2
2：11	35	9.9	11.2	12.6	14.2	16.0	18.1	20.4
3：00	36	10.0	11.3	12.7	14.3	16.2	18.3	20.7
3：10	37	10.1	11.4	12.9	14.5	16.4	18.6	21.0
3：20	38	10.2	11.5	13.0	14.7	16.6	18.8	21.3
3：30	39	10.3	11.6	13.1	14.8	16.8	19.0	21.6
3：40	40	10.4	11.8	13.3	15.0	17.0	19.3	21.9
3：50	41	10.5	11.9	13.4	15.2	17.2	19.5	22.1
3：60	42	10.6	12.0	13.6	15.3	17.4	19.7	22.4
3：70	43	10.7	12.1	13.7	15.5	17.6	20.0	22.7
3：80	44	10.8	12.2	13.8	15.7	17.8	20.2	23.0
3：90	45	10.9	12.4	14.0	15.8	18.0	20.5	23.3
3：10	46	11.0	12.5	14.1	16.0	18.2	20.7	23.6
3：11	47	11.1	12.6	14.3	16.2	18.4	20.9	23.9
4：00	48	11.2	12.7	14.4	16.3	18.6	21.2	24.2
4：10	49	11.3	12.8	14.5	16.5	18.8	21.4	24.5
4：20	50	11.4	12.9	14.7	16.7	19.0	21.7	24.8
4：30	51	11.5	13.1	14.8	16.8	19.2	21.9	25.1
4：40	52	11.6	13.2	15.0	17.0	19.4	22.2	25.4
4：50	53	11.7	13.3	15.1	17.2	19.6	22.4	25.7
4：60	54	11.8	13.4	15.2	17.3	19.8	22.7	26.0
4：70	55	11.9	13.5	15.4	17.5	20.0	22.9	26.3
4：80	56	12.0	13.6	15.5	17.7	20.2	23.2	26.6
4：90	57	12.1	13.7	15.6	17.8	20.4	23.4	26.9
4：10	58	12.2	13.8	15.8	18.0	20.6	23.7	27.2
4：11	59	12.3	14.0	15.9	18.2	20.8	23.9	27.6
5：00	60	12.4	14.1	16.0	18.3	21.0	24.2	27.9

2. 女（0~4 岁）

岁：月龄	月龄	-3SD	-2SD	-1SD	中位数	1SD	2SD	3SD
0：00	0	2. 0	2. 4	2. 8	3. 2	3. 7	4. 2	4. 8
0：10	1	2. 7	3. 2	3. 6	4. 2	4. 8	5. 5	6. 2
0：20	2	3. 4	3. 9	4. 5	5. 1	5. 8	6. 6	7. 5
0：30	3	4. 0	4. 5	5. 2	5. 8	6. 6	7. 5	8. 5
0：40	4	4. 4	5. 0	5. 7	6. 4	7. 3	8. 2	9. 3
0：50	5	4. 8	5. 4	6. 1	6. 9	7. 8	8. 8	10. 0
0：60	6	5. 1	5. 7	6. 5	7. 3	8. 2	9. 3	10. 6
0：70	7	5. 3	6. 0	6. 8	7. 6	8. 6	9. 8	11. 1
0：80	8	5. 6	6. 3	7. 0	7. 9	9. 0	10. 2	11. 6
0：90	9	5. 8	6. 5	7. 3	8. 2	9. 3	10. 5	12. 0
0：10	10	5. 9	6. 7	7. 5	8. 5	9. 6	10. 9	12. 4
0：11	11	6. 1	6. 9	7. 7	8. 7	9. 9	11. 2	12. 8
1：00	12	6. 3	7. 0	7. 9	8. 9	10. 1	11. 5	13. 1
1：10	13	6. 4	7. 2	8. 1	9. 2	10. 4	11. 8	13. 5
1：20	14	6. 6	7. 4	8. 3	9. 4	10. 6	12. 1	13. 8
1：30	15	6. 7	7. 6	8. 5	9. 6	10. 9	12. 4	14. 1
1：40	16	6. 9	7. 7	8. 7	9. 8	11. 1	12. 6	14. 5
1：50	17	7. 0	7. 9	8. 9	10. 0	11. 4	12. 9	14. 8
1：60	18	7. 2	8. 1	9. 1	10. 2	11. 6	13. 2	15. 1
1：70	19	7. 3	8. 2	9. 2	10. 4	11. 8	13. 5	15. 4
1：80	20	7. 5	8. 4	9. 4	10. 6	12. 1	13. 7	15. 7
1：90	21	7. 6	8. 6	9. 6	10. 9	12. 3	14. 0	16. 0
1：10	22	7. 8	8. 7	9. 8	11. 1	12. 5	14. 3	16. 4
1：11	23	7. 9	8. 9	10. 0	11. 3	12. 8	14. 6	16. 7
2：00	24	8. 1	9. 0	10. 2	11. 5	13. 0	14. 8	17. 0
2：10	25	8. 2	9. 2	10. 3	11. 7	13. 3	15. 1	17. 3
2：20	26	8. 4	9. 4	10. 5	11. 9	13. 5	15. 4	17. 7
2：30	27	8. 5	9. 5	10. 7	12. 1	13. 7	15. 7	18. 0
2：40	28	8. 6	9. 7	10. 9	12. 3	14. 0	16. 0	18. 3
2：50	29	8. 8	9. 8	11. 1	12. 5	14. 2	16. 2	18. 7
2：60	30	8. 9	10. 0	11. 2	12. 7	14. 4	16. 5	19. 0
2：70	31	9. 0	10. 1	11. 4	12. 9	14. 7	16. 8	19. 3

续 表

岁：月龄	月龄	-3SD	-2SD	-1SD	中位数	1SD	2SD	3SD
2 : 80	32	9.1	10.3	11.6	13.1	14.9	17.1	19.6
2 : 90	33	9.3	10.4	11.7	13.3	15.1	17.3	20.0
2 : 10	34	9.4	10.5	11.9	13.5	15.4	17.6	20.3
2 : 11	35	9.5	10.7	12.0	13.7	15.6	17.9	20.6
3 : 00	36	9.6	10.8	12.2	13.9	15.8	18.1	20.9
3 : 10	37	9.7	10.9	12.4	14.0	16.0	18.4	21.3
3 : 20	38	9.8	11.1	12.5	14.2	16.3	18.7	21.6
3 : 30	39	9.9	11.2	12.7	14.4	16.5	19.0	22.0
3 : 40	40	10.1	11.3	12.8	14.6	16.7	19.2	22.3
3 : 50	41	10.2	11.5	13.0	14.8	16.9	19.5	22.7
3 : 60	42	10.3	11.6	13.1	15.0	17.2	19.8	23.0
3 : 70	43	10.4	11.7	13.3	15.2	17.4	20.1	23.4
3 : 80	44	10.5	11.8	13.4	15.3	17.6	20.4	23.7
3 : 90	45	10.6	12.0	13.6	15.5	17.8	20.7	24.1
3 : 10	46	10.7	12.1	13.7	15.7	18.1	20.9	24.5
3 : 11	47	10.8	12.2	13.9	15.9	18.3	21.2	24.8
4 : 00	48	10.9	12.3	14.0	16.1	18.5	21.5	25.2
4 : 10	49	11.0	12.4	14.2	16.3	18.8	21.8	25.5
4 : 20	50	11.1	12.6	14.3	16.4	19.0	22.1	25.9
4 : 30	51	11.2	12.7	14.5	16.6	19.2	22.4	26.3
4 : 40	52	11.3	12.8	14.6	16.8	19.4	22.6	26.6
4 : 50	53	11.4	12.9	14.8	17.0	19.7	22.9	27.0
4 : 60	54	11.5	13.0	14.9	17.2	19.9	23.2	27.4
4 : 70	55	11.6	13.2	15.1	17.3	20.1	23.5	27.7
4 : 80	56	11.7	13.3	15.2	17.5	20.3	23.8	28.1
4 : 90	57	11.8	13.4	15.3	17.7	20.6	24.1	28.5
4 : 10	58	11.9	13.5	15.5	17.9	20.8	24.4	28.8
4 : 11	59	12.0	13.6	15.6	18.0	21.0	24.6	29.2
5 : 00	60	12.1	13.7	15.8	18.2	21.2	24.9	29.5

（二）5 岁以下儿童身高（长）标准（2006 年世界卫生组织标准）

1. 男（0~2 岁）

岁：月龄	月龄	-3SD	-2SD	-1SD	中位数	1SD	2SD	3SD
0：00	0	44. 2	46. 1	48. 0	49. 9	51. 8	53. 7	55. 6
0：01	1	48. 9	50. 8	52. 8	54. 7	56. 7	58. 6	60. 6
0：02	2	52. 4	54. 4	56. 4	58. 4	60. 4	62. 4	64. 4
0：03	3	55. 3	57. 3	59. 4	61. 4	63. 5	65. 5	67. 6
0：04	4	57. 6	59. 7	61. 8	63. 9	66. 0	68. 0	70. 1
0：05	5	59. 6	61. 7	63. 8	65. 9	68. 0	70. 1	72. 2
0：06	6	61. 2	63. 3	65. 5	67. 6	69. 8	71. 9	74. 0
0：07	7	62. 7	64. 8	67. 0	69. 2	71. 3	73. 5	75. 7
0：08	8	64. 0	66. 2	68. 4	70. 6	72. 8	75. 0	77. 2
0：09	9	65. 2	67. 5	69. 7	72. 0	74. 2	76. 5	78. 7
0：10	10	66. 4	68. 7	71. 0	73. 3	75. 6	77. 9	80. 1
0：11	11	67. 6	69. 9	72. 2	74. 5	76. 9	79. 2	81. 5
1：00	12	68. 6	71. 0	73. 4	75. 7	78. 1	80. 5	82. 9
1：01	13	69. 6	72. 1	74. 5	76. 9	79. 3	81. 8	84. 2
1：02	14	70. 6	73. 1	75. 6	78. 0	80. 5	83. 0	85. 5
1：03	15	71. 6	74. 1	76. 6	79. 1	81. 7	84. 2	86. 7
1：04	16	72. 5	75. 0	77. 6	80. 2	82. 8	85. 4	88. 0
1：05	17	73. 3	76. 0	78. 6	81. 2	83. 9	86. 5	89. 2
1：06	18	74. 2	76. 9	79. 6	82. 3	85. 0	87. 7	90. 4
1：07	19	75. 0	77. 7	80. 5	83. 2	86. 0	88. 8	91. 5
1：08	20	75. 8	78. 6	81. 4	84. 2	87. 0	89. 8	92. 6
1：09	21	76. 5	79. 4	82. 3	85. 1	88. 0	90. 9	93. 8
1：10	22	77. 2	80. 2	83. 1	86. 0	89. 0	91. 9	94. 9
1：11	23	78. 0	81. 0	83. 9	86. 9	89. 9	92. 9	95. 9
2：00	24	78. 7	81. 7	84. 8	87. 8	90. 9	93. 9	97. 0

2. 男（2~5 岁）

岁：月龄	月龄	-3SD	-2SD	-1SD	中位数	1SD	2SD	3SD
2：00	24	78.0	81.0	84.1	87.1	90.2	93.2	96.3
2：01	25	78.6	81.7	84.9	88.0	91.1	94.2	97.3
2：02	26	79.3	82.5	85.6	88.8	92.0	95.2	98.3
2：03	27	79.9	83.1	86.4	89.6	92.9	96.1	99.3
2：04	28	80.5	83.8	87.1	90.4	93.7	97.0	100.3
2：05	29	81.1	84.5	87.8	91.2	94.5	97.9	101.2
2：06	30	81.7	85.1	88.5	91.9	95.3	98.7	102.1
2：07	31	82.3	85.7	89.2	92.7	96.1	99.6	103.0
2：08	32	82.8	86.4	89.9	93.4	96.9	100.4	103.9
2：09	33	83.4	86.9	90.5	94.1	97.6	101.2	104.8
2：10	34	83.9	87.5	91.1	94.8	98.4	102.0	105.6
2：11	35	84.4	88.1	91.8	95.4	99.1	102.7	106.4
3：00	36	85.0	88.7	92.4	96.1	99.8	103.5	107.2
3：01	37	85.5	89.2	93.0	96.7	100.5	104.2	108.0
3：02	38	86.0	89.8	93.6	97.4	101.2	105.0	108.8
3：03	39	86.5	90.3	94.2	98.0	101.8	105.7	109.5
3：04	40	87.0	90.9	94.7	98.6	102.5	106.4	110.3
3：05	41	87.5	91.4	95.3	99.2	103.2	107.1	111.0
3：06	42	88.0	91.9	95.9	99.9	103.8	107.8	111.7
3：07	43	88.4	92.4	96.4	100.4	104.5	108.5	112.5
3：08	44	88.9	93.0	97.0	101.0	105.1	109.1	113.2
3：09	45	89.4	93.5	97.5	101.6	105.7	109.8	113.9
3：10	46	89.8	94.0	98.1	102.2	106.3	110.4	114.6
3：11	47	90.3	94.4	98.6	102.8	106.9	111.1	115.2
4：00	48	90.7	94.9	99.1	103.3	107.5	111.7	115.9
4：01	49	91.2	95.4	99.7	103.9	108.1	112.4	116.6
4：02	50	91.6	95.9	100.2	104.4	108.7	113.0	117.3
4：03	51	92.1	96.4	100.7	105.0	109.3	113.6	117.9
4：04	52	92.5	96.9	101.2	105.6	109.9	114.2	118.6
4：05	53	93.0	97.4	101.7	106.1	110.5	114.9	119.2
4：06	54	93.4	97.8	102.3	106.7	111.1	115.5	119.9
4：07	55	93.9	98.3	102.8	107.2	111.7	116.1	120.6
4：08	56	94.3	98.8	103.3	107.8	112.3	116.7	121.2
4：09	57	94.7	99.3	103.8	108.3	112.8	117.4	121.9
4：10	58	95.2	99.7	104.3	108.9	113.4	118.0	122.6
4：11	59	95.6	100.2	104.8	109.4	114.0	118.6	123.2
5：00	60	96.1	100.7	105.3	110.0	114.6	119.2	123.9

3. 女（0~2 岁）

岁：月龄	月龄	-3SD	-2SD	-1SD	中位数	1SD	2SD	3SD
0：00	0	43.6	45.4	47.3	49.1	51.0	52.9	54.7
0：01	1	47.8	49.8	51.7	53.7	55.6	57.6	59.5
0：02	2	51.0	53.0	55.0	57.1	59.1	61.1	63.2
0：03	3	53.5	55.6	57.7	59.8	61.9	64.0	66.1
0：04	4	55.6	57.8	59.9	62.1	64.3	66.4	68.6
0：05	5	57.4	59.6	61.8	64.0	66.2	68.5	70.7
0：06	6	58.9	61.2	63.5	65.7	68.0	70.3	72.5
0：07	7	60.3	62.7	65.0	67.3	69.6	71.9	74.2
0：08	8	61.7	64.0	66.4	68.7	71.1	73.5	75.8
0：09	9	62.9	65.3	67.7	70.1	72.6	75.0	77.4
0：10	10	64.1	66.5	69.0	71.5	73.9	76.4	78.9
0：11	11	65.2	67.7	70.3	72.8	75.3	77.8	80.3
1：00	12	66.3	68.9	71.4	74.0	76.6	79.2	81.7
1：01	13	67.3	70.0	72.6	75.2	77.8	80.5	83.1
1：02	14	68.3	71.0	73.7	76.4	79.1	81.7	84.4
1：03	15	69.3	72.0	74.8	77.5	80.2	83.0	85.7
1：04	16	70.2	73.0	75.8	78.6	81.4	84.2	87.0
1：05	17	71.1	74.0	76.8	79.7	82.5	85.4	88.2
1：06	18	72.0	74.9	77.8	80.7	83.6	86.5	89.4
1：07	19	72.8	75.8	78.8	81.7	84.7	87.6	90.6
1：08	20	73.7	76.7	79.7	82.7	85.7	88.7	91.7
1：09	21	74.5	77.5	80.6	83.7	86.7	89.8	92.9
1：10	22	75.2	78.4	81.5	84.6	87.7	90.8	94.0
1：11	23	76.0	79.2	82.3	85.5	88.7	91.9	95.0
2：00	24	76.7	80.0	83.2	86.4	89.6	92.9	96.1

4. 女（2~5 岁）

岁：月龄	月龄	-3SD	-2SD	-1SD	中位数	1SD	2SD	3SD
2：00	24	76.0	79.3	82.5	85.7	88.9	92.2	95.4
2：01	25	76.8	80.0	83.3	86.6	89.9	93.1	96.4
2：02	26	77.5	80.8	84.1	87.4	90.8	94.1	97.4
2：03	27	78.1	81.5	84.9	88.3	91.7	95.0	98.4
2：04	28	78.8	82.2	85.7	89.1	92.5	96.0	99.4
2：05	29	79.5	82.9	86.4	89.9	93.4	96.9	100.3
2：06	30	80.1	83.6	87.1	90.7	94.2	97.7	101.3
2：07	31	80.7	84.3	87.9	91.4	95.0	98.6	102.2
2：08	32	81.3	84.9	88.6	92.2	95.8	99.4	103.1
2：09	33	81.9	85.6	89.3	92.9	96.6	100.3	103.9
2：10	34	82.5	86.2	89.9	93.6	97.4	101.1	104.8
2：11	35	83.1	86.8	90.6	94.4	98.1	101.9	105.6
3：00	36	83.6	87.4	91.2	95.1	98.9	102.7	106.5
3：01	37	84.2	88.0	91.9	95.7	99.6	103.4	107.3
3：02	38	84.7	88.6	92.5	96.4	100.3	104.2	108.1
3：03	39	85.3	89.2	93.1	97.1	101.0	105.0	108.9
3：04	40	85.8	89.8	93.8	97.7	101.7	105.7	109.7
3：05	41	86.3	90.4	94.4	98.4	102.4	106.4	110.5
3：06	42	86.8	90.9	95.0	99.0	103.1	107.2	111.2
3：07	43	87.4	91.5	95.6	99.7	103.8	107.9	112.0
3：08	44	87.9	92.0	96.2	100.3	104.5	108.6	112.7
3：09	45	88.4	92.5	96.7	100.9	105.1	109.3	113.5
3：10	46	88.9	93.1	97.3	101.5	105.8	110.0	114.2
3：11	47	89.3	93.6	97.9	102.1	106.4	110.7	114.9
4：00	48	89.8	94.1	98.4	102.7	107.0	111.3	115.7
4：01	49	90.3	94.6	99.0	103.3	107.7	112.0	116.4
4：02	50	90.7	95.1	99.5	103.9	108.3	112.7	117.1
4：03	51	91.2	95.6	100.1	104.5	108.9	113.3	117.7
4：04	52	91.7	96.1	100.6	105.0	109.5	114.0	118.4
4：05	53	92.1	96.6	101.1	105.6	110.1	114.6	119.1
4：06	54	92.6	97.1	101.6	106.2	110.7	115.2	119.8
4：07	55	93.0	97.6	102.2	106.7	111.3	115.9	120.4
4：08	56	93.4	98.1	102.7	107.3	111.9	116.5	121.1
4：09	57	93.9	98.5	103.2	107.8	112.5	117.1	121.8
4：10	58	94.3	99.0	103.7	108.4	113.0	117.7	122.4
4：11	59	94.7	99.5	104.2	108.9	113.6	118.3	123.1
5：00	60	95.2	99.9	104.7	109.4	114.2	118.9	123.7

（三）5 岁以下儿童身高（长）别体重标准（2006 年世界卫生组织标准）

1. 男（身长别体重）

身长	体重						
	-3SD	-2SD	-1SD	中位数	1SD	2SD	3SD
45.0	1.9	2.0	2.2	2.4	2.7	3.0	3.3
45.5	1.9	2.1	2.3	2.5	2.8	3.1	3.4
46.0	2.0	2.2	2.4	2.6	2.9	3.1	3.5
46.5	2.1	2.3	2.5	2.7	3.0	3.2	3.6
47.0	2.1	2.3	2.5	2.8	3.0	3.3	3.7
47.5	2.2	2.4	2.6	2.9	3.1	3.4	3.8
48.0	2.3	2.5	2.7	2.9	3.2	3.6	3.9
48.5	2.3	2.6	2.8	3.0	3.3	3.7	4.0
49.0	2.4	2.6	2.9	3.1	3.4	3.8	4.2
49.5	2.5	2.7	3.0	3.2	3.5	3.9	4.3
50.0	2.6	2.8	3.0	3.3	3.6	4.0	4.4
50.5	2.7	2.9	3.1	3.4	3.8	4.1	4.5
51.0	2.7	3.0	3.2	3.5	3.9	4.2	4.7
51.5	2.8	3.1	3.3	3.6	4.0	4.4	4.8
52.0	2.9	3.2	3.5	3.8	4.1	4.5	5.0
52.5	3.0	3.3	3.6	3.9	4.2	4.6	5.1
53.0	3.1	3.4	3.7	4.0	4.4	4.8	5.3
53.5	3.2	3.5	3.8	4.1	4.5	4.9	5.4
54.0	3.3	3.6	3.9	4.3	4.7	5.1	5.6
54.5	3.4	3.7	4.0	4.4	4.8	5.3	5.8
55.0	3.6	3.8	4.2	4.5	5.0	5.4	6.0
55.5	3.7	4.0	4.3	4.7	5.1	5.6	6.1
56.0	3.8	4.1	4.4	4.8	5.3	5.8	6.3
56.5	3.9	4.2	4.6	5.0	5.4	5.9	6.5
57.0	4.0	4.3	4.7	5.1	5.6	6.1	6.7
57.5	4.1	4.5	4.9	5.3	5.7	6.3	6.9
58.0	4.3	4.6	5.0	5.4	5.9	6.4	7.1
58.5	4.4	4.7	5.1	5.6	6.1	6.6	7.2
59.0	4.5	4.8	5.3	5.7	6.2	6.8	7.4
59.5	4.6	5.0	5.4	5.9	6.4	7.0	7.6
60.0	4.7	5.1	5.5	6.0	6.5	7.1	7.8
60.5	4.8	5.2	5.6	6.1	6.7	7.3	8.0

续 表

身长	体重						
	-3SD	-2SD	-1SD	中位数	1SD	2SD	3SD
61.0	4.9	5.3	5.8	6.3	6.8	7.4	8.1
61.5	5.0	5.4	5.9	6.4	7.0	7.6	8.3
62.0	5.1	5.6	6.0	6.5	7.1	7.7	8.5
62.5	5.2	5.7	6.1	6.7	7.2	7.9	8.6
63.0	5.3	5.8	6.2	6.8	7.4	8.0	8.8
63.5	5.4	5.9	6.4	6.9	7.5	8.2	8.9
64.0	5.5	6.0	6.5	7.0	7.6	8.3	9.1
64.5	5.6	6.1	6.6	7.1	7.8	8.5	9.3
65.0	5.7	6.2	6.7	7.3	7.9	8.6	9.4
65.5	5.8	6.3	6.8	7.4	8.0	8.7	9.6
66.0	5.9	6.4	6.9	7.5	8.2	8.9	9.7
66.5	6.0	6.5	7.0	7.6	8.3	9.0	9.9
67.0	6.1	6.6	7.1	7.7	8.4	9.2	10.0
67.5	6.2	6.7	7.2	7.9	8.5	9.3	10.2
68.0	6.3	6.8	7.3	8.0	8.7	9.4	10.3
68.5	6.4	6.9	7.5	8.1	8.8	9.6	10.5
69.0	6.5	7.0	7.6	8.2	8.9	9.7	10.6
69.5	6.6	7.1	7.7	8.3	9.0	9.8	10.8
70.0	6.6	7.2	7.8	8.4	9.2	10.0	10.9
70.5	6.7	7.3	7.9	8.5	9.3	10.1	11.1
71.0	6.8	7.4	8.0	8.6	9.4	10.2	11.2
71.5	6.9	7.5	8.1	8.8	9.5	10.4	11.3
72.0	7.0	7.6	8.2	8.9	9.6	10.5	11.5
72.5	7.1	7.6	8.3	9.0	9.8	10.6	11.6
73.0	7.2	7.7	8.4	9.1	9.9	10.8	11.8
73.5	7.2	7.8	8.5	9.2	10.0	10.9	11.9
74.0	7.3	7.9	8.6	9.3	10.1	11.0	12.1
74.5	7.4	8.0	8.7	9.4	10.2	11.2	12.2
75.0	7.5	8.1	8.8	9.5	10.3	11.3	12.3
75.5	7.6	8.2	8.8	9.6	10.4	11.4	12.5
76.0	7.6	8.3	8.9	9.7	10.6	11.5	12.6
76.5	7.7	8.3	9.0	9.8	10.7	11.6	12.7
77.0	7.8	8.4	9.1	9.9	10.8	11.7	12.8

续 表

身长	体重						
	-3SD	-2SD	-1SD	中位数	1SD	2SD	3SD
77.5	7.9	8.5	9.2	10.0	10.9	11.9	13.0
78.0	7.9	8.6	9.3	10.1	11.0	12.0	13.1
78.5	8.0	8.7	9.4	10.2	11.1	12.1	13.2
79.0	8.1	8.7	9.5	10.3	11.2	12.2	13.3
79.5	8.2	8.8	9.5	10.4	11.3	12.3	13.4
80.0	8.2	8.9	9.6	10.4	11.4	12.4	13.6
80.5	8.3	9.0	9.7	10.5	11.5	12.5	13.7
81.0	8.4	9.1	9.8	10.6	11.6	12.6	13.8
81.5	8.5	9.1	9.9	10.7	11.7	12.7	13.9
82.0	8.5	9.2	10.0	10.8	11.8	12.8	14.0
82.5	8.6	9.3	10.1	10.9	11.9	13.0	14.2
83.0	8.7	9.4	10.2	11.0	12.0	13.1	14.3
83.5	8.8	9.5	10.3	11.2	12.1	13.2	14.4
84.0	8.9	9.6	10.4	11.3	12.2	13.3	14.6
84.5	9.0	9.7	10.5	11.4	12.4	13.5	14.7
85.0	9.1	9.8	10.6	11.5	12.5	13.6	14.9
85.5	9.2	9.9	10.7	11.6	12.6	13.7	15.0
86.0	9.3	10.0	10.8	11.7	12.8	13.9	15.2
86.5	9.4	10.1	11.0	11.9	12.9	14.0	15.3
87.0	9.5	10.2	11.1	12.0	13.0	14.2	15.5
87.5	9.6	10.4	11.2	12.1	13.2	14.3	15.6
88.0	9.7	10.5	11.3	12.2	13.3	14.5	15.8
88.5	9.8	10.6	11.4	12.4	13.4	14.6	15.9
89.0	9.9	10.7	11.5	12.5	13.5	14.7	16.1
89.5	10.0	10.8	11.6	12.6	13.7	14.9	16.2
90.0	10.1	10.9	11.8	12.7	13.8	15.0	16.4
90.5	10.2	11.0	11.9	12.8	13.9	15.1	16.5
91.0	10.3	11.1	12.0	13.0	14.1	15.3	16.7
91.5	10.4	11.2	12.1	13.1	14.2	15.4	16.8
92.0	10.5	11.3	12.2	13.2	14.3	15.6	17.0
92.5	10.6	11.4	12.3	13.3	14.4	15.7	17.1
93.0	10.7	11.5	12.4	13.4	14.6	15.8	17.3
93.5	10.7	11.6	12.5	13.5	14.7	16.0	17.4

续 表

身长	体重						
	-3SD	-2SD	-1SD	中位数	1SD	2SD	3SD
94.0	10.8	11.7	12.6	13.7	14.8	16.1	17.6
94.5	10.9	11.8	12.7	13.8	14.9	16.3	17.7
95.0	11.0	11.9	12.8	13.9	15.1	16.4	17.9
95.5	11.1	12.0	12.9	14.0	15.2	16.5	18.0
96.0	11.2	12.1	13.1	14.1	15.3	16.7	18.2
96.5	11.3	12.2	13.2	14.3	15.5	16.8	18.4
97.0	11.4	12.3	13.3	14.4	15.6	17.0	18.5
97.5	11.5	12.4	13.4	14.5	15.7	17.1	18.7
98.0	11.6	12.5	13.5	14.6	15.9	17.3	18.9
98.5	11.7	12.6	13.6	14.8	16.0	17.5	19.1
99.0	11.8	12.7	13.7	14.9	16.2	17.6	19.2
99.5	11.9	12.8	13.9	15.0	16.3	17.8	19.4
100.0	12.0	12.9	14.0	15.2	16.5	18.0	19.6
100.5	12.1	13.0	14.1	15.3	16.6	18.1	19.8
101.0	12.2	13.2	14.2	15.4	16.8	18.3	20.0
101.5	12.3	13.3	14.4	15.6	16.9	18.5	20.2
102.0	12.4	13.4	14.5	15.7	17.1	18.7	20.4
102.5	12.5	13.5	14.6	15.9	17.3	18.8	20.6
103.0	12.6	13.6	14.8	16.0	17.4	19.0	20.8
103.5	12.7	13.7	14.9	16.2	17.6	19.2	21.0
104.0	12.8	13.9	15.0	16.3	17.8	19.4	21.2
104.5	12.9	14.0	15.2	16.5	17.9	19.6	21.5
105.0	13.0	14.1	15.3	16.6	18.1	19.8	21.7
105.5	13.2	14.2	15.4	16.8	18.3	20.0	21.9
106.0	13.3	14.4	15.6	16.9	18.5	20.2	22.1
106.5	13.4	14.5	15.7	17.1	18.6	20.4	22.4
107.0	13.5	14.6	15.9	17.3	18.8	20.6	22.6
107.5	13.6	14.7	16.0	17.4	19.0	20.8	22.8
108.0	13.7	14.9	16.2	17.6	19.2	21.0	23.1
108.5	13.8	15.0	16.3	17.8	19.4	21.2	23.3
109.0	14.0	15.1	16.5	17.9	19.6	21.4	23.6
109.5	14.1	15.3	16.6	18.1	19.8	21.7	23.8
110.0	14.2	15.4	16.8	18.3	20.0	21.9	24.1

2. 男（身高别体重）

身高	体重						
	-3SD	-2SD	-1SD	中位数	1SD	2SD	3SD
65. 0	5. 9	6. 3	6. 9	7. 4	8. 1	8. 8	9. 6
65. 5	6. 0	6. 4	7. 0	7. 6	8. 2	8. 9	9. 8
66. 0	6. 1	6. 5	7. 1	7. 7	8. 3	9. 1	9. 9
66. 5	6. 1	6. 6	7. 2	7. 8	8. 5	9. 2	10. 1
67. 0	6. 2	6. 7	7. 3	7. 9	8. 6	9. 4	10. 2
67. 5	6. 3	6. 8	7. 4	8. 0	8. 7	9. 5	10. 4
68. 0	6. 4	6. 9	7. 5	8. 1	8. 8	9. 6	10. 5
68. 5	6. 5	7. 0	7. 6	8. 2	9. 0	9. 8	10. 7
69. 0	6. 6	7. 1	7. 7	8. 4	9. 1	9. 9	10. 8
69. 5	6. 7	7. 2	7. 8	8. 5	9. 2	10. 0	11. 0
70. 0	6. 8	7. 3	7. 9	8. 6	9. 3	10. 2	11. 1
70. 5	6. 9	7. 4	8. 0	8. 7	9. 5	10. 3	11. 3
71. 0	6. 9	7. 5	8. 1	8. 8	9. 6	10. 4	11. 4
71. 5	7. 0	7. 6	8. 2	8. 9	9. 7	10. 6	11. 6
72. 0	7. 1	7. 7	8. 3	9. 0	9. 8	10. 7	11. 7
72. 5	7. 2	7. 8	8. 4	9. 1	9. 9	10. 8	11. 8
73. 0	7. 3	7. 9	8. 5	9. 2	10. 0	11. 0	12. 0
73. 5	7. 4	7. 9	8. 6	9. 3	10. 2	11. 1	12. 1
74. 0	7. 4	8. 0	8. 7	9. 4	10. 3	11. 2	12. 2
74. 5	7. 5	8. 1	8. 8	9. 5	10. 4	11. 3	12. 4
75. 0	7. 6	8. 2	8. 9	9. 6	10. 5	11. 4	12. 5
75. 5	7. 7	8. 3	9. 0	9. 7	10. 6	11. 6	12. 6
76. 0	7. 7	8. 4	9. 1	9. 8	10. 7	11. 7	12. 8
76. 5	7. 8	8. 5	9. 2	9. 9	10. 8	11. 8	12. 9
77. 0	7. 9	8. 5	9. 2	10. 0	10. 9	11. 9	13. 0
77. 5	8. 0	8. 6	9. 3	10. 1	11. 0	12. 0	13. 1
78. 0	8. 0	8. 7	9. 4	10. 2	11. 1	12. 1	13. 3
78. 5	8. 1	8. 8	9. 5	10. 3	11. 2	12. 2	13. 4
79. 0	8. 2	8. 8	9. 6	10. 4	11. 3	12. 3	13. 5
79. 5	8. 3	8. 9	9. 7	10. 5	11. 4	12. 4	13. 6
80. 0	8. 3	9. 0	9. 7	10. 6	11. 5	12. 6	13. 7
80. 5	8. 4	9. 1	9. 8	10. 7	11. 6	12. 7	13. 8
81. 0	8. 5	9. 2	9. 9	10. 8	11. 7	12. 8	14. 0
81. 5	8. 6	9. 3	10. 0	10. 9	11. 8	12. 9	14. 1
82. 0	8. 7	9. 3	10. 1	11. 0	11. 9	13. 0	14. 2
82. 5	8. 7	9. 4	10. 2	11. 1	12. 1	13. 1	14. 4
83. 0	8. 8	9. 5	10. 3	11. 2	12. 2	13. 3	14. 5

续 表

身高	体重						
	-3SD	-2SD	-1SD	中位数	1SD	2SD	3SD
83.5	8.9	9.6	10.4	11.3	12.3	13.4	14.6
84.0	9.0	9.7	10.5	11.4	12.4	13.5	14.8
84.5	9.1	9.9	10.7	11.5	12.5	13.7	14.9
85.0	9.2	10.0	10.8	11.7	12.7	13.8	15.1
85.5	9.3	10.1	10.9	11.8	12.8	13.9	15.2
86.0	9.4	10.2	11.0	11.9	12.9	14.1	15.4
86.5	9.5	10.3	11.1	12.0	13.1	14.2	15.5
87.0	9.6	10.4	11.2	12.2	13.2	14.4	15.7
87.5	9.7	10.5	11.3	12.3	13.3	14.5	15.8
88.0	9.8	10.6	11.5	12.4	13.5	14.7	16.0
88.5	9.9	10.7	11.6	12.5	13.6	14.8	16.1
89.0	10.0	10.8	11.7	12.6	13.7	14.9	16.3
89.5	10.1	10.9	11.8	12.8	13.9	15.1	16.4
90.0	10.2	11.0	11.9	12.9	14.0	15.2	16.6
90.5	10.3	11.1	12.0	13.0	14.1	15.3	16.7
91.0	10.4	11.2	12.1	13.1	14.2	15.5	16.9
91.5	10.5	11.3	12.2	13.2	14.4	15.6	17.0
92.0	10.6	11.4	12.3	13.4	14.5	15.8	17.2
92.5	10.7	11.5	12.4	13.5	14.6	15.9	17.3
93.0	10.8	11.6	12.6	13.6	14.7	16.0	17.5
93.5	10.9	11.7	12.7	13.7	14.9	16.2	17.6
94.0	11.0	11.8	12.8	13.8	15.0	16.3	17.8
94.5	11.1	11.9	12.9	13.9	15.1	16.5	17.9
95.0	11.1	12.0	13.0	14.1	15.3	16.6	18.1
95.5	11.2	12.1	13.1	14.2	15.4	16.7	18.3
96.0	11.3	12.2	13.2	14.3	15.5	16.9	18.4
96.5	11.4	12.3	13.3	14.4	15.7	17.0	18.6
97.0	11.5	12.4	13.4	14.6	15.8	17.2	18.8
97.5	11.6	12.5	13.6	14.7	15.9	17.4	18.9
98.0	11.7	12.6	13.7	14.8	16.1	17.5	19.1
98.5	11.8	12.8	13.8	14.9	16.2	17.7	19.3
99.0	11.9	12.9	13.9	15.1	16.4	17.9	19.5
99.5	12.0	13.0	14.0	15.2	16.5	18.0	19.7
100.0	12.1	13.1	14.2	15.4	16.7	18.2	19.9
100.5	12.2	13.2	14.3	15.5	16.9	18.4	20.1
101.0	12.3	13.3	14.4	15.6	17.0	18.5	20.3
101.5	12.4	13.4	14.5	15.8	17.2	18.7	20.5

身高	体重						
	-3SD	-2SD	-1SD	中位数	1SD	2SD	3SD
102.0	12.5	13.6	14.7	15.9	17.3	18.9	20.7
102.5	12.6	13.7	14.8	16.1	17.5	19.1	20.9
103.0	12.8	13.8	14.9	16.2	17.7	19.3	21.1
103.5	12.9	13.9	15.1	16.4	17.8	19.5	21.3
104.0	13.0	14.0	15.2	16.5	18.0	19.7	21.6
104.5	13.1	14.2	15.4	16.7	18.2	19.9	21.8
105.0	13.2	14.3	15.5	16.8	18.4	20.1	22.0
105.5	13.3	14.4	15.6	17.0	18.5	20.3	22.2
106.0	13.4	14.5	15.8	17.2	18.7	20.5	22.5
106.5	13.5	14.7	15.9	17.3	18.9	20.7	22.7
107.0	13.7	14.8	16.1	17.5	19.1	20.9	22.9
107.5	13.8	14.9	16.2	17.7	19.3	21.1	23.2
108.0	13.9	15.1	16.4	17.8	19.5	21.3	23.4
108.5	14.0	15.2	16.5	18.0	19.7	21.5	23.7
109.0	14.1	15.3	16.7	18.2	19.8	21.8	23.9
109.5	14.3	15.5	16.8	18.3	20.0	22.0	24.2
110.0	14.4	15.6	17.0	18.5	20.2	22.2	24.4
110.5	14.5	15.8	17.1	18.7	20.4	22.4	24.7
111.0	14.6	15.9	17.3	18.9	20.7	22.7	25.0
111.5	14.8	16.0	17.5	19.1	20.9	22.9	25.2
112.0	14.9	16.2	17.6	19.2	21.1	23.1	25.5
112.5	15.0	16.3	17.8	19.4	21.3	23.4	25.8
113.0	15.2	16.5	18.0	19.6	21.5	23.6	26.0
113.5	15.3	16.6	18.1	19.8	21.7	23.9	26.3
114.0	15.4	16.8	18.3	20.0	21.9	24.1	26.6
114.5	15.6	16.9	18.5	20.2	22.1	24.4	26.9
115.0	15.7	17.1	18.6	20.4	22.4	24.6	27.2
115.5	15.8	17.2	18.8	20.6	22.6	24.9	27.5
116.0	16.0	17.4	19.0	20.8	22.8	25.1	27.8
116.5	16.1	17.5	19.2	21.0	23.0	25.4	28.0
117.0	16.2	17.7	19.3	21.2	23.3	25.6	28.3
117.5	16.4	17.9	19.5	21.4	23.5	25.9	28.6
118.0	16.5	18.0	19.7	21.6	23.7	26.1	28.9
118.5	16.7	18.2	19.9	21.8	23.9	26.4	29.2
119.0	16.8	18.3	20.0	22.0	24.1	26.6	29.5
119.5	16.9	18.5	20.2	22.2	24.4	26.9	29.8
120.0	17.1	18.6	20.4	22.4	24.6	27.2	30.1

3. 女（身长别体重）

身长	体重						
	-3SD	-2SD	-1SD	中位数	1SD	2SD	3SD
45. 0	1. 9	2. 1	2. 3	2. 5	2. 7	3. 0	3. 3
45. 5	2. 0	2. 1	2. 3	2. 5	2. 8	3. 1	3. 4
46. 0	2. 0	2. 2	2. 4	2. 6	2. 9	3. 2	3. 5
46. 5	2. 1	2. 3	2. 5	2. 7	3. 0	3. 3	3. 6
47. 0	2. 2	2. 4	2. 6	2. 8	3. 1	3. 4	3. 7
47. 5	2. 2	2. 4	2. 6	2. 9	3. 2	3. 5	3. 8
48. 0	2. 3	2. 5	2. 7	3. 0	3. 3	3. 6	4. 0
48. 5	2. 4	2. 6	2. 8	3. 1	3. 4	3. 7	4. 1
49. 0	2. 4	2. 6	2. 9	3. 2	3. 5	3. 8	4. 2
49. 5	2. 5	2. 7	3. 0	3. 3	3. 6	3. 9	4. 3
50. 0	2. 6	2. 8	3. 1	3. 4	3. 7	4. 0	4. 5
50. 5	2. 7	2. 9	3. 2	3. 5	3. 8	4. 2	4. 6
51. 0	2. 8	3. 0	3. 3	3. 6	3. 9	4. 3	4. 8
51. 5	2. 8	3. 1	3. 4	3. 7	4. 0	4. 4	4. 9
52. 0	2. 9	3. 2	3. 5	3. 8	4. 2	4. 6	5. 1
52. 5	3. 0	3. 3	3. 6	3. 9	4. 3	4. 7	5. 2
53. 0	3. 1	3. 4	3. 7	4. 0	4. 4	4. 9	5. 4
53. 5	3. 2	3. 5	3. 8	4. 2	4. 6	5. 0	5. 5
54. 0	3. 3	3. 6	3. 9	4. 3	4. 7	5. 2	5. 7
54. 5	3. 4	3. 7	4. 0	4. 4	4. 8	5. 3	5. 9
55. 0	3. 5	3. 8	4. 2	4. 5	5. 0	5. 5	6. 1
55. 5	3. 6	3. 9	4. 3	4. 7	5. 1	5. 7	6. 3
56. 0	3. 7	4. 0	4. 4	4. 8	5. 3	5. 8	6. 4
56. 5	3. 8	4. 1	4. 5	5. 0	5. 4	6. 0	6. 6
57. 0	3. 9	4. 3	4. 6	5. 1	5. 6	6. 1	6. 8
57. 5	4. 0	4. 4	4. 8	5. 2	5. 7	6. 3	7. 0
58. 0	4. 1	4. 5	4. 9	5. 4	5. 9	6. 5	7. 1
58. 5	4. 2	4. 6	5. 0	5. 5	6. 0	6. 6	7. 3
59. 0	4. 3	4. 7	5. 1	5. 6	6. 2	6. 8	7. 5
59. 5	4. 4	4. 8	5. 3	5. 7	6. 3	6. 9	7. 7
60. 0	4. 5	4. 9	5. 4	5. 9	6. 4	7. 1	7. 8
60. 5	4. 6	5. 0	5. 5	6. 0	6. 6	7. 3	8. 0
61. 0	4. 7	5. 1	5. 6	6. 1	6. 7	7. 4	8. 2

续 表

身长	体重						
	-3SD	-2SD	-1SD	中位数	1SD	2SD	3SD
61.5	4.8	5.2	5.7	6.3	6.9	7.6	8.4
62.0	4.9	5.3	5.8	6.4	7.0	7.7	8.5
62.5	5.0	5.4	5.9	6.5	7.1	7.8	8.7
63.0	5.1	5.5	6.0	6.6	7.3	8.0	8.8
63.5	5.2	5.6	6.2	6.7	7.4	8.1	9.0
64.0	5.3	5.7	6.3	6.9	7.5	8.3	9.1
64.5	5.4	5.8	6.4	7.0	7.6	8.4	9.3
65.0	5.5	5.9	6.5	7.1	7.8	8.6	9.5
65.5	5.5	6.0	6.6	7.2	7.9	8.7	9.6
66.0	5.6	6.1	6.7	7.3	8.0	8.8	9.8
66.5	5.7	6.2	6.8	7.4	8.1	9.0	9.9
67.0	5.8	6.3	6.9	7.5	8.3	9.1	10.0
67.5	5.9	6.4	7.0	7.6	8.4	9.2	10.2
68.0	6.0	6.5	7.1	7.7	8.5	9.4	10.3
68.5	6.1	6.6	7.2	7.9	8.6	9.5	10.5
69.0	6.1	6.7	7.3	8.0	8.7	9.6	10.6
69.5	6.2	6.8	7.4	8.1	8.8	9.7	10.7
70.0	6.3	6.9	7.5	8.2	9.0	9.9	10.9
70.5	6.4	6.9	7.6	8.3	9.1	10.0	11.0
71.0	6.5	7.0	7.7	8.4	9.2	10.1	11.1
71.5	6.5	7.1	7.7	8.5	9.3	10.2	11.3
72.0	6.6	7.2	7.8	8.6	9.4	10.3	11.4
72.5	6.7	7.3	7.9	8.7	9.5	10.5	11.5
73.0	6.8	7.4	8.0	8.8	9.6	10.6	11.7
73.5	6.9	7.4	8.1	8.9	9.7	10.7	11.8
74.0	6.9	7.5	8.2	9.0	9.8	10.8	11.9
74.5	7.0	7.6	8.3	9.1	9.9	10.9	12.0
75.0	7.1	7.7	8.4	9.1	10.0	11.0	12.2
75.5	7.1	7.8	8.5	9.2	10.1	11.1	12.3
76.0	7.2	7.8	8.5	9.3	10.2	11.2	12.4
76.5	7.3	7.9	8.6	9.4	10.3	11.4	12.5
77.0	7.4	8.0	8.7	9.5	10.4	11.5	12.6
77.5	7.4	8.1	8.8	9.6	10.5	11.6	12.8

续 表

身长	体重						
	-3SD	-2SD	-1SD	中位数	1SD	2SD	3SD
78. 0	7. 5	8. 2	8. 9	9. 7	10. 6	11. 7	12. 9
78. 5	7. 6	8. 2	9. 0	9. 8	10. 7	11. 8	13. 0
79. 0	7. 7	8. 3	9. 1	9. 9	10. 8	11. 9	13. 1
79. 5	7. 7	8. 4	9. 1	10. 0	10. 9	12. 0	13. 3
80. 0	7. 8	8. 5	9. 2	10. 1	11. 0	12. 1	13. 4
80. 5	7. 9	8. 6	9. 3	10. 2	11. 2	12. 3	13. 5
81. 0	8. 0	8. 7	9. 4	10. 3	11. 3	12. 4	13. 7
81. 5	8. 1	8. 8	9. 5	10. 4	11. 4	12. 5	13. 8
82. 0	8. 1	8. 8	9. 6	10. 5	11. 5	12. 6	13. 9
82. 5	8. 2	8. 9	9. 7	10. 6	11. 6	12. 8	14. 1
83. 0	8. 3	9. 0	9. 8	10. 7	11. 8	12. 9	14. 2
83. 5	8. 4	9. 1	9. 9	10. 9	11. 9	13. 1	14. 4
84. 0	8. 5	9. 2	10. 1	11. 0	12. 0	13. 2	14. 5
84. 5	8. 6	9. 3	10. 2	11. 1	12. 1	13. 3	14. 7
85. 0	8. 7	9. 4	10. 3	11. 2	12. 3	13. 5	14. 9
85. 5	8. 8	9. 5	10. 4	11. 3	12. 4	13. 6	15. 0
86. 0	8. 9	9. 7	10. 5	11. 5	12. 6	13. 8	15. 2
86. 5	9. 0	9. 8	10. 6	11. 6	12. 7	13. 9	15. 4
87. 0	9. 1	9. 9	10. 7	11. 7	12. 8	14. 1	15. 5
87. 5	9. 2	10. 0	10. 9	11. 8	13. 0	14. 2	15. 7
88. 0	9. 3	10. 1	11. 0	12. 0	13. 1	14. 4	15. 9
88. 5	9. 4	10. 2	11. 1	12. 1	13. 2	14. 5	16. 0
89. 0	9. 5	10. 3	11. 2	12. 2	13. 4	14. 7	16. 2
89. 5	9. 6	10. 4	11. 3	12. 3	13. 5	14. 8	16. 4
90. 0	9. 7	10. 5	11. 4	12. 5	13. 7	15. 0	16. 5
90. 5	9. 8	10. 6	11. 5	12. 6	13. 8	15. 1	16. 7
91. 0	9. 9	10. 7	11. 7	12. 7	13. 9	15. 3	16. 9
91. 5	10. 0	10. 8	11. 8	12. 8	14. 1	15. 5	17. 0
92. 0	10. 1	10. 9	11. 9	13. 0	14. 2	15. 6	17. 2
92. 5	10. 1	11. 0	12. 0	13. 1	14. 3	15. 8	17. 4
93. 0	10. 2	11. 1	12. 1	13. 2	14. 5	15. 9	17. 5
93. 5	10. 3	11. 2	12. 2	13. 3	14. 6	16. 1	17. 7
94. 0	10. 4	11. 3	12. 3	13. 5	14. 7	16. 2	17. 9

续 表

身长	体重						
	-3SD	-2SD	-1SD	中位数	1SD	2SD	3SD
94.5	10.5	11.4	12.4	13.6	14.9	16.4	18.0
95.0	10.6	11.5	12.6	13.7	15.0	16.5	18.2
95.5	10.7	11.6	12.7	13.8	15.2	16.7	18.4
96.0	10.8	11.7	12.8	14.0	15.3	16.8	18.6
96.5	10.9	11.8	12.9	14.1	15.4	17.0	18.7
97.0	11.0	12.0	13.0	14.2	15.6	17.1	18.9
97.5	11.1	12.1	13.1	14.4	15.7	17.3	19.1
98.0	11.2	12.2	13.3	14.5	15.9	17.5	19.3
98.5	11.3	12.3	13.4	14.6	16.0	17.6	19.5
99.0	11.4	12.4	13.5	14.8	16.2	17.8	19.6
99.5	11.5	12.5	13.6	14.9	16.3	18.0	19.8
100.0	11.6	12.6	13.7	15.0	16.5	18.1	20.0
100.5	11.7	12.7	13.9	15.2	16.6	18.3	20.2
101.0	11.8	12.8	14.0	15.3	16.8	18.5	20.4
101.5	11.9	13.0	14.1	15.5	17.0	18.7	20.6
102.0	12.0	13.1	14.3	15.6	17.1	18.9	20.8
102.5	12.1	13.2	14.4	15.8	17.3	19.0	21.0
103.0	12.3	13.3	14.5	15.9	17.5	19.2	21.3
103.5	12.4	13.5	14.7	16.1	17.6	19.4	21.5
104.0	12.5	13.6	14.8	16.2	17.8	19.6	21.7
104.5	12.6	13.7	15.0	16.4	18.0	19.8	21.9
105.0	12.7	13.8	15.1	16.5	18.2	20.0	22.2
105.5	12.8	14.0	15.3	16.7	18.4	20.2	22.4
106.0	13.0	14.1	15.4	16.9	18.5	20.5	22.6
106.5	13.1	14.3	15.6	17.1	18.7	20.7	22.9
107.0	13.2	14.4	15.7	17.2	18.9	20.9	23.1
107.5	13.3	14.5	15.9	17.4	19.1	21.1	23.4
108.0	13.5	14.7	16.0	17.6	19.3	21.3	23.6
108.5	13.6	14.8	16.2	17.8	19.5	21.6	23.9
109.0	13.7	15.0	16.4	18.0	19.7	21.8	24.2
109.5	13.9	15.1	16.5	18.1	20.0	22.0	24.4
110.0	14.0	15.3	16.7	18.3	20.2	22.3	24.7

4. 女（身高别体重）

身高	体重						
	-3SD	-2SD	-1SD	中位数	1SD	2SD	3SD
65. 0	5. 6	6. 1	6. 6	7. 2	7. 9	8. 7	9. 7
65. 5	5. 7	6. 2	6. 7	7. 4	8. 1	8. 9	9. 8
66. 0	5. 8	6. 3	6. 8	7. 5	8. 2	9. 0	10. 0
66. 5	5. 8	6. 4	6. 9	7. 6	8. 3	9. 1	10. 1
67. 0	5. 9	6. 4	7. 0	7. 7	8. 4	9. 3	10. 2
67. 5	6. 0	6. 5	7. 1	7. 8	8. 5	9. 4	10. 4
68. 0	6. 1	6. 6	7. 2	7. 9	8. 7	9. 5	10. 5
68. 5	6. 2	6. 7	7. 3	8. 0	8. 8	9. 7	10. 7
69. 0	6. 3	6. 8	7. 4	8. 1	8. 9	9. 8	10. 8
69. 5	6. 3	6. 9	7. 5	8. 2	9. 0	9. 9	10. 9
70. 0	6. 4	7. 0	7. 6	8. 3	9. 1	10. 0	11. 1
70. 5	6. 5	7. 1	7. 7	8. 4	9. 2	10. 1	11. 2
71. 0	6. 6	7. 1	7. 8	8. 5	9. 3	10. 3	11. 3
71. 5	6. 7	7. 2	7. 9	8. 6	9. 4	10. 4	11. 5
72. 0	6. 7	7. 3	8. 0	8. 7	9. 5	10. 5	11. 6
72. 5	6. 8	7. 4	8. 1	8. 8	9. 7	10. 6	11. 7
73. 0	6. 9	7. 5	8. 1	8. 9	9. 8	10. 7	11. 8
73. 5	7. 0	7. 6	8. 2	9. 0	9. 9	10. 8	12. 0
74. 0	7. 0	7. 6	8. 3	9. 1	10. 0	11. 0	12. 1
74. 5	7. 1	7. 7	8. 4	9. 2	10. 1	11. 1	12. 2
75. 0	7. 2	7. 8	8. 5	9. 3	10. 2	11. 2	12. 3
75. 5	7. 2	7. 9	8. 6	9. 4	10. 3	11. 3	12. 5
76. 0	7. 3	8. 0	8. 7	9. 5	10. 4	11. 4	12. 6
76. 5	7. 4	8. 0	8. 7	9. 6	10. 5	11. 5	12. 7
77. 0	7. 5	8. 1	8. 8	9. 6	10. 6	11. 6	12. 8
77. 5	7. 5	8. 2	8. 9	9. 7	10. 7	11. 7	12. 9
78. 0	7. 6	8. 3	9. 0	9. 8	10. 8	11. 8	13. 1
78. 5	7. 7	8. 4	9. 1	9. 9	10. 9	12. 0	13. 2
79. 0	7. 8	8. 4	9. 2	10. 0	11. 0	12. 1	13. 3
79. 5	7. 8	8. 5	9. 3	10. 1	11. 1	12. 2	13. 4
80. 0	7. 9	8. 6	9. 4	10. 2	11. 2	12. 3	13. 6
80. 5	8. 0	8. 7	9. 5	10. 3	11. 3	12. 4	13. 7
81. 0	8. 1	8. 8	9. 6	10. 4	11. 4	12. 6	13. 9
81. 5	8. 2	8. 9	9. 7	10. 6	11. 6	12. 7	14. 0
82. 0	8. 3	9. 0	9. 8	10. 7	11. 7	12. 8	14. 1
82. 5	8. 4	9. 1	9. 9	10. 8	11. 8	13. 0	14. 3
83. 0	8. 5	9. 2	10. 0	10. 9	11. 9	13. 1	14. 5

续　表

身高	体重						
	-3SD	-2SD	-1SD	中位数	1SD	2SD	3SD
83.5	8.5	9.3	10.1	11.0	12.1	13.3	14.6
84.0	8.6	9.4	10.2	11.1	12.2	13.4	14.8
84.5	8.7	9.5	10.3	11.3	12.3	13.5	14.9
85.0	8.8	9.6	10.4	11.4	12.5	13.7	15.1
85.5	8.9	9.7	10.6	11.5	12.6	13.8	15.3
86.0	9.0	9.8	10.7	11.6	12.7	14.0	15.4
86.5	9.1	9.9	10.8	11.8	12.9	14.2	15.6
87.0	9.2	10.0	10.9	11.9	13.0	14.3	15.8
87.5	9.3	10.1	11.0	12.0	13.2	14.5	15.9
88.0	9.4	10.2	11.1	12.1	13.3	14.6	16.1
88.5	9.5	10.3	11.2	12.3	13.4	14.8	16.3
89.0	9.6	10.4	11.4	12.4	13.6	14.9	16.4
89.5	9.7	10.5	11.5	12.5	13.7	15.1	16.6
90.0	9.8	10.6	11.6	12.6	13.8	15.2	16.8
90.5	9.9	10.7	11.7	12.8	14.0	15.4	16.9
91.0	10.0	10.9	11.8	12.9	14.1	15.5	17.1
91.5	10.1	11.0	11.9	13.0	14.3	15.7	17.3
92.0	10.2	11.1	12.0	13.1	14.4	15.8	17.4
92.5	10.3	11.2	12.1	13.3	14.5	16.0	17.6
93.0	10.4	11.3	12.3	13.4	14.7	16.1	17.8
93.5	10.5	11.4	12.4	13.5	14.8	16.3	17.9
94.0	10.6	11.5	12.5	13.6	14.9	16.4	18.1
94.5	10.7	11.6	12.6	13.8	15.1	16.6	18.3
95.0	10.8	11.7	12.7	13.9	15.2	16.7	18.5
95.5	10.8	11.8	12.8	14.0	15.4	16.9	18.6
96.0	10.9	11.9	12.9	14.1	15.5	17.0	18.8
96.5	11.0	12.0	13.1	14.3	15.6	17.2	19.0
97.0	11.1	12.1	13.2	14.4	15.8	17.4	19.2
97.5	11.2	12.2	13.3	14.5	15.9	17.5	19.3
98.0	11.3	12.3	13.4	14.7	16.1	17.7	19.5
98.5	11.4	12.4	13.5	14.8	16.2	17.9	19.7
99.0	11.5	12.5	13.7	14.9	16.4	18.0	19.9
99.5	11.6	12.7	13.8	15.1	16.5	18.2	20.1
100.0	11.7	12.8	13.9	15.2	16.7	18.4	20.3
100.5	11.9	12.9	14.1	15.4	16.9	18.6	20.5
101.0	12.0	13.0	14.2	15.5	17.0	18.7	20.7
101.5	12.1	13.1	14.3	15.7	17.2	18.9	20.9

续 表

身高	体重						
	-3SD	-2SD	-1SD	中位数	1SD	2SD	3SD
102.0	12.2	13.3	14.5	15.8	17.4	19.1	21.1
102.5	12.3	13.4	14.6	16.0	17.5	19.3	21.4
103.0	12.4	13.5	14.7	16.1	17.7	19.5	21.6
103.5	12.5	13.6	14.9	16.3	17.9	19.7	21.8
104.0	12.6	13.8	15.0	16.4	18.1	19.9	22.0
104.5	12.8	13.9	15.2	16.6	18.2	20.1	22.3
105.0	12.9	14.0	15.3	16.8	18.4	20.3	22.5
105.5	13.0	14.2	15.5	16.9	18.6	20.5	22.7
106.0	13.1	14.3	15.6	17.1	18.8	20.8	23.0
106.5	13.3	14.5	15.8	17.3	19.0	21.0	23.2
107.0	13.4	14.6	15.9	17.5	19.2	21.2	23.5
107.5	13.5	14.7	16.1	17.7	19.4	21.4	23.7
108.0	13.7	14.9	16.3	17.8	19.6	21.7	24.0
108.5	13.8	15.0	16.4	18.0	19.8	21.9	24.3
109.0	13.9	15.2	16.6	18.2	20.0	22.1	24.5
109.5	14.1	15.4	16.8	18.4	20.3	22.4	24.8
110.0	14.2	15.5	17.0	18.6	20.5	22.6	25.1
110.5	14.4	15.7	17.1	18.8	20.7	22.9	25.4
111.0	14.5	15.8	17.3	19.0	20.9	23.1	25.7
111.5	14.7	16.0	17.5	19.2	21.2	23.4	26.0
112.0	14.8	16.2	17.7	19.4	21.4	23.6	26.2
112.5	15.0	16.3	17.9	19.6	21.6	23.9	26.5
113.0	15.1	16.5	18.0	19.8	21.8	24.2	26.8
113.5	15.3	16.7	18.2	20.0	22.1	24.4	27.1
114.0	15.4	16.8	18.4	20.2	22.3	24.7	27.4
114.5	15.6	17.0	18.6	20.5	22.6	25.0	27.8
115.0	15.7	17.2	18.8	20.7	22.8	25.2	28.1
115.5	15.9	17.3	19.0	20.9	23.0	25.5	28.4
116.0	16.0	17.5	19.2	21.1	23.3	25.8	28.7
116.5	16.2	17.7	19.4	21.3	23.5	26.1	29.0
117.0	16.3	17.8	19.6	21.5	23.8	26.3	29.3
117.5	16.5	18.0	19.8	21.7	24.0	26.6	29.6
118.0	16.6	18.2	19.9	22.0	24.2	26.9	29.9
118.5	16.8	18.4	20.1	22.2	24.5	27.2	30.3
119.0	16.9	18.5	20.3	22.4	24.7	27.4	30.6
119.5	17.1	18.7	20.5	22.6	25.0	27.7	30.9
120.0	17.3	18.9	20.7	22.8	25.2	28.0	31.2

二、年报表指标计算公式

1. 孕产妇保健和健康情况

（1）早孕建册率=$\frac{\text{该年该地区产妇早孕建册人数}}{\text{某年某地区产妇数}}\times100\%$

（2）产前检查率=$\frac{\text{该年该地区产妇产前检查人数}}{\text{某年某地区活产数}}\times100\%$

（3）5次及以上产前检查率=$\frac{\text{该年该地区产妇产前检查5次及以上人数}}{\text{某年某地区活产数}}\times100\%$

（4）孕早期检查率=$\frac{\text{该年该地区产妇孕早期产前检查人数}}{\text{某年某地区活产数}}\times100\%$

（5）孕产期贫血患病率=$\frac{\text{该年该地区产妇孕产期贫血人数}}{\text{某年某地区产妇孕产期血红蛋白检测人数}}\times100\%$

（6）孕产妇艾滋病病毒检测率=$\frac{\text{该年该地区产妇艾滋病病毒检测人数}}{\text{某年某地区产妇数}}\times100\%$

（7）孕产妇艾滋病病毒感染率=$\frac{\text{该年该地区孕产妇艾滋病病毒感染人数}}{\text{某年某地区产妇艾滋病病毒检测人数}}\times100\%$

（8）孕产妇梅毒检测率=$\frac{\text{该年该地区产妇梅毒检测人数}}{\text{某年某地区产妇数}}\times100\%$

（9）孕产妇梅毒感染率=$\frac{\text{该年该地区产妇梅毒感染人数}}{\text{某年某地区产妇梅毒检测人数}}\times100\%$

（10）孕产妇乙肝表面抗原检测率=$\frac{\text{该年该地区产妇乙肝表面抗原检测人数}}{\text{某年某地区产妇数}}\times100\%$

（11）孕产妇乙肝表面抗原阳性率=$\frac{\text{该年该地区产妇乙肝表面抗原阳性人数}}{\text{某年某地区产妇乙肝表面抗原检测人数}}\times100\%$

（12）孕产妇产前筛查率=$\frac{\text{该年该地区孕产妇产前筛查人数}}{\text{某年某地区产妇数}}\times100\%$

（孕产妇产前筛查率仅包括血清学筛查，不包括超声学筛查）

（13）孕产妇产前筛查高危百分比=$\frac{\text{该年该地区孕产妇产前筛查高危人数}}{\text{某年某地区孕产妇产前筛查人数}}\times100\%$

（孕产妇产前筛查高危百分比仅包括血清学筛查，不包括超声学筛查）

（14）孕产妇产前诊断率=$\frac{\text{该年该地区孕产妇产前诊断人数}}{\text{某年某地区产妇数}}\times100\%$

（15）孕产妇产前诊断确诊率=$\frac{\text{该年该地区孕产妇产前诊断确诊人数}}{\text{某年某地区孕产妇产前诊断人数}}\times100\%$

（16）产后访视率=$\frac{\text{该年该地区产妇产后访视人数}}{\text{某年某地区活产数}}\times100\%$

（17）系统管理率=$\frac{\text{该年该地区产妇系统管理人数}}{\text{某年某地区活产数}}\times100\%$

（18）住院分娩率=$\frac{\text{该年该地区住院分娩活产数}}{\text{某年某地区活产数}}\times100\%$

（19）剖宫产率 $=\dfrac{\text{该年该地区剖宫产活产数}}{\text{某年某地区活产数}}\times100\%$

（20）孕产妇死亡率 $=\dfrac{\text{该年该地区孕产妇死亡人数}}{\text{某年某地区活产数}}\times10\text{ 万}/10\text{ 万}$

（21）产科出血占孕产妇死亡百分比 $=\dfrac{\text{该地区孕产妇产科出血死亡人数}}{\text{某年某地区孕产妇死亡人数}}\times100\%$

（22）低出生体重率 $=\dfrac{\text{该年该地区低出生体重儿数}}{\text{某年某地区活产数}}\times100\%$

（23）巨大儿出生率 $=\dfrac{\text{该年该地区巨大儿数}}{\text{某年某地区活产数}}\times100\%$

（24）早产率 $=\dfrac{\text{该年该地区早产儿数}}{\text{某年某地区活产数}}\times100\%$

（25）围产儿死亡率 $=\dfrac{\text{该年该地区围产儿死亡数}}{\text{某年某地区活产数}+\text{死胎死产数}}\times1000‰$

2. 7 岁以下儿童保健和健康情况

（1）5 岁以下儿童死亡率 $=\dfrac{\text{该年该地 5 岁以下儿童死亡数}}{\text{某年某地活产数}}\times1000‰$

（2）婴儿死亡率 $=\dfrac{\text{该年该地婴儿死亡数}}{\text{某年某地活产数}}\times1000‰$

（3）新生儿死亡率 $=\dfrac{\text{该年该地新生儿死亡数}}{\text{某年某地活产数}}\times1000‰$

（4）6 个月内婴儿母乳喂养率 $=\dfrac{\text{该年该地母乳喂养人数}}{\text{某年某地母乳喂养调查人数}}\times100\%$

（5）6 个月内纯母乳喂养率 $=\dfrac{\text{该年该地纯母乳喂养人数}}{\text{某年某地母乳喂养调查人数}}\times100\%$

（6）新生儿访视率 $=\dfrac{\text{该年该地新生儿访视人数}}{\text{某年某地活产数}}\times100\%$

（7）7 岁以下儿童健康管理率 $=\dfrac{\text{该年该地 7 岁以下儿童健康管理人数}}{\text{某年某地 7 岁以下儿童数}}\times100\%$

（8）3 岁以下儿童系统管理率 $=\dfrac{\text{该年该地 3 岁以下儿童系统管理人数}}{\text{某年某地 3 岁以下儿童数}}\times100\%$

（9）5 岁以下儿童低体重患病率

$$=\dfrac{\text{该年该地 5 岁以下儿童年龄别体重}<\text{（中位数}-2SD\text{）人数}}{\text{某年某地 5 岁以下儿童身高（长）体重检查人数}}\times100\%$$

（10）5 岁以下儿童生长迟缓率

$$=\dfrac{\text{该年该地 5 岁以下儿童年龄别身高}<\text{（中位数}-2SD\text{）人数}}{\text{某年某地 5 岁以下儿童身高（长）体重检查人数}}\times100\%$$

（11）5 岁以下儿童超重率

$$=\dfrac{\text{该年该地 5 岁以下儿童身高（长）别体重}\geq\text{（中位数}+1SD\text{）人数}}{\text{某年某地 5 岁以下儿童身高（长）体重检查人数}}\times100\%$$

（12）5 岁以下儿童肥胖率

$$=\frac{\text{该年该地5岁以下儿童身高（长）别体重≥（中位数+2SD）人数}}{\text{某年某地5岁以下儿童身高（长）体重检查人数}}\times 100\%$$

（13）5岁以下儿童贫血患病率$=\frac{\text{该年该地6~59月龄儿童贫血患病人数}}{\text{某年某地6~59月龄儿童血红蛋白检测人数}}\times 100\%$

（14）5岁以下儿童中重度贫血患病率$=\frac{\text{该年该地6~59月龄儿童中重度贫血患病人数}}{\text{某年某地6~59月龄儿童血红蛋白检测人数}}\times 100\%$

3. 非户籍儿童与孕产妇健康状况：指标计算参见7岁以下儿童、孕产妇保健和健康情况有关指标计算公式。

4. 妇女常见病筛查情况

（1）妇女常见病筛查率$=\frac{\text{该年该地区实查人数}}{\text{某年某地区应查人数}}\times 100\%$

（2）妇女常见病患病率$=\frac{\text{该年该地区妇女常见病患病总人数}}{\text{某年某地区实查人数}}\times 100\%$

（3）阴道炎患病率$=\frac{\text{该年该地区阴道炎患病人数}}{\text{某年某地区实查人数}}\times 100\%$

（4）宫颈炎患病率$=\frac{\text{该年该地区宫颈炎患病人数}}{\text{某年某地区实查人数}}\times 100\%$

（5）尖锐湿疣患病率$=\frac{\text{该年该地区尖锐湿疣患病人数}}{\text{某年某地区实查人数}}\times 100\%$

（6）子宫肌瘤患病率$=\frac{\text{该年该地区子宫肌瘤患病人数}}{\text{某年某地区实查人数}}\times 100\%$

（7）宫颈癌患病率$=\frac{\text{该年该地区宫颈癌患病人数}}{\text{某年某地区宫颈癌筛查人数}}\times 100000/10\text{万}$

（8）乳腺癌患病率$=\frac{\text{该年该地区乳腺癌患病人数}}{\text{某年某地区乳腺癌筛查人数}}\times 100000/10\text{万}$

（9）卵巢癌患病率$=\frac{\text{该年该地区卵巢癌患病人数}}{\text{某年某地区实查人数}}\times 100000/10\text{万}$

5. 计划生育技术服务数量和质量

（1）某项计划生育技术服务百分比$=\frac{\text{该年该地某项计划生育技术服务例数}}{\text{某年某地各项计划生育技术服务总例数}}\times 100\%$

（2）某项计划生育手术并发症发生率

$$=\frac{\text{该年该地该项计划生育手术并发症发生例数}}{\text{某年某地某项计划生育手术例数}}\times 10000/\text{万}$$

6. 婚前保健情况

（1）婚前医学检查率$=\frac{\text{该年该地婚前医学检查人数}}{\text{某年某地结婚登记人数}}\times 100\%$

（2）婚前卫生咨询率$=\frac{\text{该年该地婚前卫生咨询人数}}{\text{某年某地结婚登记人数}}\times 100\%$

（3）检出疾病率$=\frac{\text{该年该地检出疾病人数}}{\text{某年某地婚前医学检查人数}}\times 100\%$

（4）指定传染病占检出疾病百分比 $=\frac{\text{该年该地指定传染病人数}}{\text{某年某地检出疾病人数}}\times 100\%$

（5）性传播疾病占指定传染病百分比 $=\frac{\text{该年该地性传播疾病人数}}{\text{某年某地指定传染病人数}}\times 100\%$

（6）严重遗传性疾病占检出疾病百分比 $=\frac{\text{该年该地严重遗传性疾病人数}}{\text{某年某地检出疾病人数}}\times 100\%$

（7）对影响婚育疾病的医学意见人数占婚前医学检查人数百分比

$$=\frac{\text{该年该地对影响婚育疾病的医学意见人数}}{\text{某年某地婚前医学检查人数}}\times 100\%$$

第五部分

全国新型农村合作医疗统计调查制度

5.1 总 说 明

（一）调查目的

了解新型农村合作医疗运行情况，为政府制定和完善新型农村合作医疗制度提供科学依据。

（二）调查范围

开展新型农村合作医疗的统筹地区。

（三）主要内容

开展新型农村合作医疗统筹地区的社会经济与参合情况、基金筹集情况、基金分配与支出情况、新型农村合作医疗补偿情况、新型农村合作医疗经办机构人员及收支情况、新农合实施方案及相关情况等。

（四）报送方式、报告时间及调查方法

1. 开展新型农村合作医疗的统筹地区为单位填写，由各省（区、市）新型农村合作医疗管理机构汇总报送。

2. 季报分别于当年4月20日、7月20日、10月20日、1月25日之前上报，年报于次年1月25日之前上报国家卫生健康委基层卫生司。

3. 报送方式为逐级上报。调查方法为全面调查。

（五）统计资料发布

每年在国家卫生健康委外网发布卫生健康事业发展统计公报，出版《中国卫生健康统计提要》和《中国卫生健康统计年鉴》，分别于次年6月、5月和9月左右由国家卫生健康委对外发布。

（六）数据共享

根据相关法律规范要求，在签订协议的情况下，统计汇总数据可向国务院其他部委提供。

统计信息共享内容包括进度数据与年报，按照国家统计局要求的方式和渠道上传，时间与数据公布时间一致。责任单位为国家卫生健康委基层卫生司，责任人为国家卫生健康委基层卫生司负责人。

（七）统计调查对象使用国家基本单位名录库或者部门基本单位名录库的情况

统计调查对象使用国家卫生健康委统计调查名录库，本报表制度使用国家标准行政区划代码和统一的机构编码。

5.2 报表目录

表号	表名	报告期别	填报范围	报送单位	报送日期及方式
卫健统 64 表	社会经济与参合情况调查表	季报/年报	开展新农合的县（市、区）	新农合省级管理机构	季后 20 日内/次年 1 月 25 日前逐级上报
卫健统 65 表	新农合基金筹集情况调查表	季报/年报	同上	同上	同上
卫健统 66 表	新农合基金分配与支出情况调查表	年报	同上	同上	次年 1 月 25 日前逐级上报
卫健统 66-1 表	新农合住院补偿情况调查表	季报/年报	同上	同上	季后 20 日内/次年 1 月 25 日前逐级上报
卫健统 66-2 表	新农合普通门诊补偿情况调查表	季报/年报	同上	同上	同上
卫健统 66-3 表	新农合其他补偿情况调查表	季报/年报	同上	同上	同上
卫健统 66-4 表	新农合大病保险补偿情况调查表	年报	同上	同上	次年 1 月 25 日前逐级上报
卫健统 67 表	新农合经办机构调查表	年报	同上	同上	次年 1 月 25 日前逐级上报

5.3 调查表式

5.3.1 社会经济与参合情况调查表

表　　号：卫健统 64 表
制定机关：国家卫生健康委
批准机关：国家统计局
批准文号：国统制〔2018〕50 号
有效期至：2021 年 04 月

____省（自治区、直辖市）___地（市、州、盟）___县（区、市、旗）
行政区划代码：______
综合机关名称：______　　　　_____年_____季

指标名称	代码	计量单位	数量
甲	乙	丙	1
一、新农合启动时间	101	-	
二、农村总户数	102	户	
三、总人口数	103	人	
四、农业人口数	104	人	
五、农村医疗救助对象人数	105	人	
六、参加新农合户数	106	户	
七、参加新农合人数	107	人	
八、民政部门资助参合人数	108	人	
九、上年生产总值	109	万元	
十、上年财政收入	110	万元	
十一、上年财政支出	111	万元	
十二、上年农民人均纯收入	112	元	

单位负责人：______单位负责人：______填表人：______联系电话：______报出日期：_____年__月__日

填报说明：1. 季度报表只填写 101～108 项。

2. 本表数据仅供内部使用，不对外公开。

5.3.2　新农合基金筹集情况调查表

表　　号：卫健统 65 表
制定机关：国家卫生健康委
批准机关：国家统计局
批准文号：国统制〔2018〕50 号
有效期至：2021 年 04 月

____省（自治区、直辖市）____地（市、州、盟）____县（区、市、旗）
行政区划代码：______
综合机关名称：______　　　　　　　　_____年_____季

指标名称	代码	计量单位	数量
甲	乙	丙	1
一、基金总额	201	万元	
二、本年度筹资总额	202	万元	
其中：1 中央财政	203	万元	
2 地方财政	204	万元	
其中：2.1 省级财政	205	万元	
2.2 市级财政	206	万元	
2.3 县级财政	207	万元	
2.4 乡级财政	208	万元	
3 个人缴纳	209	万元	
其中：3.1 个人自付	210	万元	
3.2 医疗救助缴纳	211	万元	
3.3 其他救助资助	212	万元	
4 利息收入	213	万元	
5 其他	214	万元	
三、上年结转	215	万元	
其中：1 统筹基金结转	216	万元	
其中：1.1 风险基金结转	217	万元	
2 家庭账户基金结转	218	万元	

填报单位：______单位负责人：______填表人：______联系电话：______报出日期：_____年__月__日

填报说明：1. 审核关系：201 项 = 202 项 + 215 项；202 项 = 203 项 + 204 项 + 209 项 + 213 项 + 214 项；204 项 = 205 项+206 项+207+208 项；209 项 = 210 项+211 项+212 项；215 项 = 216 项+218 项。

2. 季度报表只填写 202~214 项，为本年内截止到本季度末的累计数。

3. 本表数据仅供内部使用，不对外公开。

5.3.3 新农合基金分配与支出情况调查表

表　　号：卫健统66表
制定机关：国家卫生健康委
批准机关：国家统计局
批准文号：国统制〔2018〕50号
有效期至：2021年04月

____省（自治区、直辖市）___地（市、州、盟）___县（区、市、旗）
行政区划代码：______
综合机关名称：______　　　　_____年

指标名称	代码	计量单位	数量
甲	乙	丙	1
一、本年度基金分配	-	-	-
本年度筹资总额	301	万元	
其中：1 统筹基金	302	万元	
其中：1.1 计提风险基金	303	万元	
2 门诊家庭账户基金	304	万元	
二、本年度基金支出	-	-	-
本年度基金支出总额	305	万元	
其中：1 统筹基金支出	306	万元	
其中：1.1 动用风险基金	307	万元	
2 门诊家庭账户基金支出	308	万元	

填报单位：______单位负责人：______填表人：______联系电话：______报出日期：_____年__月__日

填报说明：1. 表内审核关系：301项=302项+304项；305项=306项+309项；309项=310项+311项

2. 表间审核关系：305项=413项+510项+516项+525项 +604项+608项+610项。

3. 本表数据仅供内部使用，不对外公开。

5.3.4　新农合住院补偿情况调查表

表　　号：卫健统 66-1 表
制定机关：国家卫生健康委
批准机关：国家统计局
批准文号：国统制〔2018〕50 号
有效期至：2021 年 04 月

____省（自治区、直辖市）____地（市、州、盟）____县（区、市、旗）
行政区划代码：______
综合机关名称：______　　　　_____年_____季

指标名称	代码	计量单位	数量
甲	乙	丙	1
补偿人次数	401	人次	
其中：1 县外医疗机构	402	人次	
2 县级医疗机构	403	人次	
3 乡级医疗机构	404	人次	
住院总费用	405	万元	
其中：1 县外医疗机构	406	万元	
2 县级医疗机构	407	万元	
3 乡级医疗机构	408	万元	
参合农民获得补偿金额	409	万元	
其中：1 县外医疗机构	410	万元	
2 县级医疗机构	411	万元	
3 乡级医疗机构	412	万元	
基金实际支出金额	413	万元	
其中：1 县外医疗机构	414	万元	
2 县级医疗机构	415	万元	
3 乡级医疗机构	416	万元	

填报单位：______单位负责人：______填表人：______联系电话：______报出日期：_____年__月__日

填报说明：1. 审核关系：401 项 = 402 项 + 403 项 + 404 项；405 项 = 406 项 + 407 项 + 408 项；409 项 = 410 项+411 项+412 项；413 项 = 414 项+415 项+416 项。

2. 季度报表填写本季度当季发生数。

3. 本表数据仅供内部使用，不对外公开。

5.3.5 新农合普通门诊补偿情况调查表

表　　号：卫健统 66-2 表
制定机关：国家卫生健康委
批准机关：国家统计局
批准文号：国统制〔2018〕50 号
有效期至：2021 年 04 月

____省（自治区、直辖市）____地（市、州、盟）____县（区、市、旗）
行政区划代码：______
综合机关名称：______　　　　______年_____季

指标名称	代码	计量单位	数量
甲	乙	丙	1
一、门诊统筹形式	–	–	–
补偿人次数	501	人次	
其中：1 乡级医疗机构	502	人次	
2 村级医疗机构	503	人次	
总费用	504	万元	
其中：1 乡级医疗机构	505	万元	
2 村级医疗机构	506	万元	
参合农民获得补偿金额	507	万元	
其中：1 乡级医疗机构	508	万元	
2 村级医疗机构	509	万元	
基金实际支出金额	510	万元	
其中：1 乡级医疗机构	511	万元	
2 村级医疗机构	512	万元	
二、家庭账户形式	–	–	–
补偿人次数	513	人次	
其中：1 乡级医疗机构	514	人次	
2 村级医疗机构	515	人次	
基金实际支出金额	516	万元	
其中：1 乡级医疗机构	517	万元	
2 村级医疗机构	518	万元	
三、一般诊疗费			
补偿人次数	519	人次	
其中：1 乡级医疗机构	520	人次	

续　表

指标名称	代码	计量单位	数量
2 村级医疗机构	521	人次	
基金实际支出金额	525	万元	
其中：1 乡级医疗机构	526	万元	
2 村级医疗机构	527	万元	

填报单位：______单位负责人：______填表人：______联系电话：______报出日期：_____年__月__日

填报说明：1. 审核关系：501 项≥502 项+503 项；504 项≥505 项+506 项；507 项≥508 项+509 项；510 项≥511 项+512 项；513 项≥514 项+515 项；516 项≥517 项+518 项；519 项≥520 项+521 项；525 项≥526 项+527 项。

2. 季度报表只填写本季度当季发生数。

3. 本表数据仅供内部使用，不对外公开。

5.3.6 新农合其他补偿情况调查表

表　　号：卫健统 66-3 表
制定机关：国家卫生健康委
批准机关：国家统计局
批准文号：国统制〔2018〕50 号
有效期至：2021 年 04 月

____省（自治区、直辖市）___地（市、州、盟）___县（区、市、旗）
行政区划代码：______
综合机关名称：______　　　　　______年____季

指标名称	代码	计量单位	数量
甲	乙	丙	1
一、住院正常分娩	-	-	-
补偿人次数	601	人次	
总费用	602	万元	
参合农民获得补偿金额	603	万元	
基金实际支出金额	604		
二、特殊病种大额门诊	-	-	-
补偿人次数	605	人次	
总费用	606	万元	
参合农民获得补偿金额	607	万元	
基金实际支出金额	608		
三、其他补偿	-	-	-
补偿人次数	609	人次	
基金实际支出金额	610	万元	
项目（请注明）	611	-	

填报单位：______单位负责人：______填表人：______联系电话：______报出日期：_____年__月__日

填报说明：1. 季度报表请填写本季度当季发生数。

2. 本表数据仅供内部使用，不对外公开。

5.3.7 新农合大病保险补偿情况调查表

表　　号：卫健统 66-4 表
制定机关：国家卫生健康委
批准机关：国家统计局
批准文号：国统制〔2018〕50 号
有效期至：2021 年 04 月

____省（自治区、直辖市）___地（市、州、盟）___县（区、市、旗）
行政区划代码：______
综合机关名称：______　　　　　　______年

指标名称	代码	计量单位	数量
甲	乙	丙	1
一、本年度大病保险基金收支			
本年度大病保险基金筹资额	701	万元	
其中：1 新农合基金	702	万元	
2 其他渠道	703	万元	
本年度大病保险基金支出额	704	万元	
大病保险滚存结余额	705	万元	
二、大病保险补偿情况	–	–	–
补偿人次数	706	人次	
总费用	707	万元	
新农合补偿金额	708	万元	
大病保险补偿金额	709	万元	

填报单位：______单位负责人：______填表人：______联系电话：______报出日期：_____年__月__日

填报说明：1. 本表只填写全省合计数，各省可根据本地实际按照统筹层次汇总数据。

2. 统筹城、乡居民大病保险的地区如果能分别统计城、乡请仅填报农村居民信息，如果无法分别统计城乡居民请单独注明。

3. 表内审核关系：701 项 = 702 项+703 项。

4. 季报填写 706~709 项，只填写当季发生数。

5. 本表数据仅供内部使用，不对外公开。

5.3.8 新农合经办机构调查表

表　　号：卫健统67表
制定机关：国家卫生健康委
批准机关：国家统计局
批准文号：国统制〔2018〕50号
有效期至：2021年04月

____省（自治区、直辖市）___地（市、州、盟）___县（区、市、旗）
行政区划代码：______
综合机关名称：______　　　　　　______年

指标名称	代码	计量单位	数量
甲	乙	丙	1
一、定编人数	801	人	
其中：县级	802	人	
二、实有人数	803	人	
其中：县级	804	人	
三、经费收入	805	万元	
其中：1 财政拨款	806	万元	
2 其他收入	807	万元	
四、经费支出	808	万元	
其中：1 人员支出	809	万元	
2 公用支出	810	万元	
3 专项支出	811	万元	
4 其他支出	812	万元	

填报单位：______单位负责人：______填表人：______联系电话：______报出日期：_____年__月__日

填报说明：1. 审核关系：805项=806项+808项；808项=809项+810项+811项+812项。
2. 本表数据仅供内部使用，不对外公开。

5.4 主要指标解释

（一）社会经济与参合情况调查表

1. 乡（镇、街道）数、行政村数、农村总户数、总人口数：指相应行政区域内上一年度的乡（镇、街道）数、行政村数、农村总户数、总人口数，以当地统计局公布数据为准。

2. 农业人口数：指相应行政区域内上一年度的农业人口数，以当地统计局公布数据为准。无农业人口统计数字的县（市、区）可按当地统计局公布的乡村人口数填报。

3. 农村医疗救助对象人数：指相应行政区域内上一年度由民政部门确定的农村医疗救助对象人数（包括农村居民最低生活保障人口、五保户、农村传统及临时救济人口等），以当地民政部门公布数据为准。

4. 参加新农合的户数：指根据本地新农合的实施方案，到本年度新农合筹资截止时，实际参加新农合的户数。

5. 参加新农合的人数：指根据本地新农合的实施方案，到本年度新农合筹资截止时，已缴纳参加新农合资金的人口数。

（二）新农合基金筹集情况调查表

6. 基金总额：指本年度的筹资总额（包括中央及地方财政配套资金、农民个人缴纳资金、新农合基金本年度产生的全部利息收入、其他来源的资金）、新农合基金上一年结转金额（含统筹基金结转、家庭账户基金结转、）的合计数。

7. 本年度筹资总额：指为本年度筹集的，实际进入新农合专用账户的基金数额，包括本年的中央及地方财政配套资金、农民个人缴纳资金（包含民政部门及其他相关部门代缴的救助资金）、新农合基金本年度产生的全部利息收入及其他渠道实际筹集到的新农合基金额，筹资数额以进入新农合专用账户的基金数额为准，不含上年结转资金。

8. 中央财政、地方财政：指本年度筹资总额中，中央、地方财政（包括省、市、县、乡各级财政拨款）实际拨付进入新农合专用账户的基金数额。

9. 个人缴纳：指本年度筹资总额中，实际应由个人缴纳的基金数额，包括农民个人自付金额、由民政等相关部门代救助对象缴纳的及由乡镇或村集体代农民缴纳的应由个人缴纳的资金等。

10. 医疗救助缴纳：指本年度内，由民政部门为符合规定的农村救助对象（如农村居民最低生活保障人口、五保户、农村传统及临时救济人口等）代缴参合费的资金总额。

11. 其他资助：指本年度内，由民政以外的其他政府相关部门、村集体、社会团体、企事业单位、个人等为参合农民代缴参合费的资金总额。

12. 利息收入：指新农合基金在本年度所产生的全部利息收入。

13. 其他：本年度筹资总额中，除中央、省、市、县、乡级财政补助、个人缴纳的资金、利息收入外，其他所有来源的新农合资金数额，如社会捐赠、村集体出资等。

14. 上年结转：指上一年度新农合基金结余额，转入本年度新农合基金的资金数额（上年新农合基金总额减去上年新农合基金支出总额），含统筹基金结转和家庭账户基金结转。

15. 统筹基金结转：指根据新农合基金管理办法，上一年度统筹基金结余额，转入本年度新农合统筹基金账户的资金数额。

16. 风险基金结转：指根据新农合基金管理办法，上一年度新农合风险基金结余额，转入本年度新农合风险基金账户的资金数额。

17. 家庭账户基金结转：指根据新农合基金管理办法，上一年度新农合家庭账户基金结余额，转入本年度新农合家庭账户基金的资金数额。

（三）新农合基金分配与支出情况调查表

18. 本年度基金分配：指根据本地新农合实施方案，对本年度实际到位的新农合基金（即本年度筹资总额）按其不同使用目的划分到统筹基金、门诊家庭账户基金和风险基金的情况。

19. 统筹基金：指根据本地新农合实施方案，从新农合基金中划分出来，以统筹的形式进行管理，用于对参合人员住院、门诊或某些特殊项目进行补偿的基金数额。

20. 门诊家庭账户基金：指根据本地新农合实施方案，从新农合基金中划分出来，以家庭账户的形式进行管理，用于对参合人员门诊进行补偿的基金数额。

21. 本年度计提风险基金：指根据本地新农合实施方案，本年度按规定比例从筹集的新农合基金中提取的风险基金数额。

22. 本年度基金支出：指本年度内，实际从新农合基金账户中支出用于新农合补偿的金额。

23. 统筹基金支出：指本年度内，统筹基金实际支出金额。包括因统筹基金超支而使用的上年结转。

24. 门诊家庭账户基金支出：指本年度内，门诊家庭账户基金的实际支出金额。

25. 本年度动用风险基金：本年度由于新农合基金非正常超支而造成新农合基金临时周转困难而动用风险基金数。发生基金超支，但从基金历年结余中列支而没有动用风险基金的，不填写该项。

（四）新农合住院补偿情况调查表

26. 住院补偿人次数：指本年度（季度）内，参合人员因疾病住院获得补偿（不包括对参合孕产妇计划内住院分娩给予的定额补偿）的人次数。

27. 住院总费用：指本年度（季度）内，参合人员中因疾病住院获得补偿（不包括对参合孕产妇计划内住院分娩给予的定额补偿）的人员住院发生的医疗总费用。

28. 住院补偿金额：指本年度（季度）内，参合人员因疾病住院获得补偿（不包括对参合孕产妇计划内住院分娩给予的定额补偿）的金额。

29. 基金实际支出金额：指在开展新农合住院支付制度改革的地区，本年度（季度）内新农合基金向医疗机构实际拨付的金额。由于支付方式改革等影响，参合农民获得补偿金额与基金实际支出金额可能存在不相等的情况（在开展门诊支付方式改革的地区，门诊补偿额和门诊基金实际支出额也可能不等）。

（五）新农合门诊补偿情况调查表

30. 门诊补偿人次数：指本年度（季度）内，参合人员获得门诊补偿的人次数。门诊统筹和家庭账户两种形式分别统计。

31. 门诊统筹总费用：指本年度（季度）内，以门诊统筹形式获得门诊补偿的参合人员门诊发生的总费用。

32. 门诊补偿金额：指本年度（季度）内，参合人员获得的门诊补偿金额。门诊统筹和家庭账户两种形式分别统计。

33. 一般诊疗费补偿人次数：本年度（季度）内，新农合为参合农民补偿一般诊疗费的人次数。

34. 一般诊疗费新农合基金补偿额：本年度（季度）内，新农合基金支付一般诊疗费的基金额。

（六）新农合其他补偿情况调查表

35. 住院分娩（定额补偿）人次：指根据本地新农合实施方案，本年度（季度）内，对参合孕产妇计划内住院分娩给予定额补偿的人次数。

36. 住院分娩（定额补偿）的住院总费用：指本年度（季度）内，获得补偿的计划内住院分娩的参合孕产妇住院发生的总费用。

37. 住院分娩（定额补偿）的补偿金额：指根据本地新农合实施方案，本年度（季度）内，参合孕产妇计划内住院分娩获得的定额补偿金额。

38. 特殊病种大额门诊补偿人次：指根据本地新农合实施方案，本年度内，对参合人员患有特殊病种所产生的大额门诊费用进行补偿的人次数。特殊病种大额门诊补偿一般是指对在门诊治疗的某些疾病（通常为慢性病、高额治疗费用的疾病等）制定不同于普通门诊的补偿办法。

39. 特殊病种大额门诊总费用：指本年度内，参合人员中，获得特殊病种大额门诊补偿的人员发生的大额门诊费用。

40. 特殊病种大额门诊补偿金额：指根据本地新农合实施方案，本年度内，参合人员获得特殊病种大额门诊补偿的金额。

41. 其他补偿：指根据本地新农合实施方案，本年度内，从新农合基金中支出的，除住院、门诊、住院分娩、体检以及特殊病种大额门诊之外，对参合人员的某些项目按规定补偿的情况。

（七）新农合大病保险补偿情况调查表

42. 本年度大病保险筹资额：指全省本年度筹集的新农合大病保险资金总额（统筹开展城乡居民大病保险的地区请单独注明），包括来自新农合基金、地方财政补助资金以及其他渠道的筹资总额。

43. 本年度大病保险支出额：指全省本年度用于购买新农合大病保险的实际支出资金总额（统筹城乡居民大病保险的地区请单独注明）。

44. 大病保险滚存结余额：指截止到统计时点，全省大病保险资金的滚存结余额。

45. 大病保险补偿人次数：指本年度（季度）内，根据本地新农合（城乡）大病保险实施方案，对患大病发生高额医疗费用的参合农民给予补偿的人次数。

46. 大病保险总费用：指本年度（季度）内，获得新农合大病保险补偿的参合农民发生的医药总费用。

47. 大病保险新农合补偿金额：指根据本地新农合（城乡）大病保险实施方案和新农合实施方案，本年度（季度）内，获得大病保险补偿的参合农民在新农合中获得的补偿金额。

48. 大病保险补偿金额：指根据本地新农合（城乡）大病保险实施方案，本年度（季度）内，大病保险对患大病发生高额医疗费用的参合农民给予补偿的金额。

（八）新农合经办机构调查表

49. 编制人数：指由编办行文确定的全县（包括乡镇）新农合经办机构工作人员数。县级定编人数是指县本级经办机构定编人数，不含派出到乡镇的定编人员。

50. 实有人数：指全县（包括乡镇）新农合经办机构现有专（兼）职工作人员数。县级实有人数是指县本级经办机构专（兼）职工作人员人数，不含派出到乡镇的专（兼）职工作人员。

51. 人员支出：指用于支付全县（包括乡镇）新农合经办机构人员工资、奖金等的支出。

52. 公用支出：指用于支付全县新农合日常管理的办公费、业务费等支出。

53. 专项支出：指用于支付全县新农合建设专项资金的。

第六部分

计划生育统计报表制度

6.1 总 说 明

（一）为全面、系统、及时、准确地掌握全国及各省（自治区、直辖市，下同）计划生育工作开展情况，为各级卫生计生部门及相关部门提供计划生育数据资料，为党和国家制定相关政策，统筹解决人口问题，促进人口长期均衡发展提供依据，依照《中华人民共和国统计法》《中华人民共和国人口与计划生育法》等有关规定，特制定本报表制度。

（二）本报表制度的统计范围是全国各省及其辖区内计划生育系统单位。

（三）本报表制度的主要内容包括人口与出生情况、已婚育龄妇女节育措施情况、生育登记及出生信息、流动人口计划生育服务管理、三项制度（奖励扶助、特别扶助、少生快富）情况等方面。

（四）本报表制度含8张报表，分半年报和年报两类。各报表的统计期限及上报时间详见各张表。

（五）本报表的起报单位为乡（镇、街道）计划生育办公室或县（市、区，下同）计划生育（卫生计生）行政部门，逐级汇总上报。乡（镇、街道）计划生育办公室所填报表的数据，来源于所管辖的村委会（居委会）和有关企事业单位以及行政机关日常服务管理工作中获取的计划生育相关信息。县及县以上计划生育（卫生计生）行政部门所填报表的数据，来源于下一级计划生育（卫生计生）行政部门上报的报表数据。省级管理信息系统可以生成统计报表的可由省级直接上报。

6.2 报表目录

表号	表名	报告期别	填报范围	报送单位	报送日期及方式
卫计统 67 表	出生及政策符合情况	季报	区域内所有乡（镇、街道）	乡级及以上各级计划生育行政部门	季后一个月内 电子
卫计统 68 表	已婚育龄妇女节育情况	年报	区域内所有乡（镇、街道）	乡级及以上各级计划生育行政部门	10 月 31 日前 电子和纸质
卫计统 69 表	生育登记及出生信息	实时	省级卫生计生行政部门	省级卫生计生行政部门	电子
卫计统 70 表	流动人口及出生情况	半年报	辖区内所有县（市、区）	县级及以上各级计划生育行政部门流动人口机构	4 月 20 日/10 月 20 日前 电子和纸质
卫计统 71 表	流动人口计划生育服务管理情况	年报	辖区内所有县（市、区）	县级及以上各级计划生育行政部门流动人口机构	10 月 20 日前 电子和纸质
卫计统 72-1 表	全国农村部分计划生育家庭奖励扶助制度实施情况	年报	辖区内所有乡（镇、街道）	县级及以上各级计划生育行政部门家庭发展机构	4 月 15 日前 电子和纸质
卫计统 72-2 表	全国计划生育家庭特别扶助制度（独生子女伤残死亡家庭）实施情况	年报	辖区内所有乡（镇、街道）	县级及以上各级计划生育行政部门家庭发展机构	4 月 15 日前 电子和纸质
卫计统 72-3 表	西部地区计划生育“少生快富”工程实施情况	年报	辖区内所有乡（镇、街道）	县级及以上各级计划生育行政部门家庭发展机构	4 月 15 日前 电子和纸质

6.3 调查表式

6.3.1 出生及政策符合情况

表　　号：卫计统 67 表
制定机关：国家卫生计生委
备案机关：国家统计局
备案文号：国统办函〔2015〕415 号
有效期至：2018 年 12 月

填报单位（盖章）：______　　　　　20 ______年______季度

指标名称	序号	计量单位	本省户籍	非本省户籍
总出生人数	10	人		
男	11	人		
女	12	人		
其中：符合政策	13	人		
一孩出生人数	20	人		
男	21	人		
女	22	人		
其中：符合政策	23	人		
二孩出生人数	30	人		
男	31	人		
女	32	人		
其中：符合政策	33	人		
多孩出生人数	40	人		
男	41	人		
女	42	人		
其中：符合政策	43	人		

单位负责人：______填表人：______　联系电话：______　　报出日期：_____年__月__日

说明：1. 本表为季报，由乡级及以上各级卫生计生行政部门通过电子方式上报，在季后 1 个月内报送。四季度报送全年报表。

2. 本省户籍是指婴儿的母亲具有本省户籍（包括实际在住和流出的），非本省户籍是指婴儿出生在本省，但其母亲不具有本省户籍。跨省婚嫁女性，原则上视同男方户籍地人口，如果实际居住在女方户籍所在省，则由女方户籍地统计。

3. 逻辑审核关系：10≥20+30+40，10≥11+12，20≥21+22，30≥31+32，13=23+33+43。

6.3.2 已婚育龄妇女节育措施情况

表　　号：卫计统 68 表
制定机关：国家卫生计生委
备案机关：国家统计局
备案文号：国统办函〔2015〕415 号
有效期至：2018 年 12 月

填报单位（盖章）：______　　　　　　20 ______年

指标名称	序号	计量单位	数量
期末已婚育龄妇女人数	10	人	
采取各种避孕节育措施人数	20	人	
男性绝育	21	人	
女性绝育	22	人	
放置宫内节育器	23	人	
皮下埋植	24	人	
口服及注射避孕药	25	人	
避孕套	26	人	
外用药	27	人	
其他	28	人	

单位负责人：______填表人：______　联系电话：______报出日期：_____年__月__日

说明：1. 本表由各省（区、市）卫生计生行政部门填报，可以通过逐级上报汇总或抽样调查推算。

2. 统计时点为当年 9 月 30 日，报送时间为 10 月 31 日前通过电子和纸质两种方式上报。

3. 本表统计口径为常住人口，包括：①常住在本地，户口在本地的人；②常住在本地，户口待定的人；③户口不在本地，在本地有常住趋势的人。

4. 逻辑审核关系：20=21+22+23+24+25+26+27+28。

6.3.3 生育登记及出生信息

表　　号：卫计统 69 表
制定机关：国家卫生计生委
备案机关：国家统计局
备案文号：国统办函〔2015〕415 号
有效期至：2018 年 12 月

填报单位：______　　　　　20______年___月___日

妇女信息	妇女姓名__________________ 妇女有效身份证件类别　　居民身份证□　护照□　其他□ 妇女有效身份证件号码________________________ 妇女出生日期________年____月____日　　　　妇女婚姻状况__________ 妇女是否独生子女　　是□　否□ 妇女户籍所在地________省________市________县（区） 妇女现居住地________省________市________县（区） 妇女户口性质　　城镇□　乡村□　其他□
配偶信息	配偶姓名__________________ 配偶有效身份证件类别　　居民身份证□　护照□　其他□ 配偶有效身份证件号码________________________ 配偶出生日期________年____月____日　　　　配偶婚姻状况____________ 配偶是否独生子女　　是□　否□ 配偶户籍所在地________省________市________县（区） 配偶现居住地________省________市________县（区） 配偶户口性质　　城镇□　乡村□　其他□
子女信息	夫妻现存男孩数量________　　　　夫妻现存女孩数量________ 现存最大子女出生日期________年____月____日 现存最小子女出生日期________年____月____日
新生儿信息	新生儿姓名______________　　　　新生儿身份证号码________________ 性别　　未知的性别□　男□　女□　　未说明的性别□ 出生时间________年________月________日 出生地点________省________市________县（区） 孩次________ 出生政策属性　　政策内□　政策外□　未说明政策内外□

续 表

<table>
<tr><td>其他信息</td><td>生育登记（申请）时间________年___月___日　　　生育登记（申请）号码______________
生育登记（申请）属性 ________（见代码表）
新生儿出生信息登记时间________年___月___日</td></tr>
</table>

单位负责人：______填表人：______　联系电话：______报出日期：_____年__月__日

说明：1. 本表由省级统一以电子方式报送，可以由各省信息平台实时推送，也可以由省级卫生计生委根据数据规范在每月月底前上报国家卫生计生委。

2. 本表统计范围为所有的生育登记（包括再生育申请办理）信息和出生信息。

6.3.4 流动人口及出生情况

表　　号：卫计统70表
制定机关：国家卫生计生委
备案机关：国家统计局
备案文号：国统办函〔2015〕415号
有效期至：2018年12月

填报单位（盖章）：______　　　　20______年　上/下 半年　　　　单位：人

地区	跨省流入人口			省内流入人口			流出人口			跨省流入人口在本地出生		
	总数	男	女	总数	男	女	总数	男	女	总数	男	女
甲	1	2	3	4	5	6	7	8	9	10	11	12
合计												

单位负责人：______填表人：______　联系电话：______报出日期：_____年__月__日

说明：1. 本表由县级起报，省级可以统一生成各乡级单位数据的可由省级统一上报。

2. 本表上半年的统计期限为上一年10月1日0时至当年3月31日24时，于4月20日前上报；下半年统计期限为当年4月1日0时至9月30日24时，于10月20日前上报。

3. 报送方式通过人口宏观管理与决策信息系统（PADIS）联网直报，省级需报加盖公章的纸质报表。

4. 逻辑审核关系：1=2+3；4=5+6；7=8+9；10=11+12。

6.3.5 流动人口计划生育服务管理情况

表　　号：卫计统 71 表
制定机关：国家卫生计生委
备案机关：国家统计局
备案文号：国统办函〔2015〕415 号
有效期至：2018 年 12 月

填报单位（盖章）：______　　20______年　　单位：人

地区	发放外出流动人口《婚育证明》人数	跨省流入人口						
		持《婚育证明》人数	接受免费计划生育技术服务情况				查环查孕例数	第一个子女生育服务登记数
			宫内节育器放置术例数	宫内节育器取出术例数	绝育术例数	其他手术例数		
甲	1	2	3	4	5	6	7	8
合计								

单位负责人：______填表人：______　联系电话：______报出日期：_____年__月__日

说明：1. 本表由县级起报，省级可以统一生成各乡级单位数据的可由省级统一上报。

2. 统计期限为上年 10 月 1 日 0 时至当年 9 月 30 日 24 时，报送时间为 10 月 20 日前。

3. 报送方式通过人口宏观管理与决策信息系统（PADIS）联网直报，省级需报加盖公章的纸质报表。

6.3.6 全国农村部分计划生育家庭奖励扶助制度实施情况

表　　号：卫计统 72-1 表
制定机关：国家卫生计生委
备案机关：国家统计局
备案文号：国统办函〔2015〕415 号
有效期至：2018 年 12 月

填报单位（盖章）：______　　　　　　　　　　20 ______年

<table>
<tr><td rowspan="5">地区</td><td colspan="8">本年扶助人数（人）</td><td colspan="12">经费预算（万元）</td><td colspan="4">中央下达经费收支余情况（万元）</td></tr>
<tr><td rowspan="4">合计</td><td colspan="4">其中</td><td rowspan="4">其中半边户</td><td rowspan="4">上年发放</td><td rowspan="4">本年初退出</td><td rowspan="4">本年新增</td><td rowspan="4">合计</td><td colspan="2">中央财政</td><td colspan="8">地方财政</td><td rowspan="4">上年初累计结余</td><td rowspan="4">上年中央财政拨款</td><td rowspan="4">上年实际支付</td><td rowspan="4">上年年末累计结余</td></tr>
<tr><td rowspan="3">无子女</td><td rowspan="3">一子女</td><td rowspan="3">二女</td><td rowspan="3">其他</td><td rowspan="3">金额</td><td rowspan="3">%</td><td rowspan="3">金额</td><td rowspan="3">%</td><td colspan="6">其中</td></tr>
<tr><td colspan="2">省级</td><td colspan="2">地级</td><td colspan="2">县级</td></tr>
<tr><td>金额</td><td>%</td><td>金额</td><td>%</td><td>金额</td><td>%</td></tr>
<tr><td>甲</td><td>1</td><td>2</td><td>3</td><td>4</td><td>5</td><td>6</td><td>7</td><td>8</td><td>9</td><td>10</td><td>11</td><td>12</td><td>13</td><td>14</td><td>15</td><td>16</td><td>17</td><td>18</td><td>19</td><td>20</td><td>21</td><td>22</td><td>23</td><td>24</td></tr>
<tr><td>合计</td><td colspan="24"></td></tr>
</table>

单位负责人：______填表人：______　联系电话：______报出日期：_____年__月__日

说明：1.“本年扶助人数”应与报送全国奖励扶助信息管理系统网站的相关数据核对无误。

2.“中央下达经费收支余情况”应与同级财政部门核对无误。

3. 报送时间为 4 月 15 日前，报送方式通过人口宏观管理与决策信息系统（PADIS）联网直报，省级需报加盖公章的纸质报表。

4. 逻辑审核关系：1 = 2+3+4+5 = 7－8+9；13 = 15+17+19；21 = 上年报表 24“年末累计结余”数；24 = 21+22－23。

6.3.7 全国计划生育家庭特别扶助制度（独生子女伤残死亡家庭）实施情况

表　　号：卫计统 72-2 表
制定机关：国家卫生计生委
备案机关：国家统计局
备案文号：国统办函〔2015〕415 号
有效期至：2018 年 12 月

填报单位（盖章）：______　　　　20______年　　　　单位：人

地区	本年扶助人数							上年发放人数			本年初退出人数			本年新增人数		
	合计	伤残			死亡			小计	伤残	死亡	小计	伤残	死亡	小计	伤残	死亡
		小计	城市	农村	小计	城市	农村									
甲	1	2	3	4	5	6	7	8	9	10	11	12	13	14	15	16
合计																

续　表

地区	扶助资金（万元）													中央下达经费收支余情况（万元）			
	合计	伤残	死亡	中央财政		地方财政								上年初累计结余	上年中央财政拨款	上年实际支付	上年末累计结余
				小计	%	小计	%	省级		市级		县级					
								金额	%	金额	%	金额	%				
甲	17	18	19	20	21	22	23	24	25	26	27	28	29	30	31	32	33
合计																	

单位负责人：______　填表人：______　联系电话：________　报出日期：______年_____月_____日

说明：1. “本年扶助人数”应与报送全国计划生育家庭特别扶助信息管理系统网站的相关数据核对无误。

2. 报送时间为 4 月 15 日前，报送方式通过人口宏观管理与决策信息系统（PADIS）联网直报，省级需报加盖公章的纸质报表。

3. 逻辑审核关系：1＝2+5；2＝3+4＝9－12+15；5＝6+7＝10－13+16；8＝9+10；11＝12+13；14＝15+16；17＝18+19＝20+22；30＝上年报表 33“年末累计结余”数；33＝30+31－32。

6.3.8 西部地区计划生育“少生快富”工程实施情况

表　　号：卫计统 72-3 表
制定机关：国家卫生计生委
备案机关：国家统计局
备案文号：国统办函〔2015〕415 号
有效期至：2018 年 12 月

填报单位（盖章）：______　　　　　　20 ______年

<table>
<tr><th rowspan="3">地区</th><th colspan="9">扶助户数（户）</th><th colspan="5">本年经费预算（万元）</th><th colspan="4">中央财政下达经费收支余情况（万元）</th></tr>
<tr><th rowspan="2">本年合计</th><th colspan="4">二孩户</th><th colspan="3">一孩户</th><th rowspan="2">上年合计</th><th rowspan="2">合计</th><th colspan="2">中央财政</th><th colspan="2">地方财政</th><th rowspan="2">上年初累计结余</th><th rowspan="2">上年中央财政拨款</th><th rowspan="2">上年实际支付</th><th rowspan="2">上年末累计结余</th></tr>
<tr><th>小计</th><th>一男一女户</th><th>二男户</th><th>二女户</th><th>小计</th><th>一男户</th><th>一女户</th><th>金额</th><th>%</th><th>金额</th><th>%</th></tr>
<tr><td>甲</td><td>1</td><td>2</td><td>3</td><td>4</td><td>5</td><td>6</td><td>7</td><td>8</td><td>9</td><td>10</td><td>11</td><td>12</td><td>13</td><td>14</td><td>15</td><td>16</td><td>17</td><td>18</td></tr>
<tr><td>合计</td><td></td><td></td><td></td><td></td><td></td><td></td><td></td><td></td><td></td><td></td><td></td><td></td><td></td><td></td><td></td><td></td><td></td><td></td></tr>
</table>

单位负责人：______填表人：______　联系电话：______报出日期：_____年__月__日

说明：1.“扶助户数”应与报送国家“少生快富”工程管理信息系统数据核对无误。

2.“中央下达经费收支余情况”应与同级财政部门核对无误。

3. 报送时间为 4 月 15 日前，报送方式通过人口宏观管理与决策信息系统（PADIS）联网直报，省级需报加盖公章的纸质报表。

4. 逻辑审核关系：1=2+6；2=3+4+5；6=7+8；10=11+13；15=上年报表 18“年末累计结余”数；16=财政部下拨预算指标；18=15+16−17。

6.4 主要指标解释及填表说明

（一）出生政策符合情况

1. 出生：指统计期内所有统计对象所生育的活产婴儿的总数，出生胎儿只要脱离母体时有过呼吸、心脏跳动、脐带搏动或随意肌收缩等任何一种生命现象的均列入出生统计。按母亲是否为本省户籍分别填写。本省户籍人口由各省（区、市）明确统计归属地，做到不重不漏。

2. 孩次（一孩、二孩、多孩）：指婴儿出生时在其父母所有现存孩子（包含抱养、过继及前夫前妻留下的孩子）中的排列顺序。

3. 符合政策出生：指出生时符合其母亲户籍所在省（区、市）人口与计划生育条例规定的婴儿数。

（二）已婚育龄妇女节育措施情况

采取节育措施人数：指在统计期末所有统计对象中使用各种避孕方法的人数。农村地区可逐人逐项登记、上报，城镇地区可通过抽样调查进行推算。

（三）生育登记及出生信息

1. 姓名、出生日期、地址：按居民身份证、护照等有效身份证件上的信息填写。

2. 有效身份证件类别：按居民身份证、护照等有效身份证件的类别填写。

3. 有效身份证件号码：按居民身份证、护照等有效身份证件的号码填写。

4. 户口性质：按居民户口簿的信息填写。

5. 婚姻状况：指妇女或配偶属于未婚、已婚、初婚、再婚、复婚、丧偶、离婚或未说明的婚姻状况。

6. 是否独生子女：按实际情况填写。

7. 夫妻现存男孩或女孩数量：按实际情况填写。

8. 夫妻现存最大子女或最小子女出生日期：按居民户口簿等有效身份证件上的信息填写。

9. 新生儿姓名、性别、身份证号码：按实际情况填写。

10. 出生时间：按新生儿出生的实际时间填写，年、月、日按公元纪年日期填写。

11. 出生地点：依据新生儿出生所在地行政区划名称填写。

12. 孩次：指新生儿出生时在现家庭所有现存孩子（包含抱养、过继及前夫前妻留下的孩子）中的排列顺序。

13. 出生政策属性：指新生儿出生时是否符合本省（区、市）人口与计划生育条例规定，分政策内、政策外或未说明政策内外几种情况。

14. 生育登记（申请）、新生儿出生人口信息时间：按实际登记时间填写。

15. 生育登记（申请）号码：指登记（申请）生育信息时分配的号码。

16. 生育登记（申请）属性：指夫妻双方生育子女属于一孩、二孩、多孩等情况。其中，二孩分为双独（夫妻双方均是独生子女的）、单独两孩（夫妻一方是独生子女的）、农村一孩半（农村居民第一个子女为女孩，按规定可以生育二孩的）等情况。

（四）流动人口计划生育服务管理情况

1. 跨省流入人口：统计期末在本行政区域内居住 30 日以上、非本省（区、市）户籍的人口。其中，婚嫁人员除外；因出差、就医、旅游、探亲、访友、服军役、在中等以上专业学校就学等人口除外。

2. 省内流入人口：统计期末在本行政区域内居住 30 日以上、户籍地为本省（区、市）其他县（市、区）的人口总数。其中，同城区间人户分离人口除外；婚嫁人员除外；因出差、就医、旅游、探亲、访友、服军役、在中等以上专业学校就学等人口除外。

3. 流出人口：统计期末户籍地在本行政区域，但离开户籍地县域 30 日以上的人口总数。其中，同城区间人户分离人口除外；婚嫁人员除外；因出差、就医、旅游、探亲、访友、服军役、在中等以上专业学校就学等人口除外。

4. 跨省流入人口在本地出生：统计期内跨省流入育龄妇女在本行政区域生育子女数量。

5. 发放外出流动人口《婚育证明》数：统计期内本行政区域为流出成年育龄妇女发放《流动人口婚育证明》数。

6. 跨省流入人口持《婚育证明》人数：统计期末跨省流入本行政区域成年育龄妇女中持《流动人口婚育证明》人数。

7. 跨省流入人口接受免费计划生育技术服务例数：统计期内本行政区域为跨省流入已婚育龄妇女提供各种免费计划生育手术的例数。

8. 跨省流入人口查环查孕例数：统计期内跨省流入已婚育龄妇女在本行政区域接受查环查孕服务的例数。

9. 第一个子女生育服务登记数：统计期内本行政区域人口和计划生育行政部门为拟生育第一个子女的跨省流入育龄夫妻办理的生育服务登记数。

6.5 附　　录

生育登记（申请）属性代码表

代码	名　　称	说　　明
10	生育一孩	
20	生育二孩	
21	夫妻双方均为独生子女的	
22	夫妻双方只有一方为独生子女，另一方为非独生子女的	
23	农村居民第一个子女为女孩，按规定可以生育二孩的	
24	其他可以生育二孩的情况	
30	生育多孩（三孩及以上）	
31	不孕不育依法收养子女后怀孕，按规定可以生育多孩的	
32	少数民族或归国华侨，按规定可以生育多孩的	
33	再婚家庭按规定可以生育多孩的	
34	已生育残疾子女，按规定可以生育多孩的	
35	其他可以生育多孩的情况	

第七部分

卫生和计划生育信访统计报表制度

7.1 总　说　明

（一）为了解掌握全国卫生和计划生育信访情况和群众信访反映的主要问题，为领导科学决策提供参考，特制定本报表制度。

（二）本表统计范围为各省、自治区、直辖市卫生计生部门接待处理的全部信访，以及与有关部门联合办理的信访事项。

（三）本表主要指标内容包括：群众反映的求决、举报、申诉、咨询、意见建议等各类卫生计生信访问题数量。

（四）本表每年度统计两次。全年报表统计时间自上一年的10月1日0时至当年的9月30日24时止，上报时间为当年的11月1日之前。半年报表统计时间自上一年的10月1日0时至当年的3月31日24时止，上报时间为当年的5月1日之前。

（五）本表从县级卫生计生信访部门开始填报，逐级汇总，汇总后的报表由各省、自治区、直辖市卫生厅局、人口计生委（卫生计生委）分别报送至国家卫生计生委办公厅信访一处、二处。

（六）报表填写要准确、及时，书写规范、整齐；填写完毕后，填表人须签字，经本单位主管信访工作的委领导审核、签字，加盖单位公章后上报。上报报表的同时应报送书面统计分析报告。

7.2 报表目录

表号	表名	报告期别	填报范围	报送单位	报送日期及方式
卫计统 74-1 表	群众信访统计报表（计生）	半年报	辖区内所有县（市）	县级及以上各级卫生计生行政部门信访机构	5 月 1 日/ 11 月 1 日前 机要
卫计统 74-2 表	群众信访统计报表（卫生）	半年报	辖区内所有县（市）	县级及以上各级卫生计生行政部门信访机构	5 月 1 日/ 11 月 1 日前 机要

7.3 调查表式

7.3.1 群众信访统计报表（计生）

表　　号：卫计统 74-1 表
制定机关：国家卫生计生委
备案机关：国家统计局
备案文号：国统办函〔2015〕415 号
有效期至：2018 年 12 月

填报单位（盖章）：______　　　　20 ______年______半/全年　　　　单位：例

项目	合计	求决							举报							咨询								申诉	意见建议	其他
																	计生政策			服务管理						
		小计	奖励优待	失独家庭	计生服务	手术并发症	人事管理	其他	小计	违法生育	行政侵权	违规收费	失职渎职	弄虚作假	其他	小计	生育政策	奖优政策	惩处政策	免费孕前优生健康检查	生殖健康	管理措施	其他			
序号	1	2	3	4	5	6	7	8	9	10	11	12	13	14	15	16	17	18	19	20	21	22	23	24	25	26

填表日期：_____年__月__日　　　　单位负责人：______　　　　填表人：______

填报说明：1. 本表从县级卫生计生信访部门开始填报，逐级汇总，汇总后的报表由各省、自治区、直辖市卫生计生委通过机要方式报送至国家卫生计生委办公厅信访二处。

2. 本表每年度统计两次。半年报表统计时间自上一年的 10 月 1 日 0 时至当年的 3 月 31 日 24 时止，上报时间为当年的 5 月 1 日之前。全年报表统计时间自上一年的 10 月 1 日 0 时至当年的 9 月 30 日 24 时止，上报时间为当年的 11 月 1 日之前。

3. 逻辑审核关系：1=2+9+16+24+25+26；2=3+4+5+6+7+8；9=10+11+12+13+14+15；16=17+18+19+20+21+22+23。

7.3.2 群众信访统计报表（卫生）

表　　号：卫计统 74-2 表
制定机关：国家卫生计生委
备案机关：国家统计局
备案文号：国统办函〔2015〕415 号
有效期至：2018 年 12 月

填报单位（盖章）：______　　　　20______年______半/全年　　　　单位：例

项目	合计	信访类别					信访内容											
		求决	申诉	揭发控告	意见建议	其他	医疗服务管理					公共卫生			卫生监督			
								人员准入	医技准入	医疗纠纷	医院改革		预防接种	精神卫生		食品安全	职业卫生	无证行医
序号	1	2	3	4	5	6	7	8	9	10	11	12	13	14	15	16	17	18

续　表

信访内容																		
卫生政策法制			人事管理						农村与社区卫生			药物管理	其他					
	行政复议	卫生标准		职称职务	退休养老	工资福利	社团管理	干部作风		新农合制度	乡村医生管理	假药举证		献方献药	涉港澳台	医疗照顾	历史遗留	求医求药
19	20	21	22	23	24	25	26	27	28	29	30	31	32	33	34	35	36	37

填表日期：________年__月__日　　　　单位负责人：________________　　　　填表人：______

填报说明：1. 本表从县级卫生计生信访部门开始填报，逐级汇总，汇总后的报表由各省、自治区、直辖市卫生计生委通过机要方式报送至国家卫生计生委办公厅信访一处。

2. 本表每年度统计两次。半年报表统计时间自上一年的 10 月 1 日 0 时至当年的 3 月 31 日 24 时止，上报时间为当年的 5 月 1 日之前。全年报表统计时间自上一年的 10 月 1 日 0 时至当年的 9 月 30 日 24 时止，上报时间为当年的 11 月 1 日之前。

3. 逻辑审核关系：1=2+3+4+5+6；7≥8+9+10+11；12≥13+14；15≥16+17+18；19≥20+21；22≥23+24+25+26+27；28≥29+30；32≥33+34+35+36+37。

7.4 主要指标解释

1. 求决：信访人对享受卫生和计划生育有关法律法规的权益中遇到的困难和问题，请求帮助解决的信访事项。

2. 举报：信访人举报卫生和计划生育工作中存在的违法违纪行为，要求调查处理的信访事项。

3. 咨询：询问有关卫生和计划生育政策、法律法规以及技术服务、管理措施等内容的信访事项。

4. 申诉：信访人对受到的党纪、行政或经济等各种处分（罚）不服，向卫生和计划生育部门申明理由，请求重新处理等内容的信访事项。

5. 意见建议：对党和政府在卫生和计划生育工作中的决策、措施，发表意见、提出批评，以及对卫生和计划生育工作提出各种建议等内容的信访事项。

6. 奖励优待：根据法律、法规和计划生育政策规定，与计划生育有关的各种奖励和待遇。

7. 失独家庭：独生子女发生意外死亡，其父母不再生育和收养子女的家庭。

8. 办证问题：信访人提出的要求协助办理有关计划生育证件、证明的问题。

9. 手术并发症：施行计划生育手术后所引发的并发症。

10. 人事管理：卫生和计划生育干部的选拔任用、工作人员的招聘录用和辞退、职务职称、工资待遇及奖励。

11. 违法生育：党员、干部和群众违反法律、法规生育。

12. 行政侵权：计划生育行政管理部门违法行使职权，损害群众利益的问题。

13. 违规收费：计划生育行政管理部门违反《社会抚养费征收管理办法》等有关法律法规收费以及其他乱收费、乱罚款等问题。

14. 失职渎职：计划生育工作中党政干部没有履行职责，或在执行公务时造成严重过失的问题。

15. 弄虚作假：计划生育工作中故意放松管理、包庇超生。

16. 人员准入：各类卫生专业技术人员职业资格等准入事项。

17. 医技准入：各类医疗卫生专业技术应用准入事项。

18. 医疗纠纷：各级各类医疗机构服务活动中产生的纠纷事项。

19. 医院改革：各级各类医院改革问题。

20. 预防接种：与免疫规划和预防接种有关的信访问题。

21. 职业卫生：与职业卫生有关的信访问题，如：职业病诊断、鉴定争议等。

22. 无证行医：属于非法行医范畴内的举报、申诉等信访问题。

23. 干部作风：涉及各级卫生计生行政部门和医疗卫生计生服务机构干部作风的信访问题。

附录一

相关法律法规及文件

8.1 统　计

8.1.1 中华人民共和国统计法

（1983年12月8日第六届全国人民代表大会常务委员会第三次会议通过　根据1996年5月15日第八届全国人民代表大会常务委员会第十九次会议《关于修改〈中华人民共和国统计法〉的决定》修正　2009年6月27日第十一届全国人民代表大会常务委员会第九次会议修订）

第一章　总　　则

第一条　为了科学、有效地组织统计工作，保障统计资料的真实性、准确性、完整性和及时性，发挥统计在了解国情国力、服务经济社会发展中的重要作用，促进社会主义现代化建设事业发展，制定本法。

第二条　本法适用于各级人民政府、县级以上人民政府统计机构和有关部门组织实施的统计活动。

统计的基本任务是对经济社会发展情况进行统计调查、统计分析，提供统计资料和统计咨询意见，实行统计监督。

第三条　国家建立集中统一的统计系统，实行统一领导、分级负责的统计管理体制。

第四条　国务院和地方各级人民政府、各有关部门应当加强对统计工作的组织领导，为统计工作提供必要的保障。

第五条　国家加强统计科学研究，健全科学的统计指标体系，不断改进统计调查方法，提高统计的科学性。

国家有计划地加强统计信息化建设，推进统计信息搜集、处理、传输、共享、存储技术和统计数据库体系的现代化。

第六条　统计机构和统计人员依照本法规定独立行使统计调查、统计报告、统计监督的职权，不受侵犯。

地方各级人民政府、政府统计机构和有关部门以及各单位的负责人，不得自行修改统计机构和统计人员依法搜集、整理的统计资料，不得以任何方式要求统计机构、统计人员及其他机构、人员伪造、篡改统计资料，不得对依法履行职责或者拒绝、抵制统计违法行为的统计人员打击报复。

第七条　国家机关、企业事业单位和其他组织以及个体工商户和个人等统计调查对象，必须依照本法和国家有关规定，真实、准确、完整、及时地提供统计调查所需的资料，不得提供不真实或者不完整的统计资料，不得迟报、拒报统计资料。

第八条　统计工作应当接受社会公众的监督。任何单位和个人有权检举统计中弄虚作假等违法行为。对检举有功的单位和个人应当给予表彰和奖励。

第九条 统计机构和统计人员对在统计工作中知悉的国家秘密、商业秘密和个人信息，应当予以保密。

第十条 任何单位和个人不得利用虚假统计资料骗取荣誉称号、物质利益或者职务晋升。

第二章 统计调查管理

第十一条 统计调查项目包括国家统计调查项目、部门统计调查项目和地方统计调查项目。

国家统计调查项目是指全国性基本情况的统计调查项目。部门统计调查项目是指国务院有关部门的专业性统计调查项目。地方统计调查项目是指县级以上地方人民政府及其部门的地方性统计调查项目。

国家统计调查项目、部门统计调查项目、地方统计调查项目应当明确分工，互相衔接，不得重复。

第十二条 国家统计调查项目由国家统计局制定，或者由国家统计局和国务院有关部门共同制定，报国务院备案；重大的国家统计调查项目报国务院审批。

部门统计调查项目由国务院有关部门制定。统计调查对象属于本部门管辖系统的，报国家统计局备案；统计调查对象超出本部门管辖系统的，报国家统计局审批。

地方统计调查项目由县级以上地方人民政府统计机构和有关部门分别制定或者共同制定。其中，由省级人民政府统计机构单独制定或者和有关部门共同制定的，报国家统计局审批；由省级以下人民政府统计机构单独制定或者和有关部门共同制定的，报省级人民政府统计机构审批；由县级以上地方人民政府有关部门制定的，报本级人民政府统计机构审批。

第十三条 统计调查项目的审批机关应当对调查项目的必要性、可行性、科学性进行审查，对符合法定条件的，作出予以批准的书面决定，并公布；对不符合法定条件的，作出不予批准的书面决定，并说明理由。

第十四条 制定统计调查项目，应当同时制定该项目的统计调查制度，并依照本法第十二条的规定一并报经审批或者备案。

统计调查制度应当对调查目的、调查内容、调查方法、调查对象、调查组织方式、调查表式、统计资料的报送和公布等作出规定。

统计调查应当按照统计调查制度组织实施。变更统计调查制度的内容，应当报经原审批机关批准或者原备案机关备案。

第十五条 统计调查表应当标明表号、制定机关、批准或者备案文号、有效期限等标志。

对未标明前款规定的标志或者超过有效期限的统计调查表，统计调查对象有权拒绝填报；县级以上人民政府统计机构应当依法责令停止有关统计调查活动。

第十六条 搜集、整理统计资料，应当以周期性普查为基础，以经常性抽样调查为主体，综合运用全面调查、重点调查等方法，并充分利用行政记录等资料。

重大国情国力普查由国务院统一领导，国务院和地方人民政府组织统计机构和有关部门共同实施。

第十七条 国家制定统一的统计标准，保障统计调查采用的指标涵义、计算方法、分类目录、调查表式和统计编码等的标准化。

国家统计标准由国家统计局制定，或者由国家统计局和国务院标准化主管部门共同制定。

国务院有关部门可以制定补充性的部门统计标准，报国家统计局审批。部门统计标准不得与国家统计标准相抵触。

第十八条 县级以上人民政府统计机构根据统计任务的需要，可以在统计调查对象中推广使用计算机网络报送统计资料。

第十九条 县级以上人民政府应当将统计工作所需经费列入财政预算。

重大国情国力普查所需经费，由国务院和地方人民政府共同负担，列入相应年度的财政预算，按时拨付，确保到位。

第三章 统计资料的管理和公布

第二十条 县级以上人民政府统计机构和有关部门以及乡、镇人民政府，应当按照国家有关规定建立统计资料的保存、管理制度，建立健全统计信息共享机制。

第二十一条 国家机关、企业事业单位和其他组织等统计调查对象，应当按照国家有关规定设置原始记录、统计台账，建立健全统计资料的审核、签署、交接、归档等管理制度。

统计资料的审核、签署人员应当对其审核、签署的统计资料的真实性、准确性和完整性负责。

第二十二条 县级以上人民政府有关部门应当及时向本级人民政府统计机构提供统计所需的行政记录资料和国民经济核算所需的财务资料、财政资料及其他资料，并按照统计调查制度的规定及时向本级人民政府统计机构报送其组织实施统计调查取得的有关资料。

县级以上人民政府统计机构应当及时向本级人民政府有关部门提供有关统计资料。

第二十三条 县级以上人民政府统计机构按照国家有关规定，定期公布统计资料。

国家统计数据以国家统计局公布的数据为准。

第二十四条 县级以上人民政府有关部门统计调查取得的统计资料，由本部门按照国家有关规定公布。

第二十五条 统计调查中获得的能够识别或者推断单个统计调查对象身份的资料，任何单位和个人不得对外提供、泄露，不得用于统计以外的目的。

第二十六条 县级以上人民政府统计机构和有关部门统计调查取得的统计资料，除依法应当保密的外，应当及时公开，供社会公众查询。

第四章 统计机构和统计人员

第二十七条 国务院设立国家统计局，依法组织领导和协调全国的统计工作。

国家统计局根据工作需要设立的派出调查机构，承担国家统计局布置的统计调查等任务。

县级以上地方人民政府设立独立的统计机构，乡、镇人民政府设置统计工作岗位，配备专职或者兼职统计人员，依法管理、开展统计工作，实施统计调查。

第二十八条 县级以上人民政府有关部门根据统计任务的需要设立统计机构，或者在有关机构中设置统计人员，并指定统计负责人，依法组织、管理本部门职责范围内的统计工作，实施统计调查，在统计业务上受本级人民政府统计机构的指导。

第二十九条 统计机构、统计人员应当依法履行职责，如实搜集、报送统计资料，不得伪造、篡改统计资料，不得以任何方式要求任何单位和个人提供不真实的统计资料，不得有其他违反本法规定的行为。

统计人员应当坚持实事求是，恪守职业道德，对其负责搜集、审核、录入的统计资料与统计调查对象报送的统计资料的一致性负责。

第三十条 统计人员进行统计调查时，有权就与统计有关的问题询问有关人员，要求其如实提供有关情况、资料并改正不真实、不准确的资料。

统计人员进行统计调查时，应当出示县级以上人民政府统计机构或者有关部门颁发的工作证件；未出示的，统计调查对象有权拒绝调查。

第三十一条 国家实行统计专业技术职务资格考试、评聘制度，提高统计人员的专业素质，保障统计队伍的稳定性。

统计人员应当具备与其从事的统计工作相适应的专业知识和业务能力。

县级以上人民政府统计机构和有关部门应当加强对统计人员的专业培训和职业道德教育。

第五章 监督检查

第三十二条 县级以上人民政府及其监察机关对下级人民政府、本级人民政府统计机构和有关部门执行本法的情况，实施监督。

第三十三条 国家统计局组织管理全国统计工作的监督检查，查处重大统计违法行为。

县级以上地方人民政府统计机构依法查处本行政区域内发生的统计违法行为。但是，国家统计局派出的调查机构组织实施的统计调查活动中发生的统计违法行为，由组织实施该项统计调查的调查机构负责查处。

法律、行政法规对有关部门查处统计违法行为另有规定的，从其规定。

第三十四条 县级以上人民政府有关部门应当积极协助本级人民政府统计机构查处统计违法行为，及时向本级人民政府统计机构移送有关统计违法案件材料。

第三十五条 县级以上人民政府统计机构在调查统计违法行为或者核查统计数据时，有权采取下列措施：

（一）发出统计检查查询书，向检查对象查询有关事项；

（二）要求检查对象提供有关原始记录和凭证、统计台账、统计调查表、会计资料及其他相关证明和资料；

（三）就与检查有关的事项询问有关人员；

（四）进入检查对象的业务场所和统计数据处理信息系统进行检查、核对；

（五）经本机构负责人批准，登记保存检查对象的有关原始记录和凭证、统计台账、统计调查表、会计资料及其他相关证明和资料；

（六）对与检查事项有关的情况和资料进行记录、录音、录像、照相和复制。

县级以上人民政府统计机构进行监督检查时，监督检查人员不得少于二人，并应当出示执法证件；未出示的，有关单位和个人有权拒绝检查。

第三十六条 县级以上人民政府统计机构履行监督检查职责时，有关单位和个人应当如实反映情况，提供相关证明和资料，不得拒绝、阻碍检查，不得转移、隐匿、篡改、毁弃原始记录和凭证、统计台账、统计调查表、会计资料及其他相关证明和资料。

第六章 法律责任

第三十七条 地方人民政府、政府统计机构或者有关部门、单位的负责人有下列行为之一的，由任免机关或者监察机关依法给予处分，并由县级以上人民政府统计机构予以通报：

（一）自行修改统计资料、编造虚假统计数据的；

（二）要求统计机构、统计人员或者其他机构、人员伪造、篡改统计资料的；

（三）对依法履行职责或者拒绝、抵制统计违法行为的统计人员打击报复的；

（四）对本地方、本部门、本单位发生的严重统计违法行为失察的。

第三十八条 县级以上人民政府统计机构或者有关部门在组织实施统计调查活动中有下列行为之一的，由本级人民政府、上级人民政府统计机构或者本级人民政府统计机构责令改正，予以通报；对直接负责的主管人员和其他直接责任人员，由任免机关或者监察机关依法给予处分：

（一）未经批准擅自组织实施统计调查的；

（二）未经批准擅自变更统计调查制度的内容的；

（三）伪造、篡改统计资料的；

（四）要求统计调查对象或者其他机构、人员提供不真实的统计资料的；

（五）未按照统计调查制度的规定报送有关资料的。

统计人员有前款第三项至第五项所列行为之一的，责令改正，依法给予处分。

第三十九条 县级以上人民政府统计机构或者有关部门有下列行为之一的，对直接负责的主管人员和其他直接责任人员由任免机关或者监察机关依法给予处分：

（一）违法公布统计资料的；

（二）泄露统计调查对象的商业秘密、个人信息或者提供、泄露在统计调查中获得的能够识别或者推断单个统计调查对象身份的资料的；

（三）违反国家有关规定，造成统计资料毁损、灭失的。

统计人员有前款所列行为之一的，依法给予处分。

第四十条 统计机构、统计人员泄露国家秘密的，依法追究法律责任。

第四十一条 作为统计调查对象的国家机关、企业事业单位或者其他组织有下列行为之一的，由县级以上人民政府统计机构责令改正，给予警告，可以予以通报；其直接负责的主管人员和其他直接责任人员属于国家工作人员的，由任免机关或者监察机关依法给予处分：

（一）拒绝提供统计资料或者经催报后仍未按时提供统计资料的；

（二）提供不真实或者不完整的统计资料的；

（三）拒绝答复或者不如实答复统计检查查询书的；

（四）拒绝、阻碍统计调查、统计检查的；

（五）转移、隐匿、篡改、毁弃或者拒绝提供原始记录和凭证、统计台账、统计调查表及其他相关证明和资料的。

企业事业单位或者其他组织有前款所列行为之一的，可以并处五万元以下的罚款；情节严重的，并处五万元以上二十万元以下的罚款。

个体工商户有本条第一款所列行为之一的，由县级以上人民政府统计机构责令改正，给予警告，可以并处一万元以下的罚款。

第四十二条 作为统计调查对象的国家机关、企业事业单位或者其他组织迟报统计资料，或者未按照国家有关规定设置原始记录、统计台账的，由县级以上人民政府统计机构责令改正，给予警告。

企业事业单位或者其他组织有前款所列行为之一的，可以并处一万元以下的罚款。

个体工商户迟报统计资料的，由县级以上人民政府统计机构责令改正，给予警告，可以并处一千元以下的罚款。

第四十三条 县级以上人民政府统计机构查处统计违法行为时，认为对有关国家工作人员依法应当给予处分的，应当提出给予处分的建议；该国家工作人员的任免机关或者监察机关应当依法及时作出决定，并将结果书面通知县级以上人民政府统计机构。

第四十四条 作为统计调查对象的个人在重大国情国力普查活动中拒绝、阻碍统计调查，或者提供不真实或者不完整的普查资料的，由县级以上人民政府统计机构责令改正，予以批评教育。

第四十五条 违反本法规定，利用虚假统计资料骗取荣誉称号、物质利益或者职务晋升的，除对其编造虚假统计资料或者要求他人编造虚假统计资料的行为依法追究法律责任外，由作出有关决定的单位或者其上级单位、监察机关取消其荣誉称号，追缴获得的物质利益，撤销晋升的职务。

第四十六条 当事人对县级以上人民政府统计机构作出的行政处罚决定不服的，可以依法申请行政复议或者提起行政诉讼。其中，对国家统计局在省、自治区、直辖市派出的调查机构作出的行政处罚决定不服的，向国家统计局申请行政复议；对国家统计局派出的其他调查机构作出的行政处罚决定不服的，向国家统计局在该派出机构所在的省、自治区、直辖市派出的调查机构申请行政复议。

第四十七条 违反本法规定，构成犯罪的，依法追究刑事责任。

第七章 附　　则

第四十八条 本法所称县级以上人民政府统计机构，是指国家统计局及其派出的调查机构、县级以上地方人民政府统计机构。

第四十九条 民间统计调查活动的管理办法，由国务院制定。

中华人民共和国境外的组织、个人需要在中华人民共和国境内进行统计调查活动的，应当按照国务院的规定报请审批。

利用统计调查危害国家安全、损害社会公共利益或者进行欺诈活动的，依法追究法律责任。

第五十条 本法自 2010 年 1 月 1 日起施行。

8.1.2 中华人民共和国统计法实施条例

第一章 总 则

第一条 根据《中华人民共和国统计法》（以下简称统计法），制定本条例。

第二条 统计资料能够通过行政记录取得的，不得组织实施调查。通过抽样调查、重点调查能够满足统计需要的，不得组织实施全面调查。

第三条 县级以上人民政府统计机构和有关部门应当加强统计规律研究，健全新兴产业等统计，完善经济、社会、科技、资源和环境统计，推进互联网、大数据、云计算等现代信息技术在统计工作中的应用，满足经济社会发展需要。

第四条 地方人民政府、县级以上人民政府统计机构和有关部门应当根据国家有关规定，明确本单位防范和惩治统计造假、弄虚作假的责任主体，严格执行统计法和本条例的规定。

地方人民政府、县级以上人民政府统计机构和有关部门及其负责人应当保障统计活动依法进行，不得侵犯统计机构、统计人员独立行使统计调查、统计报告、统计监督职权，不得非法干预统计调查对象提供统计资料，不得统计造假、弄虚作假。

统计调查对象应当依照统计法和国家有关规定，真实、准确、完整、及时地提供统计资料，拒绝、抵制弄虚作假等违法行为。

第五条 县级以上人民政府统计机构和有关部门不得组织实施营利性统计调查。

国家有计划地推进县级以上人民政府统计机构和有关部门通过向社会购买服务组织实施统计调查和资料开发。

第二章 统计调查项目

第六条 部门统计调查项目、地方统计调查项目的主要内容不得与国家统计调查项目的内容重复、矛盾。

第七条 统计调查项目的制定机关（以下简称制定机关）应当就项目的必要性、可行性、科学性进行论证，征求有关地方、部门、统计调查对象和专家的意见，并由制定机关按照会议制度集体讨论决定。

重要统计调查项目应当进行试点。

第八条 制定机关申请审批统计调查项目，应当以公文形式向审批机关提交统计调查项目审批申请表、项目的统计调查制度和工作经费来源说明。

申请材料不齐全或者不符合法定形式的，审批机关应当一次性告知需要补正的全部内容，制定机关应当按照审批机关的要求予以补正。

申请材料齐全、符合法定形式的，审批机关应当受理。

第九条 统计调查项目符合下列条件的，审批机关应当作出予以批准的书面决定：

（一）具有法定依据或者确为公共管理和服务所必需；

（二）与已批准或者备案的统计调查项目的主要内容不重复、不矛盾；

（三）主要统计指标无法通过行政记录或者已有统计调查资料加工整理取得；

（四）统计调查制度符合统计法律法规规定，科学、合理、可行；

（五）采用的统计标准符合国家有关规定；

（六）制定机关具备项目执行能力。

不符合前款规定条件的，审批机关应当向制定机关提出修改意见；修改后仍不符合前款规定条件的，审批机关应当作出不予批准的书面决定并说明理由。

第十条 统计调查项目涉及其他部门职责的，审批机关应当在作出审批决定前，征求相关部门的意见。

第十一条 审批机关应当自受理统计调查项目审批申请之日起20日内作出决定。20日内不能作出决定的，经审批机关负责人批准可以延长10日，并应当将延长审批期限的理由告知制定机关。

制定机关修改统计调查项目的时间，不计算在审批期限内。

第十二条 制定机关申请备案统计调查项目，应当以公文形式向备案机关提交统计调查项目备案申请表和项目的统计调查制度。

统计调查项目的调查对象属于制定机关管辖系统，且主要内容与已批准、备案的统计调查项目不重复、不矛盾的，备案机关应当依法给予备案文号。

第十三条 统计调查项目经批准或者备案的，审批机关或者备案机关应当及时公布统计调查项目及其统计调查制度的主要内容。涉及国家秘密的统计调查项目除外。

第十四条 统计调查项目有下列情形之一的，审批机关或者备案机关应当简化审批或者备案程序，缩短期限：

（一）发生突发事件需要迅速实施统计调查；

（二）统计调查制度内容未作变动，统计调查项目有效期届满需要延长期限。

第十五条 统计法第十七条第二款规定的国家统计标准是强制执行标准。各级人民政府、县级以上人民政府统计机构和有关部门组织实施的统计调查活动，应当执行国家统计标准。

制定国家统计标准，应当征求国务院有关部门的意见。

第三章　统计调查的组织实施

第十六条 统计机构、统计人员组织实施统计调查，应当就统计调查对象的法定填报义务、主要指标涵义和有关填报要求等，向统计调查对象作出说明。

第十七条 国家机关、企业事业单位或者其他组织等统计调查对象提供统计资料，应当由填报人员和单位负责人签字，并加盖公章。个人作为统计调查对象提供统计资料，应当由本人签字。统计调查制度规定不需要签字、加盖公章的除外。

统计调查对象使用网络提供统计资料的，按照国家有关规定执行。

第十八条 县级以上人民政府统计机构、有关部门推广使用网络报送统计资料，应当采取有效的网络安全保障措施。

第十九条 县级以上人民政府统计机构、有关部门和乡、镇统计人员，应当对统计调查对象提供的统计资料进行审核。统计资料不完整或者存在明显错误的，应当由统计调查对象依法予以补充或者改正。

第二十条 国家统计局应当建立健全统计数据质量监控和评估制度，加强对各省、自治区、直辖市重要统计数据的监控和评估。

第四章 统计资料的管理和公布

第二十一条 县级以上人民政府统计机构、有关部门和乡、镇人民政府应当妥善保管统计调查中取得的统计资料。

国家建立统计资料灾难备份系统。

第二十二条 统计调查中取得的统计调查对象的原始资料，应当至少保存2年。

汇总性统计资料应当至少保存10年，重要的汇总性统计资料应当永久保存。法律法规另有规定的，从其规定。

第二十三条 统计调查对象按照国家有关规定设置的原始记录和统计台账，应当至少保存2年。

第二十四条 国家统计局统计调查取得的全国性统计数据和分省、自治区、直辖市统计数据，由国家统计局公布或者由国家统计局授权其派出的调查机构或者省级人民政府统计机构公布。

第二十五条 国务院有关部门统计调查取得的统计数据，由国务院有关部门按照国家有关规定和已批准或者备案的统计调查制度公布。

县级以上地方人民政府有关部门公布其统计调查取得的统计数据，比照前款规定执行。

第二十六条 已公布的统计数据按照国家有关规定需要进行修订的，县级以上人民政府统计机构和有关部门应当及时公布修订后的数据，并就修订依据和情况作出说明。

第二十七条 县级以上人民政府统计机构和有关部门应当及时公布主要统计指标涵义、调查范围、调查方法、计算方法、抽样调查样本量等信息，对统计数据进行解释说明。

第二十八条 公布统计资料应当按照国家有关规定进行。公布前，任何单位和个人不得违反国家有关规定对外提供，不得利用尚未公布的统计资料谋取不正当利益。

第二十九条 统计法第二十五条规定的能够识别或者推断单个统计调查对象身份的资料包括：

（一）直接标明单个统计调查对象身份的资料；

（二）虽未直接标明单个统计调查对象身份，但是通过已标明的地址、编码等相关信息可以识别或者推断单个统计调查对象身份的资料；

（三）可以推断单个统计调查对象身份的汇总资料。

第三十条 统计调查中获得的能够识别或者推断单个统计调查对象身份的资料应当依法严格管理，除作为统计执法依据外，不得直接作为对统计调查对象实施行政许可、行政处罚等具体行政行为的依据，不得用于完成统计任务以外的目的。

第三十一条 国家建立健全统计信息共享机制，实现县级以上人民政府统计机构和有关部门统计调查取得的资料共享。制定机关共同制定的统计调查项目，可以共同使用获取的统计资料。

统计调查制度应当对统计信息共享的内容、方式、时限、渠道和责任等作出规定。

第五章 统计机构和统计人员

第三十二条 县级以上地方人民政府统计机构受本级人民政府和上级人民政府统计机构

的双重领导，在统计业务上以上级人民政府统计机构的领导为主。

乡、镇人民政府应当设置统计工作岗位，配备专职或者兼职统计人员，履行统计职责，在统计业务上受上级人民政府统计机构领导。乡、镇统计人员的调动，应当征得县级人民政府统计机构的同意。

县级以上人民政府有关部门在统计业务上受本级人民政府统计机构指导。

第三十三条 县级以上人民政府统计机构和有关部门应当完成国家统计调查任务，执行国家统计调查项目的统计调查制度，组织实施本地方、本部门的统计调查活动。

第三十四条 国家机关、企业事业单位和其他组织应当加强统计基础工作，为履行法定的统计资料报送义务提供组织、人员和工作条件保障。

第三十五条 对在统计工作中做出突出贡献、取得显著成绩的单位和个人，按照国家有关规定给予表彰和奖励。

第六章 监督检查

第三十六条 县级以上人民政府统计机构从事统计执法工作的人员，应当具备必要的法律知识和统计业务知识，参加统计执法培训，并取得由国家统计局统一印制的统计执法证。

第三十七条 任何单位和个人不得拒绝、阻碍对统计工作的监督检查和对统计违法行为的查处工作，不得包庇、纵容统计违法行为。

第三十八条 任何单位和个人有权向县级以上人民政府统计机构举报统计违法行为。

县级以上人民政府统计机构应当公布举报统计违法行为的方式和途径，依法受理、核实、处理举报，并为举报人保密。

第三十九条 县级以上人民政府统计机构负责查处统计违法行为；法律、行政法规对有关部门查处统计违法行为另有规定的，从其规定。

第七章 法律责任

第四十条 下列情形属于统计法第三十七条第四项规定的对严重统计违法行为失察，对地方人民政府、政府统计机构或者有关部门、单位的负责人，由任免机关或者监察机关依法给予处分，并由县级以上人民政府统计机构予以通报：

（一）本地方、本部门、本单位大面积发生或者连续发生统计造假、弄虚作假；

（二）本地方、本部门、本单位统计数据严重失实，应当发现而未发现；

（三）发现本地方、本部门、本单位统计数据严重失实不予纠正。

第四十一条 县级以上人民政府统计机构或者有关部门组织实施营利性统计调查的，由本级人民政府、上级人民政府统计机构或者本级人民政府统计机构责令改正，予以通报；有违法所得的，没收违法所得。

第四十二条 地方各级人民政府、县级以上人民政府统计机构或者有关部门及其负责人，侵犯统计机构、统计人员独立行使统计调查、统计报告、统计监督职权，或者采用下发文件、会议布置以及其他方式授意、指使、强令统计调查对象或者其他单位、人员编造虚假统计资料的，由上级人民政府、本级人民政府、上级人民政府统计机构或者本级人民政府统计机构责令改正，予以通报。

第四十三条 县级以上人民政府统计机构或者有关部门在组织实施统计调查活动中有下

列行为之一的，由本级人民政府、上级人民政府统计机构或者本级人民政府统计机构责令改正，予以通报：

（一）违法制定、审批或者备案统计调查项目；

（二）未按照规定公布经批准或者备案的统计调查项目及其统计调查制度的主要内容；

（三）未执行国家统计标准；

（四）未执行统计调查制度；

（五）自行修改单个统计调查对象的统计资料。

乡、镇统计人员有前款第三项至第五项所列行为的，责令改正，依法给予处分。

第四十四条 县级以上人民政府统计机构或者有关部门违反本条例第二十四条、第二十五条规定公布统计数据的，由本级人民政府、上级人民政府统计机构或者本级人民政府统计机构责令改正，予以通报。

第四十五条 违反国家有关规定对外提供尚未公布的统计资料或者利用尚未公布的统计资料谋取不正当利益的，由任免机关或者监察机关依法给予处分，并由县级以上人民政府统计机构予以通报。

第四十六条 统计机构及其工作人员有下列行为之一的，由本级人民政府或者上级人民政府统计机构责令改正，予以通报：

（一）拒绝、阻碍对统计工作的监督检查和对统计违法行为的查处工作；

（二）包庇、纵容统计违法行为；

（三）向有统计违法行为的单位或者个人通风报信，帮助其逃避查处；

（四）未依法受理、核实、处理对统计违法行为的举报；

（五）泄露对统计违法行为的举报情况。

第四十七条 地方各级人民政府、县级以上人民政府有关部门拒绝、阻碍统计监督检查或者转移、隐匿、篡改、毁弃原始记录和凭证、统计台账、统计调查表及其他相关证明和资料的，由上级人民政府、上级人民政府统计机构或者本级人民政府统计机构责令改正，予以通报。

第四十八条 地方各级人民政府、县级以上人民政府统计机构和有关部门有本条例第四十一条至第四十七条所列违法行为之一的，对直接负责的主管人员和其他直接责任人员，由任免机关或者监察机关依法给予处分。

第四十九条 乡、镇人民政府有统计法第三十八条第一款、第三十九条第一款所列行为之一的，依照统计法第三十八条、第三十九条的规定追究法律责任。

第五十条 下列情形属于统计法第四十一条第二款规定的情节严重行为：

（一）使用暴力或者威胁方法拒绝、阻碍统计调查、统计监督检查；

（二）拒绝、阻碍统计调查、统计监督检查，严重影响相关工作正常开展；

（三）提供不真实、不完整的统计资料，造成严重后果或者恶劣影响；

（四）有统计法第四十一条第一款所列违法行为之一，1 年内被责令改正 3 次以上。

第五十一条 统计违法行为涉嫌犯罪的，县级以上人民政府统计机构应当将案件移送司法机关处理。

第八章　附　　则

第五十二条 中华人民共和国境外的组织、个人需要在中华人民共和国境内进行统计调查活动的，应当委托中华人民共和国境内具有涉外统计调查资格的机构进行。涉外统计调查资格应当依法报经批准。统计调查范围限于省、自治区、直辖市行政区域内的，由省级人民政府统计机构审批；统计调查范围跨省、自治区、直辖市行政区域的，由国家统计局审批。

涉外社会调查项目应当依法报经批准。统计调查范围限于省、自治区、直辖市行政区域内的，由省级人民政府统计机构审批；统计调查范围跨省、自治区、直辖市行政区域的，由国家统计局审批。

第五十三条 国家统计局或者省级人民政府统计机构对涉外统计违法行为进行调查，有权采取统计法第三十五条规定的措施。

第五十四条 对违法从事涉外统计调查活动的单位、个人，由国家统计局或者省级人民政府统计机构责令改正或者责令停止调查，有违法所得的，没收违法所得；违法所得 50 万元以上的，并处违法所得 1 倍以上 3 倍以下的罚款；违法所得不足 50 万元或者没有违法所得的，处 200 万元以下的罚款；情节严重的，暂停或者取消涉外统计调查资格，撤销涉外社会调查项目批准决定；构成犯罪的，依法追究刑事责任。

第五十五条 本条例自 2017 年 8 月 1 日起施行。1987 年 1 月 19 日国务院批准、1987 年 2 月 15 日国家统计局公布，2000 年 6 月 2 日国务院批准修订、2000 年 6 月 15 日国家统计局公布，2005 年 12 月 16 日国务院修订的《中华人民共和国统计法实施细则》同时废止。

8.1.3 部门统计调查项目管理办法

第一章 总　　则

第一条 为加强部门统计调查项目的规范性、统一性管理，提高统计调查的科学性和有效性，减轻统计调查对象负担，推进部门统计信息共享，根据《中华人民共和国统计法》及其实施条例和国务院有关规定，制定本办法。

第二条 本办法适用于国务院各部门制定的统计调查项目。

第三条 本办法所称的统计调查项目，是指国务院有关部门通过调查表格、问卷、行政记录、大数据以及其他方式搜集整理统计资料，用于政府管理和公共服务的各类统计调查项目。

第四条 国家统计局统一组织领导和协调全国统计工作，指导国务院有关部门开展统计调查，统一管理部门统计调查。

第五条 国务院有关部门应当明确统一组织协调统计工作的综合机构，负责归口管理、统一申报本部门统计调查项目。

第二章 部门统计调查项目的制定

第六条 国务院有关部门执行相关法律、行政法规、国务院的决定和履行本部门职责，需要开展统计活动的，应当制定相应的部门统计调查项目。

第七条 制定部门统计调查项目，应当减少调查频率，缩小调查规模，降低调查成本，减轻基层统计人员和统计调查对象的负担。可以通过行政记录和大数据加工整理获得统计资料的，不得开展统计调查；可以通过已经批准实施的各种统计调查整理获得统计资料的，不得重复开展统计调查；抽样调查、重点调查可以满足需要的，不得开展全面统计调查。

第八条 制定部门统计调查项目，应当有组织、人员和经费保障。

第九条 制定部门统计调查项目，应当同时制定该项目的统计调查制度。

统计调查制度内容包括总说明、报表目录、调查表式、分类目录、指标解释、指标间逻辑关系，采用抽样调查方法的还应当包括抽样方案。

统计调查制度总说明应当对调查目的、调查对象、统计范围、调查内容、调查频率、调查时间、调查方法、组织实施方式、质量控制、报送要求、信息共享、资料公布等作出规定。

面向单位的部门统计调查，其统计调查对象应当取自国家基本单位名录库或者部门基本单位名录库。

第十条 部门统计调查应当规范设置统计指标、调查表，指标解释和计算方法应当科学合理。

第十一条 部门统计调查应当使用国家统计标准。无国家统计标准的，可以使用经国家统计局批准的部门统计标准。

第十二条 新制定的部门统计调查项目或者对现行统计调查项目进行较大修订的，应当开展试填试报等工作。其中，重要统计调查项目应当进行试点。

第十三条 部门统计调查项目涉及其他部门职责的，应当事先征求相关部门意见。

第三章 部门统计调查项目审批和备案

第十四条 国务院有关部门制定的统计调查项目，统计调查对象属于本部门管辖系统或者利用行政记录加工获取统计资料的，报国家统计局备案；统计调查对象超出本部门管辖系统的，报国家统计局审批。

部门管辖系统包括本部门直属机构、派出机构和垂直管理的机构，省及省以下与部门对口设立的管理机构。

第十五条 部门统计调查项目审批或者备案包括申报、受理、审查、反馈、决定等程序。

第十六条 部门统计调查项目送审或者备案时，应当通过部门统计调查项目管理平台提交下列材料：

（一）申请审批项目的部门公文或者申请备案项目的部门办公厅（室）公文；

（二）部门统计调查项目审批或者备案申请表；

（三）统计调查制度；

（四）统计调查项目的论证报告、背景材料、经费保障等，修订的统计调查项目还应当提供修订说明；

（五）征求有关地方、部门、统计调查对象和专家意见及其采纳情况；

（六）制定机关按照会议制度集体讨论决定的会议纪要；

（七）重要统计调查项目的试点报告；

（八）由审批机关或者备案机关公布的统计调查制度的主要内容；

（九）防范和惩治统计造假、弄虚作假责任规定。

前款第（一）项的公文应当同时提交纸质文件。

第十七条 申请材料齐全并符合法定形式的，国家统计局予以受理。

申请材料不齐全或者不符合法定形式的，国家统计局应当一次告知需要补正的全部内容，制定机关应当按照国家统计局的要求予以补正。

第十八条 统计调查制度应当列明下列事项：

（一）向国家统计局报送的制定机关组织实施统计调查取得的具体统计资料清单；

（二）主要统计指标公布的时间、渠道；

（三）统计信息共享的内容、方式、时限、渠道、责任单位和责任人；

（四）向统计信息共享数据库提供的统计资料清单；

（五）统计调查对象使用国家基本单位名录库或者部门基本单位名录库的情况。

第十九条 国家统计局对申请审批的部门统计调查项目进行审查，符合下列条件的部门统计调查项目，作出予以批准的书面决定：

（一）具有法定依据或者确为部门公共管理和服务所必需；

（二）与现有的国家统计调查项目和部门统计调查项目的主要内容不重复、不矛盾；

（三）主要统计指标无法通过本部门的行政记录或者已有统计调查资料加工整理取得；

（四）部门统计调查制度科学、合理、可行，并且符合本办法第八条、第九条和第十八条规定；

（五）采用的统计标准符合国家有关规定；

（六）符合统计法律法规和国家有关规定。

不符合前款规定的，国家统计局向制定机关提出修改意见；修改后仍不符合前款规定条件的，国家统计局作出不予批准的书面决定，并说明理由。

第二十条 国家统计局对申请备案的部门统计调查项目进行审查，符合下列条件的部门统计调查项目，作出同意备案的书面决定：

（一）统计调查项目的调查对象属于制定机关管辖系统，或者利用行政记录加工获取统计资料；

（二）与现有的国家统计调查项目和部门统计调查项目的主要内容不重复、不矛盾；

（三）部门统计调查制度科学、合理、可行，并且符合本办法第八条、第九条和第十八条规定。

第二十一条 国家统计局在收到制定机关申请公文及完整的相关资料后，在20个工作日内完成审批，20个工作日内不能作出决定的，经审批机关负责人批准可以延长10日，并应当将延长审批期限的理由告知制定机关；在10个工作日内完成备案。完成时间以复函日期为准。

制定机关修改统计调查项目的时间，不计算在审批期限内。

第二十二条 部门统计调查项目有下列情形之一的，国家统计局简化审批或者备案程序，缩短期限：

（一）发生突发事件，需要迅速实施统计调查；

（二）统计调查内容未做变动，统计调查项目有效期届满需要延长期限。

第二十三条 部门统计调查项目实行有效期管理。审批的统计调查项目有效期为3年，备案的统计调查项目有效期为5年。统计调查制度对有效期规定少于3年的，从其规定。有效期以批准执行或者同意备案的日期为起始时间。

统计调查项目在有效期内需要变更内容的，制定机关应当重新申请审批或者备案。

第二十四条 部门统计调查项目经国家统计局批准或者备案后，应当在统计调查表的右上角标明表号、制定机关、批准机关或者备案机关、批准文号或者备案文号、有效期限等标志。

第二十五条 制定机关收到批准或者备案的书面决定后，在10个工作日内将标注批准文号或者备案文号和有效期限的统计调查制度发送到部门统计调查项目管理平台。

第二十六条 国家统计局及时通过国家统计局网站公布批准或者备案的部门统计调查项目名称、制定机关、批准文号或者备案文号、有效期限和统计调查制度的主要内容。

第四章 部门统计调查的组织实施

第二十七条 国务院有关部门应当健全统计工作流程规范，完善统计数据质量控制办法，夯实统计基础工作，严格按照国家统计局批准或者备案的统计调查制度组织实施统计调查。

第二十八条 国务院有关部门在组织实施统计调查时，应当就统计调查制度的主要内容对组织实施人员进行培训；应当就法定填报义务、主要指标涵义和口径、计算方法、采用的统计标准和其他填报要求，向调查对象作出说明。

第二十九条 国务院有关部门应当按《中华人民共和国统计法实施条例》的要求及时公布主要统计指标涵义、调查范围、调查方法、计算方法、抽样调查样本量等信息，对统计数据进行解释说明。

第三十条 国务院有关部门组织实施统计调查应当遵守国家有关统计资料管理和公布的规定。

第三十一条 部门统计调查取得的统计资料，一般应当在政府部门间共享。

第三十二条 国务院有关部门建立统计调查项目执行情况评估制度，对实施情况、实施效果和存在问题进行评估，认为应当修改的，按规定报请国家统计局审批或者备案。

第五章 国家统计局提供的服务

第三十三条 国家统计局依法开展部门统计调查项目审批和备案工作，为国务院有关部门提供有关统计业务咨询、统计调查制度设计指导、统计业务培训等服务。

第三十四条 国家统计局组织国务院有关部门共同维护、更新国家基本单位名录库，为部门统计调查提供调查单位名录和抽样框。

第三十五条 国家统计局建立统计标准库，为部门统计调查提供国家统计标准和部门统计标准。

第三十六条 国家统计局向国务院有关部门提供部门统计调查项目查询服务。

第三十七条 国家统计局推动建立统计信息共享数据库，为国务院有关部门提供部门统计数据查询服务。

第六章 监督检查

第三十八条 国家统计局依法对部门统计调查制度执行情况进行监督检查，依法查处部门统计调查中的重大违法行为；县级以上地方人民政府统计机构依法查处本级和下级人民政府有关部门和统计调查对象执行部门统计调查制度中发生的统计违法行为。

第三十九条 任何单位和个人有权向国家统计局举报部门统计调查违法行为。

国家统计局公布举报统计违法行为的方式和途径，依法受理、核实、处理举报，并为举报人保密。

第四十条 县级以上人民政府有关部门积极协助本级人民政府统计机构查处统计违法行为，及时向县级以上人民政府统计机构移送有关统计违法案件材料。

第四十一条 县级以上人民政府统计机构在调查部门统计违法行为或者核查部门统计数据时，有权采取《中华人民共和国统计法》第三十五条规定的下列措施：

（一）发出检查查询书，向检查单位和调查对象查询部门统计调查项目有关事项；

（二）要求检查单位和调查对象提供与部门统计调查有关的统计调查制度、调查资料、调查报告及其他相关证明和资料；

（三）就与检查有关的事项询问有关人员；

（四）进入检查单位和调查对象的业务场所和统计数据处理信息系统进行检查、核对；

（五）经本机构负责人批准，登记保存检查单位与统计调查有关的统计调查制度、调查资料、调查报告及其他相关证明和资料；

（六）对与检查事项有关的情况和资料进行记录、录音、录像、照相和复制。

县级以上人民政府统计机构进行监督检查时，监督检查人员不得少于2人，并应当出示执法证件；未出示的，有关部门有权拒绝检查。

第四十二条　县级以上人民政府统计机构履行监督检查职责时，有关部门应当如实反映情况，提供相关证明和资料，不得拒绝、阻碍检查，不得转移、隐匿、篡改、毁弃与部门统计调查有关的统计调查制度、调查资料、调查报告及其他相关证明和资料。

第七章　法律责任

第四十三条　县级以上人民政府有关部门在组织实施部门统计调查活动中有下列行为之一的，由上级人民政府统计机构、本级人民政府统计机构责令改正，予以通报：

（一）违法制定、实施部门统计调查项目；

（二）未执行国家统计标准或者经依法批准的部门统计标准；

（三）未执行批准和备案的部门统计调查制度；

（四）在部门统计调查中统计造假、弄虚作假。

第四十四条　县级以上人民政府有关部门及其工作人员有下列行为之一的，由上级人民政府统计机构、本级人民政府统计机构责令改正，予以通报：

（一）拒绝、阻碍对部门统计调查的监督检查和对部门统计违法行为的查处；

（二）包庇、纵容部门统计违法行为；

（三）向存在部门统计违法行为的单位或者个人通风报信，帮助其逃避查处。

第四十五条　县级以上人民政府统计机构在查处部门统计违法行为中，认为对有关国家工作人员依法应当给予处分的，应当提出给予处分的建议，将处分建议和案件材料移送该国家工作人员的任免机关或者监察机关。

第八章　附　　则

第四十六条　中央编办管理机构编制的群众团体机关、经授权代主管部门行使统计职能的国家级集团公司和工商领域联合会或者协会等开展的统计调查项目，参照部门统计调查项目管理。

县级以上地方人民政府统计机构对本级人民政府有关部门制定的统计调查项目管理，参照本办法执行。

第四十七条　本办法自2017年10月1日起施行。国家统计局1999年公布的《部门统计调查项目管理暂行办法》同时废止。

8.1.4 关于印发全国卫生资源与医疗服务等五项统计调查制度的通知

国卫办规划函〔2018〕388号

各省、自治区、直辖市及新疆生产建设兵团卫生计生委，委机关有关司局，疾控中心、监督中心、食品评估中心、统计信息中心、卫生发展中心、人发中心：

为适应医改新形势、满足卫生健康工作需要，按照国家统计局调查制度管理规定，我委组织修订了《全国卫生资源与医疗服务统计调查制度》《全国卫生健康监督统计调查制度》《全国疾病预防控制统计调查制度》《全国妇幼卫生统计调查制度》《全国新型农村合作医疗统计调查制度》（以下简称五项统计调查制度），由国家统计局审核并印发了《关于批准执行全国卫生资源与医疗服务等五项统计调查制度的函》（国统制〔2018〕50号）。现将五项统计调查制度印发你们，从2018年开始执行，并提出如下要求：

一、医疗卫生机构按照《全国卫生资源与医疗服务统计调查制度》报送2018年年报。《全国卫生资源与医疗服务统计调查制度》中的采供血信息年报表和卫生健康人才需求计划年报表、《全国卫生健康监督统计调查制度》、《全国疾病预防控制统计调查制度》、《全国妇幼卫生统计调查制度》、《全国新型农村合作医疗统计调查制度》涉及的统计调查工作将由我委业务主管司局（中心）另行安排。

二、各地卫生计生行政部门要严格执行五项统计调查制度，也可根据需要，制订补充性地方卫生健康统计调查制度，并报同级统计机构批准或备案。印发的调查表必须在表的右上角标明表号、制定机关、批准机关和批准文号等内容。

三、各地卫生计生行政部门要认真落实统计调查制度，做好工作布置、人员培训和系统升级等工作，及时完成各项统计调查任务，并将执行情况及遇到的问题反馈我委业务主管司局（中心）。

国家卫生健康委办公厅

2018年6月1日

8.1.5 国家卫生计生委、公安部、民政部关于进一步规范人口死亡医学证明和信息登记管理工作的通知

国卫规划发〔2013〕57 号

各省、自治区、直辖市卫生计生委（卫生厅局）、公安厅局、民政厅局，新疆生产建设兵团卫生局、公安局、民政局：

人口死亡医学证明和信息登记是研究人口死亡水平、死亡原因及变化规律和进行人口管理的一项基础性工作，也是制订社会经济发展规划、评价居民健康水平、优化卫生资源配置的重要依据。为加强部门协作，规范工作流程，实现信息共享，提高管理水平，现将有关事项通知如下：

一、人口死亡医学证明的签发

人口死亡医学证明是医疗卫生机构出具的、说明居民死亡及其原因的医学证明。

（一）自 2014 年 1 月 1 日起，各地医疗卫生机构使用全国统一制定的新版《居民死亡医学证明（推断）书》（以下简称《死亡证》）。《死亡证》共四联（式样见附件 1）。

（二）《死亡证》签发对象为在中国大陆死亡的中国公民、台港澳居民和外国人（含死亡新生儿）。

（三）《死亡证》签发单位为负责救治或正常死亡调查的医疗卫生机构。

（四）《死亡证》签章后生效。医疗卫生机构和公安部门必须准确、完整、及时地填写《死亡证》四联（后三联一致）及《死亡调查记录》，严禁任何单位和个人伪造、私自涂改。

（五）死者家属遗失《死亡证》，可持有效身份证件向签发单位申请补发一次。补发办法如下：已办理户籍注销及殡葬手续的，仅补发第三联；未办理户籍注销及殡葬手续的，补发第二至第四联。

（六）未经救治的非正常死亡证明由公安司法部门按照现行规定及程序办理。

二、人口死亡医学证明的使用

《死亡证》是进行户籍注销、殡葬等人口管理的凭证，由卫生计生、公安、民政部门共同管理。

（一）死者家属持《死亡证》第二、三、四联向公安机关申报户籍注销及签章手续。公安机关凭第二联办理死者户籍注销手续，加盖第三、四联公章（在医疗卫生机构内死亡者，第四联无需公安机关签章）。死者家属持第四联《居民死亡殡葬证》到殡仪馆办理尸体火化手续，殡仪馆凭第四联办理殡葬手续。

（二）《死亡证》第一联是原始凭证，由出具单位随病案保存或按档案管理永久保存，以备查询。第二联由死者户籍所在地公安部门永久保存。第三联由死者家属保存，第四联由民政部门收集保存。

（三）纸质《死亡证》由卫生计生部门统一印制，发放范围为不具备打印条件的基层医疗卫生机构。

三、人口死亡信息的报告

（一）建立人口死亡信息库。卫生计生部门负责建立正常死亡人口信息库，医疗卫生机构在签发《死亡证》15 日内网络报告第一联信息。民政部门负责建立死者火化信息库。

（二）开展信息校核工作。各级卫生计生、公安、民政部门应当定期开展本辖区人口死亡信息比对和校核工作，补漏查错，确保人口死亡信息及时性、完整性、一致性。乡镇（街道）派出所民警、民政助理、计划生育专干和乡村医生等应当及时向乡镇卫生院或社区卫生服务中心提供在家死亡（含新生儿死亡）信息。医疗卫生机构应当及时报告在家死亡和新生儿死亡信息。

（三）建立信息共享机制。县级卫生计生、公安、民政部门应当按月交换正常死亡、死亡销户及非正常死亡、死者火化信息（见附件 2），建立本部门跨区域非户籍人口死亡信息交换机制。卫生计生部门应当及时商请公安部门提供上年末本地区性别及年龄别人口数等情况。

（四）加强统计分析。各级卫生计生、公安、民政部门要加强对人口死亡数据的分析利用，为促进社会经济发展和制定人口健康政策提供信息支撑。在中国大陆死亡的台港澳居民和外国人不作为统计对象。

四、保障措施

（一）强化组织领导，落实部门职责。人口死亡信息登记工作是加强人口管理、构建和谐社会的重要举措。各级卫生计生、公安、民政部门要高度重视，强化组织领导，落实部门职责，明确任务分工，确保此项工作顺利开展。

（二）规范工作流程，密切部门配合。各级卫生计生、公安、民政部门要紧密配合，加强协作，进一步规范证书签发与使用、信息报告与共享等工作流程，提供便民服务，提高办事效率，逐步实现业务协同。

（三）完善工作制度，提高管理水平。各级卫生计生、公安、民政部门要完善证书管理、信息报告、数据安全、督导检查、人员培训、考核评估等工作制度，建立人员配备、经费投入、信息化建设等长效机制，提高人口死亡信息登记管理水平。

自 2014 年 1 月 1 日起，《卫生部、公安部、民政部关于使用<出生医学证明书>、<死亡医学证明书>和加强死因统计工作的通知》（卫统发〔1992〕第 1 号）同时停止执行。

附件：1.《居民死亡医学证明（推断）书》

2. 三部门数据交换内容

国家卫生计生委　公安部　民政部

2013 年 12 月 31 日

附件1：

居民死亡医学证明（推断）书

______省（自治区、直辖市）__________市（地区、州、盟）__________县（区、旗）

行政区划代码□□□□□□

编号：□□□□□□□□□□□□□□□□□□□□□

第一联 填写单位存根

<table>
<tr><td>死者姓名</td><td></td><td>性别</td><td>1男，0未知的性别
2女，9未说明的性别</td><td>民族</td><td></td><td>国家或地区</td><td></td></tr>
<tr><td>有效身份证件类别</td><td>1身份证，2户口簿，3护照
4军官证，5驾驶证
6港澳通行证，7台湾通行证
9其他法定有效证件</td><td>证件号码</td><td></td><td>年龄</td><td></td><td>婚姻状况</td><td>1未婚，2已婚，
3丧偶，4离婚，
9未说明</td></tr>
<tr><td>出生日期</td><td>年 月 日</td><td>文化程度</td><td>1研究生，2大学，3大专
4中专，5技校，6高中
7初中及以下</td><td>个人身份</td><td colspan="3">11公务员，13专业技术人员，17职员
21企业管理者，24工人，27农民，31学生
37现役军人，51自由职业者，54个体经营者
70无业人员，80离退休人员，90其他</td></tr>
<tr><td>死亡日期</td><td>年 月 日
时 分</td><td>死亡地点</td><td>1医疗卫生机构，2来院途中，3家中
4养老服务机构，9其他场所，0不详</td><td colspan="2">死亡时是否处于妊娠期或妊娠终止后42天内</td><td colspan="2">1是，2否</td></tr>
<tr><td>生前工作单位</td><td></td><td>户籍地址</td><td colspan="3"></td><td>常住地址</td><td></td></tr>
<tr><td>可联系的家属姓名</td><td></td><td>联系电话</td><td colspan="3"></td><td>家属住址或工作单位</td><td></td></tr>
<tr><td colspan="2">致死的主要疾病诊断</td><td colspan="4">疾病名称（勿填症状体征）</td><td colspan="2">发病至死亡大概间隔时间</td></tr>
<tr><td colspan="2">Ⅰ.（a）直接死亡原因</td><td colspan="4"></td><td colspan="2"></td></tr>
<tr><td colspan="2">（b）引起（a）的疾病或情况</td><td colspan="4"></td><td colspan="2"></td></tr>
<tr><td colspan="2">（c）引起（b）的疾病或情况</td><td colspan="4"></td><td colspan="2"></td></tr>
<tr><td colspan="2">（d）引起（c）的疾病或情况</td><td colspan="4"></td><td colspan="2"></td></tr>
<tr><td colspan="2">Ⅱ.其他疾病诊断（促进死亡，但与导致死亡无关的其他重要情况）</td><td colspan="4"></td><td colspan="2"></td></tr>
<tr><td>生前主要疾病最高诊断单位</td><td colspan="4">1三级医院，2二级医院，3乡镇卫生院/社区卫生服务机构，
4村卫生室，9其他医疗卫生机构，0未就诊</td><td colspan="2">生前主要疾病最高诊断依据</td><td>1尸检，2病理，3手术，
4临床+理化，5临床，
6死后推断，9不详</td></tr>
<tr><td>医师签名</td><td colspan="4"></td><td colspan="2">医疗卫生机构盖章</td><td>填表日期：
年 月 日</td></tr>
<tr><td colspan="5">（以下由编码人员填写）根本死亡原因：</td><td colspan="3">ICD编码：</td></tr>
</table>

死亡调查记录

<table>
<tr><td colspan="8">死者生前病史及症状体征：

以上情况属实，被调查者签字：</td></tr>
<tr><td>被调查者
姓　　名</td><td></td><td>与死者
关　系</td><td></td><td>联系
电话</td><td></td><td>联系地址
或工作单位</td><td></td></tr>
<tr><td>死因推断</td><td colspan="3"></td><td>调查者签名</td><td></td><td>调查日期</td><td>年　月　日</td></tr>
</table>

注：①此表填写范围为在家、养老服务机构、其他场所正常死亡者；②被调查者应为死者近亲或知情人；③调查时应出具以下资料：被调查者有效身份证件，居住地居委会或村委会证明，死者身份证和（或）户口簿、生前病史卡。

居民死亡医学证明（推断）书

行政区划代码□□□□□□　　　　编号：□□□□□□□□□□□□□□□□□□

第二联　公安部门保存

<table>
<tr><td>死者
姓名</td><td></td><td>性别</td><td></td><td>民族</td><td></td><td>国家或
地区</td><td></td><td>年龄</td><td></td></tr>
<tr><td>身份证件
类别</td><td></td><td>证件
号码</td><td colspan="2"></td><td>常住
地址</td><td colspan="4"></td></tr>
<tr><td>出生
日期</td><td>年　月　日</td><td>死亡
日期</td><td colspan="2">年　月　日</td><td>死亡
地点</td><td colspan="4"></td></tr>
<tr><td>死亡
原因</td><td colspan="3"></td><td>家属
姓名</td><td colspan="2"></td><td>联系
电话</td><td colspan="2"></td></tr>
<tr><td>家属住址
或单位</td><td colspan="3"></td><td>医师
签名</td><td colspan="2"></td><td>民警
签名</td><td colspan="2"></td></tr>
<tr><td colspan="5">医疗卫生机构盖章

年　　月　　日</td><td colspan="5">派出所意见（盖章）

年　　月　　日</td></tr>
</table>

注：①死者家属持此联到公安机关办理户籍注销手续；②无医师及民警签字、医疗卫生机构及派出所盖章无效。

居民死亡医学证明（推断）书

行政区划代码□□□□□□　　　　编号：□□□□□□□□□□□□□□□□□□

第三联　死者家属保存

<table>
<tr><td>死者姓名</td><td></td><td>性别</td><td></td><td>民族</td><td></td><td>国家或地区</td><td></td><td>年龄</td><td></td></tr>
<tr><td>身份证件类别</td><td></td><td>证件号码</td><td colspan="2"></td><td>常住地址</td><td colspan="4"></td></tr>
<tr><td>出生日期</td><td>年　月　日</td><td>死亡日期</td><td colspan="2">年　月　日</td><td>死亡地点</td><td colspan="4"></td></tr>
<tr><td>死亡原因</td><td colspan="3"></td><td>家属姓名</td><td colspan="2"></td><td>联系电话</td><td colspan="2"></td></tr>
<tr><td>家属住址或单位</td><td colspan="3"></td><td>医师签名</td><td colspan="2"></td><td>民警签名</td><td colspan="2"></td></tr>
<tr><td colspan="5">医疗卫生机构盖章
年　月　日</td><td colspan="5">派出所意见（盖章）
年　月　日</td></tr>
</table>

注：①死者家属持此联到公安机关签章；②无医师及民警签字、医疗卫生机构及派出所盖章无效；③死于救治机构以外的死亡原因系死后推断。

居民死亡殡葬证

行政区划代码□□□□□□　　　　编号：□□□□□□□□□□□□□□□□□□

第四联　殡葬管理部门保存

<table>
<tr><td>死者姓名</td><td></td><td>性别</td><td></td><td>民族</td><td></td><td>国家或地区</td><td></td><td>年龄</td><td></td></tr>
<tr><td>身份证件类别</td><td></td><td>证件号码</td><td colspan="2"></td><td>常住地址</td><td colspan="4"></td></tr>
<tr><td>出生日期</td><td>年　月　日</td><td>死亡日期</td><td colspan="2">年　月　日</td><td>死亡地点</td><td colspan="4"></td></tr>
<tr><td>死亡原因</td><td colspan="3"></td><td>家属姓名</td><td colspan="2"></td><td>联系电话</td><td colspan="2"></td></tr>
<tr><td>家属住址或单位</td><td colspan="3"></td><td>医师签名</td><td colspan="2"></td><td>民警签名</td><td colspan="2"></td></tr>
<tr><td colspan="5">医疗卫生机构盖章
年　月　日</td><td colspan="5">派出所意见（盖章）
年　月　日</td></tr>
</table>

注：①死者家属持此证到殡仪馆办理尸体火化手续；②死于救治机构，医师签字及医疗卫生机构盖章有效；死于非救治机构，医师及民警签字、医疗卫生机构及派出所盖章有效。

填表说明

《居民死亡医学证明（推断）书》（以下简称《死亡证》）是医疗卫生机构出具的、说明居民死亡及其原因的医学证明，是人口管理与生命统计的基本信息来源。因此，要求填写者及相关人员以严肃、认真、科学的态度对待此项工作。

一、填写范围

中国大陆境内正常死亡的中国公民、台港澳居民和外国居民，包括未登记户籍的死亡新生儿。

二、填写人

（一）医疗卫生机构、来院途中死亡者：由负责救治的执业医师填写。

（二）家中、养老服务机构、其他场所正常死亡者：由本辖区社区卫生服务机构或乡镇（街道）卫生院负责调查的执业（助理）医师根据死亡申报材料、调查询问结果并进行死因推断之后，填写《死亡调查记录》及《死亡证》。

医疗卫生机构不能确定是否属于正常死亡者，需经公安司法部门判定死亡性质，公安司法部门判定为正常死亡者，由负责救治或调查的执业医师填写《死亡证》。

未经救治的非正常死亡证明由公安司法部门按照现行规定及程序办理。非正常死亡是指由外部作用导致的死亡，包括火灾、溺水等自然灾难致死，或工伤、医疗事故、交通事故、自杀、他杀、受伤害等人为致死（含无名尸）。

三、填表要求

（一）《居民死亡医学证明（推断）书》要求四联填写齐全，字迹清楚，内容准确，不得勾画涂改。打印或用钢笔、碳素笔填写，签名并加盖公章后生效。如已注明分类项目，请打印应选项目或在应选项目上打“√”。

（二）本表分类采用以下国家标准：《人的性别代码》（GB/T2261. 1-2003）、《婚姻状况代码》（GB/T2261. 2-2003）、《从业状况（个人身份）代码》（GB/T2261. 4-2003）、《中国各民族名称的罗马字母拼写法和代码》（GB/T3304-1991）、《世界各国和地区名称代码》（GB/T2659-2000）、《学历代码（文化程度代码）》（GB4658-2006）。如发布最新版本，则采用最新版本。请按国家标准填写，国家或地区填写中文简称。

（三）省（自治区、直辖市）、市（地区、州、盟）、县（区、旗）：指出具《死亡证》的医疗卫生机构所在的省、市、县名称，以民政部编制的上年末《县级以上区划简册》为准。

（四）行政区划代码：填写出具《死亡证》的医疗卫生机构所在的县（区、旗）6位行政区划代码，以民政部编制的上年末《县级以上区划简册》为准。

（五）编号：填写17位代码（可由信息系统自动赋值）。编号规则为：《死亡证》出具单位的组织机构代码（9位）+年份（4位）+流水码（4位）。

（六）有效身份证件类别及号码：证件类别及号码不得空缺。中国公民要求填写18位身份证号码。

（七）年龄：按照周岁填写。婴儿填写实际存活的月、日、小时。

（八）出生、死亡日期：填写死者的出生或死亡的年、月、日，婴儿死亡填写到时、分。

（九）个人身份：按照死亡前的个人身份填写，离退休后死者的个人身份一律填“离退休人员”。

（十）死亡地点：“医疗卫生机构”指死于各级各类医疗卫生机构住院部及急诊室；“不详”指未能确定的死亡地点（仅限非正常死亡者）。

（十一）常住、户籍地址：常住地址填写死者居住半年以上的地址，详细到门牌号码；户籍地址填写户口簿上登记的地址，详细到门牌号码。

（十二）第一联“致死的主要疾病诊断”第Ⅰ部分中“（a）直接死亡原因”填写最后造成死亡的疾病诊断或损伤。第二、三、四联“死亡原因”填写第一联“（a）直接死亡原因”，如果（a）行填写的为症状、体征、衰竭，则“死亡原因”填写（a）行之后的主要致死原因。填写举例：

例一：如某人因肺癌导致死亡，

第一联：（a）肺癌；

根本死亡原因：肺癌；

第二、三、四联“死亡原因”：肺癌。

例二：如某人因早年的慢性支气管炎逐渐引起肺气肿，逐渐引起肺心病导致死亡，

第一联：（a）肺心病，（b）肺气肿，（c）慢性支气管炎；

根本死亡原因：慢性支气管炎；

第二、三、四联“死亡原因”为“肺心病”。

例三：如某人因骑自行车与汽车相撞造成颅内损伤导致死亡，

第一联：（a）颅内损伤，（b）骑自行车与汽车相撞

根本死亡原因：骑自行车与汽车相撞

第二、三、四联“死亡原因”：颅内损伤。

（十三）生前主要疾病的最高诊断单位：三级医院（含相当）包括三级妇幼保健院及专科疾病防治院，二级医院（含相当）包括二级妇幼保健院及专科疾病防治院，其他医疗卫生机构包括急救中心、一级医院、门诊部、诊所（医务室）、疗养院等。

（十四）生前主要疾病最高诊断依据：“死后推断”仅限死亡地点为“来院途中”“家中”“养老服务机构”“其他场所”填写。

（十五）根本死亡原因及ICD编码：二级及以上（含相当）医疗机构由医疗机构编码人员填写，其他医疗卫生机构由县（区、县级市）疾病预防控制中心编码人员网上填写。ICD编码填写4位国际疾病分类代码。

（十六）补发《死亡证》时，需在第一联及补发联注明“补发”及补发时间。申请人应为《死亡证》签字家属或委托人并出具有效身份证件。

附件 2

三部门数据交换内容

一、人口死亡信息交换数据项

序号	数据项名称	正常死亡信息（卫生计生部门提供）	非正常死亡信息（公安部门提供）	死亡销户信息（公安部门提供）	火化信息（民政部门提供）
1	行政区划代码	*	*	*	*
2	省、市、县名称	*	*	*	*
3	《死亡证》编号	*	-	*	*
4	法医鉴定书编号	-	*	-	-
5	死者姓名	*	*	*	*
6	性别	*	*	*	*
7	民族	*	*	*	*
8	国家或地区	*	*	*	*
9	年龄	*	*	*	*
10	身份证件类型	*	*	*	*
11	身份证件号码	*	*	*	*
12	常住地址	*	*	*	*
13	户籍地址	*	*	*	-
14	出生日期	*	*	*	*
15	死亡日期	*	*	*	*
16	死亡地点	*	*	*	-
17	死亡原因	*	*	*	-
18	意外死亡情况描述	-	*	-	-
19	家属姓名	*	*	*	*
20	联系电话	*	*	*	*
21	家属住址或单位	*	*	*	*
22	医师签名	*	-	-	-
23	医疗卫生机构名称	*	-	-	-
24	民警签名	*	-	*	-
25	派出所名称	*	-	*	-
26	法医签名	-	*	-	-
27	法医鉴定单位名称	-	*	-	-
28	殡仪馆名称	-	-	-	*

注：①“*”表示需提供的数据项，“-”表示无需提供的数据项；②行政区划代码及省、市、县名称指医疗卫生机构、派出所、法医鉴定单位、殡仪馆所在地的省（自治区、直辖市）、市（地区）、县（区、县级市）名称及行政区划代码。

二、本地区性别年龄别人口数（公安部门提供）

年龄组	户籍人口		居住半年以上非户籍人口	
	男性	女性	男性	女性
0 岁				
1~4 岁				
5~9 岁				
10~14 岁				
15~19 岁				
20~24 岁				
25~29 岁				
30~34 岁				
35~39 岁				
40~44 岁				
45~49 岁				
50~54 岁				
55~59 岁				
60~64 岁				
65~69 岁				
70~74 岁				
75~79 岁				
80~84 岁				
85~89 岁				
90~94 岁				
95~99 岁				
100 岁及以上				

注：居住半年以上非户籍人口数不包括台港澳居民及外国人。

8.1.6 国家卫生计生委办公厅关于印发《人口死亡信息登记管理规范（试行）》的通知

国卫规划发〔2014〕68号

各省、自治区、直辖市卫生计生委，新疆生产建设兵团卫生局，委机关各司局，委直属各单位：

为加强人口死亡信息登记管理工作，落实部门职责，规范工作流程，确保数据质量，根据《国家卫生和计划生育委员会、公安部、民政部关于进一步规范人口死亡医学证明和信息登记管理工作的通知》（国卫规划发〔2013〕57号）文件要求，我委研究制定了《人口死亡信息登记管理规范（试行）》。现印发你们，请遵照执行。

国家卫生计生委办公厅

2014年12月4日

人口死亡信息登记管理规范（试行）

第一章 总　　则

第一条 为落实人口死亡信息登记部门职责，规范登记工作流程，建立分工协作机制，确保人口死亡信息的准确性、完整性和及时性，制定本规范。

第二条 本规范适用于各级卫生计生行政部门、各级各类医疗卫生机构的《居民死亡医学证明（推断）书》（以下简称为《死亡证》）的签发与使用，以及人口死亡信息报告（含非正常死亡）、信息共享与统计分析等。

第三条 人口死亡信息是研究人口死亡水平和进行人口管理的一项基础性工作，也是制订社会经济发展规划、评价居民健康水平、优化卫生资源配置的重要依据。人口死亡信息登记是卫生计生部门职责之一，各级卫生计生行政部门应当加强对人口死亡信息登记工作的组织领导，各级医疗卫生机构应当做好人口死亡信息登记工作。

第四条 人口死亡信息登记应当遵循标准规范、及时准确、分级负责、属地管理的原则。

第二章 职 责 分 工

第五条 国家卫生计生委负责组织协调人口死亡信息登记工作，建立健全人口死亡信息登记制度，组织开展数据质量检查和评估，发布全国及省级人口死亡信息。统计信息中心协助起草有关管理规范，负责国家人口死亡信息库建设、部门间信息共享、数据发布前审核等工作。

省级卫生计生行政部门负责组织协调本辖区人口死亡信息登记工作，建立健全本地区人口死亡信息登记制度，协调本地区人口死亡信息登记系统建设，发布本辖区人口死亡信息。省级卫生计生统计信息中心协助省级卫生计生行政部门开展工作，参与本地区人口死亡信息登记系统及数据库建设，负责部门间信息共享、数据发布前审核等。

地市级及县区级卫生计生行政部门负责本辖区人口死亡信息登记工作，组织本辖区监督检查和考核评估。

第六条 中国疾病预防控制中心负责制订相关技术方案，负责人口死亡信息登记系统国家级平台建设并指导省市级平台建设，负责全国人口死亡信息的数据收集、质量控制、统计分析、数据报告、业务指导、人员培训等，组织实施死因监测项目工作。孕产妇、5 岁以下儿童死亡监测工作继续由全国妇幼卫生监测办公室组织实施。

地方各级疾病预防控制中心负责本辖区人口死亡信息登记的数据收集、质量控制、统计分析、业务指导、人员培训、考核评估、平台建设、系统运维等工作。省级疾病预防控制中心统筹管理纸质《死亡证》印制。

第七条 医疗卫生机构负责救治死亡患者的《死亡证》填写、签发、保存及信息报告与核对等工作，协助县区级疾病预防控制中心开展人口死亡信息登记的质量控制。

乡镇（街道）卫生院和社区卫生服务机构负责本辖区院外死亡调查、《死亡证》签发、信息报告（含非正常死亡）等工作。

乡村医生和计划生育专干负责向乡镇卫生院、社区卫生服务机构报送辖区内未经救治的死亡者（含新生儿死亡）名单，协助开展入户调查。

第三章　信息登记与报告

第八条 《死亡证》签发与人口死亡信息报告的责任单位为负责接诊或调查的医疗卫生机构（包括急救中心和急救站）。

《死亡证》填写责任人为负责救治的执业医师或负责调查的执业（助理）医师。医疗卫生机构指定专人（熟悉业务）负责《死亡证》管理和人口死亡信息报告工作。

第九条 自 2014 年 1 月 1 日起，各级各类医疗卫生机构使用全国统一制定的新版《死亡证》。

（一）签发单位：在医疗卫生机构或来院途中死亡（含出诊医生到现场已死亡）的《死亡证》，由负责救治的医疗卫生机构签发；在家中、养老服务机构、其他场所等正常死亡者的《死亡证》，由本辖区社区卫生服务机构或乡镇（街道）卫生院签发。未经救治的院外死亡，医疗卫生机构不能确定是否属于正常死亡者，需经公安司法部门判定死亡性质，公安司法部门判定为正常死亡者，由负责到现场或调查的执业（助理）医师签发《死亡证》；公安司法机构判断为非正常死亡者，由公安司法部门按照现行规定及程序办理。

（二）签发对象为在中国大陆死亡的中国公民、台港澳居民和外国人（含死亡新生儿）。

（三）补发《死亡证》时，需在第一联及补发联“医疗卫生机构盖章”栏注明“补发”及补发时间。

第十条 医疗卫生机构应当按照填表说明准确、完整、及时地填写《死亡证》四联（后三联一致）及《死亡调查记录》。《死亡证》“行政区划代码”和“编号”原则上从人口死亡信息登记系统获取，以确保唯一性。未登记户籍的死亡婴儿和无名尸的“有效身份证件类别”、“证件号码”均填“无”。

具备条件的医疗卫生机构应当出具打印的《死亡证》。

第十一条 人口死亡信息采用网络报告方式。

（一）医疗卫生机构相关责任人在签发《死亡证》15 日内通过人口死亡信息登记系统网络报告《死亡证》第一联信息（含《死亡调查记录》，下同）。

（二）暂不具备上网条件的基层医疗卫生机构，在签发《死亡证》10 日内将纸质《死亡证》第一联复印件报送至县区级疾病预防控制中心，县区级疾病预防控制中心在收到《死亡证》复印件 7 日内代报。

（三）乡镇卫生院或社区卫生服务机构如无合格编码人员，报告死亡信息中的根本死因和国际疾病分类（ICD）编码由所属县区级疾病预防控制中心补录。

（四）医疗卫生机构应当按照《突发公共卫生事件与传染病疫情监测信息报告管理办法（卫生部令第 37 号）》及时上报传染病死亡信息；妇幼卫生监测地区医疗卫生机构按照《全国妇幼卫生监测方案》报送孕产妇、5 岁以下儿童死亡信息。

第十二条 人口死亡信息属法定调查表，任何单位和个人不得瞒报、虚报、拒报和篡改。对于瞒报、虚报、拒报和篡改人口死亡信息的，由有关部门依据《中华人民共和国统计法》对相关人员给予行政处分或追究法律责任。

第四章 质量控制

第十三条 医疗卫生机构应当建立数据审核制度。

（一）医疗卫生机构相关责任人应当对《死亡证》进行错漏项等逻辑检查，行政区划代码、编号、有效身份证件类别、证件号码、性别、死亡日期、死亡原因、医师签名、医疗卫生机构等不得为空，如实填写死因链及死亡调查记录，确保填写与上报的死亡信息完整、准确、一致。

（二）县区级疾病预防控制中心责任人在死亡信息上报后 7 日内完成数据审核，审核不通过要注明审核意见，并将错误信息反馈报告单位核实订正，确保根本死因及 ICD 编码质量。

第十四条 医疗卫生机构应当建立数据订正制度。

（一）对已审核确认的报告信息，填报单位如发现死因诊断变更或填卡及编码错误，应及时通知县区级疾病预防控制中心订正。

（二）县区级疾病预防控制中心按月对本辖区报告的人口死亡信息进行查重，确认后删除重复报告信息并做好登记。

第十五条 医疗卫生机构应当建立数据比对校核与补报制度。

（一）乡镇卫生院、社区卫生服务机构责任人应当定期与街道派出所、养老服务机构、民政助理、计划生育专干和乡村医生等比对校核在家死亡名单（含新生儿死亡），发现漏报应进行入户调查并及时补报。

（二）同级疾病预防控制中心和妇幼保健机构要建立比对校核机制，按月核对并补报孕产妇和 5 岁以下儿童死亡信息。

（三）县区疾病预防控制中心按月收集公安部门提供的非正常死亡信息（或法医鉴定书信息）并移交乡镇（街道）卫生院、社区卫生服务机构，由乡镇（街道）卫生院、社区卫生服务机构进行调查后补报非正常死亡的有关信息（与《死亡证》第一联内容一致）。

第十六条 各级卫生计生行政部门应当建立覆盖全人群的本辖区人口死亡信息库（包括正常死亡及非正常死亡信息）、死因监测数据库、孕产妇及 5 岁以下儿童死亡监测数据库。

第十七条 各级卫生计生行政部门要建立绩效考核、质量评估、结果通报制度。国家及省级疾病预防控制中心要定期组织开展漏报调查，评估死因监测数据质量。考核评估指标主要为粗死亡率、根本死因编码准确率、审核率、重卡率等。

第五章 信息利用与管理

第十八条 各级卫生计生行政部门要建立跨部门、跨区域、跨系统的人口死亡信息共享机制。

（一）县区级卫生计生行政部门应当按月与公安、民政部门交换正常死亡、死亡销户及非正常死亡、死者火化等信息，省级卫生计生行政部门协商同级公安部门提供上年末各县区性别及年龄别人口数。

（二）国家及省级疾病预防控制中心按月向同级卫生计生数据中心推送本辖区人口死亡信息库。

（三）中国疾病预防控制中心按月向省级人口死亡信息登记系统推送跨省流动人口死亡信息，按季度与全国妇幼卫生监测办公室交换妇幼卫生监测地区孕产妇、5 岁以下儿童死亡信息。

第十九条 各级卫生计生行政部门要加强人口死亡信息的统计分析、数据挖掘与利用，产出人口死亡率、疾病别死亡率、死因顺位、预期寿命等指标，为深化医改、制定人口健康政策与规划、优化卫生资源配置提供科学依据。

第二十条 各级卫生计生行政部门应当依据《中华人民共和国政府信息公开条例》规范公布人口死亡信息。人口死亡信息属于重要卫生数据，省级人口死亡信息公布前要报国家卫生计生委备案。

第二十一条 各级卫生计生行政部门应当建立人口死亡信息保存制度，《死亡证》由出具单位纳入档案管理长期保存；人口死亡信息库由各级疾病预防控制中心和统计信息机构定期备份并长期保存。

第二十二条 实行人口死亡信息使用申请审批制度。人口死亡个案信息不得用于人口管理和统计分析以外的目的，任何单位和个人不得泄露个人隐私信息。

第二十三条 人口死亡信息采用相关国家标准和卫生信息标准的最新版本，各地不得自行制订分类标准。为保证系统和编码的稳定性，行政区划代码、组织机构代码由中国疾病预防控制中心每年维护 1 次，医疗卫生机构变更组织机构代码需提供《组织机构代码证书》。

第二十四条 人口死亡信息登记系统平台及数据管理单位应当按照国家相关信息安全保护制度要求，保障系统和数据安全，加强用户与权限管理。

第六章 保障措施

第二十五条 各级卫生计生行政部门应当加强对人口死亡信息登记工作的领导和管理，明确任务分工，规范工作流程，建立分工协作、运行保障、经费投入等长效机制。

第二十六条 卫生计生行政部门应当将人口死亡信息登记系统建设纳入人口健康信息化建设统筹规划。具备条件的地区应当建立省级、地市级人口死亡信息登记系统平台，严格执行相关信息标准、校验规则、交换机制，实现与上级数据同步、信息共享和互联互通。

第二十七条 医疗卫生机构要明确业务主管部门，指定专人负责并纳入绩效考核，保证信息报告人员相对稳定。各级疾病预防控制中心应当建立人员培训制度，加强对死亡信息登记工作人员的岗位培训。

第七章　附　　则

第二十八条　各省、自治区、直辖市应当根据本规范并结合当地实际情况制定实施细则。

第二十九条　军队、武警、新疆生产建设兵团所属医疗机构对死亡患者信息登记工作可参照本规范执行。

第三十条　本规范自发布之日起实施。

8.1.7 国家卫生计生委办公厅关于开展产妇分娩信息登记工作的通知

国卫办妇幼函〔2015〕274号

各省、自治区、直辖市卫生计生委，新疆生产建设兵团卫生局：

为及时、准确地掌握全国产妇分娩信息，为加强妇幼健康服务能力建设和调整完善生育政策提供科学依据，我委决定开展产妇分娩信息登记工作，现就有关事项通知如下：

一、建立产妇分娩信息登记制度

（一）信息报告。2015年5月1日起，所有提供助产技术服务的医疗卫生机构在产妇分娩10日内，通过国家卫生统计网络直报系统报送《产妇分娩信息登记表》（见附件1）。6月底前完成1~4月产妇分娩信息补录。

（二）数据推送。省级统计直报平台每月10日24时通过国家政务外网向国家人口健康数据中心推送上月数据。

二、工作要求

（一）明确职责分工，尽快组织落实。我委妇幼司负责业务管理，统计信息中心提供技术支持。各地要明确职责分工，尽快组织实施。各助产机构要指定专人负责产妇分娩信息报告工作，乡镇卫生院和社区卫生服务机构负责收集并报送本辖区医疗机构外产妇分娩信息。

（二）及时报送数据，确保数据质量。我委将于4月下旬发布系统升级包，请各省（区、市）及时升级。已经建立产妇分娩信息库的地区要严格按照数据接口标准（见附件2）推送数据，确保产妇分娩信息完整、准确、及时。我委将适时通报各地数据报送情况。

附件：1. 产妇分娩信息登记表（略）
　　　2. 数据接口标准（略）

国家卫生计生委办公厅
2015年4月7日

8.1.8　国家卫生计生委办公厅关于推进出生医学证明管理信息系统建设的通知

国卫办妇幼函〔2015〕279号

各省、自治区、直辖市卫生计生委，新疆生产建设兵团卫生局：

为加强《出生医学证明》规范管理和出生信息共享，推进人口健康信息化建设，我委决定加快推进《出生医学证明》管理信息系统建设。现将有关事项通知如下：

一、工作任务与安排

（一）信息登记与报告。2015年8月1日起，《出生医学证明》签发机构在签发证书10日内网络报告《出生医学信息报告卡》（附件1），《出生医学证明》管理机构和签发机构在出入库当日网络报告《出生医学证明》入出库登记表（附件2）。

（二）系统建设。2015年7月20日前，各省（区、市）要严格按照《出生医学证明》管理信息系统数据接口标准（附件3）、省级平台软硬件要求（附件4）完成系统建设或升级改造任务。我委组织开发了《出生医学证明》管理信息系统软件，各省（区、市）可申请免费使用。

（三）数据推送。2015年9月起，各省（区、市）按月推送上月数据，推送时间为每月5日。每年2月20日前推送上年度补录和订正数据。

北京、天津、河北、内蒙古、吉林、黑龙江、上海、江苏、浙江、福建、山东、湖南、广东、海南、重庆、四川、宁夏等已经建立《出生医学证明》信息库的省份，要按照《出生医学证明》管理信息系统数据接口标准做好2014年数据转换并于2015年6月底前向我委推送。

省级平台通过基于电子政务外网的数据交换平台，采用消息中间件方式实现向国家人口健康数据中心传输数据（压缩包加密）。

天津、河北、甘肃、新疆4个试点省份从6月1日起开始系统试运行与数据报送工作。

二、工作要求

（一）加强组织领导。以《出生医学证明》为基础的人口出生信息是调整完善生育政策、改进公共卫生服务的重要依据，也是出生登记和国家人口基础信息库的基础数据。各地要充分认识建设《出生医学证明》管理信息系统的必要性和紧迫性，加强领导和组织实施，利用现有资源部署省级平台，建立分工协作和运行保障机制，组织人员培训，确保此项工作顺利开展。

（二）明确职责分工。我委规划司负责统筹协调，妇幼司负责业务管理，统计信息中心负责组织实施。省级卫生计生委规划信息处组织协调，妇幼处负责业务管理，统计信息中心负责省级系统建设维护与技术支持，省级《出生医学证明》管理机构负责信息报送、数据质控、人员培训等。

（三）及时报送数据。各地要按照工作进度安排和数据接口标准等要求，及时规范报送数据，建立信息校核机制，订正错误信息，确保数据完整准确并与纸质信息一致。各地区、各单位不得拒报、迟报数据。我委将适时开展督导检查并通报检查结果。

（四）实现信息共享。各地要将《出生医学证明》管理信息系统建设纳入人口健康信息化建设统筹规划，尽快实现跨部门、跨区域、跨系统的互联共享与业务协同，为提高卫生计生服务水平和完善人口健康政策提供信息支撑。要严格执行国家信息安全相关规定，确保信息安全。各地要建立出生信息使用申请审批制度，任何单位和个人不得泄露个人隐私信息。

国家卫生计生委妇幼司联系人：张波

电话：010-62030672

国家卫生计生委规划信息司联系人：田东岳

电话：010-68792929

国家卫生计生委统计信息中心联系人：缪之文

电话：010-68792810

附件：1. 出生医学信息报告卡.docx

2.《出生医学证明》入出库登记表.docx

3.《出生医学证明》管理信息系统数据接口标准.docx

4. 省级平台软硬件要求.docx

国家卫生计生委办公厅

2015 年 4 月 8 日

附件 1

出生医学信息报告卡

表　　号：卫计统 47-1 表
制定机关：国家卫生计生委
批准机关：国家统计局
批准文号：国统制［2013］107 号
有效期至：2015

《出生医学证明》编号 □□□□□□□□□□

新生儿信息	新生儿姓名________________ 性别______ 出生时间________年__月__日__时__分 出生孕周________周__出生体重____克（g） 出生身长____厘米（cm） 出生地点________省____市____县（区） 出生地点行政区划代码□□□□□□ 医疗机构名称________________ 接生人员________________
母亲信息	母亲姓名________________ 病案号____________ 母亲出生日期________ 母亲年龄________ 母亲国籍________ 母亲民族__________ 母亲户籍所在地______________ 省（区、市） 母亲户籍所在地省级行政区划代码□□ 母亲住址____________________ 母亲有效身份证件类别________ 母亲有效身份证件号码________________
父亲信息	父亲姓名________________ 父亲出生日期________ 父亲年龄________ 父亲国籍________________ 父亲民族______________ 父亲住址____________________ 父亲有效身份证件类别____________ 父亲有效身份证件号码______________
领证人	姓名______________ 与新生儿关系________________ 有效身份证件类别________ 有效身份证件号码________________
签发机构	机构名称________________ 行政区划代码□□□□□□ 组织机构代码□□□□□□□□-□ 机构类别代码□□□□ 签发人员________________
签发信息	签发类型____________ 原《出生医学证明》编号□□□□□□□□□□ 原证件正副页交回情况 ________________ 换发原因类别________________ 补发原因类别________________ 签发日期________年__月__日

填报单位：________ 填报人：________ 联系电话：________ 填报日期：________年____月____日

填报说明：1. 本表由《出生医学证明》签发机构填报。

2. 本单位签发的《出生医学证明》均需填报，换发、补发证件需重新填报。

3. 证件签发 10 日内通过省级出生医学证明管理信息系统网络报告。

附件 2

《出生医学证明》入出库登记表

（一）证件入库登记

表　　号：卫计统 47-2 表
制定机关：国家卫生计生委
批准机关：国家统计局
批准文号：国统制〔2013〕107 号
有效期至：2015

填报单位________________________　组织机构代码□□□□□□□□-□　行政区划代码□□□□□□

---

1. 证件提供机构名称________________________
2. 证件提供机构的组织机构代码□□□□□□□□□□-□
3. 入库日期□□□□年□□月□□日
4. 入库证件起始编号□□□□□□□□□□□
5. 入库证件终止编号□□□□□□□□□□□
6. 入库证件数量________________________
7. 入库类型（1 申领入库　2 调剂入库）□

负责人：________　填报人：________　联系电话：________　填报日期：________年______月______日

填报说明：1. 本表由《出生医学证明》管理机构和签发机构在证件入库登记时填报。按批次填报。
2. 证件入库当日通过省级出生医学证明管理信息系统网络报告。

《出生医学证明》入出库登记表

（二）证件出库登记

表　　号：卫计统 47-3 表
制定机关：国家卫生计生委
批准机关：国家统计局
批准文号：国统制〔2013〕107 号
有效期至：2015

填报单位________________________　组织机构代码□□□□□□□□-□　行政区划代码□□□□□□

---

1. 证件接收机构名称________________________
2. 证件接收机构的组织机构代码□□□□□□□□-□
3. 出库日期□□□□年□□月□□日
4. 出库证件起始编号□□□□□□□□□□
5. 出库证件终止编号□□□□□□□□□□
6. 出库证件数量________________________
7. 出库类型（1 申领出库　2 调剂出库　3 签发打印　4 废证）□
8. 废证原因（1 打印错误　2 遗失　3 毁损　4 其他________）□
9. 废证经办人________________________

负责人：________　填报人：________　联系电话：________　填报日期：________年______月______日

填报说明：1. 本表由《出生医学证明》管理机构和签发机构在证件出库或废证登记时填报。

2. 第 7 项（出库类型）选择“1”“2”“3”的，不填报第 8、9 项；第 7 项（出库类型）选择“4 废证”的，不填报第 1、2 项，单张废证的第 4 项与第 5 项一致。某个证件管理机构或签发机构年内入库和出库的证件数量应该一致。

3. 证件出库或作废当日通过省级出生医学证明管理信息系统网络报告。

附件 3

《出生医学证明》管理信息系统数据接口标准

一、出生医学信息报告

序号	字段名	内部标识符	数据元名称	定义	数据元值的数据类型	表示格式	数据元允许值	备注
1	SJXT-ID	HDSB 01.01.001	省级系统 ID	省级人口出生信息系统中对新生儿的唯一编码	S	AN..64		必填，省级系统主键
2	XSE-BM	HDSB 01.01.002	新生儿编码	省内新生儿唯一标识	S	AN..18		
3	CSYXZMBH	HDSB 01.01.003	出生医学证明编号	新生儿纸质《出生医学证明》的顺序号	S	AN10		必填
4	XSE-XM	HDSB 01.01.004	新生儿姓名	新生儿拟在公安管理部门正式登记注册的姓名	S	A..50		必填
5	XSE-XB	HDSB 01.01.005	性别	新生儿生理性别的代码	S	N1	GB/T2261.1	必填
6	XSE-CSSJ	HDSB 01.01.006	出生时间	新生儿出生当日的公元纪年日期和时间的完整描述	DT	DT12		必填，YYYYMMDDHHMM
7	XSE-YZ	HDSB 01.01.007	出生孕周（天）	新生儿出生时母亲妊娠时长，计量单位为天	N	N2..3		必填
8	XSE-TZ	HDSB 01.01.008	出生体重（g）	新生儿出生后 1h 内体重的测量值，计量单位为 g	N	N3..4	300~9999	必填
9	XSE-SC	HDSB 01.01.009	出生身长（cm）	新生儿出生后 1h 内身长的测量值，计量单位为 cm	N	N2，1	25.0~70.0	必填
10	CSDD-S	HDSB 01.01.010	出生地点-省（自治区、直辖市）	新生儿出生地点中的省、自治区或直辖市名称	S	A..70		必填
11	CSDD-SD	HDSB 01.01.011	出生地点-市（地区、州）	新生儿出生地点中的市、地区或州的名称	S	A..70		必填

续　表

序号	字段名	内部标识符	数据元名称	定义	数据元值的数据类型	表示格式	数据元允许值	备注
12	CSDD-XQ	HDSB 01.01.012	出生地点-县(市、区)	新生儿出生地点中的县、市或区名称	S	A..70		必填
13	CSD-QHDM	HDSB 01.01.013	出生地点_行政区划代码	新生儿出生地点的县级及县级以上行政区划的代码	S	N6	GB/T 2260	必填
14	YLJGMC	HDSB 01.01.014	医疗机构名称	助产机构的名称	S	AN..70		必填，医疗机构外分娩填“/”
15	JSRY	HDSB 01.01.015	接生人员	接生人员在公安户籍管理部门登记注册的姓名	S	A..50		必填，若无接生人员填“/”
16	MQ-XM	HDSB 01.01.016	母亲姓名	新生儿母亲在公安管理部门登记注册的姓名	S	A..50		必填
17	MQ-BAH	HDSB 01.01.017	母亲病案号	母亲分娩的《住院病案首页》中的病案号	S	AN..64		
18	MQ-CSRQ	HDSB 01.01.018	母亲出生日期	母亲出生时的公元纪年日期	D	D8		必填，YYYYMMDD
19	MQ-NL	HDSB 01.01.019	母亲年龄	新生儿出生时的母亲年龄	S	N2		必填
20	MQ-GJ	HDSB 01.01.020	母亲国籍	母亲所属国籍	S	N3	GB/T2659	必填
21	MQ-MZ	HDSB 01.01.021	母亲民族	母亲所属民族	S	N2	GB/T3304	必填
22	MQ-HJ	HDSB 01.01.022	母亲户籍所在地	母亲户口所在地的省级行政区划名称	S	A..70		必填
23	MQ-HJSJDM	HDSB 01.01.023	母亲户籍所在地省级行政区划代码	母亲户口所在地的省级行政区划名代码	S	N2		必填
24	MQ-ZZ	HDSB 01.01.024	母亲住址	母亲家庭地址的省、市、县、乡镇、村及门牌号码	S	AN..200		必填
25	MQ-SFZJLX	HDSB 01.01.025	母亲有效身份证件类型	母亲有效身份证件的类别	S	N2	CV 02.01.101	必填

续 表

序号	字段名	内部标识符	数据元名称	定义	数据元值的数据类型	表示格式	数据元允许值	备注
26	MQ-SFZJHM	HDSB 01.01.026	母亲有效身份证件号码	母亲有效身份证件上唯一的法定标识符	S	AN..18		必填
27	FQ-XM	HDSB 01.01.027	父亲姓名	父亲在公安管理部门登记注册的姓名	S	A..50		必填
28	FQ-CSRQ	HDSB 01.01.028	父亲出生日期	父亲出生时的公元纪年日期	D	D8		必填，YYYYMMDD
29	FQ-NL	HDSB 01.01.029	父亲年龄	新生儿出生时的父亲年龄	S	N2		必填
30	FQ-GJ	HDSB 01.01.030	父亲国籍	父亲所属国籍	S	N3	GB/T2659	必填
31	FQ-MZ	HDSB 01.01.031	父亲民族	父亲所属民族	S	N2	GB/T3304	必填
32	FQ-ZZ	HDSB 01.01.032	父亲住址	父亲家庭地址的省、市、县、乡镇、村及门牌号码	S	AN..200		必填
33	FQ-SFZJLX	HDSB 01.01.033	父亲有效身份证件类型	父亲有效身份证件的类别	S	N2	CV 02.01.101	必填
34	FQ-SFZHM	HDSB 01.01.034	父亲有效身份证件号码	父亲身份证件上唯一的法定标识符	S	AN..18		必填
35	LZR-XM	HDSB 01.01.035	领证人员姓名	领证人员在公安管理部门登记注册的姓名	S	A..50		必填
36	LZR-YXSEGX	HDSB 01.01.036	领证人与新生儿关系	领证人与新生儿的关系	S	N1	1母亲，2父亲，3祖父母/外祖父母，9其他	必填
37	LZR-SFZJLB	HDSB 01.01.037	领证人有效身份证件类别	领证人有效身份证件的类别	S	N2	CV 02.01.101	必填
38	LZR-SFZJHM	HDSB 01.01.038	领证人有效身份证件号码	领证人有效身份证件上唯一的法定标识符	S	A..18		必填
39	QFJG-MC	HDSB 01.01.039	签发机构名称	《出生医学证明》签发机构的组织机构名称	S	AN..70		必填

续 表

序号	字段名	内部标识符	数据元名称	定义	数据元值的数据类型	表示格式	数据元允许值	备注
40	QFJG-QHDM	HDSB 01.01.040	签发机构行政区划代码	《出生医学证明》签发机构所在县区的县级及以上行政区划代码	S	N6	GB/T 2260	必填
41	QFJG-ZZJGDM	HDSB 01.01.041	签发机构的组织机构代码	《出生医学证明》签发机构的组织机构代码	S	AN10	WS 218-2002	必填
42	QFJG-LBDM	HDSB 01.01.042	签发机构类别代码	《出生医学证明》签发机构的类别代码	S	N4	WS 218-2002	
43	QF-RY	HDSB 01.01.043	签发人员	签发人员在公安管理部门登记注册的姓名	S	A..50		必填
44	QF-LX	HDSB 01.01.044	签发类型	《出生医学证明》的签发类型	S	N1	1首次签发，2换发，3补发，4医疗机构外出生的签发	必填
45	YZ-BH	HDSB 01.01.045	原出生医学证明编号	新生儿原《出生医学证明》上的编号	S	AN10		换发、补发时录入
46	YZ-JHQK	HDSB 01.01.046	原证件正、副页交回情况	原《出生医学证明》正页、副页交回情况	S	N1	1正页，2正页和副页	换发时必填
47	HFYY	HDSB 01.01.047	换发原因类别	《出生医学证明》的换发原因类别	S	N1	见表后注释	换发时必填
48	BFYY	HDSB 01.01.048	补发原因类别	《出生医学证明》的补发原因类别	S	N1	1遗失，2被盗，3其他	补发时必填
49	QF-RQ	HDSB 01.01.049	签发日期	机构签发《出生医学证明》的公元纪年日期	D	D8		必填，YYYYMMDD
50	QF-BZ	HDSB 01.01.050	签发备注	对整个签发信息的备注说明	S	AN..200		

注：“换发原因类型”的数据元允许值：1手写时未用钢笔或碳素笔，2被涂改、填写字迹不清或项目填写不真实，3私自拆切《出生医学证明》副页，4未加盖出生医学证明专用章，5变更新生儿姓名，6变更父亲或母亲信息，9其他。

二、《出生医学证明》入出库登记

序号	字段名	内部标识符	数据元名称	定义	数据元值的数据类型	表示格式	数据元允许值	备注
1	RK-CKMC	HDSB 01.01.051	证件提供机构名称	《出生医学证明》出库机构的组织机构名称	S	AN..100		必填
2	RK-ZZCKDM	HDSB 01.01.052	证件提供机构代码	《出生医学证明》出库机构的组织机构代码	S	AN10	WS 218-2002	必填
3	RK-RQ	HDSB 01.01.053	入库日期	《出生医学证明》入库的公元纪年日期	D	D8		必填，YYYYMMDD
4	RK-QSBH	HDSB 01.01.054	入库证件起始编号	入库《出生医学证明》起始编号	S	AN10		必填
5	RK-ZZBH	HDSB 01.01.055	入库证件终止编号	入库《出生医学证明》终止编号	S	AN10		必填
6	RK-SL	HDSB 01.01.056	入库证件数量	入库《出生医学证明》数量	N	N..7		必填，用于逻辑校验
7	RK-LX	HDSB 01.01.057	入库类型	入库《出生医学证明》类型	S	N1	1 申领入库 2 调剂入库	必填
8	CK-RKMC	HDSB 01.01.058	证件接收机构名称	《出生医学证明》入库机构的组织机构名称	S	AN..100		必填
9	CK-ZZJGDM	HDSB 01.01.059	证件接收机构代码	《出生医学证明》入库机构的组织机构代码	S	AN10	WS 218-2002	必填
10	CK-RQ	HDSB 01.01.060	出库日期	《出生医学证明》出库的公元纪年日期	D	D8		必填，YYYYMM-DD
11	CK-QSBH	HDSB 01.01.061	出库证件起始编号	出库《出生医学证明》起始编号	S	AN10		必填
12	CK-ZZBH	HDSB 01.01.062	出库证件终止编号	出库《出生医学证明》终止编号	S	AN10		必填

续　表

序号	字段名	内部标识符	数据元名称	定义	数据元值的数据类型	表示格式	数据元允许值	备注
13	CK-SL	HDSB 01.01.063	出库证件数量	出库《出生医学证明》数量	N	N..7		必填，用于逻辑校验
14	CK-LX	HDSB 01.01.064	出库类型	出库《出生医学证明》类型	S	N1	1 申领出库 2 调剂出库 3 签发打印 4 废证	必填
15	FZ-YY	HDSB 01.01.065	废证原因	作废《出生医学证明》原因	S	N1	1 打印错误 2 遗失 3 毁损 4 其他	必填
16	FZ-QTYY	HDSB 01.01.066	废证其他原因	作废《出生医学证明》其他原因	S	AN..200		必填
17	FZ-JBR	HDSB 01.01.067	废证经办人	废证经办人在公安管理部门登记注册的姓名	S	A..50		必填
18	TB-MC	HDSB 01.01.068	填报单位名称	填报报表单位名称	S	AN..100		必填
19	TB-ZZJGDM	HDSB 01.01.069	填报单位组织机构代码	填报报表单位组织机构代码	S	AN10	WS 218-2002	必填
20	TB-QHDM	HDSB 01.01.070	填报单位行政区划代码	填报单位的县级及县级以上行政区划的代码	S	N6	GB/T 2260	必填

8.2 规 划 纲 要

8.2.1 国务院关于印发“十三五”卫生与健康规划的通知

国发〔2016〕77号

各省、自治区、直辖市人民政府，国务院各部委、各直属机构：

现将《“十三五”卫生与健康规划》印发给你们，请认真贯彻执行。

国务院

2016年12月27日

“十三五”卫生与健康规划

为推进健康中国建设，根据《中华人民共和国国民经济和社会发展第十三个五年规划纲要》和《“健康中国2030”规划纲要》，编制本规划。

一、规划背景

（一）“十二五”时期取得的成就。

“十二五”时期，深化医药卫生体制改革加快实施，卫生与健康事业获得长足发展，人民健康水平持续提高。2015年人均预期寿命达到76.34岁，比2010年提高1.51岁，婴儿死亡率由13.1‰下降到8.1‰，5岁以下儿童死亡率由16.4‰下降到10.7‰，孕产妇死亡率由30/10万下降到20.1/10万，居民主要健康指标总体上优于中高收入国家平均水平，人口年均自然增长率为4.97‰，“十二五”卫生与健康事业有关规划确定的主要目标和任务如期完成。

医药卫生体制改革深入推进，取得重大进展和明显成效。全民医保体系加快健全，基本医保参保率保持在95%以上，城乡居民大病保险、重特大疾病医疗救助、疾病应急救助全面推开。公立医院改革稳步推进，县级公立医院综合改革全面实施，城市公立医院综合改革试点持续拓展深化，以省为单位实施综合医改试点取得积极进展。国家基本药物制度得到巩固完善，基层医疗卫生机构综合改革持续深化。社会办医加快发展。个人卫生支出占卫生总费用的比重由35.29%下降到29.27%。

医疗卫生服务体系不断完善，服务能力大幅提升。2015年，每千人口医疗卫生机构床位数增加到5.11张，执业（助理）医师数增加到2.22人，注册护士数增加到2.37人。医疗卫生机构基础设施条件持续改善。住院医师规范化培训制度初步建立，以全科医生为重点的基层医疗卫生人才队伍建设加快推进，2015年，每万人口全科医生数达到1.38人。有序推进分级诊疗制度建设，广泛开展“进一步改善医疗服务行动计划”等活动，初步建立预防化解医疗纠纷的长效机制。全面加强人口健康信息化建设。

生育政策逐步调整完善，计划生育服务管理改革统筹推进。平稳实施单独两孩政策。截至2015年底，近200万对单独夫妇提出再生育申请。研究启动全面两孩政策。妇幼保健和计划生育机构改革有序开展，计划生育服务管理改革扎实推进。出生人口性别比连续7年下降。国家免费孕前优生健康检查项目扩大到全国所有县（市、区），出生缺陷综合防治不断推进。流动人口免费计划生育服务覆盖率达到89.2%。

基本公共卫生服务均等化水平稳步提高，重大疾病防治成效显著。基本公共卫生服务人均经费补助标准提高到40元，服务内容增加到12类45项。艾滋病疫情控制在低流行水平，肺结核报告发病率下降到63.4/10万，所有血吸虫病流行县达到传播控制标准，基本消除或控制重点地方病危害。初步建立起慢性病防治体系，严重精神障碍防治网络不断完善。爱国卫生运动深入开展。居民健康素养水平稳步提升。推广血液筛查核酸检测，血液安全水平进一步提高。联防联控工作机制不断完善，成功防范和应对人感染禽流感等突发急性传染病和公共卫生事件。卫生计生综合监督执法进一步加强。食品安全标准与监测评估工作扎实推进。

中医药服务能力不断提升，中医药事业得到较快发展。多层次、广覆盖的中医药服务网络基本建立。基层中医药服务能力明显提升，全国超过95%的社区卫生服务中心、90%的乡镇卫生院、80%的社区卫生服务站、60%的村卫生室能够提供中医药服务。推动中医药科技进步，不断拓展中医药健康服务新业态。中医药“走出去”迈出重要步伐。

城乡居民健康差异进一步缩小，医疗卫生服务可及性、服务质量、服务效率和群众满意度显著提高，卫生与健康事业国际影响力凸显，为稳增长、促改革、调结构、惠民生作出了重要贡献，为全面建成小康社会、实现人人享有基本医疗卫生服务打下了坚实的基础。

（二）“十三五”时期面临的机遇和挑战。

党中央、国务院高度重视卫生与健康事业发展，提出推进健康中国建设，将卫生与健康事业发展摆在了经济社会发展全局的重要位置。人民群众对全面建成小康社会美好生活的追求激发多层次、多样化的健康需求，为健康服务业创造更为广阔的发展空间。全面依法治国深入推进，为提升卫生与健康治理体系和治理能力现代化水平提供坚实的法治保障。卫生与健康事业发展面临难得的历史机遇。

同时，卫生与健康事业发展也面临新的挑战。人口结构性问题日益突出，出生人口素质有待提高。全面两孩政策实施，老龄化进程加速，城镇化率不断提高，部分地区医疗卫生资源供需矛盾将更加突出。经济社会转型中居民生活环境与生活方式快速变化，慢性病成为主要的健康问题。重大传染病和重点寄生虫病等疾病威胁持续存在。境内外交流的日趋频繁加大传染病疫情和病媒生物输入风险。大气等环境污染和食品安全问题严重影响人民健康。经济发展进入新常态，互联网等新兴信息技术快速发展，要求卫生与健康领域加快转变发展方式，创新服务模式和管理方式。

此外，制约卫生与健康事业改革发展的内部结构性问题依然存在。一是资源总量不足、布局结构不合理尚未根本改变，优质医疗资源尤其缺乏。二是基层服务能力仍是突出的薄弱环节，基层医务人员技术水平亟待提高，服务设施和条件需要持续改善。三是深化改革需要进一步破解深层次的体制机制矛盾。四是计划生育工作思路和方法亟需转变。

二、指导思想和发展目标

（一）指导思想。高举中国特色社会主义伟大旗帜，全面贯彻党的十八大和十八届三中、四中、五中、六中全会精神，以马克思列宁主义、毛泽东思想、邓小平理论、“三个代表”重要思想、科学发展观为指导，深入贯彻习近平总书记系列重要讲话精神，紧紧围绕统筹推进“五位一体”总体布局和协调推进“四个全面”战略布局，认真落实党中央、国务院决策部署，牢固树立和贯彻落实创新、协调、绿色、开放、共享的发展理念，坚持以人民为中心的发展思想，坚持正确的卫生与健康工作方针，坚持计划生育基本国策，把人民健康放在优先发展的战略地位，以改革创新为动力，以促健康、转模式、强基层、重保障为着力点，更加注重预防为主和健康促进，更加注重工作重心下移和资源下沉，更加注重提高服务质量和水平，实现发展方式由以治病为中心向以健康为中心转变，显著提高人民健康水平，奋力推进健康中国建设。

（二）发展目标。到2020年，覆盖城乡居民的基本医疗卫生制度基本建立，实现人人享有基本医疗卫生服务，人均预期寿命在2015年基础上提高1岁。

——制度体系更加成熟定型。卫生计生法律制度进一步健全，治理体系和治理能力现代化水平不断提升，健康融入所有政策取得积极进展。

——健康服务体系持续完善。医疗卫生服务能力大幅提升，更好满足人民群众基本医疗卫生服务需求和多样化、多层次健康需求。

——疾病预防控制成效显著。预防为主，关口前移，普及健康生活方式，提升居民健康素养，有效控制健康危险因素，消除一批重大疾病。

——健康服务模式实现转变。机构间的分工协作更加紧密，家庭医生签约服务制度基本全覆盖，符合国情的分级诊疗制度基本建立。

——适度生育水平得到保持。全面两孩政策平稳实施，计划生育服务管理制度较为完善。

主要发展指标

领域	主要指标	单位	2020年	2015年	指标性质
健康水平	人均预期寿命	岁	>77.3	76.34	预期性
	孕产妇死亡率	/10万	<18	20.1	预期性
	婴儿死亡率	‰	<7.5	8.1	预期性
	5岁以下儿童死亡率	‰	<9.5	10.7	预期性
疾病防控	居民健康素养水平	%	>20	10	预期性
	以乡（镇、街道）为单位适龄儿童免疫规划疫苗接种率	%	>90	>90	约束性
	肺结核发病率	/10万	<58	63.4	预期性
	因心脑血管疾病、癌症、慢性呼吸系统疾病和糖尿病导致的过早死亡率	%	比2015年降低10%	18.5	预期性

续　表

领域	主要指标	单位	2020 年	2015 年	指标性质
妇幼健康	孕产妇系统管理率	%	>90	>90	约束性
	3 岁以下儿童系统管理率	%	>90	>90	约束性
	孕前优生健康检查目标人群覆盖率	%	>80	>80	预期性
医疗服务	三级医院平均住院日	天	<8	10. 2	预期性
	院内感染发生率	%	<3. 2	3. 5	预期性
	30 天再住院率	%	<2. 4	2. 65	预期性
	门诊处方抗菌药物使用率	%	<10	<11	预期性
计划生育	总人口	亿人	14. 2 左右	13. 7	预期性
	总和生育率		1. 8 左右	1. 5～1. 6	预期性
	出生人口性别比		<112	113. 5	约束性
医疗卫生服务体系	每千人口医疗卫生机构床位数	张	<6	5. 11	预期性
	每千人口执业（助理）医师数	人	>2. 5	2. 22	预期性
	每千人口注册护士数	人	>3. 14	2. 37	预期性
	每万人口全科医生数	人	>2	1. 38	约束性
	社会办医院床位占医院床位总数的比重	%	>30	19. 4	预期性
医疗卫生保障政策	范围内住院费用基本医保支付比例	%	75 左右	75 左右	预期性
	个人卫生支出占卫生总费用的比重	%	28 左右	29. 27	约束性

三、主要任务

（一）加强重大疾病防治。

推进防治结合。建立专业公共卫生机构、综合性医院和专科医院、基层医疗卫生机构“三位一体”的重大疾病防控机制，信息共享、互联互通，推进慢性病和精神疾病防、治、管整体融合发展。落实医疗卫生机构承担公共卫生任务的补偿政策，完善政府购买公共卫生服务机制。（国家卫生计生委、财政部负责）

实施慢性病综合防控。完善政府主导的慢性病综合防控协调机制，优化防控策略，建立以基层为重点的慢性病防控体系，加强国家综合防控示范区建设，覆盖全国 15%以上的县（市、区）。加强脑卒中等慢性病的筛查和早期发现，针对高发地区重点癌种开展早诊早治工作，早诊率达到 55%，提高 5 年生存率。全面实施 35 岁以上人群首诊测血压，逐步开展血压血糖升高、血脂异常、超重肥胖等慢性病高危人群的患病风险评估和干预指导，将口腔健康检查和肺功能检测纳入常规体检。高血压和糖尿病患者健康管理人数分别达到 1 亿人和 3500 万人。健全死因监测、肿瘤登记报告和慢性病与营养监测制度。加强伤害预防和干预。（国家卫生计生委负责）

加强重大传染病防治。加强传染病监测预警、预防控制能力建设，法定传染病报告率达到 95%以上，及时做好疫情调查处置。降低全人群乙肝病毒感染率。加强艾滋病检测、干预和随访，最大限度发现感染者和病人，为所有符合条件且愿意接受治疗的感染者和病人提供抗病毒治疗，将疫情控制在低流行水平。开展肺结核综合防治服务试点，加大一般就诊者肺结核发现力度，强化重点人群主动筛查，加强耐多药肺结核筛查和监测，规范患者全程治疗管理。有效应对霍乱、流感、手足口病、麻疹等重点传染病疫情。实施以传染源控制为主的狂犬病、布病、禽流感等人畜共患病综合治理策略。消除麻风病危害。建立已控制严重传染病防控能力储备机制。（国家卫生计生委牵头，农业部等相关部门参与）加强口岸卫生检疫能力建设，加强境外传染病监测预警和应急处置，推动口岸疑似传染病旅客接受免费传染病检测，严防外来重大传染病传入。（质检总局负责）

强化精神疾病防治。加强严重精神障碍患者报告登记、服务管理和救治救助，在册的严重精神障碍患者管理率达到80%以上。逐步建立和完善精神障碍患者社区康复服务体系。开展焦虑、抑郁等常见精神障碍早期筛查和干预试点，抑郁症治疗率显著提高。加强心理健康服务。（国家卫生计生委牵头，公安部、民政部、中国残联等相关部门和单位参与）

实施扩大国家免疫规划。夯实常规免疫，做好补充免疫和查漏补种，推进接种门诊规范化建设，提升预防接种管理质量。在全国范围内开展脊灰灭活疫苗替代工作，继续维持无脊灰状态。根据防病工作需要，适时调整国家免疫规划疫苗种类，逐步将安全有效、财政可负担的疫苗纳入国家免疫规划。加强疫苗可预防传染病监测。探索建立预防接种异常反应补偿保险机制。改革完善第二类疫苗集中采购机制，加强疫苗冷链管理，推进疫苗全程追溯体系建设，严禁销售非法疫苗。（国家卫生计生委牵头，财政部、食品药品监管总局、质检总局等相关部门参与）

做好重点寄生虫病及地方病防控工作。坚持以传染源控制为主的血吸虫病综合防治策略。加强登革热、疟疾等蚊媒传染病控制，全国实现消除疟疾目标。实施包虫病综合防治策略，基本控制包虫病流行。持续消除碘缺乏危害，人群碘营养总体处于适宜水平。保持基本消除大骨节病、克山病和燃煤污染型氟、砷中毒危害，有效控制饮水型地方性氟、砷中毒危害和饮茶型地氟病危害。（国家卫生计生委牵头，水利部、农业部等相关部门参与）

推进职业病防治工作。开展职业病危害普查和防控，加强尘肺病等重点职业病监测和职业健康风险评估。提高医用辐射防护监测与危害控制水平。提升医疗卫生机构职业病报告、职业健康检查和职业病诊断、鉴定、救治能力。加强职业人群健康教育，推动用人单位落实职业病防治主体责任，开展用人单位职业健康促进试点。（国家卫生计生委、安全监管总局负责）

加强突发事件卫生应急。加强突发公共卫生事件尤其是突发急性传染病综合监测、快速检测、风险评估和及时预警能力建设，提升突发事件卫生应急监测预警水平、应对能力和指挥效力，突发公共卫生事件预警信息响应率达到95%以上。加强卫生应急队伍建设，提高各级医疗卫生机构卫生应急准备和处置能力，鼠疫、人禽流感等突发急性传染病现场规范处置率达95%以上。完善重大自然灾害医学救援、突发公共卫生事件军地联防联控机制。建立并完善国家生物安全协调机制，倡导卫生应急社会参与。（国家卫生计生委、中央军委后勤保障部卫生局负责）

专栏1　重大疾病防治项目
慢性病综合防控：慢性病综合防控示范区，慢性病与营养监测及综合干预，癌症早诊早治，脑卒中、心血管病、慢性呼吸系统疾病筛查干预，高血压、糖尿病高危人群健康干预，重点人群口腔疾病综合干预。（国家卫生计生委负责） 重大传染病防控：艾滋病防控，结核病防控，流感和不明原因肺炎监测，手足口病、狂犬病、布病、流行性出血热、登革热、麻风病等传染病的监测及早期干预，突发急性传染病防控。（国家卫生计生委负责） 精神疾病防治：严重精神障碍患者管理治疗，心理健康服务，精神卫生综合管理试点。（国家卫生计生委负责） 扩大国家免疫规划：扩大国家免疫规划，急性弛缓性麻痹病例及麻疹、乙肝等疫苗可预防重点传染病监测。（国家卫生计生委负责） 重点寄生虫病及地方病防控：血吸虫病防控，疟疾、包虫病等重点寄生虫病防治，重点地方病防控。（国家卫生计生委负责） 职业病防治：重点职业病监测与职业健康风险评估，职业性放射性疾病监测与职业健康风险评估，医疗卫生机构医用辐射防护监测。（国家卫生计生委负责） 基本公共卫生服务项目：居民健康档案、健康教育、预防接种、儿童健康管理、孕产妇健康管理、老年人健康管理、慢性病（高血压、2型糖尿病）患者健康管理、严重精神障碍患者管理、结核病患者健康管理，中医药健康管理、卫生计生监督协管、传染病和突发公共卫生事件报告和处理等。（国家卫生计生委、国家中医药局、财政部负责）

（二）推动爱国卫生运动与健康促进。

着力改善城乡环境卫生面貌。深入推进卫生城镇创建，国家卫生城市比例提高到40%，国家卫生县城（乡镇）比例提高到5%。开展城乡环境卫生整洁行动，以城市环境卫生薄弱地段和农村垃圾污水处理、改厕为重点，完善城乡环境卫生基础设施和长效管理机制，加快推进农村生活污水治理和无害化卫生厕所建设，农村卫生厕所普及率达到85%以上，实施农村生活垃圾治理专项行动。加快实施农村饮水安全巩固提升工程，推动城镇供水设施向农村延伸，农村集中式供水卫生安全巡查覆盖90%以上的乡镇。科学防治病媒生物。推进多污染物综合防治和环境治理。加强大气污染综合治理，改善大气环境质量。推进重点流域水污染防治和土壤污染治理与修复。加强环境与健康综合监测和风险评估。（国家卫生计生委、环境保护部、住房城乡建设部、水利部负责）

全面推进健康城市和健康村镇建设。开展健康城市综合示范建设，形成可推广的健康城市建设模式。广泛开展健康社区、健康单位、健康学校、健康家庭建设，创新社会动员和群众参与工作方式，鼓励社会组织开展志愿服务、健康自我管理小组、社区健康讲堂等活动。开展健康城市建设效果评价，实现科学、动态管理。推进健康村镇建设，提高农村居民卫生素质和健康水平。健康城市和健康村镇工作体系基本健全，健康管理工作模式基本建立，建成一批健康城市建设示范市和健康村镇建设示范村镇。（国家卫生计生委负责）

深入开展全民健康教育和健康促进活动。广泛开展全民健康素养促进行动和健康中国行等活动，普及合理营养、合理用药、科学就医和灾害自救互救等知识，提高全民健康素养。

加强健康科普规范化管理，建立健全健康知识和技能核心信息发布制度。倡导健康文明的生活方式，实施国民营养计划，引导群众加强自我健康管理，深入推进以减盐、减油、减糖、健康口腔、健康体重、健康骨骼为重点的全民健康生活方式行动，广泛宣传合理膳食、适量运动、戒烟限酒、心理平衡等健康科普知识，开展家庭和高危个体健康生活方式强化指导和干预。加强健康教育能力建设，推进医疗机构开展健康教育和健康促进工作。全面推进控烟履约工作，加快控烟立法，大力开展无烟环境建设，全面推进公共场所禁烟，强化戒烟服务，预防和控制被动吸烟。健全健康素养和烟草流行监测体系，15 岁以上人群烟草使用流行率控制在 25%以下。（国家卫生计生委牵头，中央宣传部、工业和信息化部、体育总局、国务院法制办等相关部门参与）

增强人民体质。推进基本公共体育服务体系建设，统筹建设全民健身场地设施，构建场地设施网络和城市社区 15 分钟健身圈，人均体育场地面积达到 1.8 平方米。推动公共体育设施免费或低收费开放，逐步对社会开放学校体育场馆等运动健身场所。广泛组织开展全民健身运动，大力发展群众健身休闲项目，鼓励实行工间健身制度，切实保证中小学生每天一小时校园体育活动。加强全民健身组织建设和人才培养。开展国民体质监测和全民健身活动状况调查，为群众提供个性化的科学健身指导服务，经常参加体育锻炼的人数达到 4.35 亿人。（体育总局、教育部负责）

专栏 2　爱国卫生与健康促进项目
健康城市和健康村镇：健康城市与健康村镇综合试点，农村改厕，病媒生物监测，城乡环境卫生整治示范村建设。（国家卫生计生委负责） 环境健康危害因素监测：城乡饮用水卫生监测，农村环境卫生监测，公共场所健康危害因素监测，空气污染等对人群健康影响监测，人体生物监测。（国家卫生计生委负责） 全民健康生活方式：减少烟草危害行动，推广减盐、减油、减糖、健康体重、健康口腔、健康骨骼等专项行动。（国家卫生计生委负责） 健康教育：健康素养促进行动，健康中国行活动，健康家庭行动。（国家卫生计生委负责） 全民健身：全民健身场地设施建设，运动促进健康专项行动，青少年体育活动促进计划。（体育总局负责）

（三）加强妇幼卫生保健和生育服务。

保障妇幼健康。向孕产妇提供生育全过程的基本医疗保健服务，进一步提高孕产妇、新生儿危急重症救治能力，有效降低孕产妇死亡率和婴儿死亡率。加强高危孕产妇专案管理，预防艾滋病、梅毒、乙肝母婴传播，保障母婴安全。大力倡导婚检，继续实施免费孕前优生健康检查，落实出生缺陷三级预防措施，建立覆盖城乡，涵盖孕前、孕期、新生儿各阶段的出生缺陷防治服务制度，有效减少出生缺陷的发生。加大妇女常见病防治力度，妇女常见病定期筛查率达到 80%以上，逐步扩大妇女“两癌”检查项目覆盖范围，提高宫颈癌和乳腺癌的早诊早治率。加强儿童疾病防治和意外伤害预防。大力推行母乳喂养，开展婴幼儿营养与喂养、生长发育及心理行为指导，扩大贫困地区儿童营养改善和新生儿疾病筛查项目覆盖范围，5 岁以下儿童生长迟缓率控制在 7%以下，低体重率降低到 5%以下。加强计划生育技术服务，落实国家规定的免费计划生育技术服务基本项目，全面推行知情选择，普及避孕节育、优生优育和生殖健康知识，提高药具服务的可及性和便捷性，做好再生育技术服务指导，提高生殖健康水平。（国家卫生计生委、财政部负责）

关爱青少年健康。以中小学为重点，加强学校卫生工作。开展学生健康危害因素监测与评价，加强学生近视、龋齿、肥胖等常见病防治工作。加大学校健康教育与健康促进工作力度，将健康教育纳入国民教育体系。在总结好国家试点经验的基础上，实施农村义务教育学生营养改善计划，建立学生营养与健康监测评估制度，加大对学校集体供餐的食品安全和营养质量监管、指导力度。加强学校结核病、艾滋病等传染病防治和心理健康服务。关爱青少年生殖健康，减少非意愿妊娠。加强托幼机构卫生保健工作，托幼机构卫生保健指导实现全覆盖。（国家卫生计生委、教育部、食品药品监管总局负责）

（四）发展老年健康服务。

提高老年人健康素养。开展老年常见病、慢性病的健康指导和综合干预，推广以慢病管理、中医药和老年营养运动干预为主的适宜技术，65 岁以上老年人健康管理率达到 70%以上，有效改善老年人群营养健康状况，降低失能风险。开展长期护理保险试点，探索建立长期护理保险制度。开展老年心理健康和心理关怀服务。积极防治老年痴呆症。（国家卫生计生委、人力资源社会保障部、保监会负责）

健全老年健康服务体系。重点发展社区健康养老服务，提高基层医疗卫生机构为居家老年人提供上门服务的能力。所有医疗机构开设为老年人提供挂号、就医等便利服务的绿色通道，加强综合性医院老年病科建设。提高基层医疗卫生机构康复、护理床位占比，鼓励其根据服务需求增设老年养护、安宁疗护病床。完善治疗—康复—长期护理服务链，发展和加强康复、老年病、长期护理、慢性病管理、安宁疗护等接续性医疗机构。（国家卫生计生委负责）

推动医疗卫生与养老服务融合发展。统筹医疗卫生与养老服务资源，创新健康养老服务模式，建立健全医疗机构与养老机构之间的业务协作机制。鼓励二级以上综合性医院与养老机构开展对口支援、合作共建。推动二级以上综合性医院与老年护理院、康复疗养机构、养老机构内设医疗机构等之间的转诊与合作。支持养老机构按规定开办医疗机构，开展老年病、康复、护理、中医和安宁疗护等服务。推动中医药与养老结合，充分发挥中医药在养生保健和疾病康复领域优势。（国家卫生计生委、民政部牵头，国家中医药局参与）

（五）促进贫困人口等重点人群健康。

实施健康扶贫工程。保障贫困人口享有基本医疗卫生服务，努力防止因病致贫、因病返贫。对符合条件的贫困人口参加城乡居民基本医疗保险个人缴费部分按规定由财政给予补贴。新型农村合作医疗和大病保险制度对贫困人口实行政策倾斜，门诊统筹率先覆盖所有贫困地区。将贫困人口按规定纳入重特大疾病医疗救助范围。对患大病和慢性病的农村贫困人口进行分类救治。建立贫困人口健康卡。明显改善贫困地区医疗服务能力。实施军地三级医院与集中连片特困地区县和国家扶贫开发工作重点县县级医院稳定持续的一对一帮扶，深入推进二级以上医疗机构对口帮扶贫困县乡镇卫生院。积极促进远程医疗服务向贫困地区延伸。（国家卫生计生委牵头，国务院扶贫办、民政部、人力资源社会保障部、财政部、中央军委后勤保障部卫生局、保监会、国家中医药局等相关部门参与）

维护流动人口健康。按照常住人口（或服务人口）配置资源，将流动人口纳入流入地卫生计生服务体系。全面推进流动人口基本公共卫生计生服务均等化，流动人口目标人群基本公共卫生计生服务覆盖率达到90%。完善基本医保关系转移接续办法，提高流动人口医疗保障水平。做好流动人口聚居地突发公共卫生事件应对。广泛开展流动人口健康促进行动，提高流动人口健康素养水平。深化流动人口全国“一盘棋”机制建设。关怀关爱留守人群特别是留守儿童，在40个县开展留守儿童健康教育项目，促进社会融合。（国家卫生计生委、人力资源社会保障部、民政部负责）

确保残疾人享有健康服务。城乡残疾人普遍享有基本医疗保障，加大符合条件的低收入残疾人医疗救助力度，逐步将符合条件的残疾人医疗康复项目按规定纳入基本医疗保险支付范围。完善医疗卫生机构无障碍设施。实施精准康复服务行动，以残疾儿童和持证残疾人为重点，有康复需求的残疾人接受基本康复服务的比例达到80%。加强残疾人健康管理和社区康复。（中国残联、国家卫生计生委、人力资源社会保障部、民政部等相关部门和单位负责）

专栏3　重点人群健康改善项目
健康老龄化：老年人健康管理，老年心理健康与心理关怀，医养结合试点示范，长期护理保险试点。（国家卫生计生委、人力资源社会保障部、民政部负责） 健康妇幼：农村妇女“两癌”检查，计划生育技术服务基本项目和避孕药具，再生育技术服务，预防艾滋病、梅毒、乙肝母婴传播。（国家卫生计生委、财政部负责） 出生缺陷综合防治：农村夫妇免费孕前优生健康检查、增补叶酸预防神经管缺陷、孕期唐氏综合征产前筛查和产前诊断、新生儿疾病筛查、地中海贫血防控、先天性心脏病防治。（国家卫生计生委、财政部负责） 青少年健康：学生健康危害因素和常见病监测及防治，心理健康教育。（国家卫生计生委、教育部负责） 健康扶贫：对符合条件的因病致贫人口提供医疗救助，省级巡回医疗队建设，三级医院与重点贫困县医院对口帮扶，二级以上医疗卫生机构对口帮扶贫困县卫生院。（国家卫生计生委、国务院扶贫办、民政部负责） 流动人口健康维护：流动人口基本公共卫生计生服务均等化、流动人口健康促进行动、流动人口卫生计生动态监测。（国家卫生计生委负责）

（六）完善计划生育政策。

实施全面两孩政策。合理配置妇幼保健、儿童照料、学前和中小学教育、社会保障等资源，满足新增公共服务需求。加强分类指导，鼓励按政策生育。做好政策调整前后计划生育政策和相关经济社会政策的衔接，维护群众的合法权益。加强政策解读和宣传倡导，依法依规查处政策外多孩生育，维护良好生育秩序。完善出生人口信息管理，加强出生人口监测预警，及时把握出生人口动态。（国家卫生计生委牵头，国家发展改革委、教育部、人力资源社会保障部等相关部门参与）

改革完善计划生育服务管理。统筹推进生育政策、服务管理制度、家庭发展支持体系和治理机制综合改革，推动人口和计划生育工作由控制人口数量为主向调控总量、提升素质和优化结构并举转变，由管理为主向更加注重服务家庭转变，由主要依靠政府力量向政府、社会和公民多元共治转变，更加注重宣传倡导、服务关怀、政策引导和依法行政。深入开展计划生育优质服务先进单位创建活动。加强计划生育服务管理能力建设，稳定基层工作网络和队伍。实行生育登记服务制度。全面推行网上办事和承诺制。充分发挥计划生育协会等群团组织和其他社会组织的作用，深化诚信计生和基层群众自治活动。（国家卫生计生委负责）

提高计划生育家庭发展能力。完善计划生育家庭奖励和扶助政策体系，加大对计划生育家庭的扶助力度，加强对计划生育特殊家庭的扶助和关爱。继续实施农村部分计划生育家庭奖励扶助制度和计划生育家庭特别扶助制度，实行扶助标准动态调整。在生育水平较高、生态环境脆弱、扶贫任务艰巨的西部地区，着力做好计划生育家庭奖励扶助等工作。坚持男女平等，严厉打击非医学需要的胎儿性别鉴定和选择性别人工终止妊娠行为，综合治理出生人口性别比偏高问题。深入开展关爱女孩行动，做好符合条件的计划生育女孩及女孩家庭扶助工作，提升计划生育女孩家庭发展能力。（国家卫生计生委、财政部负责）

坚持和完善计划生育目标管理责任制。坚持计划生育党政一把手亲自抓、负总责，坚持计划生育兼职委员和领导小组制度，强化各地区各部门齐抓共管的工作格局。建立健全与新时期形势任务相适应、科学合理、便捷高效的计划生育目标管理责任制考核体系和运行机制，落实“一票否决”。（国家卫生计生委负责）

专栏4　计划生育服务管理项目
计划生育服务管理：调整完善生育政策监测，基层计划生育服务管理能力建设，出生人口性别结构平衡促进，社会性别平等促进，农村部分计划生育家庭奖励扶助，计划生育家庭特别扶助，家庭发展追踪调查，创建幸福家庭活动。（国家卫生计生委、财政部负责）

（七）提升医疗服务水平。

实行分级诊疗。以提高基层医疗服务能力为重点，以常见病、多发病、慢性病分级诊疗为突破口，形成科学合理的就医秩序，基本实现基层首诊、双向转诊、急慢分治、上下联动。明确各级各类医疗机构诊疗服务功能定位，控制三级医院普通门诊规模，支持和引导病人优先到基层医疗卫生机构就诊，由基层医疗卫生机构逐步承担公立医院的普通门诊、稳定期和恢复期康复以及慢性病护理等服务。鼓励二级以上医院成立全科医学科。推进全科医生（家庭医生）能力提高及电子健康档案等工作，发挥全科医生（家庭医生）的居民健康“守门人”作用，实施家庭医生签约服务制度，优先覆盖老年人、孕产妇、儿童、残疾人等人群，以及高血压、糖尿病、结核病等慢性疾病和严重精神障碍患者等。推进和规范医师多点执业。完善不同级别医疗机构的医保差异化支付和价格政策，促进各级各类医疗卫生机构分工协作机制的建立。将军队医疗机构全面纳入分级诊疗体系。（国家卫生计生委牵头，国家发展改革委、人力资源社会保障部、中央军委后勤保障部卫生局等相关部门参与）

提高医疗质量安全水平。规范诊疗行为，全面实施临床路径，加强重大疾病规范化诊疗管理，保障医疗安全。加强药师队伍建设，实施遏制细菌耐药国家行动计划，以抗菌药物为重点推进合理用药，加强处方监管，提高临床用药的安全性、有效性。加强医疗质量监管，健全医疗技术临床应用管理制度。逐步完善国家、省级、地市级医疗质量控制网络。建立科学的医疗绩效评价机制以及医疗质量控制动态监测和反馈机制，健全医疗安全保障体系，实现医疗质量和医疗安全水平持续提升。持续提高护理技术水平，充分发挥护理在提升医疗质量中的积极作用。加强医师执业管理，健全医师定期考核制度。完善医疗机构登记和医师注册制度，采用电子证照等信息化手段，实现医疗执业活动动态、全过程管理。建立以控制不合理费用为重点的内审制度，规范医务人员医疗卫生服务行为。（国家卫生计生委、中央军委后勤保障部卫生局负责）

加强临床服务能力建设。加强对临床专科建设发展的规划引导和支持，提升临床专科整体服务能力与水平。加强临床重点专科建设，以发展优质医疗资源为目标，建设一批高水平临床专科，重点支持肿瘤、心脑血管、儿科、精神、感染、妇产等薄弱领域重点专科诊疗能力提升，发挥其示范、引领、带动和辐射作用，促进医疗服务体系协调发展。针对各省专科现状和发展需求加强薄弱专科能力建设，增加优质医疗资源总量，提升专科综合服务能力，降低省外就医率。加强县域内常见病、多发病相关专业，传染病、精神疾病及急诊急救、重症医学、血液透析、妇产科、儿科、中医等临床专科建设，全面提升县级公立医院综合能力，将县域内就诊率提高到90%左右，基本实现大病不出县。加强基层医疗卫生机构服务能力建设，提高常见病、多发病和慢性病的诊治、康复服务能力。进一步拓展中心乡镇卫生院的功能，提升急诊抢救、二级以下常规手术、正常分娩、高危孕产妇筛查、儿科等医疗服务能力。继续开展防盲治盲和防聋治聋工作。（国家卫生计生委、科技部负责）

改善医疗服务。优化诊区设施布局，营造温馨就诊环境。推进预约诊疗服务，有效分流就诊患者。合理调配诊疗资源，推行日间手术，加强急诊力量，畅通急诊绿色通道。发挥信息技术优势，推行电子病历，提供诊疗信息、费用结算、信息查询等服务，完善入院、出院、转院服务流程，改善患者就医体验。全面实施优质护理服务。大力推进医疗联合体内医疗机构检查、检验结果互认和同城同级医疗机构检查、检验结果互认工作。强化患者安全管理。推进社区卫生服务提升工程和建设群众满意乡镇卫生院活动。保持打击涉医违法犯罪行为的高压态势，健全院内调解、人民调解、司法调解、医疗风险分担机制有机结合的“三调解一保险”制度体系，妥善化解医疗纠纷，构建和谐医患关系。（国家卫生计生委、公安部、保监会负责）

完善血液供应保障机制。继续提高人口献血率，无偿献血人次数和献血量增长水平与当地医疗服务需求增长水平相适应。开展血液安全风险监测，巩固血液核酸检测全覆盖成果，健全血液质量控制和改进体系，推进临床合理用血。（国家卫生计生委负责）

专栏5　医疗服务改进项目
基层医疗卫生服务：电子健康档案，健康卡。（国家卫生计生委负责） 分级诊疗：慢性病一体化诊疗服务试点，家庭医生签约服务。（国家卫生计生委负责） 医疗服务能力：临床专科能力建设。（国家卫生计生委、财政部负责） 医疗质量安全管理：医疗质量管理与控制体系建设，医院感染管理监测和质量持续改进，血液安全。（国家卫生计生委负责）

（八）推动中医药传承创新发展。

加强中医药传承创新。加快发展中医医疗服务，健全覆盖城乡的中医医疗服务体系，加强中医重点专科建设，创新中医医院服务模式。充分利用中医药技术方法和现代科学技术，提高危急重症、疑难复杂疾病的中医诊疗服务能力和中医优势病种的中医门诊诊疗服务能力。大力发展中医养生保健服务，推广中医养生保健技术与方法，促进中医养生保健机构规范发展。加强中医临床研究基地和科研机构建设，强化中医理论基础研究，推进中医药标准化、现代化。加强中医药传统知识保护，编撰出版《中华医藏》，建立中医药传统知识保护数据库。完善中医药人才培养体系，加快推进各层次各类型中医药人才培养，健全国医大师评选表彰制度，完善中医药人才评价机制。推进中医药文化传承和发展，弘扬中医药文化精髓，实施中医药健康文化素养提升工程。开展中药资源普查，加强中药资源保护利用，推进中药材规范化种植养殖，加强中药疗效与质量保障体系建设，健全中药材流通追溯机制，促进中药资源可持续发展，提升中药产业发展水平。积极发展民族医药事业。推广中医药适宜技术。（国家中医药局、国家卫生计生委、国家发展改革委、工业和信息化部、教育部、科技部、商务部、农业部负责）

推进中西医协调发展。健全中医药学与现代医学互为补充、惠及大众的中医药健康服务体系。加强中西医结合，促进中医药原创思维和现代快速发展的新技术、新方法有机结合，寻找防治疾病的创新路径和手段，促进中西医药协调发展。加强中西医临床协作，提高重大疑难病、急危重症临床疗效。加强高层次中西医结合人才培养，鼓励西医师全面、系统学习中医。中医类别医师可根据临床需要使用与专业相关的现代医药方法和技术，参加与自身专业相关的特殊准入医疗技术培训。支持非中医类别医师学习中医药理论知识和技能，并在临床实践中应用。实施基层中医药服务能力提升工程，提升基层西医和中医两种手段综合服务能力，力争使所有社区卫生服务机构、乡镇卫生院和70%的村卫生室具备与其功能相适应的中医药服务能力。（国家中医药局、国家卫生计生委、国家发展改革委负责）

专栏6　中医药传承与创新项目
中医药传承与创新：全面改善中医医院基础设施条件，支持中医馆建设。提升省级中医药机构科研能力。支持中医重点学科和重点专科（专病）建设。加强中医药人才培养。开展中药资源普查。实施中医药传承工程、中医临床优势培育工程、基层中医药服务能力提升工程。（国家中医药局、国家卫生计生委、国家发展改革委、教育部负责）

（九）强化综合监督执法与食品药品安全监管。

加强监督执法体系建设。改革和完善卫生计生综合监督行政执法工作，整合卫生计生执法资源，健全完善卫生计生监督执法体系，推动执法重心下移。完善常态化监管机制，加强事中事后监管，实行“双随机”抽查机制，加强全行业监管。建立健全国家重点监督抽检网络。强化依法行政，严格行政执法，提高卫生计生行政执法能力和水平。开展重要卫生计生法律法规落实情况监督检查。健全行政执法制度，围绕社会高度关注、涉及群众切身利益的卫生计生突出问题，大力开展专项整治、重点监督检查和经常性督导检查，严厉打击违法行为。建立健全监督执法责任制和责任追究制。加强卫生计生综合监督行政执法队伍建设。

强化监督执法能力建设，完善监管信息系统，推进信息披露和公开，提高监督执法效率。建立健全行业诚信体系和失信联合惩戒机制，建立医药卫生行业“黑名单”制度。（国家卫生计生委负责）

强化食品药品安全监管。实施食品安全战略，完善食品安全法规制度。健全国家食品安全标准体系，完善标准管理制度，加快制定重金属、农药残留、兽药残留等重点食品安全标准，完成不少于300项标准的制定、修订。完善食品安全风险监测与评估工作网络，开展食品安全风险监测，推进食物消费量调查和总膳食研究，系统完成25项食品化学污染物等物质的风险评估。建立健全食品安全事故流行病学调查机制，食源性疾病监测报告网络覆盖县乡村。实施国家药品标准提高行动计划，开展仿制药质量和疗效一致性评价。健全药品医疗器械监管技术支撑体系，提高检验检测能力，提升对药品医疗器械不良反应事件的监测评价和风险预警水平。加强药物临床试验机构建设。健全严密高效、社会共治的食品药品安全治理体系。加大农村食品药品安全治理力度，完善对网络销售食品药品的监管。加强食品药品进口监管。（国家卫生计生委、食品药品监管总局、农业部、质检总局、中央军委后勤保障部卫生局负责）

专栏7　综合监督与食品安全项目

国家重点监督抽检网络建设：国家重点监督抽检，医疗机构医疗卫生和传染病防治监督抽检；公共场所、学校和供水单位公共卫生监督抽检；法律、法规落实情况监督检查；计划生育技术服务机构、采供血机构、放射卫生技术服务机构、消毒产品生产企业和涉水产品生产企业监督抽检。（国家卫生计生委负责）

食品安全标准与监测评估：食品安全标准体系建设，整合现有资源进行食品安全风险监测评估网络和食源性疾病监测报告网络与溯源平台建设，食源性疾病管理和食品安全事故流行病学调查能力建设。（国家卫生计生委负责）

（十）加快健康产业发展。

大力发展社会办医。鼓励社会力量兴办健康服务业，按照每千常住人口不低于1.5张床位为社会力量办医预留规划空间，同步预留诊疗科目设置和大型医用设备配置空间。个体诊所设置不受规划布局限制。优先支持举办非营利性医疗机构，推进非营利性民营医院和公立医院同等待遇。放宽社会力量举办医疗机构的服务领域要求，支持社会力量以多种形式参与健康服务。发展专业性医院管理集团，推动社会力量办医疗机构上水平发展。鼓励社会力量发展儿科、精神科、老年病、长期护理、口腔保健、康复、安宁疗护等资源稀缺及满足多元需求的服务。大力推动医师多点执业，鼓励医师到基层医疗卫生机构多点执业。大力发展第三方服务，引导发展专业的医学检验中心和影像中心等。公立医院资源丰富的地区，社会力量可以多种形式参与国有企业所办医疗机构等部分公立医院改制重组。鼓励公立医院与社会力量共同举办新的非营利性医疗机构，满足群众多层次医疗服务需求。强化行业监管和行业自律，规范市场秩序，保障医疗质量和安全。（国家卫生计生委、国家发展改革委、商务部、国务院国资委负责）

积极发展健康服务新业态。提高健康管理与促进服务水平。推动健康医疗旅游发展，开发有特色的中医药健康旅游产品，提升医疗服务的国际化水平。培育健康医疗大数据应用新业态。加强健康体检的规范化管理。发展中医药健康服务。打造一批知名品牌和良性循环的健康服务产业集群，并形成一定的国际竞争力。开拓发展国际旅行健康服务。（国家卫生计生委、质检总局、国家旅游局、国家中医药局负责）

加快发展商业健康保险。鼓励企业和个人通过参加商业保险及多种形式的补充保险解决基本医保之外的需求。鼓励商业保险机构积极开发与健康管理服务相关的健康保险产品，加强健康风险评估和干预。加快发展医疗责任保险、医疗意外保险，探索发展多种形式的医疗执业保险。（保监会负责）

创新发展药品、医疗器械等产业。鼓励创新药和临床急需品种上市。在加强行业规范的基础上，推动基因检测、细胞治疗等新技术的发展。引导企业提高创新质量，培育重大产品。支持企业兼并重组、强强联合，培育具有国际竞争力的大型企业，提高产业集中度。大力发展智能健康医疗装备。支持提升医疗设备的产业化能力和质量水平，推进发展应用。开发可穿戴生理信息监测设备、便携式诊断设备等移动医疗产品和可实现远程监护、诊断、治疗指导的远程医疗系统。（工业和信息化部、国家卫生计生委、食品药品监管总局、科技部、国家发展改革委负责）

专栏8　健康产业发展项目
健康服务业发展：社会办医示范机构、健康管理与促进服务示范机构、健康医疗旅游示范基地建设。（国家卫生计生委、国家发展改革委、财政部、国家旅游局负责）

（十一）加强卫生计生服务体系建设。

优化医疗卫生服务体系。统筹规划区域卫生资源，按照军民融合发展战略将军队医院纳入驻地有关规划，优化医疗卫生机构布局，推动京津冀医疗卫生协同发展，促进医疗资源向中西部地区倾斜、向基层和农村流动，缩小区域之间基本医疗卫生服务的差距。强基层、补短板，提高妇幼健康、公共卫生、肿瘤、精神、产科、儿科、康复、护理等急需领域医疗服务能力。构建整合型医疗卫生服务体系，提高资源使用效率，避免重复建设。（国家卫生计生委、中央军委后勤保障部卫生局负责）

推动公立医院科学发展。对新建城区、郊区、卫星城区等薄弱区域，政府要有计划、有步骤建设公立医疗卫生机构，满足群众基本医疗卫生需求。控制公立医院规模过快扩张。依托现有资源，合理规划与设置国家医学中心及国家、省级区域医疗中心，继续加强县级公立医院建设，改善县级医院业务用房和装备条件，提高服务能力。加强大型医用设备配置规划和准入管理，严控公立医院超常装备，逐步建立大型设备共用、共享、共管机制。（国家卫生计生委、国家发展改革委负责）

加强卫生应急体系建设。依托现有机构，布局建设国家紧急医学救援基地和区域紧急医学救援中心，构建陆海空立体化的紧急医学救援网络，完善核辐射和中毒紧急医学救援网络，切实提升重特大突发事件的紧急医学救援水平。提高突发急性传染病医疗救治能力。加强县乡两级急救体系建设。（国家卫生计生委、国家发展改革委、中央军委后勤保障部卫生局负责）

加强基层医疗卫生机构服务能力建设。以贫困地区为重点，加强乡镇卫生院、社区卫生服务机构标准化建设，提升基层医疗卫生服务能力和水平。推进乡镇卫生院和村卫生室一体化管理。每千常住人口基层医疗卫生机构床位数达到1.2张，重点加强护理、康复病床的设置。（国家卫生计生委负责）

加强专业公共卫生机构能力建设。加强疾病预防控制机构建设，实现每个省级疾病预防控制机构内有1个达到生物安全三级水平的实验室，有需要的地市级和县级疾病预防控制机构内有1个达到生物安全二级水平的实验室。建设完善检验检疫系统生物安全三级水平的实验室。提高精神专科服务能力。全面改善妇幼保健和计划生育服务机构的基础设施条件。提升妇幼健康服务机构在孕产保健、出生缺陷防治、儿童保健、妇女保健、计划生育方面的技术与服务能力。加强职业病防治能力、卫生计生综合监督执法能力和食品安全技术支持体系建设。加快改善血站业务用房条件。（国家卫生计生委、国家发展改革委、质检总局负责）

专栏9　卫生计生服务体系建设工程

贫困地区基层服务能力建设：以贫困地区为重点，支持县级医院（含中医医院）业务用房建设，推动乡镇卫生院建设，基层医疗卫生机构标准化达标率达到95%以上，打造30分钟基层医疗服务圈。（国家卫生计生委、国家发展改革委负责）

妇幼健康和计划生育服务能力建设：强化孕产妇和新生儿危急重症救治能力建设，支持省、地市、县三级妇幼健康服务机构服务能力建设，全面改善妇幼健康服务条件，新增产床8.9万张。（国家卫生计生委、国家发展改革委负责）

公共卫生服务能力建设：增强应急能力，依托现有机构建设国家移动应急平台和省级核辐射医疗救治基地。加强省级、地市级、县级疾病预防控制机构业务用房建设。加强省级职业病、传染病、地方病、结核病等防治机构基础设施建设。支持省级血液中心、地市级中心血站业务用房建设。（国家卫生计生委、国家发展改革委负责）

疑难病症诊治能力建设：在肿瘤、心脑血管、呼吸等薄弱领域，支持省部级综合或专科医院建设。（国家卫生计生委、国家发展改革委负责）

（十二）加强人才队伍建设。

优化人才队伍的规模与结构。医护比达到1:1.25，市办及以上医院床护比不低于1:0.6，每千常住人口公共卫生人员数达到0.83人，人才规模与我国人民群众健康服务需求相适应，城乡和区域医药卫生人才分布趋于合理，各类人才队伍统筹协调发展。（国家卫生计生委负责）

完善人才培养体系。加强医教协同，建立医学人才培养与卫生计生行业人才需求相适应的供需平衡机制，加强对医学院校设置、区域布局以及医学专业学科结构、学历层次、招生规模的宏观调控，增加人才短缺省份毕业生供给。支持有条件的高校增设儿科学、精神医学本科专业，支持高校根据行业需求合理确定儿科学、精神医学本科专业招生规模。加大对中西部地区高等医学院校的支持，缩小区域、院校和学科专业之间培养水平的差距。完善毕业后医学教育制度。全面实施住院医师规范化培训制度，扩大招收规模，重点向全科和儿科、精神科等急需紧缺专业倾斜，到2020年所有新进医疗岗位的临床医师均接受住院医师规范化培训。逐步建立专科医师规范化培训制度。加强培训基地和师资队伍建设。巩固完善继续医学教育制度，建设一批继续医学教育基地，全面提升各级各类卫生计生人员的职业综合素质和专业服务能力。基本建成院校教育、毕业后教育、继续教育三阶段有机衔接的标准化、规范化临床医学人才培养体系。院校教育质量显著提高，毕业后教育得到普及，继续教育实现全覆盖。（国家卫生计生委、教育部、财政部、人力资源社会保障部、国家中医药局负责）

加大人才培养力度。推进以全科医生为重点的基层医疗卫生队伍建设。制订优惠政策，为农村订单定向免费培养医学生。启动实施助理全科医生培训。继续实施基层医疗卫生机构全科医生特设岗位计划，优先安排特岗全科医生到集中连片特困地区乡镇卫生院工作。加强产科、儿科、精神、老年医学、药学、护理、急救、康复等各类紧缺人才以及生殖健康咨询师、护理员等技能型健康服务人才培养。加强高层次人才和公共卫生专业人才队伍建设。加强医院院长职业化培训。加强乡村医生队伍建设。（国家卫生计生委、教育部、财政部、人力资源社会保障部、国家中医药局负责）

创新人才使用、管理和评价机制。健全以聘用制度和岗位管理制度为重点的事业单位用人机制。建立符合医疗行业特点的人事薪酬制度，着力体现医务人员技术劳务价值，优化医务人员职业发展环境。健全基层及紧缺人才激励与约束机制，基层医疗卫生机构内部分配要向关键岗位、业务骨干和作出突出成绩的工作人员倾斜，缩小不同层级医疗卫生机构之间实际收入的差距。落实基层卫生专业技术人员职称评审政策，建立符合基层医疗卫生工作实际的人才评价机制。通过人才服务一体化、柔性引进等多种方式，建立完善城乡联动的人才管理和服务模式。创新公立医院机构编制管理方式，完善编制管理办法，积极探索开展公立医院编制管理改革试点，落实公立医院用人自主权。随着经济社会发展，逐步提高乡村医生待遇水平，完善乡村医生养老政策，稳定和优化村医队伍。（国家卫生计生委、人力资源社会保障部、中央编办、财政部负责）

专栏 10　人才发展项目
以全科医生为重点的基层卫生计生人才能力建设：通过开展全科专业住院医师规范化培训、助理全科医生培训、全科医生转岗培训、农村订单定向医学生免费培养，培养培训全科医生。培训全科医学师资。加强城乡基层医疗卫生机构骨干人才培训。（国家卫生计生委、教育部、人力资源社会保障部、国家中医药局负责） 医师规范化培训：规范化培训住院医师 50 万名。加强规范化培训基地建设。启动专科医师规范化培训试点。培训住院医师师资。（国家卫生计生委、人力资源社会保障部、国家中医药局负责） 县级骨干医师培训：以儿科、妇产科、精神科、病理、康复、老年医学、院前急救等为重点，培训县级医院临床骨干医师，全面提高县级医院服务能力和水平。（国家卫生计生委负责） 完善生育政策服务人才保障：加大妇幼健康领域专业人才培养力度。广泛开展产科、儿科医务人员岗位培训和转岗培训，采取多种形式力争增加产科医生和助产士 14 万名。（国家卫生计生委负责）

医药卫生创新人才队伍建设：吸引、遴选和造就一批具有国际领先水平的医学领军人才，培养、造就新一代杰出中青年学术带头人，吸引、稳定和培养一批有志于医疗卫生事业的优秀青年骨干人才。支持国家优先发展学科和国际科技前沿领域优秀创新团队。（国家卫生计生委负责）

（十三）加强人口健康信息化建设。

促进人口健康信息互通共享。依托区域人口健康信息平台，实现电子健康档案和电子病历的连续记录以及不同级别、不同类别医疗机构之间的信息共享。全员人口信息、电子健康档案和电子病历三大数据库实现数据融合、动态交互和共享，基本覆盖全国人口并实现信息动态更新。建成统一权威、互联互通的国家、省级、地市级、县级人口健康信息平台，实现公共卫生、计划生育、医疗服务、医疗保障、药品供应、综合管理等六大业务应用系统的资源共享和业务协同。普及应用居民健康卡，积极推进居民健康卡与社会保障卡等公共服务卡的应用集成，实现居民健康管理和医疗服务一卡通用。依托国家电子政务网和政府数据共享交换平台，实现各级平台和各级各类卫生计生机构的互联互通和信息共享。建立完善人口健康信息化标准规范体系，强化标准规范的建设和应用管理。面向在线医疗健康信息服务，实施网络安全战略，加强信息安全防护体系建设。引导自主可控的标准化信息产品研制与应用。（国家卫生计生委、国家发展改革委、中央网信办、工业和信息化部、人力资源社会保障部负责）

积极推动健康医疗信息化新业态快速有序发展。全面实施“互联网+”健康医疗益民服务，发展面向中西部和基层的远程医疗和线上线下相结合的智慧医疗，促进云计算、大数据、物联网、移动互联网、虚拟现实等信息技术与健康服务的深度融合，提升健康信息服务能力。鼓励建立区域远程医疗业务平台，推动优质医疗资源纵向流动，远程医疗服务覆盖50%以上的县（区、市）。全面深化健康医疗大数据应用。推进健康医疗行业治理、临床和科研、公共卫生大数据应用，加强健康医疗数据安全保障和患者隐私保护，积极应用物联网技术、可穿戴设备等，探索健康服务新模式，发展智慧健康医疗便民惠民服务，强化预防、治疗、康复的精细服务和居民连续的健康信息管理业务协同，提高服务能力和管理水平。积极发展疾病管理、居民健康管理等网络业务应用，推进网上预约、线上支付、在线随访、健康咨询和检查检验结果在线查询等服务。以居民电子健康档案为基础，整合居民健康管理及医疗信息资源，开展居民医疗健康信息服务，提高居民自我健康管理能力。完善统计制度，加强统计数据分析能力。（国家卫生计生委、国家发展改革委、中央网信办、工业和信息化部负责）

专栏 11　人口健康信息化建设工程

人口健康信息化建设：按照填平补齐、查缺补漏的原则，完善省级、地市级、县级平台，实现省级与国家级平台对接，省内平台互联互通和业务协同。巩固完善传染病防控、预防接种、严重精神障碍等报告与管理工作，突出电子病历与电子健康档案信息动态更新。开展大数据和远程医疗应用试点。推进健康医疗大数据应用，加强区域临床医学健康数据示范工作，推动远程会诊、远程诊断（影像、病理、心电）、预约诊疗、双向转诊等惠民服务。（国家卫生计生委、国家发展改革委、中央网信办负责）

（十四）加强医学科技创新体系建设。

全面推进卫生与健康科技创新。围绕恶性肿瘤、心脑血管等重大疾病及罕见病等健康问题和健康产业发展需求，加强医学科学前沿基础研究、关键技术研发、成果转移转化、医药产品开发和适宜技术推广。启动实施面向2030年的健康保障重大工程，继续组织实施“重大新药创制”和“艾滋病和病毒性肝炎等重大传染病防治”两个国家科技重大专项，组织实施“精准医学研究”等一批国家重点研发计划，加快诊疗新技术、药品和医疗器械的研发和产业化，显著提高重大疾病防治和健康产业发展的科技支撑能力。加强转化医学国家重大科技基础设施、国家临床医学研究中心和协同研究网络建设，推动现有若干国家重点实验室等国家科研基地的能力提升，调整和完善委级重点实验室，逐步构建规范、整合、高效的医学科技基地平台体系。加强医学科技创新政策环境建设，健全创新人才培养、新技术评估、医学研究标准与规范、医学伦理与科研诚信、知识产权等保障机制，大幅提升医学科技成果转移转化率。发挥国家临床医学研究中心和协同研究网络的作用，促进适宜技术、诊疗指南和技术规范的普及推广。（科技部、国家卫生计生委、国家发展改革委负责）

专栏12　健康科技项目
健康科技重大项目和工程：健康保障重大工程，国家科技重大专项“重大新药创制”和“艾滋病和病毒性肝炎等重大传染病防治”专项；国家重点研发计划“精准医学研究”、“重大慢性非传染性疾病防控研究”、“生殖健康及重大出生缺陷防控研究”等重点专项；中国医学科学院医学与健康科技创新工程。（科技部、国家卫生计生委负责） 成果转化和适宜技术推广：健康科技成果转移转化行动，基层医疗卫生服务适宜技术推广。（科技部、国家卫生计生委负责）

四、保障措施

（一）全面深化医药卫生体制改革。实行医疗、医保、医药联动改革，建立健全覆盖城乡居民的基本医疗卫生制度。健全全民医疗保障制度。加强城乡居民大病保险、重特大疾病医疗救助工作，完善疾病应急救助制度。健全基本医保稳定可持续筹资和报销比例调整机制。整合城乡居民基本医保政策和经办管理。加快推进基本医保异地就医直接结算。全面推进公立医院综合改革。建立现代医院管理制度，完善医院法人治理机制和外部监管机制。控制医药费用不合理增长。健全药品供应保障机制，完善国家药物政策体系，巩固完善基本药物制度，建立药物临床综合评价体系，加强儿童、老年人等特殊人群基本用药保障。推进基本公共卫生服务均等化，完善国家基本公共卫生服务项目，继续实施国家重大公共卫生服务项目。巩固完善基层运行新机制。（国务院医改办、国家卫生计生委、国家发展改革委、财政部、人力资源社会保障部、食品药品监管总局、民政部等相关部门负责）

（二）建立公平有效可持续的筹资体系。进一步明确政府、社会与个人的卫生计生投入责任，完善合理分担机制，缓解个人就医经济负担。明确政府在提供公共卫生和基本医疗服务中的主导地位，加大政府卫生投入，保障人民群众的基本医疗卫生服务需求。鼓励和引导社会力量加大对卫生与健康事业的投入，形成投资主体多元化、投资方式多样化的办医体制。（国家卫生计生委、财政部、人力资源社会保障部负责）

（三）完善卫生计生法制体系。推动基本医疗卫生法立法工作。完善卫生计生法律法规体系，加强医疗、医药、医保、公共卫生、计划生育等重点领域法律法规的制修订工作。做好部门规章立改废释。加强规范性文件的合法性审查，健全依法决策机制。定期开展规章规范性文件清理和标准复审，维护医药卫生法律法规体系的协调性、一致性。健全卫生标准体系，促进强制性卫生标准的实施。深化行政审批制度改革，进一步推进简政放权、放管结合、优化服务改革，创新卫生计生行政管理方式，加快政府职能转变。推进行政审批规范化建设，严禁对已经取消的行政审批事项继续和变相审批，加强承接机构能力建设，确保取消下放事项落实到位。推进政务公开。（国务院法制办、国家卫生计生委、人力资源社会保障部、食品药品监管总局负责）

（四）强化宣传引导。加强正面宣传和典型宣传，增强社会对健康和卫生计生工作的普遍认知，争取各方面的有力支持，保障规划的有效实施。加强社会宣传工作，通过电视、广播、报纸和网络等媒体广泛宣传健康和卫生计生工作相关法律法规和面临的形势与挑战，提高社会各界对健康和卫生计生工作的重视程度。加强卫生计生普法宣传。大力弘扬和践行卫生计生职业精神，深入开展职业精神宣传推介专题活动。完善新闻发布制度和网上舆论工作体系，及时回应网上舆情和社会关切，加强网络舆论引导队伍建设，提升新闻宣传与舆论引导能力。发展健康文化，加强卫生计生文化建设和精神文明建设，建设卫生计生文化宣传基地和文化推广平台。（中央宣传部、国家卫生计生委、中央网信办负责）

（五）做好国际交流合作。制订中国全球卫生战略，实施适应不同国家、地区和组织特点的多层次、多渠道合作策略，提升我国在全球卫生外交中的影响力和国际话语权。积极推进“一带一路”建设中的卫生交流与合作。加强 2030 年可持续发展议程、全球卫生、医药卫生科研、人口与发展等领域的合作，引进卫生计生改革与发展所需的智力、技术等资源。创新工作模式，继续加强卫生援外工作。推进全球卫生人才培养和队伍建设。深化与港澳台地区的医疗卫生合作交流。推进南南合作。推动医疗设备和药品“走出去”。大力发展国际医疗健康服务贸易，加强中医药国际交流与合作。（国家卫生计生委、国家中医药局、国家发展改革委、商务部、食品药品监管总局负责）

（六）加强组织实施。各级政府要从全面建成小康社会、推进健康中国建设的高度，进一步提高认识，加强领导，将卫生与健康工作纳入重要议事日程。各有关部门要按照职责分工，细化目标，做好相关任务的实施工作。逐步建立健康影响评价评估制度。建立健全监测评价机制，国家卫生计生委负责牵头制订规划监测评估方案，并对规划实施进度和效果进行年度监测和中期、末期评估，监督重大项目的执行情况，及时发现实施中存在的问题，并研究解决对策。地方各级人民政府要定期组织对当地规划实施情况的检查督导，确保规划顺利实施。（国家卫生计生委牵头）

8.2.2 国务院关于印发“十三五”深化医药卫生体制改革规划的通知

国发〔2016〕78号

各省、自治区、直辖市人民政府，国务院各部委、各直属机构：

现将《“十三五”深化医药卫生体制改革规划》印发给你们，请认真贯彻执行。

国务院

2016年12月27日

“十三五”深化医药卫生体制改革规划

为全面深化医药卫生体制改革，推进健康中国建设，根据《中华人民共和国国民经济和社会发展第十三个五年规划纲要》、《中共中央 国务院关于深化医药卫生体制改革的意见》和《“健康中国2030”规划纲要》，编制本规划。

一、规划背景

“十二五”以来特别是党的十八大以来，在党中央、国务院的坚强领导下，各地区、各有关部门扎实推进医改各项工作，取得了重大进展和明显成效。全民医保体系加快健全，基本医保参保率保持在95%以上，城乡居民医保制度逐步整合，筹资和保障水平进一步提高，城乡居民大病保险、重特大疾病医疗救助、疾病应急救助全面推开，商业健康保险快速发展。县级公立医院综合改革全面实施，城市公立医院综合改革试点持续拓展深化，医疗服务和药品价格改革有序推进，公立医院管理体制和运行机制不断完善。分级诊疗制度建设加快推进，基层医疗卫生机构综合改革持续深化，医疗卫生机构分工协作逐步加强，基本公共卫生服务均等化水平稳步提高。国家基本药物制度得到巩固完善，药品流通领域改革力度不断加大，药品供应保障体系逐步健全。医教协同深化临床医学人才培养改革，住院医师规范化培训制度初步建立，以全科医生为重点的人才队伍建设不断加强，医务人员积极性得到进一步调动。医药卫生监管持续加强，信息化建设积极推进。中医药发展政策机制逐步完善，作用得到更好发挥，惠民效果进一步放大。健康服务业政策环境显著改善，社会办医加快发展。以省为单位实施综合医改试点，积累了有益经验。经过努力，2015年居民人均预期寿命比2010年提高了1.51岁，个人卫生支出占卫生总费用比重由35.29%下降到29.27%，80%以上的居民15分钟内能够到达最近的医疗点，人民健康水平总体上优于中高收入国家平均水平，医药费用不合理过快增长势头得到初步遏制，基本医疗卫生服务公平性、可及性显著提升。实践证明，深化医改方向正确、路径清晰、措施得力、成效显著，用较少的投入取得了较高的健康绩效，群众看病难、看病贵问题得到明显缓解，获得感不断增强，深化医改在国民经济和社会发展中的重要作用日益显现。

“十三五”时期是我国全面建成小康社会的决胜阶段，也是建立健全基本医疗卫生制度、推进健康中国建设的关键时期。当前，人民生活水平不断提高，健康需求日益增长，但我国卫生资源总量不足、结构不合理、分布不均衡、供给主体相对单一、基层服务能力薄弱等问题仍比较突出，维护和促进人民健康的制度体系仍需不断完善。特别是随着医改进入攻坚期和深水区，深层次体制机制矛盾的制约作用日益凸显，利益格局调整更加复杂，改革的整体性、系统性和协同性明显增强，任务更为艰巨。同时，我国经济发展进入新常态，工业化、城镇化、人口老龄化进程加快，以及疾病谱变化、生态环境和生活方式变化、医药技术创新等，都对深化医改提出了更高要求。面对新的形势和挑战，需要在巩固前期改革成果、认真总结经验的基础上，进一步统一思想、坚定信念、增强定力，进一步加强组织领导、制度创新和重点突破，推动医改由打好基础转向提升质量、由形成框架转向制度建设、由单项突破转向系统集成和综合推进，用中国式办法破解医改这个世界性难题，为保障人民健康、促进经济社会发展增添新动力。

二、指导思想、基本原则和主要目标

（一）指导思想。高举中国特色社会主义伟大旗帜，全面贯彻党的十八大和十八届三中、四中、五中、六中全会精神，以马克思列宁主义、毛泽东思想、邓小平理论、“三个代表”重要思想、科学发展观为指导，深入学习贯彻习近平总书记系列重要讲话精神，紧紧围绕统筹推进“五位一体”总体布局和协调推进“四个全面”战略布局，认真落实党中央、国务院决策部署，牢固树立和贯彻落实创新、协调、绿色、开放、共享的发展理念，坚持以人民为中心的发展思想，坚持正确的卫生与健康工作方针，树立大健康理念，全力推进卫生与健康领域理论创新、制度创新、管理创新、技术创新，加快建立符合国情的基本医疗卫生制度，实现发展方式由以治病为中心向以健康为中心转变，推进医药卫生治理体系和治理能力现代化，为推进健康中国建设、全面建成小康社会、实现“两个一百年”奋斗目标和中华民族伟大复兴中国梦提供坚实基础。

（二）基本原则。

坚持以人民健康为中心。把人民健康放在优先发展的战略地位，以公平可及、群众受益为目标，坚守底线、补齐短板，作出更有效的制度安排，维护基本医疗卫生服务的公益性，使全体人民在共建共享中有更多获得感。

坚持保基本、强基层、建机制。将基本医疗卫生制度作为公共产品向全民提供，推动医疗卫生工作重心下移、医疗卫生资源下沉，提升基层医疗卫生的职业吸引力和服务能力，以问题为导向推动制度创新和攻坚突破。

坚持政府主导与发挥市场机制作用相结合。在基本医疗卫生服务领域，坚持政府主导，落实政府责任，适当引入竞争机制。在非基本医疗卫生服务领域，发挥市场活力，加强规范引导，满足多样化、差异化、个性化健康需求。

坚持推进供给侧结构性改革。实行政事分开、管办分开、医药分开、营利性和非营利性分开，优化供给侧治理能力和要素配置，提升服务效率和质量。对需求侧进行科学引导，合理划分政府、社会、个人责任，促进社会共治。

坚持医疗、医保、医药联动改革。按照腾空间、调结构、保衔接的要求，统筹推进管理、价格、支付、薪酬等制度建设，提高政策衔接和系统集成能力。落实部门责任，解放思想、主动作为，以自我革命的精神推进改革，形成强大合力。

坚持突出重点、试点示范、循序推进。理清改革内在逻辑，突出重要领域和关键环节，及时总结推广地方经验，发挥重点改革的突破性作用和试点的带动效应。把握好改革的力度和节奏，注重统筹兼顾，积极稳妥推进改革。

（三）主要目标。到2017年，基本形成较为系统的基本医疗卫生制度政策框架。分级诊疗政策体系逐步完善，现代医院管理制度和综合监管制度建设加快推进，全民医疗保障制度更加高效，药品生产流通使用政策进一步健全。到2020年，普遍建立比较完善的公共卫生服务体系和医疗服务体系、比较健全的医疗保障体系、比较规范的药品供应保障体系和综合监管体系、比较科学的医疗卫生机构管理体制和运行机制。经过持续努力，基本建立覆盖城乡居民的基本医疗卫生制度，实现人人享有基本医疗卫生服务，基本适应人民群众多层次的医疗卫生需求，我国居民人均预期寿命比2015年提高1岁，孕产妇死亡率下降到18/10万，婴儿死亡率下降到7.5‰，5岁以下儿童死亡率下降到9.5‰，主要健康指标居于中高收入国家前列，个人卫生支出占卫生总费用的比重下降到28%左右。

三、重点任务

“十三五”期间，要在分级诊疗、现代医院管理、全民医保、药品供应保障、综合监管等5项制度建设上取得新突破，同时统筹推进相关领域改革。

（一）建立科学合理的分级诊疗制度。坚持居民自愿、基层首诊、政策引导、创新机制，以家庭医生签约服务为重要手段，鼓励各地结合实际推行多种形式的分级诊疗模式，推动形成基层首诊、双向转诊、急慢分治、上下联动的就医新秩序。到2017年，分级诊疗政策体系逐步完善，85%以上的地市开展试点。到2020年，分级诊疗模式逐步形成，基本建立符合国情的分级诊疗制度。

1. 健全完善医疗卫生服务体系。优化医疗卫生资源布局，明确各级各类医疗卫生机构功能定位，加强协作，推动功能整合和资源共享。合理控制公立综合性医院数量和规模。大力推进面向基层、偏远和欠发达地区的远程医疗服务体系建设，鼓励二、三级医院向基层医疗卫生机构提供远程服务，提升远程医疗服务能力，利用信息化手段促进医疗资源纵向流动，提高优质医疗资源可及性和医疗服务整体效率。推进大医院与基层医疗卫生机构、全科医生与专科医生的资源共享和业务协同，健全基于互联网、大数据技术的分级诊疗信息系统。鼓励社会力量举办医学检验机构、病理诊断机构、医学影像检查机构、消毒供应机构和血液净化机构，鼓励公立医院面向区域提供相关服务，实现区域资源共享。加强医疗质量控制，推进同级医疗机构间以及医疗机构与独立检查检验机构间检查检验结果互认。

实施中医药传承与创新工程，推动中医药服务资源与临床科研有机结合，加强中医适宜技术的应用，充分发挥中医药在“治未病”、重大疾病治疗和疾病康复中的重要作用。在基层中医药服务体系不健全、能力较弱的地区，将中医医院中医门诊诊疗服务纳入首诊范围。按照军民融合发展战略，将军队医疗机构全面纳入分级诊疗体系。建立健全突发急性传染病医疗救治网络，推进构建陆海空立体化的紧急医学救援网络。

2. 提升基层医疗卫生服务能力。以常见病、多发病的诊断和鉴别诊断为重点，强化乡镇卫生院、社区卫生服务中心基本医疗服务能力建设。提升乡镇卫生院开展急诊抢救、二级以下常规手术、正常分娩、高危孕产妇初筛、儿科、精神疾病、老年病、中医、康复等医疗服务能力。加强县级公立医院综合能力建设和学科建设，重点加强县域内常见病、多发病相关专业科室以及紧缺专业临床专科建设，进一步降低县域外就诊率。规范社区卫生服务管理，推动实施社区卫生服务提升工程。促进先进适宜技术的普及普惠。建立与开展分级诊疗工作相适应、能够满足基层医疗卫生机构实际需要的药品供应保障体系，实现药品使用的上下联动和相互衔接。通过鼓励大医院医师下基层、退休医生开诊所以及加强对口支援、实施远程医疗、推动建立医疗联合体等，把大医院的技术传到基层。实施基层中医药服务能力提升工程“十三五”行动计划。到2020年，力争所有社区卫生服务机构和乡镇卫生院以及70%的村卫生室具备中医药服务能力，同时具备相应的医疗康复能力。

完善基层管理和运行机制。强化基层医疗卫生机构法人主体地位，落实人事、经营、分配等方面自主权。进一步完善基层医疗卫生机构绩效工资制度，收支结余部分可按规定提取职工福利基金、奖励基金。巩固完善多渠道补偿机制，落实基层医疗卫生机构核定任务、核定收支、绩效考核补助的财务管理办法，加强绩效考核，既调动基层医疗卫生机构和医务人员积极性，又防止出现新的逐利行为。建立基层医疗卫生机构及负责人绩效评价机制，对机构负责人实行任期目标责任制，对其他人员突出岗位工作量、服务质量、行为规范、技术难度、风险程度和服务对象满意度等内容。鼓励有条件的地方实施乡村一体化管理。

3. 引导公立医院参与分级诊疗。进一步完善和落实医保支付和医疗服务价格政策，调动三级公立医院参与分级诊疗的积极性和主动性，引导三级公立医院收治疑难复杂和危急重症患者，逐步下转常见病、多发病和疾病稳定期、恢复期患者。鼓励打破行政区域限制，推动医疗联合体建设，与医保、远程医疗等相结合，实现医疗资源有机结合、上下贯通。以资源共享和人才下沉为导向，将医疗联合体构建成为利益共同体、责任共同体、发展共同体，形成责、权、利明晰的区域协同服务模式。探索通过医师多点执业、加强基层医疗卫生机构药物配备、对纵向合作的医疗联合体等分工协作模式实行医保总额付费等方式，引导医疗联合体内部形成顺畅的转诊机制。

4. 推进形成诊疗-康复-长期护理连续服务模式。明确医疗机构急慢分治服务流程，建立健全分工协作机制，畅通医院、基层医疗卫生机构、康复医院和护理院等慢性病医疗机构之间的转诊渠道，形成“小病在基层、大病到医院、康复回基层”的合理就医格局。城市大医院主要提供急危重症和疑难复杂疾病的诊疗服务，将诊断明确、病情稳定的慢性病患者、康复期患者转至下级医疗机构以及康复医院、护理院等慢性病医疗机构。基层医疗卫生机构和慢性病医疗机构为诊断明确、病情稳定的慢性病患者、康复期患者、老年病患者、晚期肿瘤患者、残疾人等提供治疗、康复、护理服务。显著增加慢性病医疗机构提供康复、长期护理服务的医疗资源。完善相关政策措施，逐步推行日间手术。探索建立长期护理保险制度。加强残疾人专业康复机构建设，建立医疗机构与残疾人专业康复机构密切配合、相互衔接的工作机制。

5. 科学合理引导群众就医需求。建立健全家庭医生签约服务制度，通过提高基层服务能力、医保支付、价格调控、便民惠民等措施，鼓励城乡居民与基层医生或家庭医生团队签约。到2017年，家庭医生签约服务覆盖率达到30%以上，重点人群签约服务覆盖率达到60%以上。到2020年，力争将签约服务扩大到全人群，基本实现家庭医生签约服务制度全覆盖。

遵循医学科学规律，结合功能定位，明确县、乡两级医疗机构的医疗服务范围，对于超出功能定位和服务能力的疾病，为患者提供相应转诊服务。完善双向转诊程序，建立健全转诊指导目录，重点畅通向下转诊渠道，逐步实现不同级别、不同类别医疗机构之间有序转诊。完善不同级别医疗机构的医保差异化支付政策，适当提高基层医疗卫生机构医保支付比例，合理引导就医流向。对符合规定的转诊住院患者连续计算起付线。合理制定和调整医疗服务价格，对医疗机构落实功能定位、患者合理选择就医机构形成有效激励。

（二）建立科学有效的现代医院管理制度。深化县级公立医院综合改革，加快推进城市公立医院综合改革。到 2017 年，各级各类公立医院全面推开综合改革，初步建立决策、执行、监督相互协调、相互制衡、相互促进的管理体制和治理机制。到 2020 年，基本建立具有中国特色的权责清晰、管理科学、治理完善、运行高效、监督有力的现代医院管理制度，建立维护公益性、调动积极性、保障可持续的运行新机制和科学合理的补偿机制。

1. 完善公立医院管理体制。妥善处理医院和政府关系，实行政事分开和管办分开，推动医院管理模式和运行方式转变。加强政府在方向、政策、引导、规划、评价等方面的宏观管理，加大对医疗行为、医疗费用等方面监管力度，减少对医院人事编制、科室设定、岗位聘任、收入分配等的管理。逐步取消公立医院行政级别。合理界定政府作为出资人的举办监督职责和公立医院的自主运营管理权限。健全政府办医体制，积极探索公立医院管办分开的多种有效实现形式。采取有效措施，统筹协调政府办医职能，形成合力。加强对政府、军队和企事业单位等各类主体举办公立医院的全行业监管，明确各方职责、权利和义务。落实公立医院独立法人地位。健全公立医院法人治理机制，落实内部人事管理、机构设置、收入分配、副职推荐、中层干部任免、年度预算执行等自主权。实行院长负责制，完善院长选拔任用制度，实行院长任期制和任期目标责任制。公立医院依法制订章程。建立健全公立医院全面预算管理制度、成本核算制度、财务报告制度、总会计师制度、第三方审计制度和信息公开制度。

2. 建立规范高效的运行机制。取消药品加成（不含中药饮片），通过调整医疗服务价格、加大政府投入、改革支付方式、降低医院运行成本等，建立科学合理的补偿机制。逐步建立以成本和收入结构变化为基础的医疗服务价格动态调整机制，按照“总量控制、结构调整、有升有降、逐步到位”的原则，降低药品、医用耗材和大型医用设备检查治疗和检验等价格，重点提高诊疗、手术、康复、护理、中医等体现医务人员技术劳务价值的项目价格，加强分类指导，理顺不同级别医疗机构间和医疗服务项目的比价关系。通过规范诊疗行为、医保控费等降低药品、耗材等费用，严格控制不合理检查检验费用，为调整医疗服务价格腾出空间，并与医疗控费、薪酬制度、医保支付、分级诊疗等措施相衔接。放开特需医疗服务和其他市场竞争比较充分、个性化需求比较强的医疗服务价格，由医疗机构自主制定。继续推进公立医院后勤服务社会化。在公立医院综合改革中统筹考虑中医药特点，建立有利于中医药特色优势发挥的运行新机制。推进军队医院参与地方公立医院综合改革。规范公立医院改制，推进国有企业所属医院分离移交和改制试点，原则上政府举办的传染病院、精神病院、职业病防治院、妇幼保健院和妇产医院、儿童医院、中医医院（民族医院）等不进行改制。力争到 2017 年试点城市公立医院药占比（不含中药饮片）总体降到 30%左右，百元医疗收入（不含药品收入）中消耗的卫生材料降到 20 元以下。

3. 建立符合医疗卫生行业特点的编制人事和薪酬制度。创新公立医院编制管理方式，完善编制管理办法，积极探索开展公立医院编制管理改革试点。在地方现有编制总量内，确定公立医院编制总量，逐步实行备案制，在部分大中城市三级甲等公立医院开展编制管理改革、实行人员总量管理试点。落实公立医院用人自主权，对急需引进的高层次人才、短缺专业人才以及具有高级专业技术职务或博士学位人员，可由医院采取考察的方式予以公开招聘。完善医疗机构与医务人员用人关系。

地方可以按国家有关规定，结合实际合理确定公立医院薪酬水平，逐步提高人员经费支出占业务支出的比例，并建立动态调整机制。对工作时间之外劳动较多、高层次医疗人才集聚、公益目标任务繁重、开展家庭医生签约服务的公立医疗机构在核定绩效工资总量时予以倾斜。在绩效工资分配上，重点向临床一线、业务骨干、关键岗位以及支援基层和有突出贡献的人员倾斜，做到多劳多得、优绩优酬。按照有关规定，公立医院可以探索实行目标年薪制和协议薪酬。公立医院主管部门对院长年度工作情况进行考核评价，确定院长薪酬水平，院长薪酬与医院工作人员绩效工资水平保持合理比例关系。

4. 建立以质量为核心、公益性为导向的医院考评机制。健全医院绩效评价体系，机构考核应涵盖社会效益、服务提供、质量安全、综合管理、可持续发展等内容，重视卫生应急、对口支援以及功能定位落实和分级诊疗实施情况等体现公益性的工作。将落实医改任务情况列入医院考核指标，强化医院和院长的主体责任。医务人员考核突出岗位工作量、服务质量、行为规范、技术难度、风险程度和服务对象满意度等指标，负责人考核还应包括职工满意度等内容。考核结果与政府投入、医保支付、人员职业发展等挂钩。

5. 控制公立医院医疗费用不合理增长。逐步健全公立医院医疗费用控制监测和考核机制。设定全国医疗费用增长控制目标，各省（区、市）根据不同地区医疗费用水平和增长幅度以及不同类别医院的功能定位等，分类确定控费要求并进行动态调整。以设区的市为单位向社会公开辖区内各医院的价格、医疗服务效率、次均医疗费用等信息，对医疗机构费用指标进行排序，定期公示排序结果。落实处方点评制度。卫生计生等有关部门对公立医院药品、高值医用耗材、大型医用设备检查等情况实施跟踪监测。到 2017 年，全国公立医院医疗费用增长幅度力争降到 10%以下，到 2020 年，增长幅度稳定在合理水平。

（三）建立高效运行的全民医疗保障制度。按照保基本、兜底线、可持续的原则，围绕资金来源多元化、保障制度规范化、管理服务社会化三个关键环节，加大改革力度，建立高效运行的全民医疗保障体系。坚持精算平衡，完善筹资机制，以医保支付方式改革为抓手推动全民基本医保制度提质增效。建立起较为完善的基本医保、大病保险、医疗救助、疾病应急救助、商业健康保险和慈善救助衔接互动、相互联通机制。

1. 健全基本医保稳定可持续筹资和报销比例调整机制。完善医保缴费参保政策，厘清政府、单位、个人缴费责任，逐步建立稳定可持续的多渠道筹资机制，同经济社会发展水平、各方承受能力相适应。在继续加大财政投入、提高政府补助标准的同时，强化个人参保意识，适当提高个人缴费比重。逐步建立城乡居民医保个人缴费标准与居民收入相挂钩的动态筹资机制，使筹资标准、保障水平与经济社会发展水平相适应。到 2020 年，基本医保参保率稳定在 95%以上。

健全与筹资水平相适应的基本医保待遇动态调整机制。明确医保待遇确定和调整的政策权限、调整依据和决策程序，避免待遇调整的随意性。明确基本医保的保障边界。合理确定基本医保待遇标准。结合医保基金预算管理全面推进付费总额控制。改进个人账户，开展门诊费用统筹。按照分级管理、责任共担、统筹调剂、预算考核的基本思路，加快提高基金统筹层次。全面巩固市级统筹，推动有条件的省份实行省级统筹。加快建立异地就医直接结算机制，推进基本医保全国联网和异地就医直接结算，加强参保地与就医地协作，方便群众结算，减少群众“跑腿”、“垫资”。建立健全异地转诊的政策措施，推动异地就医直接结算与促进医疗资源下沉、推动医疗联合体建设、建立分级诊疗制度衔接协调。到 2017 年，基本实现符合转诊规定的异地就医住院费用直接结算。到 2020 年，建立医保基金调剂平衡机制，逐步实现医保省级统筹，基本医保政策范围内报销比例稳定在 75%左右。

2. 深化医保支付方式改革。健全医保支付机制和利益调控机制，实行精细化管理，激发医疗机构规范行为、控制成本、合理收治和转诊患者的内生动力。全面推行按病种付费为主，按人头、按床日、总额预付等多种付费方式相结合的复合型付费方式，鼓励实行按疾病诊断相关分组付费（DRGs）方式。对住院医疗服务主要按病种付费、按疾病诊断相关分组付费或按床日付费；对基层医疗服务可按人头付费，积极探索将按人头付费与高血压、糖尿病、血液透析等慢病管理相结合；对一些复杂病例和门诊费用可按项目付费、按人头付费。有条件的地区可将点数法与预算管理、按病种付费等相结合，促进医疗机构之间有序竞争和资源合理配置。健全各类医疗保险经办机构与医疗卫生机构之间公开、平等的谈判协商机制和风险分担机制。建立结余留用、合理超支分担的激励约束机制。建立健全支付方式改革相关的管理规范、技术支撑和政策配套，制定符合基本医疗需求的临床路径等行业技术标准，规范病历及病案首页的书写，全面夯实信息化管理基础，实现全国范围内医疗机构医疗服务项目名称和内涵、疾病分类编码、医疗服务操作编码的统一。继续落实对中医药服务的支持政策，逐步扩大纳入医保支付的医疗机构中药制剂和针灸、治疗性推拿等中医非药物诊疗技术范围，探索符合中医药服务特点的支付方式，鼓励提供和使用适宜的中医药服务。到2017年，国家选择部分地区开展按疾病诊断相关分组付费试点，鼓励各地积极完善按病种、按人头、按床日等多种付费方式。到2020年，医保支付方式改革逐步覆盖所有医疗机构和医疗服务，全国范围内普遍实施适应不同疾病、不同服务特点的多元复合式医保支付方式，按项目付费占比明显下降。

3. 推动基本医疗保险制度整合。在城乡居民基本医保实现覆盖范围、筹资政策、保障待遇、医保目录、定点管理、基金管理“六统一”的基础上，加快整合基本医保管理机构。理顺管理体制，统一基本医保行政管理职能。统一基本医保经办管理，可开展设立医保基金管理中心的试点，承担基金支付和管理，药品采购和费用结算，医保支付标准谈判，定点机构的协议管理和结算等职能。加大改革创新力度，进一步发挥医保对医疗费用不合理增长的控制作用。加快推进医保管办分开，提升医保经办机构法人化和专业化水平。创新经办服务模式，推动形成多元化竞争格局。

4. 健全重特大疾病保障机制。在全面实施城乡居民大病保险基础上，采取降低起付线、提高报销比例、合理确定合规医疗费用范围等措施，提高大病保险对困难群众支付的精准性。完善职工补充医疗保险政策。全面开展重特大疾病医疗救助工作，在做好低保对象、特困人员等医疗救助基础上，将低收入家庭的老年人、未成年人、重度残疾人、重病患者等低收入救助对象，以及因病致贫家庭重病患者纳入救助范围，发挥托底保障作用。积极引导社会慈善力量等多方参与。逐步形成医疗卫生机构与医保经办机构间数据共享的机制，推动基本医保、大病保险、医疗救助、疾病应急救助、商业健康保险有效衔接，全面提供“一站式”服务。

5. 推动商业健康保险发展。积极发挥商业健康保险机构在精算技术、专业服务和风险管理等方面的优势，鼓励和支持其参与医保经办服务，形成多元经办、多方竞争的新格局。在确保基金安全和有效监管的前提下，以政府购买服务方式委托具有资质的商业保险机构等社会力量参与基本医保的经办服务，承办城乡居民大病保险。按照政府采购的有关规定，选择商业保险机构等社会力量参与医保经办。加快发展医疗责任保险、医疗意外保险，探索发展多种形式的医疗执业保险。丰富健康保险产品，大力发展消费型健康保险，促进发展各类健康保险，强化健康保险的保障属性。鼓励保险公司开发中医药养生保健等各类商业健康保险产品，提供与其相结合的中医药特色健康管理服务。制定和完善财政税收等相关优惠政策，支持商业健康保险加快发展。鼓励企业和居民通过参加商业健康保险，解决基本医保之外的健康需求。

（四）建立规范有序的药品供应保障制度。实施药品生产、流通、使用全流程改革，调整利益驱动机制，破除以药补医，推动各级各类医疗机构全面配备、优先使用基本药物，建设符合国情的国家药物政策体系，理顺药品价格，促进医药产业结构调整和转型升级，保障药品安全有效、价格合理、供应充分。

1. 深化药品供应领域改革。通过市场倒逼和产业政策引导，推动企业提高创新和研发能力，促进做优做强，提高产业集中度，推动中药生产现代化和标准化，实现药品医疗器械质量达到或接近国际先进水平，打造中国标准和中国品牌。建立更加科学、高效的药品审评审批体系。加快推进仿制药质量和疗效一致性评价，鼓励创制新药，鼓励以临床价值为导向的药物创新。加快防治艾滋病、恶性肿瘤、重大传染病、罕见病等临床急需新药及儿童用药等的审评审批。淘汰疗效不确切、风险大于效益的品种。加强医疗器械创新，严格医疗器械审批。建立药品上市许可持有人制度。加快重大传染病用药、儿童用药的研发和生产。在国家基本药物目录（2012 年版）中，2007 年 10 月 1 日前批准上市的化学药品仿制药口服固体制剂应在 2018 年底前完成一致性评价。

解决好低价药、“救命药”、“孤儿药”以及儿童用药的供应问题。扶持低价药品生产，保障市场供应，保持药价基本稳定。建立健全短缺药品监测预警和分级应对机制，加快推进紧缺药品生产，支持建设小品种药物集中生产基地，继续开展用量小、临床必需、市场供应短缺药品的定点生产试点。完善儿童用药、卫生应急药品保障机制。对原料药市场供应不足的药品加强市场监测，鼓励提高生产能力。

2. 深化药品流通体制改革。加大药品、耗材流通行业结构调整力度，引导供应能力均衡配置，加快构建药品流通全国统一开放、竞争有序的市场格局，破除地方保护，形成现代流通新体系。推动药品流通企业兼并重组，整合药品经营企业仓储资源和运输资源，加快发展药品现代物流，鼓励区域药品配送城乡一体化。推动流通企业向智慧型医药服务商转型，建设和完善供应链集成系统，支持流通企业向供应链上下游延伸开展服务。应用流通大数据，拓展增值服务深度和广度，引导产业发展。鼓励绿色医药物流发展，发展第三方物流和冷链物流。支持药品、耗材零售企业开展多元化、差异化经营。推广应用现代物流管理与技术，规范医药电商发展，健全中药材现代流通网络与追溯体系，促进行业结构调整，提升行业透明度和效率。力争到 2020 年，基本建立药品出厂价格信息可追溯机制，形成 1 家年销售额超过 5000 亿元的超大型药品流通企业，药品批发百强企业年销售额占批发市场总额的 90%以上。

3. 完善药品和高值医用耗材集中采购制度。完善以省（区、市）为单位的网上药品集中采购机制，落实公立医院药品分类采购，坚持集中带量采购原则，公立医院改革试点城市可采取以市为单位在省级药品集中采购平台上自行采购，鼓励跨区域联合采购和专科医院联合采购。做好基层和公立医院药品采购衔接。推进公共资源交易平台整合。每种药品采购的剂型原则上不超过 3 种，每种剂型对应的规格原则上不超过 2 种。实施药品采购“两票制”改革（生产企业到流通企业开一次发票，流通企业到医疗机构开一次发票），鼓励医院与药品生产企业直接结算药品货款、药品生产企业与配送企业结算配送费用，严格按合同回款。进一步提高医院在药品采购中的参与度，落实医疗机构药品、耗材采购主体地位，促进医疗机构主动控制药品、耗材价格。完善药品价格谈判机制，建立统分结合、协调联动的国家、省两级药品价格谈判制度。对部分专利药品、独家生产药品进行公开透明、多方参与的价格谈判，逐步增加国家谈判药品品种数量，并做好医保等政策衔接。将加快药品注册审批流程、专利申请、药物经济学评价等作为药品价格谈判的重要内容。对实行备案采购的重点药品，明确采购数量、开具处方的医生，由医疗机构负责人审批后向药品采购部门备案。加强国家药品供应保障综合管理信息平台和省级药品集中采购平台规范化建设，提高药品集中采购平台服务和监管能力，健全采购信息采集共享机制。

开展高值医用耗材、检验检测试剂、大型医疗设备集中采购。规范和推进高值医用耗材集中采购，统一高值医用耗材编码标准，区别不同情况推行高值医用耗材招标采购、谈判采购、直接挂网采购等方式，确保高值医用耗材采购各环节在阳光下运行。

4. 巩固完善基本药物制度。巩固政府办基层医疗卫生机构和村卫生室实施基本药物制度成果，推动基本药物在目录、标识、价格、配送、配备使用等方面实行统一政策。加强儿童、老年人、慢性病人、结核病人、严重精神障碍患者和重度残疾人等特殊人群基本用药保障。探索在基本药物遴选调整中纳入循证医学和药物经济学评价方法。在国家基本药物目录中坚持中西药并重。完善基本药物优先和合理使用制度，坚持基本药物主导地位。完善基本药物供应体系。

5. 完善国家药物政策体系。健全管理体制，建立国家药物政策协调机制。推动医药分开，采取综合措施切断医院和医务人员与药品、耗材间的利益链。医疗机构应按照药品通用名开具处方，并主动向患者提供，不得限制处方外流。探索医院门诊患者多渠道购药模式，患者可凭处方到零售药店购药。推动企业充分竞争和兼并重组，提高市场集中度，实现规模化、集约化和现代化经营。调整市场格局，使零售药店逐步成为向患者售药和提供药学服务的重要渠道。

进一步完善药品价格形成机制，强化价格、医保、采购等政策的衔接，坚持分类管理，实行不同的价格管理方式，逐步建立符合我国药品市场特点的药价管理体系。建立健全医保药品支付标准，结合仿制药质量和疗效一致性评价工作，逐步按通用名制定药品支付标准。完善国家医药储备体系，在应急保障的基础上，完善常态短缺药品储备。完善中药政策，加强中药材质量管理，鼓励中药饮片、民族药的临床应用。探索建立医院总药师制度，完善医疗机构和零售药店药师管理制度，结合医疗服务价格改革，体现药事服务价值。建立药物临床综合评价体系和儿童用药临床综合评价机制，提高合理用药水平。

（五）建立严格规范的综合监管制度。健全医药卫生法律体系，加快转变政府职能，完善与医药卫生事业发展相适应的监管模式，提高综合监管效率和水平，推进监管法制化和规范化，建立健全职责明确、分工协作、运行规范、科学有效的综合监管长效机制。

1. 深化医药卫生领域“放管服”改革。按照简政放权、放管结合、优化服务的要求，推进医药卫生领域行政审批制度改革。对确需保留的行政审批事项，建立清单制度并向社会公示。转变监管理念，创新监管机制和监管方式，更加注重加强事中事后监管，提升监管效能。优化政府服务，提高服务水平。促进医疗卫生机构转变服务模式，改善服务质量。

2. 构建多元化的监管体系。完善政府监管主导、第三方广泛参与、医疗卫生机构自我管理和社会监督为补充的多元化综合监管体系。加强部门联动，加大监管力度，切实防止和减少损害群众健康权益的违法违规行为。引导第三方依法依规参与监管工作。建立医疗卫生机构自我管理制度，加强内涵管理。利用信息化手段对所有医疗机构门诊、住院诊疗行为和费用开展全程监控和智能审核。加强医保智能审核技术应用，推动全国所有统筹地区应用智能监控系统，逐步实现对门诊、住院、购药等各类医疗服务行为的全面、及时、高效监控。健全全国药品信息公共服务平台，公开价格、质量等信息。建立健全社会共治机制，加大信息公开和宣传教育力度，拓宽公众参与监管的渠道，主动接受社会监督。

3. 强化全行业综合监管。健全医药卫生法律法规和标准，推动监管重心转向全行业监管。加快出台基本医疗卫生法，建立健全中医药法规，完善相关标准规范。实行属地化监督，加强基层监督机构规范化建设和能力建设，建立健全综合监管保障机制。开展综合监管试点。推行随机抽取检查对象、随机选派执法检查人员的“双随机”抽查，依法查处违法违规行为，抽查情况及查处结果及时向社会公开。建立违法违纪“黑名单”制度，对进入“黑名单”的机构和人员依法依规严肃处理，情节严重的坚决曝光。健全医疗机构绩效考评制度，对医疗机构的基本标准、服务质量、技术水平、管理水平等进行综合评价，确保各医疗机构的功能任务符合医疗机构设置规划要求。强化临床路径管理，完善技术规范，提高诊疗行为透明度。加强对非营利性社会办医疗机构产权归属、财务运营、资金结余使用等方面的监督管理，加强对营利性医疗机构盈利率的管控，加强医疗养生类节目和医疗广告监管，促进社会办医健康发展。到 2020 年，对各级各类医疗卫生机构监督检查实现 100%覆盖。

完善基本医保基金监管制度，加大对骗保欺诈等医保违法行为的惩戒力度。完善医疗保险对医疗服务的监控机制，将监管对象由医疗机构延伸至医务人员。强化药品质量监管，进一步规范药品市场流通秩序。加强药品注册申请、审批和生产、销售的全程监管，建立完善药品信息追溯体系，形成全品种、全过程完整追溯与监管链条。加强药品有效期和包装材料管理，规范过期药品等废弃药品及包装材料的处置。严控药品购销渠道，严格票据管理，减少流通环节，净化流通环境。加强部门之间的配合，依法依规严厉打击药品注册申请中数据造假、制售假劣药品、挂靠经营、“走票”、商业贿赂、非法经营等违法犯罪行为。强化药品价格行为监管，建立健全药品价格信息监测预警和信息发布制度，积极引导行业组织和市场主体加强诚信建设，自觉维护市场价格秩序。加强对市场竞争不充分的药品和高值医用耗材的价格监管。对价格变动频繁、变动幅度较大的，适时开展专项调查，对价格垄断、欺诈、串通等违法行为依法予以查处。

4. 引导规范第三方评价和行业自律。完善相关政策制度，鼓励符合条件的第三方积极开展或参与评价标准的咨询、技术支持、考核评价等工作，推动医疗机构考核评价由政府主导逐步向独立第三方评价转变。充分发挥行业协会学会、高等院校、科研院所等作用，积极培育第三方评价机构。强化行业自律，推动行业组织建立健全行业管理规范和准则，规范成员行为。引导和规范医疗机构建立内审制度，加强自我管理和自查自纠，提高医疗服务质量，保障医疗安全。加强全国医疗卫生行业监管信息管理，为医疗机构开展业务以及提升服务质量、服务效率、满意度等提供有效监控依据。

（六）统筹推进相关领域改革。

1. 健全完善人才培养使用和激励评价机制。从提升和改善薪酬待遇、发展空间、执业环境、社会地位等方面入手，调动广大医务人员积极性、主动性和创造性，发挥医务人员改革主力军作用。健全医务人员培训培养制度，使每名医务人员都有接受继续教育和职业再培训的机会。创新人才培养机制，基本建成院校教育、毕业后教育、继续教育三阶段有机衔接的标准化、规范化临床医学人才培养体系。完善医学教育质量保障机制，到2020年，完成本科临床医学专业首轮认证工作，建立起具有中国特色与国际医学教育实质等效的医学专业认证制度。深化医学教育改革，深入推进卓越医生教育培养计划，加强医学相关专业人才培养。继续开展农村订单定向医学生免费培养工作。完善毕业后教育制度，到2020年，所有新进医疗岗位的本科及以上学历临床医师均接受住院医师规范化培训，初步建立专科医师规范化培训制度，重点为县级医疗机构和边远地市医院培养一批专科医师。推进基层药学人员培养使用。大力推进全科医生制度建设，加强以全科医生为重点的基层人才队伍建设，通过规范化培训、助理全科医生培训、转岗培训等多种途径加大全科医生培养培训力度。到2020年，初步建立起充满生机和活力的全科医生制度，基本形成统一规范的全科医生培养模式，城乡每万名居民有2~3名合格的全科医生，全科医生总数达到30万人以上。实施中医药传承与创新人才工程，促进中医药传承与发展，建立健全中医药师承教育制度。

创新卫生人才使用机制，完善岗位设置管理制度，推行公开招聘制度，实行全员聘用制度，实现人员分类管理。改善从业环境和薪酬待遇，促进医疗资源向中西部地区倾斜、向基层和农村流动。在总结评估的基础上，继续实施全科医生特岗计划。允许医疗卫生机构突破现行事业单位工资调控水平，允许医疗服务收入扣除成本并按规定提取各项基金后主要用于人员奖励，其中医疗服务收入的内涵和与绩效工资制度衔接的具体办法另行研究制定。合理确定医疗卫生机构编外人员待遇，逐步实现同岗同薪同待遇，激发广大医务人员活力。严禁给医务人员设定创收指标，医务人员薪酬不得与药品、耗材、检查、化验等业务收入挂钩。基层医疗卫生机构内部绩效分配可采取设立全科医生津贴等方式，向承担签约服务等临床一线任务的人员倾斜。落实艰苦边远地区津贴、乡镇工作补贴政策，绩效工资分配向基层倾斜。创新人才评价机制，改革完善以岗位职责要求为基础，以品德、能力、业绩为导向，符合卫生人才特点的科学化、社会化评价机制。完善职称晋升体系和职称晋升办法，增加医疗卫生机构中高级岗位比例并向基层倾斜，拓宽医务人员职业发展空间。关心重视村医队伍建设，合理提高待遇，结合实际建立乡村医生退出机制。鼓励医师到基层、边远地区、医疗资源稀缺地区和其他有需求的医疗机构多点执业。

建立卫生人员荣誉制度，弘扬广大卫生与健康工作者“敬佑生命、救死扶伤、甘于奉献、大爱无疆”的精神，做好“人民好医生”称号评选宣传工作，通过多种形式增强医务人员职业荣誉感。依法严厉打击涉医违法犯罪行为特别是伤害医务人员的暴力犯罪行为，坚决从严查处涉医突发案件，维护正常医疗秩序，保护医务人员安全。完善医疗纠纷调解机制，健全院内调解、人民调解、司法调解、医疗风险分担机制有机结合的“三调解一保险”制度体系，构建和谐医患关系。到2020年，医疗责任保险覆盖全国所有公立医院和80%以上的基层医疗卫生机构。

2. 加快形成多元办医格局。持续开展健康领域大众创业、万众创新。鼓励社会力量兴办健康服务业，扩大健康服务相关支撑产业规模，优化健康服务业发展环境。健全非营利性和营利性医疗机构分类管理制度。进一步优化政策环境，督促各地落实在市场准入、社会保险定点、重点专科建设、职称评定、学术地位、医院评审等方面对所有医疗机构同等对待的政策措施。完善医师多点执业政策，改革医师执业注册制度。完善医疗资源规划调控方式，加快社会办医发展。允许公立医院根据规划和需求，与社会力量合作举办新的非营利性医疗机构，支持社会办医疗机构与公立医院加强合作，共享人才、技术、品牌。控制公立医院特需服务规模，提供特需服务的比例不超过全部医疗服务的10%。探索社会力量办营利性医院综合评价机制，鼓励社会力量投向满足群众多元需求的服务领域。鼓励和引导金融机构增加健康产业投入，探索无形资产质押和收益权质押贷款业务，鼓励发展健康消费信贷。支持符合条件的企业利用资本市场直接融资、发行债券和开展并购，鼓励引导风险投资。发挥商业健康保险资金长期投资优势，引导商业保险机构以出资新建等方式兴办医疗、养老、健康体检等健康服务机构。促进医疗与养老融合，发展健康养老产业。支持基层医疗卫生机构为老年人家庭提供签约医疗服务，建立健全医疗卫生机构与养老机构合作机制，支持养老机构开展康复护理、老年病和临终关怀服务，支持社会力量兴办医养结合机构。促进医疗与旅游融合，完善准入、运营、评价、监管等相关配套政策，加快推进健康旅游产业发展。促进互联网与健康融合，发展智慧健康产业。积极发展基于互联网的健康服务，促进云计算、大数据、移动互联网、物联网等信息技术与健康服务深度融合，为健康产业植入“智慧之芯”。促进中医药健康服务发展，推进中医药与养老、旅游等融合发展，实现中医药健康养生文化的创造性转化、创新性发展。到2017年，80%以上的医疗机构开设为老年人提供挂号、就医等便利服务的绿色通道，50%以上的养老机构能够以不同形式为入住老年人提供医疗卫生服务。到2020年，按照每千常住人口不低于1.5张床位为社会办医院预留规划空间，同步预留诊疗科目设置和大型医用设备配置空间；符合国情的医养结合体制机制和政策法规体系基本建立，所有医疗机构开设为老年人提供挂号、就医等便利服务的绿色通道，所有养老机构能够以不同形式为入住老年人提供医疗卫生服务。

3. 推进公共卫生服务体系建设。建立专业公共卫生机构与医疗机构、基层医疗卫生机构分工协作机制，健全基本公共卫生服务项目和重大公共卫生服务项目遴选机制。到2020年，基本公共卫生服务逐步均等化机制基本完善。推进政府购买公共卫生服务。完善公共卫生服务项目经费分配方式以及效果评价和激励约束机制，发挥专业公共卫生机构和医疗机构对项目实施的指导和考核作用，考核评价结果与服务经费拨付挂钩。建立健全专业公共卫生人员激励机制，人员和运行经费根据人员编制、经费标准、服务任务完成及考核情况由政府预算全额安排。鼓励防治结合类专业公共卫生机构通过提供预防保健和基本医疗服务获得合理收入，建立有利于防治结合的运行新机制。推进妇幼保健机构内部改革重组，实现保健和临床有机融合。在合理核定工作任务、成本支出的基础上，完善对医疗机构承担公共卫生服务任务的补偿机制。大力推进残疾人健康管理，加强残疾人社区康复。将更多成本合理、效果确切的中医药服务项目纳入基本公共卫生服务。完善现有药品政策，减轻艾滋病、结核病、严重精神障碍等重大疾病以及突发急性传染病患者的药品费用负担。推进居民健康卡、社会保障卡等应用集成，激活居民电子健康档案应用，推动预防、治疗、康复和健康管理一体化的电子健康服务。升级改造卫生应急平台体系，提升突发公共卫生事件早期发现水平。深入开展爱国卫生运动。

四、保障措施

（一）强化组织领导。各地要高度重视医改工作，由党委和政府主要负责同志或一位主要负责同志担任医改领导小组组长，亲自负责医改工作，充分发挥医改领导小组的统筹协调作用，统一推进医疗、医保、医药联动改革。坚持党总揽全局、协调各方，发挥各级党委

（党组）领导核心作用，把医改纳入全面深化改革中同部署、同要求、同考核，为完成规划任务提供坚强保证。各地要依据本规划，结合实际制定具体实施方案，细化政策措施，精心组织实施。各有关部门要及时制定细化配套措施，加强协作配合，指导督促地方落实规划任务。

（二）强化责任落实。落实各级政府的领导责任、保障责任、管理责任、监督责任，建立责任落实和考核的刚性约束机制。加大政府卫生投入力度，到2020年，全面落实政府对符合区域卫生规划的公立医院投入政策，建立公立医院由服务收费和政府补助两个渠道补偿的新机制，细化落实政府对中医医院（民族医院）投入倾斜政策，逐步偿还和化解符合条件的公立医院长期债务。加强各级各类医药卫生机构党组织建设，强化基层党组织整体功能，在医改中发挥基层党组织战斗堡垒作用和党员先锋模范作用，增强改革执行力。

（三）强化改革探索。尊重和发扬基层首创精神，充分放权，鼓励地方锐意进取、因地制宜大胆探索，特别是针对一些矛盾和问题多、攻坚难度大的改革，主动作为、勇于攻坚，创造性开展工作。以省为单位深入实施综合医改试点，区域联动推进改革。建立完善常态化调研机制，加强对地方的指导，总结推广改革经验，及时将成熟经验上升为政策，努力做到下有所呼、上有所应。

（四）强化科技支撑。加强国家医药卫生科技创新体系建设，继续组织国家科技重大专项和重点研发计划项目，提升科技创新能力。依托各类重点实验室、国家临床医学研究中心和协同研究网络，大力推进临床诊疗指南和技术规范的研究和推广。加快科技成果转化和应用，提供更多满足人民群众健康需求的医药卫生技术和健康产品。

（五）强化国际合作。制订实施中国全球卫生战略，结合“一带一路”建设，建立完善国际交流合作机制，加强多双边交流合作，深入参与全球卫生治理，交流借鉴改革发展有益经验。搭建国际化公共服务平台，大力推进医疗卫生服务贸易发展，加快医疗卫生机构走出去步伐，扩大境外人员来华接受医疗卫生服务的规模。以中医药服务贸易为重点，以服务贸易标准为引领，提高中医药的全球影响力。

（六）强化督查评估。建立健全督查评估制度，充分发挥第三方评估作用，强化结果运用和激励问责。增强监测实时性和准确性，将监测结果运用到政策制定、执行、督查、整改全过程。国务院医改办会同相关部门对规划落实总体情况进行监督检查和评估分析，统筹研究解决规划实施过程中的重要问题，重大情况及时向国务院报告。支持民主党派、无党派人士围绕深化医改建言献策，就重要改革任务的落实开展民主监督。

（七）强化宣传引导。坚持正确的舆论导向，加强正面宣传和舆论引导，大力宣传医改进展成效、典型经验和先进人物，加强政策解读，及时回应社会关切，合理引导社会预期，提高群众对改革的知晓率和参与度，提高医务人员投身改革的积极性和能动性，营造全社会关心、理解和支持医改的良好氛围。发展健康文化，净化传播环境，加强健康知识传播，引导公众正确认识医学发展规律，树立正确的生命观念和就医理念，提升公众健康素养水平。加强思想政治工作，进一步引导树立良好医德医风，发扬医务人员职业精神。发挥统一战线优势，最大限度凝聚共识，推动医改向纵深发展。

附件：1. 到2017年深化医药卫生体制改革主要目标

2. 到2020年深化医药卫生体制改革主要目标

附件 1

到 2017 年深化医药卫生体制改革主要目标

序号	指　标　内　容
1	基本形成较为系统的基本医疗卫生制度政策框架
2	85%以上的地市开展分级诊疗试点，政策体系逐步完善
3	家庭医生签约服务覆盖率达到 30%以上，重点人群签约服务覆盖率达到 60%以上
4	各级各类公立医院全面推开综合改革，初步建立决策、执行、监督相互协调、相互制衡、相互促进的管理体制和治理机制
5	试点城市公立医院药占比（不含中药饮片）总体降到 30%左右，百元医疗收入（不含药品收入）中消耗的卫生材料降到 20 元以下
6	公立医院医疗费用控制监测和考核机制逐步建立健全，全国公立医院医疗费用增长幅度力争降到 10%以下
7	基本实现符合转诊规定的异地就医住院费用直接结算
8	国家选择部分地区开展按疾病诊断相关分组付费试点，鼓励各地积极完善按病种、按人头、按床日等多种付费方式

附件2

到2020年深化医药卫生体制改革主要目标

序号	指　标　内　容
1	居民人均预期寿命比2015年提高1岁，孕产妇死亡率下降到18/10万，婴儿死亡率下降到7.5‰，5岁以下儿童死亡率下降到9.5‰
2	个人卫生支出占卫生总费用的比重下降到28%左右
3	分级诊疗模式逐步形成，基本建立符合国情的分级诊疗制度
4	力争所有社区卫生服务机构和乡镇卫生院以及70%的村卫生室具备中医药服务能力，同时具备相应的医疗康复能力
5	力争将签约服务扩大到全人群，基本实现家庭医生签约服务制度全覆盖
6	基本建立具有中国特色的权责清晰、管理科学、治理完善、运行高效、监督有力的现代医院管理制度，建立维护公益性、调动积极性、保障可持续的运行新机制和科学合理的补偿机制
7	公立医院医疗费用增长幅度稳定在合理水平
8	基本医保参保率稳定在95%以上
9	建立医保基金调剂平衡机制，逐步实现医保省级统筹，基本医保政策范围内报销比例稳定在75%左右
10	医保支付方式改革逐步覆盖所有医疗机构和医疗服务，全国范围内普遍实施适应不同疾病、不同服务特点的多元复合式医保支付方式，按项目付费占比明显下降
11	基本建立药品出厂价格信息可追溯机制
12	形成1家年销售额超过5000亿元的超大型药品流通企业，药品批发百强企业年销售额占批发市场总额的90%以上
13	对各级各类医疗卫生机构监督检查实现100%覆盖
14	完成本科临床医学专业首轮认证工作，建立起具有中国特色与国际医学教育实质等效的医学专业认证制度
15	所有新进医疗岗位的本科及以上学历临床医师均接受住院医师规范化培训，初步建立专科医师规范化培训制度
16	城乡每万名居民有2~3名合格的全科医生，全科医生总数达到30万人以上
17	医疗责任保险覆盖全国所有公立医院和80%以上的基层医疗卫生机构
18	基本公共卫生服务逐步均等化的机制基本完善
19	全面落实政府对符合区域卫生规划的公立医院投入政策，建立公立医院由服务收费和政府补助两个渠道补偿的新机制，细化落实政府对中医医院（民族医院）投入倾斜政策，逐步偿还和化解符合条件的公立医院长期债务

8.2.3 国务院办公厅关于印发全国医疗卫生服务体系规划纲要（2015—2020年）的通知

国办发〔2015〕14号

各省、自治区、直辖市人民政府，国务院各部委、各直属机构：

《全国医疗卫生服务体系规划纲要（2015—2020年）》已经国务院同意，现印发给你们，请认真贯彻执行。

国务院办公厅

2015年3月6日

全国医疗卫生服务体系规划纲要
（2015—2020年）

为贯彻落实《中共中央关于全面深化改革若干重大问题的决定》、《中共中央　国务院关于深化医药卫生体制改革的意见》、《国务院关于促进健康服务业发展的若干意见》（国发〔2013〕40号）精神，促进我国医疗卫生资源进一步优化配置，提高服务可及性、能力和资源利用效率，指导各地科学、合理地制订实施区域卫生规划和医疗机构设置规划，制定本规划纲要。

第一章　规划背景

第一节　现　　状

经过长期发展，我国已经建立了由医院、基层医疗卫生机构、专业公共卫生机构等组成的覆盖城乡的医疗卫生服务体系。截至2013年底，我国有医疗卫生机构97.44万个，其中医院2.47万个，基层医疗卫生机构91.54万个，专业公共卫生机构3.12万个；卫生人员979万名，其中卫生技术人员721万名；床位618万张。每千常住人口拥有医疗卫生机构床位4.55张、执业（助理）医师2.06名、注册护士2.05名。2004~2013年，全国医疗卫生机构总诊疗人次由每年39.91亿人次增加到73.14亿人次，年均增长6.96%，住院人数由每年6657万人增加到1.91亿人，年均增长12.42%。

但是，医疗卫生资源总量不足、质量不高、结构与布局不合理、服务体系碎片化、部分公立医院单体规模不合理扩张等问题依然突出。

一是与经济社会发展和人民群众日益增长的服务需求相比，医疗卫生资源总量相对不足，质量有待提高。每千人口执业（助理）医师数、护士数、床位数相对较低。执业（助理）医师中，大学本科及以上学历者占比仅为45%；注册护士中，大学本科及以上学历者占比仅为10%。

二是资源布局结构不合理，影响医疗卫生服务提供的公平与效率。西部地区医疗卫生资源质量较低。基层医疗卫生机构服务能力不足，利用效率不高。中西医发展不协调，中医药

（含民族医药，下同）特色优势尚未得到充分发挥。公共卫生服务体系发展相对滞后。公立医疗机构所占比重过大，床位占比近 90%。资源要素之间配置结构失衡，医护比仅为 1∶1，护士配备严重不足。专科医院发展相对较慢，儿科、精神卫生、康复、老年护理等领域服务能力较为薄弱。

三是医疗卫生服务体系碎片化的问题比较突出。公共卫生机构、医疗机构分工协作机制不健全、缺乏联通共享，各级各类医疗卫生机构合作不够、协同性不强，服务体系难以有效应对日益严重的慢性病高发等健康问题。

四是公立医院改革还不到位，以药补医机制尚未有效破除，科学的补偿机制尚未建立，普遍存在追求床位规模、竞相购置大型设备、忽视医院内部机制建设等粗放式发展问题，部分公立医院单体规模过大，挤压了基层医疗卫生机构与社会办医院的发展空间，影响了医疗卫生服务体系整体效率的提升。

五是政府对医疗卫生资源配置的宏观管理能力不强，资源配置需要进一步优化。区域卫生规划实施过程中存在权威性与约束性不足、科学性和前瞻性不够等问题，规划的统筹作用和调控效力有待增强。

第二节　形 势 与 挑 战

党的十八大提出了 2020 年全面建成小康社会的宏伟目标，医疗卫生服务体系的发展面临新的历史任务，要在“病有所医”上持续取得新进展，实现人人享有基本医疗卫生服务。

我国经济社会转型中居民生活方式的快速变化，使慢性病成为主要疾病负担。预计到 2020 年我国人口规模将超过 14 亿人，随着医疗保障制度逐步完善，保障水平不断提高，医疗服务需求将进一步释放，医疗卫生资源供给约束与卫生需求不断增长之间的矛盾将持续存在。

改革开放以来，我国城镇化率不断提高，2013 年达到 53.73%，户籍人口与外来人口公共服务二元结构矛盾日益凸显。2013 年我国流动人口数量达 2.45 亿人。被纳入城镇人口统计的 2 亿多农民工及其随迁家属尚未与城镇居民平等享受医疗、养老等基本公共服务。同时，随着中小城镇快速发展，人口加速聚集，到 2020 年要推动 1 亿左右农业转移人口和其他常住人口在城镇落户，完成约 1 亿人居住的城镇棚户区和城中村改造，引导约 1 亿人在中西部地区就近城镇化，部分地区医疗卫生资源供需矛盾将更加突出，医疗卫生资源布局调整面临更大挑战。

截至 2013 年底，我国 60 周岁以上老年人口达 2.02 亿人，占总人口的 14.90%，老年人口快速增加。老年人生活照料、康复护理、医疗保健、精神文化等需求日益增长。同时，随着近年来工业化和城镇化的加速推进，大量青壮年劳动人口从农村流入城市，提高了农村实际老龄化程度。老龄化进程与家庭小型化、空巢化相伴随，与经济社会转型期各类矛盾相交织，医疗服务需求将急剧增加。老年人口医养结合需要更多卫生资源支撑，康复、老年护理等薄弱环节更为凸显。实施单独两孩生育政策后，新增出生人口将持续增加，对包括医疗卫生机构在内的公共资源造成压力，特别是大中城市妇产、儿童、生殖健康等相关医疗保健服务的供需矛盾将更加突出。

同时，云计算、物联网、移动互联网、大数据等信息化技术的快速发展，为优化医疗卫生业务流程、提高服务效率提供了条件，必将推动医疗卫生服务模式和管理模式的深刻转变。医改的不断深化也对公立医院数量规模和资源优化配置提出了新的要求。

第二章　规划目标和原则

第一节　目　　标

优化医疗卫生资源配置，构建与国民经济和社会发展水平相适应、与居民健康需求相匹配、体系完整、分工明确、功能互补、密切协作的整合型医疗卫生服务体系，为实现2020年基本建立覆盖城乡居民的基本医疗卫生制度和人民健康水平持续提升奠定坚实的医疗卫生资源基础。

2020年全国医疗卫生服务体系资源要素配置主要指标

主　要　指　标	2020年目标	2013年现状	指标性质
每千常住人口医疗卫生机构床位数（张）	6	4.55	指导性
医院	4.8	3.56	指导性
公立医院	3.3	3.04	指导性
其中：省办及以上医院	0.45	0.39	指导性
市办医院	0.9	0.79	指导性
县办医院	1.8	1.26	指导性
其他公立医院	0.15	0.60	指导性
社会办医院	1.5	0.52	指导性
基层医疗卫生机构	1.2	0.99	指导性
每千常住人口执业（助理）医师数（人）	2.5	2.06	指导性
每千常住人口注册护士数（人）	3.14	2.05	指导性
每千常住人口公共卫生人员数（人）	0.83	0.61	指导性
每万常住人口全科医生数（人）	2	1.07	约束性
医护比	1∶1.25	1∶1	指导性
市办及以上医院床护比	1∶0.6	1∶0.45	指导性
县办综合性医院适宜床位规模（张）	500	-	指导性
市办综合性医院适宜床位规模（张）	800	-	指导性
省办及以上综合性医院适宜床位规模（张）	1000	-	指导性

注：省办包括省、自治区、直辖市举办；市办包括地级市、地区、州、盟举办；县办包括县、县级市、市辖区、旗举办，下同。

第二节　原　　则

一、坚持健康需求导向。以健康需求和解决人民群众主要健康问题为导向，以调整布局结构、提升能级为主线，适度有序发展，强化薄弱环节，科学合理确定各级各类医疗卫生机构的数量、规模及布局。

二、坚持公平与效率统一。优先保障基本医疗卫生服务的可及性，促进公平公正。同时，注重医疗卫生资源配置与使用的科学性与协调性，提高效率，降低成本，实现公平与效率的统一。

三、坚持政府主导与市场机制相结合。切实落实政府在制度、规划、筹资、服务、监管等方面的责任，维护公共医疗卫生的公益性。大力发挥市场机制在配置资源方面的作用，充分调动社会力量的积极性和创造性，满足人民群众多层次、多元化医疗卫生服务需求。

四、坚持系统整合。加强全行业监管与属地化管理，统筹城乡、区域资源配置，统筹当前与长远，统筹预防、医疗和康复，中西医并重，注重发挥医疗卫生服务体系的整体功能，促进均衡发展。

五、坚持分级分类管理。充分考虑经济社会发展水平和医疗卫生资源现状，统筹不同区域、类型、层级的医疗卫生资源的数量和布局，分类制订配置标准。促进基层医疗卫生机构发展，着力提升服务能力和质量；合理控制公立医院资源规模，推动发展方式转变；提高专业公共卫生机构的服务能力和水平。

第三章　总体布局

在不同的属地层级实行资源梯度配置。地市级及以下，基本医疗服务和公共卫生资源按照常住人口规模和服务半径合理布局；省部级及以上，分区域统筹考虑，重点布局。

第一节　机构设置

医疗卫生服务体系主要包括医院、基层医疗卫生机构和专业公共卫生机构等（见图示）。医院分为公立医院和社会办医院。其中，公立医院分为政府办医院（根据功能定位主要划分为县办医院、市办医院、省办医院、部门办医院）和其他公立医院（主要包括军队医院、国有和集体企事业单位等举办的医院）。县级以下为基层医疗卫生机构，分为公立和社会办两类。专业公共卫生机构分为政府办专业公共卫生机构和其他专业公共卫生机构（主要包括国有和集体企事业单位等举办的专业公共卫生机构）。根据属地层级的不同，政府办专业公共卫生机构划分为县办、市办、省办及部门办四类。

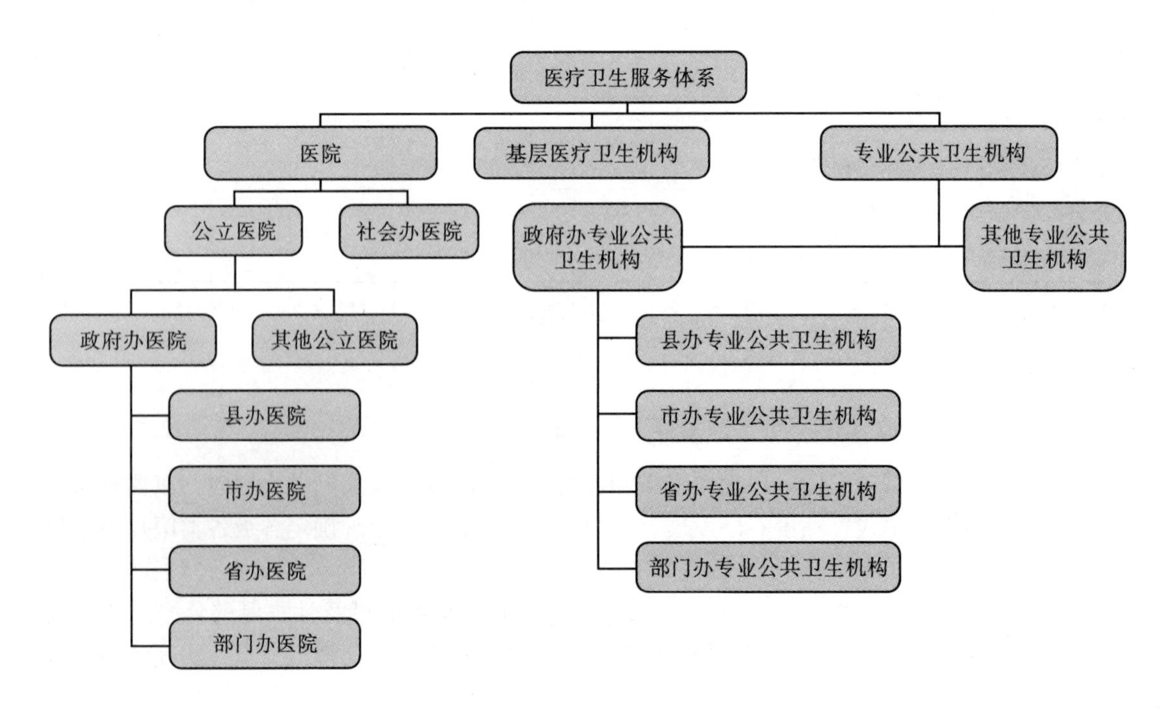

第二节　床位配置

到2020年，每千常住人口医疗卫生机构床位数控制在6张，其中，医院床位数4.8张，基层医疗卫生机构床位数1.2张。在医院床位中，公立医院床位数3.3张，按照每千常住人口不低于1.5张为社会办医院预留规划空间。

分区域制定床位配置原则。根据各省份经济、社会、人口、卫生等方面的实际状况，考虑各地资源差异，在现有基础上，按照鼓励发展、平稳发展、控制发展等策略对各省份区别制定床位发展目标。

第三节　信息资源配置

开展健康中国云服务计划，积极应用移动互联网、物联网、云计算、可穿戴设备等新技术，推动惠及全民的健康信息服务和智慧医疗服务，推动健康大数据的应用，逐步转变服务模式，提高服务能力和管理水平。加强人口健康信息化建设，到2020年，实现全员人口信息、电子健康档案和电子病历三大数据库基本覆盖全国人口并信息动态更新。全面建成互联互通的国家、省、市、县四级人口健康信息平台，实现公共卫生、计划生育、医疗服务、医疗保障、药品供应、综合管理等六大业务应用系统的互联互通和业务协同。积极推动移动互联网、远程医疗服务等发展。普及应用居民健康卡，积极推进居民健康卡与社会保障卡、金融IC卡、市民服务卡等公共服务卡的应用集成，实现就医“一卡通”。依托国家电子政务网，构建与互联网安全隔离，联通各级平台和各级各类卫生计生机构，高效、安全、稳定的信息网络。建立完善人口健康信息化标准规范体系。加强信息安全防护体系建设。实现各级医疗服务、医疗保障与公共卫生服务的信息共享与业务协同。

第四节　其他资源配置

一、设备配置

根据功能定位、医疗技术水平、学科发展和群众健康需求，坚持资源共享和阶梯配置，引导医疗机构合理配置适宜设备，逐步提高国产医用设备配置水平，降低医疗成本。加强大型医用设备配置规划和准入管理，严控公立医院超常装备。支持发展专业的医学检验机构和影像机构，逐步建立大型设备共用、共享、共管机制。建立区域医学影像中心，推动建立“基层医疗卫生机构检查、医院诊断”的服务模式，提高基层医学影像服务能力。按照统一规范的标准体系，二级以上医疗机构检验对所有医疗机构开放，推进有条件的地区开展集中检查检验和检查检验结果互认。大型医用设备按照品目分为甲类和乙类，由国家卫生计生委会同国家发展改革委、财政部、人力资源社会保障部、国家中医药局制定配置规划，并分别由国家和省级卫生计生行政部门组织实施，管理品目实行动态调整。

二、技术配置

健全医疗技术临床应用准入和管理制度，对医疗技术临床应用实行分类、分级管理。加强国家临床医学研究中心和协同研究网络建设，围绕常见疾病和健康问题，加快推进适宜卫生技术的研究开发与推广应用。加强对临床专科建设发展的规划引导和支持，以发展优质医疗资源为目标，发挥其示范、引领、带动和辐射作用，提高基层和区域的专科水平，逐步缓解地域、城乡、学科之间发展不平衡，促进医疗服务体系协调发展。注重中医临床专科的建设，强化中医药技术推广应用。

第四章　各级各类医疗卫生机构

第一节　医　　院

一、公立医院

（一）功能定位。

公立医院是我国医疗服务体系的主体，应当坚持维护公益性，充分发挥其在基本医疗服务提供、急危重症和疑难病症诊疗等方面的骨干作用，承担医疗卫生机构人才培养、医学科研、医疗教学等任务，承担法定和政府指定的公共卫生服务、突发事件紧急医疗救援、援外、国防卫生动员、支农、支边和支援社区等任务。

县办医院主要承担县级区域内居民的常见病、多发病诊疗，急危重症抢救与疑难病转诊，培训和指导基层医疗卫生机构人员，相应公共卫生服务职能以及突发事件紧急医疗救援等工作，是政府向县级区域内居民提供基本医疗卫生服务的重要载体。

市办医院主要向地市级区域内居民提供代表本区域高水平的综合性或专科医疗服务，接受下级医院转诊，并承担人才培养和一定的科研任务以及相应公共卫生和突发事件紧急医疗救援任务。

省办医院主要向省级区域内若干个地市提供急危重症、疑难病症诊疗和专科医疗服务，接受下级医院转诊，并承担人才培养、医学科研及相应公共卫生和突发事件紧急医疗救援任务。

部门办医院主要向跨省份区域提供疑难危重症诊疗和专科医疗服务，接受下级医院转诊，并承担人才培养、医学科研及相应公共卫生和突发事件紧急医疗救援等任务和技术支撑，带动医疗服务的区域发展和整体水平提升。

（二）机构设置。

各级各类公立医院的规划设置要根据地域实际，综合考虑城镇化、人口分布、地理交通环境、疾病谱等因素合理布局。合理控制公立综合性医院的数量和规模，对于需求量大的专科医疗服务，可以根据具体情况设立相应的专科医院。在京津冀、长三角、珠三角等具备一体化发展条件的区域，可以探索打破行政区划的限制，跨区域统筹设置医疗卫生机构，推动资源优化调整，实现大区域范围内资源共享，提高配置效率。

在县级区域依据常住人口数，原则上设置 1 个县办综合医院和 1 个县办中医类医院（含中医、中西医结合、民族医等，下同）。中医类资源缺乏，难以设置中医类医院的县可在县办综合医院设置中医科或民族医科室。民族地区、民族自治地方的县级区域优先设立民族医医院。50 万人口以上的县可适当增加公立医院数量。

在地市级区域依据常住人口数，每 100 万~200 万人口设置 1~2 个市办综合性医院（含中医类医院，下同），服务半径一般为 50 公里左右。地广人稀的地区人口规模可以适当放宽。其中，每个地市级区域原则上至少设置 1 个市办中医类医院，暂不具备条件的，可在市办综合医院设置中医科或民族医科室。在地市级区域应根据需要规划设置儿童、精神、妇产、肿瘤、传染病、康复等市办专科医院（含中医类专科医院）。

在省级区域划分片区，依据常住人口数，每 1000 万人口规划设置 1~2 个省办综合性医院，同时可以根据需要规划设置儿童、妇产、肿瘤、精神、传染病、职业病以及口腔、康复等省办专科医院（含中医类专科医院）。在省级区域内形成功能比较齐全的医疗服务体系。

按照统筹规划、提升能级、辐射带动的原则，在全国规划布局设置若干部门办医院。

（三）床位配置。

根据常住人口规模合理配置公立医院床位规模，重在控制床位的过快增长。各地应结合当地实际情况，参考以下指标研究制定本地区公立医院床位层级设置：每千常住人口公立医院床位数3.3张（含妇幼保健院床位）。其中，县办医院床位数1.8张，市办医院床位数0.9张，省办及以上医院床位数0.45张，国有和集体企事业单位等举办的其他公立医院床位数调减至0.15张。实行分类指导，每千常住人口公立医院床位数超过3.3张的，原则上不再扩大公立医院规模，鼓励有条件的地区对过多的存量资源进行优化调整。对医疗卫生服务资源短缺、社会资本投入不足的地区和领域，政府要加大投入，满足群众基本医疗卫生服务需求。中医类医院床位数可以按照每千常住人口0.55张配置。同时，可以按照15%的公立医院床位比例设置公立专科医院。

（四）单体规模。

严格控制公立医院单体（单个执业点）床位规模的不合理增长，县办综合性医院床位数一般以500张左右为宜，50万人口以上的县可适当增加，100万人口以上的县原则上不超过1000张；市办综合性医院床位数一般以800张左右为宜，500万人口以上的地市可适当增加，原则上不超过1200张；省办及以上综合性医院床位数一般以1000张左右为宜，原则上不超过1500张。专科医院的床位规模要根据实际需要合理设置。

二、社会办医院

社会办医院是医疗卫生服务体系不可或缺的重要组成部分，是满足人民群众多层次、多元化医疗服务需求的有效途径。社会办医院可以提供基本医疗服务，与公立医院形成有序竞争；可以提供高端服务，满足非基本需求；可以提供康复、老年护理等紧缺服务，对公立医院形成补充。

到2020年，按照每千常住人口不低于1.5张床位为社会办医院预留规划空间，同步预留诊疗科目设置和大型医用设备配置空间。放宽举办主体要求，进一步放宽中外合资、合作办医条件，逐步扩大具备条件的境外资本设立独资医疗机构试点。放宽服务领域要求，凡是法律法规没有明令禁入的领域，都要向社会资本开放。优先支持举办非营利性医疗机构。引导社会办医院向高水平、规模化方向发展，发展专业性医院管理集团。支持社会办医院合理配备大型医用设备。加快办理审批手续，对具备相应资质的社会办医院，应按照规定予以批准，简化审批流程，提高审批效率。

完善配套支持政策，支持社会办医院纳入医保定点范围，完善规划布局和用地保障，优化投融资引导政策，完善财税价格政策，社会办医院医疗服务价格实行市场调节价。鼓励政府购买社会办医院提供的服务。加强行业监管，保障医疗质量和安全。

第二节　基层医疗卫生机构

一、功能定位

基层医疗卫生机构的主要职责是提供预防、保健、健康教育、计划生育等基本公共卫生服务和常见病、多发病的诊疗服务以及部分疾病的康复、护理服务，向医院转诊超出自身服务能力的常见病、多发病及危急和疑难重症病人。基层医疗卫生机构主要包括乡镇卫生院、社区卫生服务中心（站）、村卫生室、医务室、门诊部（所）和军队基层卫生机构等。

乡镇卫生院和社区卫生服务中心负责提供基本公共卫生服务，以及常见病、多发病的诊疗、护理、康复等综合服务，并受县级卫生计生行政部门委托，承担辖区内的公共卫生管理工作，负责对村卫生室、社区卫生服务站的综合管理、技术指导和乡村医生的培训等。乡镇卫生院分为中心乡镇卫生院和一般乡镇卫生院，中心乡镇卫生院除具备一般乡镇卫生院的服务功能外，还应开展普通常见手术等，着重强化医疗服务能力并承担对周边区域内一般乡镇卫生院的技术指导工作。

村卫生室、社区卫生服务站在乡镇卫生院和社区卫生服务中心的统一管理和指导下，承担行政村、居委会范围内人群的基本公共卫生服务和普通常见病、多发病的初级诊治、康复等工作。

单位内部的医务室和门诊部等基层医疗卫生机构负责本单位或本功能社区的基本公共卫生和基本医疗服务。

其他门诊部、诊所等基层医疗卫生机构根据居民健康需求，提供相关医疗卫生服务。政府可以通过购买服务的方式对其提供的服务予以补助。

二、机构设置

乡镇卫生院、社区卫生服务中心按照乡镇、街道办事处行政区划或一定服务人口进行设置。到 2020 年，实现政府在每个乡镇办好 1 所标准化建设的乡镇卫生院，在每个街道办事处范围或每 3 万~10 万居民规划设置 1 所社区卫生服务中心。全面提升乡镇卫生院服务能力和水平，综合考虑城镇化、地理位置、人口聚集程度等因素，可以选择 1/3 左右的乡镇卫生院提升服务能力和水平，建设中心乡镇卫生院。有条件的中心乡镇卫生院可以建设成为县办医院分院。城市地区一级和部分二级公立医院可以根据需要，通过结构和功能改造转为社区卫生服务中心。

合理确定村卫生室和社区卫生服务站的配置数量和布局，根据乡镇卫生院、社区卫生服务中心覆盖情况以及服务半径、服务人口等因素合理设置。原则上每个行政村应当设置 1 个村卫生室。

个体诊所等其他基层医疗卫生机构的设置，不受规划布局限制，实行市场调节的管理方式。

三、床位配置

按照所承担的基本任务和功能合理确定基层医疗卫生机构床位规模，重在提升床位质量，提高使用效率。到 2020 年，每千常住人口基层医疗卫生机构床位数达到 1.2 张，重点加强护理、康复病床的设置。

第三节　专业公共卫生机构

一、功能定位

专业公共卫生机构是向辖区内提供专业公共卫生服务（主要包括疾病预防控制、健康教育、妇幼保健、精神卫生、急救、采供血、综合监督执法、食品安全风险监测评估与标准管理、计划生育、出生缺陷防治等），并承担相应管理工作的机构。专业公共卫生机构主要包括疾病预防控制机构、综合监督执法机构、妇幼保健计划生育服务机构、急救中心（站）、血站等，原则上由政府举办。

县办专业公共卫生机构的主要职责是，完成上级下达的指令性任务，承担辖区内专业公共卫生任务以及相应的业务管理、信息报送等工作，并对辖区内医疗卫生机构相关公共卫生工作进行技术指导、人员培训、监督考核等。

市办专业公共卫生机构的主要职责是，完成上级下达的指令性任务，承担辖区内的专业公共卫生任务以及相应的信息管理等工作，并对下级专业公共卫生机构开展业务指导、人员培训、监督考核等。

省办专业公共卫生机构的主要职责是，完成上级下达的指令性任务，承担辖区内的专业公共卫生任务，开展区域业务规划、科研培训、信息管理、技术支撑以及对下级专业公共卫生机构的业务指导、人员培训、监督考核等。

部门办专业公共卫生机构的主要职责是，实施全国各专业公共卫生工作规划或计划，建立和管理相关公共卫生信息网络，参与重特大突发事件卫生应急处置；加强对下级专业公共卫生机构的业务管理、技术指导、人员培训和监督考核；开展公共卫生发展规律、策略和应用性科学研究，拟定国家公共卫生相关标准和规范。

二、机构设置

专业公共卫生机构要按照辖区常住人口数、服务范围、工作量等因素合理设置。加强区域公共卫生服务资源整合，鼓励组建综合性公共卫生服务中心，10 万人口以下的县原则上只设 1 所公共卫生服务机构。专业公共卫生机构实行按行政区划，分级设置，县级及以上每个行政区划内同类专业公共卫生机构原则上只设一个。县级以下由社区卫生服务中心（站）、乡镇卫生院（妇幼保健计划生育服务站）和村卫生室、计划生育服务室承担相关工作。

县级及以上每个行政区划内原则上只设 1 个疾病预防控制中心，不再单设其他专病预防控制机构，目前部分地区单设的专病预防控制机构，要逐步整合到疾病预防控制中心。

县级及以上政府要根据工作职责，规范卫生计生综合监督执法机构的设置，由其承担卫生计生综合监督执法任务。

省级可以分设或整合妇幼保健机构和计划生育科研机构。市办和县办妇幼保健机构与计划生育技术服务机构原则上应当予以整合，分别成立市办、县办妇幼保健计划生育服务中心。整合乡办计划生育技术服务机构与乡（镇）卫生院的妇幼保健职能。村级保留村卫生室和村计划生育服务室，共享共用。

省级人民政府根据国家有关规定，结合本行政区域人口、医疗资源、临床用血需求等情况规划血站设置，1 个城市内不得重复设置血液中心、中心血站。血液中心和中心血站难以覆盖的县可以依托县办综合医院规划设置 1 个中心血库。

以专业精神卫生机构为主体、综合性医院精神科为辅助、基层医疗卫生机构和精神疾病社区康复机构为基础，建立健全精神卫生服务体系和网络。

以市办急救中心为龙头，县急救中心和院前急救网络医院共同建成比较完善的急救网络，每个地市必须设置 1 个急救中心（站），在有核电站、核设施、大型核辐射装置的重点省份可以建设核辐射应急救治基地。

第五章　卫生人才队伍

第一节　人员配备

到 2020 年，每千常住人口执业（助理）医师数达到 2.5 人，注册护士数达到 3.14 人，医护比达到 1∶1.25，市办及以上医院床护比不低于 1∶0.6，公共卫生人员数达到 0.83 人，人才规模与我国人民群众健康服务需求相适应，城乡和区域医药卫生人才分布趋于合理，各类人才队伍统筹协调发展。加强全科医生和住院医师规范化培训，逐步建立和完善全科医生制度。促进医务人员合理流动，使其在流动中优化配置，充分发挥作用。加强公共卫生人员的专项能力建设。

一、医院

以执业（助理）医师和注册护士配置为重点，以居民卫生服务需求量和医师标准工作量为依据，结合服务人口、经济状况、自然条件等因素配置医生和护士的数量，合理确定医护人员比例。按照医院级别与功能任务的需要确定床位与人员配比，承担临床教学、带教实习、支援基层、援外医疗、应急救援、医学科研等任务的医疗卫生机构可以适当增加人员配置。未达到床护比标准的，原则上不允许扩大床位规模。

二、基层医疗卫生机构

到2020年，每千常住人口基层卫生人员数达到3.5人以上，在我国初步建立起充满生机和活力的全科医生制度，基本形成统一规范的全科医生培养模式和“首诊在基层”的服务模式，全科医生与城乡居民基本建立比较稳定的服务关系，基本实现城乡每万名居民有2~3名合格的全科医生，全科医生服务水平全面提高，基本适应人民群众基本医疗卫生服务需求。原则上按照每千服务人口不少于1名的标准配备乡村医生。每所村卫生室至少有1名乡村医生执业。

三、专业公共卫生机构

到2020年，每千常住人口公共卫生人员数达到0.83人，各级各类公共卫生人才满足工作需要。

疾病预防控制中心人员原则上按照各省、自治区、直辖市常住人口1.75/万人的比例核定；地域面积在50万平方公里以上且人口密度小于25人/平方公里的省、自治区，可以按照不高于本地区常住人口3/万人的比例核定。其中，专业技术人员占编制总额的比例不得低于85%，卫生技术人员不得低于70%。

专业精神卫生机构应当按照区域内人口数及承担的精神卫生防治任务配置公共卫生人员。

妇幼保健计划生育机构应当根据当地服务人口、社会需求、交通状况、区域卫生和计划生育事业发展规划以及承担的功能任务等合理配备人员。市、县、乡级妇幼保健计划生育服务机构中卫生技术人员比例应当不低于总人数的80%。

血站卫生技术人员数量应当根据年采供血等业务量进行配备。

急救中心人员数量应当根据服务人口、年业务量等进行配备。

第二节　人才培养

加强卫生人才队伍建设，注重医疗、公共卫生、中医药以及卫生管理人才的培养，制订有利于卫生人才培养使用的政策措施。切实加强医教协同工作，深化院校教育改革，推进院校医学教育与卫生计生行业需求的紧密衔接，加强人才培养的针对性和适应性，提高人才培养质量。建立住院医师和专科医师规范化培训制度，开展助理全科医生培训，推动完善毕业后医学教育体系，培养合格临床医师。以卫生计生人员需求为导向，改革完善继续医学教育制度，提升卫生计生人才队伍整体素质。到2020年，基本建成院校教育、毕业后教育、继续教育三阶段有机衔接的具有中国特色的标准化、规范化临床医学人才培养体系。院校教育质量显著提高，毕业后教育得到普及，继续教育实现全覆盖。近期，要加快构建以“5+3”

（5 年临床医学本科教育+3 年住院医师规范化培训或 3 年临床医学硕士专业学位研究生教育）为主体、以“3+2”（3 年临床医学专科教育+2 年助理全科医生培训）为补充的临床医学人才培养体系。

加强以全科医生为重点的基层医疗卫生队伍建设，健全在岗培训制度，鼓励乡村医生参加学历教育。加强政府对医药卫生人才流动的政策引导，推动医药卫生人才向基层流动，加大西部地区人才培养与引进力度。制订优惠政策，为农村订单定向免费培养医学生，研究实施基层医疗卫生机构全科医生及县办医院专科特设岗位计划。创造良好的职业发展条件，鼓励和吸引医务人员到基层工作。加强公共卫生人才队伍建设，加强高层次医药卫生人才队伍建设，大力开发护理、儿科、精神科等急需紧缺专门人才。大力支持中医类人才培养。加大对中西部地区高等医学院校的支持，缩小区域、院校和学科专业之间培养水平的差距。

第三节　人才使用

健全以聘用制度和岗位管理制度为主要内容的事业单位用人机制，完善岗位设置管理，保证专业技术岗位占主体（原则上不低于 80%），推行公开招聘和竞聘上岗。健全以岗位职责要求为基础，以品德、能力、业绩为导向，符合卫生人才特点的科学化、社会化评价机制，完善专业技术职称评定制度，促进人才成长发展和合理流动。深化收入分配制度改革，建立以服务质量、服务数量和服务对象满意度为核心、以岗位职责和绩效为基础的考核和激励机制，坚持多劳多得、优绩优酬，人员收入分配重点向关键岗位、业务骨干和作出突出成绩的医药卫生人才倾斜。建立以政府投入为主、用人单位和社会资助为辅的卫生人才队伍建设投入机制，优先保证对人才发展的投入，为医药卫生人才发展提供必要的经费保障。创新公立医院机构编制管理，合理核定公立医院编制总量，并进行动态调整，逐步实行编制备案制，探索多种形式用人机制和政府购买服务方式。

第六章　功能整合与分工协作

建立和完善公立医院、专业公共卫生机构、基层医疗卫生机构以及社会办医院之间的分工协作关系，整合各级各类医疗卫生机构的服务功能，为群众提供系统、连续、全方位的医疗卫生服务。

第一节　防治结合

专业公共卫生机构要对公立医院、基层医疗卫生机构和社会办医院开展公共卫生服务加强指导、培训和考核，建立信息共享与互联互通等协作机制。

进一步明确专业公共卫生机构和医疗机构的职责，着力做好高血压、糖尿病、肿瘤等慢性病的联防联控工作，将结核病、艾滋病等重点传染病以及职业病、精神疾病等病人的治疗交综合性医院或者专科医院开展，强化专业公共卫生机构对医疗机构公共卫生工作的技术指导和考核，监督部门加强对医疗机构的监督检查。

综合性医院及相关专科医院要依托相关科室，与专业公共卫生机构密切合作，承担辖区内一定的公共卫生任务和对基层医疗卫生机构的业务指导。建立医疗机构承担公共卫生任务的补偿机制和服务购买机制。进一步加强基层医疗卫生机构队伍建设，拓展基层医疗卫生机构的功能，确保各项公共卫生任务落实到位。充分发挥中医药在公共卫生中的作用，积极发展中医预防保健服务。

第二节　上下联动

建立并完善分级诊疗模式，建立不同级别医院之间，医院与基层医疗卫生机构、接续性医疗机构之间的分工协作机制，健全网络化城乡基层医疗卫生服务运行机制，逐步实现基层首诊、双向转诊、上下联动、急慢分治。以形成分级诊疗秩序为目标，积极探索科学有效的医联体和远程医疗等多种方式。充分利用信息化手段，促进优质医疗资源纵向流动，建立医院与基层医疗卫生机构之间共享诊疗信息、开展远程医疗服务和教学培训的信息渠道。

控制公立医院普通门诊规模，支持和引导病人优先到基层医疗卫生机构就诊，由基层医疗卫生机构逐步承担公立医院的普通门诊、康复和护理等服务。推动全科医生、家庭医生责任制，逐步实现签约服务。鼓励有条件的地区通过合作、托管、重组等多种方式，促进医疗资源合理配置。探索县域一体化管理。推进乡镇卫生院和村卫生室一体化。

公立医院要通过技术支持、人员培训、管理指导等多种方式，帮扶和指导与之建立分工协作关系的基层医疗卫生机构，提高其服务能力和水平。允许公立医院医师多点执业，探索建立医师执业信息数据库并向公众提供在线查询服务，促进优质医疗资源下沉到基层。建立区域在线预约挂号平台，公立医院向基层医疗卫生机构提供转诊预约挂号服务，对基层医疗卫生机构转诊病人优先安排诊疗和住院；将恢复期需要康复的病人或慢性病病人转诊到病人就近的基层医疗卫生机构。

完善治疗—康复—长期护理服务链，发展和加强康复、老年、长期护理、慢性病管理、临终关怀等接续性医疗机构，建立急慢分治的制度，提高公立医院医疗资源利用效率。

第三节　中西医并重

坚持中西医并重方针，以积极、科学、合理、高效为原则，做好中医医疗服务资源配置。充分发挥中医医疗预防保健特色优势，不断完善中医医疗机构、基层中医药服务提供机构和其他中医药服务提供机构共同组成的中医医疗服务体系，加快中医医疗机构建设与发展，加强综合医院、专科医院中医临床科室和中药房设置，增强中医科室服务能力。加强中西医临床协作，整合资源，强强联合，优势互补，协同协作，提高重大疑难病、急危重症临床疗效。统筹用好中西医两方面资源，提升基层西医和中医两种手段综合服务能力，到2020年，力争使所有社区卫生服务机构、乡镇卫生院和70%的村卫生室具备与其功能相适应的中医药服务能力。

第四节　多元发展

加强社会办医疗机构与公立医疗卫生机构的协同发展，提高医疗卫生资源的整体效率。社会力量可以直接投向资源稀缺及满足多元需求的服务领域，也可以多种形式参与国有企业所办医疗机构等部分公立医院改制重组。鼓励公立医院与社会力量以合资合作的方式共同举办新的非营利性医疗机构，满足群众多层次医疗服务需求。探索公立医院有形资产和无形资产科学评估办法，防止国有资产流失。鼓励社会力量举办中医类专科医院、康复医院、护理院（站）以及口腔疾病、老年病和慢性病等诊疗机构。鼓励药品经营企业举办中医坐堂医诊所，鼓励有资质的中医专业技术人员特别是名老中医开办中医诊所。允许医师多点执业。支持社会办医疗机构加强重点专科建设，引进和培养人才，提升学术地位，加快实现与医疗保障机构、公立医疗机构等信息系统的互联互通。

建立社会力量参与公共卫生工作的机制。政府通过购买服务等方式，鼓励和支持社会力量参与公共卫生工作，并加强技术指导和监督管理。社会力量要加强自身管理，不断强化自身能力，与专业公共卫生机构密切合作，确保公共卫生工作顺利开展。

第五节　医养结合

推进医疗机构与养老机构等加强合作。推动中医药与养老结合，充分发挥中医药“治未病”和养生保健优势。建立健全医疗机构与养老机构之间的业务协作机制，鼓励开通养老机构与医疗机构的预约就诊绿色通道，协同做好老年人慢性病管理和康复护理。增强医疗机构为老年人提供便捷、优先优惠医疗服务的能力。支持有条件的医疗机构设置养老床位。推动二级以上医院与老年病医院、老年护理院、康复疗养机构、养老机构内设医疗机构等之间的转诊与合作。在养老服务中充分融入健康理念，加强医疗卫生服务支撑。支持有条件的养老机构设置医疗机构。统筹医疗服务与养老服务资源，合理布局养老机构与老年病医院、老年护理院、康复疗养机构等，研究制订老年康复、护理服务体系专项规划，形成规模适宜、功能互补、安全便捷的健康养老服务网络。

发展社区健康养老服务。提高社区卫生服务机构为老年人提供日常护理、慢性病管理、康复、健康教育和咨询、中医养生保健等服务的能力，鼓励医疗机构将护理服务延伸至居民家庭。推动开展远程服务和移动医疗，逐步丰富和完善服务内容及方式，做好上门巡诊等健康延伸服务。

第七章　实施保障与监督评价

第一节　加强组织领导

一、加强领导

区域卫生规划是政府对卫生事业进行宏观调控的重要手段。要切实加强对区域卫生规划工作的领导，把区域卫生规划工作提上重要议事日程，列入政府的工作目标和考核目标，建立问责制。各级政府要在土地利用总体规划和城乡规划中统筹考虑医疗卫生机构发展需要，合理安排用地供给，优先保障非营利性医疗机构用地。

二、合理划分各级政府责任

国家卫生计生委会同国家中医药局在各地资源配置的基础上，统筹规划跨省份的资源配置，并纳入所在地市的区域卫生规划。成立专家委员会，建立对各省份资源配置标准和直辖市、计划单列市、省会城市等特殊地区规划的论证机制。根据需要制定分领域专项规划，修订完善医疗机构基本建设标准和设备配置标准。

省级政府负责制订医疗卫生资源配置标准和医疗机构设置规划，将床位配置标准细化到各地市，组织各地市编制区域卫生规划，并根据人口分布、医疗卫生服务需求和交通状况等重点规划各类省办医院与专业公共卫生机构的设置，纳入所在地市的区域卫生规划。

地市级政府负责研究编制区域卫生规划和医疗机构设置规划并组织实施，要重点规划市办及以下医院和专业公共卫生机构，将床位配置标准细化到各县，并按照属地化原则，对本地市范围内的各级各类医疗卫生机构的设置进行统筹规划。

直辖市政府同时承担省、市两级政府职责，负责制定本市医疗卫生资源配置标准，研究编制全市区域卫生规划并组织实施。

县级政府应当按照所在地市的区域卫生规划和医疗机构设置规划要求，负责辖区内县办医院、专业公共卫生机构及基层医疗卫生机构的设置。

三、明确相关部门职责

卫生计生、发展改革、财政、城乡规划、人力资源社会保障、机构编制和中医药等部门要认真履行职责，协调一致地推进区域卫生规划工作。在卫生计生方面，要制订区域卫生规划和医疗机构设置规划并适时进行动态调整；在发展改革方面，要将区域卫生规划和医疗机构设置规划纳入国民经济和社会发展总体规划安排，依据规划对新改扩建项目进行基本建设管理，推进医疗服务价格改革；在财政方面，要按照政府卫生投入政策落实相关经费；在城乡规划管理方面，要依据依法批准的城乡规划审批建设用地；在机构编制方面，要依据有关规定和标准统筹公立医疗卫生机构编制；在社会保障方面，要加快医保支付制度改革；其他相关部门要各司其职，做好相关工作。

第二节　创新体制机制

深化医药卫生体制改革，为区域卫生规划的实施创造有利条件。本规划主要内容是医疗卫生资源配置，“十三五”期间深化医改的总体部署将由医改规划作出安排，在实施推进过程中，要做好与相关规划的衔接。要建立和完善政府卫生投入机制，明确政府在提供公共卫生和基本医疗服务中的主导地位。切实落实对公立和社会办非营利性医疗卫生机构的投入政策。合理划分中央政府和地方政府的医疗卫生投入责任。深化基层医疗卫生机构综合改革，健全网络化城乡基层医疗卫生服务运行机制，提高服务质量和效率；加快公立医院改革，建立合理的补偿机制、科学的绩效评价机制和适应行业特点的人事薪酬制度，推进管办分开、政事分开，实行医药分开。加快发展城乡居民大病保险、商业健康保险，建立完善以基本医保为主体的多层次医疗保障体系。改革医保支付方式，建立更加合理的医保付费机制。加强医疗卫生全行业监管。推行医疗责任保险、医疗意外保险等多种形式的医疗执业保险，加快发展医疗纠纷人民调解等第三方调解机制，完善医疗纠纷处理机制。

第三节　加大资源调整力度

按照严格规划增量、科学调整存量的原则，合理确定区域内公立医院的数量和布局，采取多种措施推动公立医院布局和结构的优化调整。要合理把控公立医院床位规模、建设标准和大型设备配置，禁止举债建设和装备。对新建城区、郊区、卫星城区等薄弱区域，政府要有计划、有步骤建设公立医疗卫生机构，满足群众基本医疗卫生需求。重点加强中医、儿科、妇产、精神卫生、传染病、老年护理、口腔、康复等薄弱领域服务能力的建设。优先加强县办医院服务能力，提高县域医疗能力和水平。支持村卫生室、乡镇卫生院、社区卫生服务机构标准化建设，2020 年达标率达到 95%以上。加大对老少边穷地区医疗卫生服务体系发展和人才定向培养的支持力度。新建居住区和社区要按照相关规定保障基本医疗卫生设施配套。公立医院资源过剩的地区，要优化结构和布局，从实际出发，根据需要积极稳妥地将部分公立医院转为康复、老年护理等接续性医疗机构或社区卫生服务机构。对超出规模标准的公立医院，要采取综合措施，逐步压缩床位，并选择部分单体规模过大的国家卫生计生委预算管理医院和公立医院改革试点城市的公立医院开展拆分试点。

第四节　强化监督评价

一、规范规划编制流程

各地在编制医疗卫生资源配置标准和区域卫生规划工作中，要根据群众健康需求，合理确定各类医疗卫生资源的配置目标。要综合考虑包括军队医疗机构、复员退伍军人医疗机构等在内的各方医疗资源，充分征求有关部门和社会各界的意见。要与新型城镇化以及区域发展布局相结合，做好与本规划纲要以及当地经济社会发展规划、城乡规划、土地利用总体规划、国防卫生动员需求等的衔接，合理控制资源总量标准及公立医院单体规模，各地可以在强基层的基础上，根据实际需要对不同级别、类型机构床位的比例关系进行适当调整。各地市区域卫生规划起草和论证完成后，须经省级卫生计生行政部门同意并报本地市人民政府审批，确保规划的可行性、可操作性和权威性。区域卫生规划的周期一般为 5 年。

二、严格规划实施

及时发布机构设置和规划布局调整等信息，鼓励有条件的地方采取招标等方式确定举办或运行主体。将纳入规划作为建设项目立项的前提条件。所有新增医疗卫生资源，特别是公立医院的设置和改扩建、病床规模的扩大、大型医疗设备的购置，无论何种资金渠道，必须按照区域卫生规划的要求和程序，严格管理。建立公立医院床位规模分级备案和公示制度，新增床位后达到或超过 1500 张床以上公立医院，其床位增加须报国家卫生计生委备案（中医类医院同时报国家中医药管理局备案）。对严重超出规定床位数标准、未经批准开展项目建设、擅自扩大建设规模和提高建设标准等的公立医院，要进行通报批评，暂停大型医用设备配置许可、等级评审等审批和财政资金安排。

三、建立规划实施的监督评价机制

各省（区、市）人民政府要强化规划实施监督和评价，建立区域卫生规划和资源配置监督评价机制，成立专门的评价工作小组，组织开展区域卫生规划实施进度和效果评价，及时发现实施中存在的问题，并研究解决对策。评价过程中要实行公开评议、公平竞争，运用法律、经济和行政手段规范、管理和保障区域卫生规划的有效实施。国务院有关部门要根据职责分工，开展规划实施进度和效果评价，必要时开展联合督查，以推动规划落实，实现医疗卫生资源有序发展、合理配置、结构优化。

8.2.4 关于印发进一步改善医疗服务行动计划（2018—2020年）的通知

国卫医发〔2017〕73号

各省、自治区、直辖市卫生计生委、中医药管理局，新疆生产建设兵团卫生局：

为全面贯彻落实党的十九大精神，落实全国卫生与健康大会部署，按照党中央、国务院提出的“稳步推进进一步改善医疗服务行动计划”的要求，总结推广2015~2017年改善医疗服务有效做法，推动医疗服务高质量发展，不断增强群众获得感、幸福感，国家卫生计生委和国家中医药局制定了《进一步改善医疗服务行动计划（2018—2020年）》（可从国家卫生计生委网站下载）。现印发给你们，请认真组织实施，确保工作取得实效。

2018~2020年，国家卫生计生委和国家中医药局将继续委托第三方开展工作效果评估，并联合媒体开展宣传报道和主题活动，对改善医疗服务示范医院、示范岗位、示范个人等先进典型进行挖掘、宣传和表扬。各地在实施过程中的工作动态、先进典型和意见建议，请及时报国家卫生计生委医政医管局和国家中医药局医政司。

国家卫生计生委联系人：医政医管局 王斐、王毅

联系电话：010-68791889、68791886

国家中医药局联系人：医政司 薛静怡、严华国

联系电话：010-59957815、59957692

国家卫生计生委　国家中医药管理局

2017年12月29日

进一步改善医疗服务行动计划（2018—2020年）

“进一步改善医疗服务行动计划”（以下简称行动计划）实施3年来，全国医疗机构和广大医务人员按照统一部署，积极落实各项重点工作，以创新举措不断提升患者满意度，切实增强了人民群众获得感。随着中国特色社会主义进入新时代，社会主要矛盾已经转化为人民日益增长的美好生活需要和不平衡不充分的发展之间的矛盾。实施健康中国战略对增强人民群众获得感提出了新要求，医学发展、科技进步、医改深入为持续改善医疗服务创造了更加有利的条件。为进一步加强医疗服务管理，提高医疗服务质量，改善人民群众看病就医感受，制定本行动计划。

一、总体要求

（一）指导思想。全面贯彻落实党的十九大精神和习近平新时代中国特色社会主义思想，认真落实党中央、国务院决策部署和全国卫生与健康大会精神，坚持以人民为中心的发展思想，以实施健康中国战略为主线，以健全现代医院管理制度、全面建立优质高效的医疗卫生服务体系为目标，提高保障和改善民生水平。突出问题导向，针对人民群众关心的问题

精准施策，一手抓改革，以医联体建设为抓手提升基层医疗质量，加强基层医疗服务体系建设。一手抓改善，通过巩固成果、创新服务、科技支撑、宣传引导，努力为人民群众提供更高水平、更加满意的卫生和健康服务，增强人民群众获得感。

（二）工作目标。2018~2020 年，进一步巩固改善医疗服务的有效举措，将其固化为医院工作制度，不断落实深化。进一步应用新理念、新技术，创新医疗服务模式，不断满足人民群众医疗服务新需求。利用 3 年时间，努力使诊疗更加安全、就诊更加便利、沟通更加有效、体验更加舒适，逐步形成区域协同、信息共享、服务一体、多学科联合的新时代医疗服务格局，推动医疗服务高质量发展，基层医疗服务质量明显提升，社会满意度不断提高，人民群众看病就医获得感进一步增强。

二、巩固切实有效举措，形成医院工作制度

在总结 2015~2017 年改善医疗服务行动计划经验成效的基础上，自 2018 年起，医疗机构要建立预约诊疗制度、远程医疗制度、临床路径管理制度、检查检验结果互认制度、医务社工和志愿者制度。

（一）预约诊疗制度。三级医院进一步增加预约诊疗服务比例，大力推行分时段预约诊疗和集中预约检查检验，预约时段精确到 1 小时。三级医院优先向医联体内基层医疗卫生机构预留预约诊疗号源。对于预约患者和预约转诊患者实行优先就诊、优先检查、优先住院，引导基层首诊、双向转诊。有条件的医院逐步完善住院床位、日间手术预约服务，探索提供预约停车等延伸服务。

（二）远程医疗制度。全国所有医联体实现远程医疗全覆盖。医联体牵头医院建立远程医疗中心，向医联体内医疗机构提供远程会诊、远程影像、远程超声、远程心电、远程病理、远程查房、远程监护、远程培训等服务。基层医疗卫生机构逐步扩大远程医疗服务范围，使更多的适宜患者能够在家门口获得上级医院诊疗服务。基层医疗卫生机构可以探索为签约患者提供适宜的远程医疗、远程健康监测、远程健康教育等服务。

（三）临床路径管理制度。医疗机构实现临床路径管理信息化，逐步将药学服务、检查检验服务等纳入临床路径管理，增加住院患者临床路径管理比例，实现临床路径“医、护、患”一体化，增强临床诊疗行为规范度和透明度。有条件的医联体内可以探索建立一体化临床路径，各级医疗机构分工协作，为患者提供顺畅转诊和连续诊疗服务。

（四）检查检验结果互认制度。各地实现医学检验、医学影像、病理等专业医疗质量控制全覆盖。医疗机构通过省级、市级等相关专业医疗质量控制合格的，在相应级别行政区域内检查检验结果实行互认。医联体内实现医学影像、医学检验、病理检查等资料和信息共享，实行检查检验结果互认。

（五）医务社工和志愿者制度。医疗机构设立医务社工岗位，负责协助开展医患沟通，提供诊疗、生活、法务、援助等患者支持等服务。有条件的三级医院可以设立医务社工部门，配备专职医务社工，开通患者服务呼叫中心，统筹协调解决患者相关需求。医疗机构大力推行志愿者服务，鼓励医务人员、医学生、有爱心的社会人士等，经过培训后为患者提供志愿者服务。

三、创新医疗服务模式，满足医疗服务新需求

各地要深入分析新时代社会主要矛盾变化，充分运用新理念、新技术，促进医疗服务高质量发展，保障医疗安全。2018~2020 年改善医疗服务行动计划重点在以下 10 个方面创新医疗服务，进一步提升人民群众获得感。

（一）以病人为中心，推广多学科诊疗模式。针对肿瘤、疑难复杂疾病、多系统多器官疾病等，医疗机构可以开设多学科诊疗门诊，为患者提供“一站式”诊疗服务。针对住院患者，可以探索以循证医学为依据，制定单病种多学科诊疗规范，建立单病种多学科病例讨论和联合查房制度，为住院患者提供多学科诊疗服务。鼓励有条件的医疗机构，将麻醉、医学检验、医学影像、病理、药学等专业技术人员纳入多学科诊疗团队，促进各专业协同协调发展，提升疾病综合诊疗水平和患者医疗服务舒适性。中医医疗机构要持续探索建立符合中医学术特点，有利于发挥中医药特色优势和提高中医临床疗效，方便群众看病就医的中医综合治疗、多专业联合诊疗等模式。

（二）以危急重症为重点，创新急诊急救服务。在地级市和县的区域内，符合条件的医疗机构建立胸痛中心、卒中中心、创伤中心、危重孕产妇救治中心、危重儿童和新生儿救治中心。医疗机构内部实现各中心相关专业统筹协调，为患者提供医疗救治绿色通道和一体化综合救治服务，提升重大急性病医疗救治质量和效率。院前医疗急救机构与各中心形成网络，实现患者信息院前院内共享，构建快速、高效、全覆盖的急危重症医疗救治体系。有条件的地方可以探索建立陆地、空中立体救援模式。

（三）以医联体为载体，提供连续医疗服务。医联体内实现电子健康档案和电子病历信息共享，医疗机构间以单病种一体化临床路径为基础，明确分工协作任务，以病人为中心，为患者提供健康教育、疾病预防、诊断、治疗、康复、护理等连续医疗服务，完整记录健康信息。加强医疗质量控制体系建设，重点加强医联体连续医疗服务各环节的医疗质量控制，推动基层医疗质量有效提升，保障医疗安全。医联体内以信息化为手段，形成患者有序流动、医疗资源按需调配、医疗服务一体化的分级诊疗格局。

（四）以日间服务为切入点，推进实现急慢分治。符合条件的三级医院稳步开展日间手术，完善工作制度和工作流程，逐步扩大日间手术病种范围，逐年增加日间手术占择期手术的比例，缩短患者等待住院和等待手术时间，提高医疗服务效率。鼓励有条件的医院设置日间病房、日间治疗中心等，为患者提供日间化疗、新生儿日间蓝光照射治疗等日间服务，提高床单元使用效率，惠及更多患者。医联体内基层医疗卫生机构为日间手术和日间治疗的患者提供随访等后续服务。

（五）以“互联网+”为手段，建设智慧医院。医疗机构围绕患者医疗服务需求，利用互联网信息技术扩展医疗服务空间和内容，提供与其诊疗科目相一致的、适宜的医疗服务。利用互联网技术不断优化医疗服务流程，为患者提供预约诊疗、移动支付、床旁结算、就诊提醒、结果查询、信息推送等便捷服务；应用可穿戴设备为签约服务患者和重点随访患者提供远程监测和远程指导，实现线上线下医疗服务有效衔接。医疗机构加强以门诊和住院电子病历为核心的综合信息系统建设，利用大数据信息技术为医疗质量控制、规范诊疗行为、评估合理用药、优化服务流程、调配医疗资源等提供支撑；应用智能导医分诊、智能医学影像识别、患者生命体征集中监测等新手段，提高诊疗效率；应用互联网、物联网等新技术，实现配药发药、内部物流、患者安全管理等信息化、智能化。

（六）以“一卡通”为目标，实现就诊信息互联互通。基于区域全民健康信息平台，加强居民健康卡、医保卡等应用，实现地级市区域内医疗机构就诊“一卡通”，患者使用统一的就诊卡可以在任一医疗机构就诊。鼓励有条件的省级行政区域实现患者就诊“一卡通”。

鼓励有条件的地方将就诊卡整合就诊、结算、支付、查询、挂号等功能。

（七）以社会新需求为导向，延伸提供优质护理服务。进一步扩大优质护理服务覆盖面，逐步实现二级以上医院优质护理服务全覆盖，基层医疗卫生机构逐步开展优质护理服务。在医联体内实现优质护理服务下沉，通过培训、指导、帮带、远程等方式，将老年护理、康复护理、安宁疗护等延伸至基层医疗卫生机构。有条件的医疗机构可以为合作的养老机构内设医疗机构提供护理服务指导，提高医养结合护理服务水平。有条件的基层医疗卫生机构，可以探索为患者提供上门护理、居家护理指导等服务。

（八）以签约服务为依托，拓展药学服务新领域。二级以上医院实现药学服务全覆盖，临床药师利用信息化手段，为门诊和住院患者提供个性化的合理用药指导。加强医联体内各级医疗机构用药衔接，对向基层医疗卫生机构延伸的处方进行审核，实现药学服务下沉。临床药师通过现场指导或者远程方式，指导基层医疗卫生机构医务人员提高合理用药水平，重点为签约服务的慢性病患者提供用药指导，满足患者新需求。鼓励中医医院为患者提供中药个体化用药加工等个性化服务，充分运用信息化手段开展中药饮片配送等服务，缩短患者取药等环节等候时间。

（九）以人文服务为媒介，构建和谐医患关系。弘扬卫生计生崇高职业精神，医疗机构建立医务人员和窗口服务人员的服务用语和服务行为规范。加强患者隐私保护，在关键区域和关键部门完善私密性保护设施。有条件的医疗机构可以探索开展心血管疾病、肿瘤疾病、糖尿病等慢性病相关临床科室与精神科、心理科的协作，为患者同时提供诊疗服务和心理指导。

（十）以后勤服务为突破，全面提升患者满意度。医疗机构不断改善设施环境，标识清晰，布局合理。加强后勤服务管理，重点提升膳食质量和卫生间洁净状况。有条件的医疗机构可以在公共区域为候诊患者提供网络、阅读、餐饮等舒缓情绪服务，为有需要的住院患者提供健康指导和治疗饮食。

四、精心组织抓好落实，改革改善同步推进

（一）加强组织领导，确保取得实效。地方各级卫生计生行政部门（含中医药管理部门，下同）要继续加强对改善医疗服务工作的组织领导，巩固和深化第一个三年行动计划取得的经验和成效，根据本辖区医疗服务实际情况，细化第2个三年行动计划实施方案。要指导医疗机构不断创新改善医疗服务理念和措施，使改善医疗服务的力度不断加大、内容不断深入、质量不断提升，成效更加显著，惠及更多患者，逐步缩小医疗服务领域供需差距。

（二）调动医务人员积极性，提升患者满意度。各级卫生计生行政部门和医疗机构要关心关爱医务人员，充分发挥健康中国建设主力军作用。各级领导都要主动深入医疗卫生一线，与医务人员交朋友，做到精神上鼓励、工作上帮助、事业上支持、生活上保障，让他们舒心、顺心、安心地为患者精心服务。要下气力改善医务人员的工作环境和后勤保障，促进和提高身心健康水平，共享医疗卫生事业改革发展成果。各省级卫生计生行政部门要积极运用互联网和大数据，建立满意度管理制度，动态调查患者就医体验和医务人员执业感受。通过满意度测评，查找影响医患双方满意度的突出问题，不断调整和完善改善医疗服务行动计划实施方案。要将满意度测评纳入医疗卫生机构综合绩效考核，并将其作为考核改善医疗服务行动计划实施效果的重要指标，确保医疗服务持续改进，医患获得感稳步提高。国家卫生计生委定期向各省份反馈全国满意度测评情况。

（三）持续深化医改，做好政策保障。地方各级卫生计生行政部门要将改善医疗服务与深化医改同部署、同推进，坚持改革改善两手抓。要大力推进分级诊疗制度建设，为医疗机构改善医疗服务创造条件。要将行动计划中可复制、可推广的经验固化为现代医院管理制度的重要内容，保障效果可持续。要加快实施医疗服务价格改革和薪酬制度改革，调动医务人员积极性，以饱满的热情和积极的状态投身改善医疗服务工作。

（四）加大宣传力度，典型示范引领。地方各级卫生计生行政部门要将宣传工作与改善医疗服务同步推进，制定行动计划实施方案时要同步制定宣传方案。要加强同宣传部门和各类媒体的沟通与合作，做到集中宣传与日常宣传相结合，传统媒体宣传与新兴媒体宣传相结合，确保持续宣传改善医疗服务典型和成效。要不断发掘和树立改善医疗服务的先进典型，宣传推广一批示范医院、示范岗位、示范个人，形成典型带动、示范引领的工作氛围。

8.3　医疗机构管理

8.3.1　医疗机构管理条例

国务院令第 149 号

第一章　总　　则

第一条　为了加强对医疗机构的管理，促进医疗卫生事业的发展，保障公民健康，制定本条例。

第二条　本条例适用于从事疾病诊断、治疗活动的医院、卫生院、疗养院、门诊部、诊所、卫生所（室）以及急救站等医疗机构。

第三条　医疗机构以救死扶伤，防病治病，为公民的健康服务为宗旨。

第四条　国家扶持医疗机构的发展，鼓励多种形式兴办医疗机构。

第五条　国务院卫生行政部门负责全国医疗机构的监督管理工作。

县级以上地方人民政府卫生行政部门负责本行政区域内医疗机构的监督管理工作。

中国人民解放军卫生主管部门依照本条例和国家有关规定，对军队的医疗机构实施监督管理。

第二章　规划布局和设置审批

第六条　县级以上地方人民政府卫生行政部门应当根据本行政区域内的人口、医疗资源、医疗需求和现有医疗机构的分布状况，制定本行政区域医疗机构设置规划。

机关、企业和事业单位可以根据需要设置医疗机构，并纳入当地医疗机构的设置规划。

第七条　县级以上地方人民政府应当把医疗机构设置规划纳入当地的区域卫生发展规划和城乡建设发展总体规划。

第八条　设置医疗机构应当符合医疗机构设置规划和医疗机构基本标准。

医疗机构基本标准由国务院卫生行政部门制定。

第九条　单位或者个人设置医疗机构，必须经县级以上地方人民政府卫生行政部门审查批准，并取得设置医疗机构批准书，方可向有关部门办理其他手续。

第十条　申请设置医疗机构，应当提交下列文件：

（一）设置申请书；

（二）设置可行性研究报告；

（三）选址报告和建筑设计平面图。

第十一条　单位或者个人设置医疗机构，应当按照以下规定提出设置申请：

（一）不设床位或者床位不满 100 张的医疗机构，向所在地的县级人民政府卫生行政部门申请；

（二）床位在100张以上的医疗机构和专科医院按照省级人民政府卫生行政部门的规定申请。

第十二条 县级以上地方人民政府卫生行政部门应当自受理设置申请之日起30日内，作出批准或者不批准的书面答复；批准设置的，发给设置医疗机构批准书。

第十三条 国家统一规划的医疗机构的设置，由国务院卫生行政部门决定。

第十四条 机关、企业和事业单位按照国家医疗机构基本标准设置为内部职工服务的门诊部、诊所、卫生所（室），报所在地的县级人民政府卫生行政部门备案。

第三章 登 记

第十五条 医疗机构执业，必须进行登记，领取《医疗机构执业许可证》。

第十六条 申请医疗机构执业登记，应当具备下列条件：

（一）有设置医疗机构批准书；

（二）符合医疗机构的基本标准；

（三）有适合的名称、组织机构和场所；

（四）有与其开展的业务相适应的经费、设施、设备和专业卫生技术人员；

（五）有相应的规章制度；

（六）能够独立承担民事责任。

第十七条 医疗机构的执业登记，由批准其设置的人民政府卫生行政部门办理。

按照本条例第十三条规定设置的医疗机构的执业登记，由所在地的省、自治区、直辖市人民政府卫生行政部门办理。

机关、企业和事业单位设置的为内部职工服务的门诊部、诊所、卫生所（室）的执业登记，由所在地的县级人民政府卫生行政部门办理。

第十八条 医疗机构执业登记的主要事项：

（一）名称、地址、主要负责人；

（二）所有制形式；

（三）诊疗科目、床位；

（四）注册资金。

第十九条 县级以上地方人民政府卫生行政部门自受理执业登记申请之日起45日内，根据本条例和医疗机构基本标准进行审核。审核合格的，予以登记，发给《医疗机构执业许可证》；审核不合格的，将审核结果以书面形式通知申请人。

第二十条 医疗机构改变名称、场所、主要负责人、诊疗科目、床位，必须向原登记机关办理变更登记。

第二十一条 医疗机构歇业，必须向原登记机关办理注销登记。经登记机关核准后，收缴《医疗机构执业许可证》。

医疗机构非因改建、扩建、迁建原因停业超过1年的，视为歇业。

第二十二条 床位不满100张的医疗机构，其《医疗机构执业许可证》每年校验1次；床位在100张以上的医疗机构，其《医疗机构执业许可证》每3年校验1次。校验由原登记机关办理。

第二十三条 《医疗机构执业许可证》不得伪造、涂改、出卖、转让、出借。

《医疗机构执业许可证》遗失的，应当及时申明，并向原登记机关申请补发。

第四章　执　　业

第二十四条　任何单位或者个人，未取得《医疗机构执业许可证》，不得开展诊疗活动。

第二十五条　医疗机构执业，必须遵守有关法律、法规和医疗技术规范。

第二十六条　医疗机构必须将《医疗机构执业许可证》、诊疗科目、诊疗时间和收费标准悬挂于明显处所。

第二十七条　医疗机构必须按照核准登记的诊疗科目开展诊疗活动。

第二十八条　医疗机构不得使用非卫生技术人员从事医疗卫生技术工作。

第二十九条　医疗机构应当加强对医务人员的医德教育。

第三十条　医疗机构工作人员上岗工作，必须佩带载有本人姓名、职务或者职称的标牌。

第三十一条　医疗机构对危重病人应当立即抢救。对限于设备或者技术条件不能诊治的病人，应当及时转诊。

第三十二条　未经医师（士）亲自诊查病人，医疗机构不得出具疾病诊断书、健康证明书或者死亡证明书等证明文件；未经医师（士）、助产人员亲自接产，医疗机构不得出具出生证明书或者死产报告书。

第三十三条　医疗机构施行手术、特殊检查或者特殊治疗时，必须征得患者同意，并应当取得其家属或者关系人同意并签字；无法取得患者意见时，应当取得家属或者关系人同意并签字；无法取得患者意见又无家属或者关系人在场，或者遇到其他特殊情况时，经治医师应当提出医疗处置方案，在取得医疗机构负责人或者被授权负责人员的批准后实施。

第三十四条　医疗机构发生医疗事故，按照国家有关规定处理。

第三十五条　医疗机构对传染病、精神病、职业病等患者的特殊诊治和处理，应当按照国家有关法律、法规的规定办理。

第三十六条　医疗机构必须按照有关药品管理的法律、法规，加强药品管理。

第三十七条　医疗机构必须按照人民政府或者物价部门的有关规定收取医疗费用，详列细项，并出具收据。

第三十八条　医疗机构必须承担相应的预防保健工作，承担县级以上人民政府卫生行政部门委托的支援农村、指导基层医疗卫生工作等任务。

第三十九条　发生重大灾害、事故、疾病流行或者其他意外情况时，医疗机构及其卫生技术人员必须服从县级以上人民政府卫生行政部门的调遣。

第五章　监督管理

第四十条　县级以上人民政府卫生行政部门行使下列监督管理职权：

（一）负责医疗机构的设置审批、执业登记和校验；

（二）对医疗机构的执业活动进行检查指导；

（三）负责组织对医疗机构的评审；

（四）对违反本条例的行为给予处罚。

第四十一条　国家实行医疗机构评审制度，由专家组成的评审委员会按照医疗机构评审办法和评审标准，对医疗机构的执业活动、医疗服务质量等进行综合评价。

医疗机构评审办法和评审标准由国务院卫生行政部门制定。

第四十二条　县级以上地方人民政府卫生行政部门负责组织本行政区域医疗机构评审委员会。

医疗机构评审委员会由医院管理、医学教育、医疗、医技、护理和财务等有关专家组成。评审委员会成员由县级以上地方人民政府卫生行政部门聘任。

第四十三条　县级以上地方人民政府卫生行政部门根据评审委员会的评审意见，对达到评审标准的医疗机构，发给评审合格证书；对未达到评审标准的医疗机构，提出处理意见。

第六章　罚　　则

第四十四条　违反本条例第二十四条规定，未取得《医疗机构执业许可证》擅自执业的，由县级以上人民政府卫生行政部门责令其停止执业活动，没收非法所得和药品、器械，并可以根据情节处以 1 万元以下的罚款。

第四十五条　违反本条例第二十二条规定，逾期不校验《医疗机构执业许可证》仍从事诊疗活动的，由县级以上人民政府卫生行政部门责令其限期补办校验手续；拒不校验的，吊销其《医疗机构执业许可证》。

第四十六条　违反本条例第二十三条规定，出卖、转让、出借《医疗机构执业许可证》的，由县级以上人民政府卫生行政部门没收非法所得，并可以处以 5000 元以下的罚款；情节严重的，吊销其《医疗机构执业许可证》。

第四十七条　违反本条例第二十七条规定，诊疗活动超出登记范围的，由县级以上人民政府卫生行政部门予以警告、责令其改正，并可以根据情节处以 3000 元以下的罚款；情节严重的，吊销其《医疗机构执业许可证》。

第四十八条　违反本条例第二十八条规定，使用非卫生技术人员从事医疗卫生技术工作的，由县级以上人民政府卫生行政部门责令其限期改正，并可以处以 5000 元以下的罚款；情节严重的，吊销其《医疗机构执业许可证》。

第四十九条　违反本条例第三十二条规定，出具虚假证明文件的，由县级以上人民政府卫生行政部门予以警告；对造成危害后果的，可以处以 1000 元以下的罚款；对直接责任人员由所在单位或者上级机关给予行政处分。

第五十条　没收的财物和罚款全部上交国库。

第五十一条　当事人对行政处罚决定不服的，可以依照国家法律、法规的规定申请行政复议或者提起行政诉讼。当事人对罚款及没收药品、器械的处罚决定未在法定期限内申请复议或者提起诉讼又不履行的，县级以上人民政府卫生行政部门可以申请人民法院强制执行。

第七章　附　　则

第五十二条　本条例实施前已经执业的医疗机构，应当在条例实施后的 6 个月内，按照本条例第三章的规定，补办登记手续，领取《医疗机构执业许可证》。

第五十三条　外国人在中华人民共和国境内开设医疗机构及香港、澳门、台湾居民在内地开设医疗机构的管理办法，由国务院卫生行政部门另行制定。

第五十四条　本条例由国务院卫生行政部门负责解释。

第五十五条　本条例自 1994 年 9 月 1 日起施行。1951 年政务院批准发布的《医院诊所管理暂行条例》同时废止。

8.3.2 国家卫生计生委关于修改《医疗机构管理条例实施细则》的决定

根据国务院推进简政放权、放管结合、优化服务的改革部署和促进健康服务业发展的工作要求，国家卫生计生委决定对《医疗机构管理条例实施细则》（原卫生部令第 35 号）作如下修改：

一、将该实施细则中的“卫生部”统一修改为：“国家卫生计生委”，将“卫生行政部门”统一修改为：“卫生计生行政部门”。

二、将第三条第二项修改为：“妇幼保健院、妇幼保健计划生育服务中心”。

增加一项，作为第十三项：“（十三）医学检验实验室、病理诊断中心、医学影像诊断中心、血液透析中心、安宁疗护中心”。

第十三项改为第十四项。

三、第十一条增加一款，作为第二款：“医学检验实验室、病理诊断中心、医学影像诊断中心、血液透析中心、安宁疗护中心的设置审批权限另行规定”。

四、删除第十二条第一款第三项，并将第二款修改为：“有前款第（二）、（三）、（四）、（五）项所列情形之一者，不得充任医疗机构的法定代表人或者主要负责人”。

五、将第十八条修改为：“医疗机构建筑设计必须按照法律、法规和规章要求经相关审批机关审查同意后，方可施工”。

六、将第三十八条修改为：“各级卫生计生行政部门应当采用电子证照等信息化手段对医疗机构实行全程管理和动态监管。有关管理办法另行制定”。

本决定自 2017 年 4 月 1 日起施行。

8.3.3　中医诊所备案管理暂行办法

第一章　总　则

第一条　为做好中医诊所的备案管理工作，根据《中华人民共和国中医药法》以及《医疗机构管理条例》等法律法规的有关规定，制定本办法。

第二条　本办法所指的中医诊所，是在中医药理论指导下，运用中药和针灸、拔罐、推拿等非药物疗法开展诊疗服务，以及中药调剂、汤剂煎煮等中药药事服务的诊所。不符合上述规定的服务范围或者存在不可控的医疗安全隐患和风险的，不适用本办法。

第三条　国家中医药管理局负责全国中医诊所的管理工作。

县级以上地方中医药主管部门负责本行政区域内中医诊所的监督管理工作。

县级中医药主管部门具体负责本行政区域内中医诊所的备案工作。

第二章　备　　案

第四条　举办中医诊所的，报拟举办诊所所在地县级中医药主管部门备案后即可开展执业活动。

第五条　举办中医诊所应当同时具备下列条件：

（一）个人举办中医诊所的，应当具有中医类别《医师资格证书》并经注册后在医疗、预防、保健机构中执业满三年，或者具有《中医（专长）医师资格证书》；法人或者其他组织举办中医诊所的，诊所主要负责人应当符合上述要求；

（二）符合《中医诊所基本标准》；

（三）中医诊所名称符合《医疗机构管理条例实施细则》的相关规定；

（四）符合环保、消防的相关规定；

（五）能够独立承担民事责任。

《医疗机构管理条例实施细则》规定不得申请设置医疗机构的单位和个人，不得举办中医诊所。

第六条　中医诊所备案，应当提交下列材料：

（一）《中医诊所备案信息表》；

（二）中医诊所主要负责人有效身份证明、医师资格证书、医师执业证书；

（三）其他卫生技术人员名录、有效身份证明、执业资格证件；

（四）中医诊所管理规章制度；

（五）医疗废物处理方案、诊所周边环境情况说明；

（六）消防应急预案。

法人或者其他组织举办中医诊所的，还应当提供法人或者其他组织的资质证明、法定代表人身份证明或者其他组织的代表人身份证明。

第七条　备案人应当如实提供有关材料和反映真实情况，并对其备案材料实质内容的真实性负责。

第八条　县级中医药主管部门收到备案材料后，对材料齐全且符合备案要求的予以备案，并当场发放《中医诊所备案证》；材料不全或者不符合备案要求的，应当当场或者在收到备案材料之日起五日内一次告知备案人需要补正的全部内容。

国家逐步推进中医诊所管理信息化，有条件的地方可实行网上申请备案。

第九条 中医诊所应当将《中医诊所备案证》、卫生技术人员信息在诊所的明显位置公示。

第十条 中医诊所的人员、名称、地址等实际设置应当与《中医诊所备案证》记载事项相一致。

中医诊所名称、场所、主要负责人、诊疗科目、技术等备案事项发生变动的，应当及时到原备案机关对变动事项进行备案。

第十一条 禁止伪造、出卖、转让、出借《中医诊所备案证》。

第十二条 中医诊所应当按照备案的诊疗科目、技术开展诊疗活动，加强对诊疗行为、医疗质量、医疗安全的管理，并符合中医医疗技术相关性感染预防与控制等有关规定。

中医诊所发布医疗广告应当遵守法律法规规定，禁止虚假、夸大宣传。

第十三条 县级中医药主管部门应当在发放《中医诊所备案证》之日起二十日内将辖区内备案的中医诊所信息在其政府网站公开，便于社会查询、监督，并及时向上一级中医药主管部门报送本辖区内中医诊所备案信息。上一级中医药主管部门应当进行核查，发现不符合本办法规定的备案事项，应当在三十日内予以纠正。

第三章 监督管理

第十四条 县级以上地方中医药主管部门应当加强对中医诊所依法执业、医疗质量和医疗安全、诊所管理等情况的监督管理。

第十五条 县级中医药主管部门应当自中医诊所备案之日起三十日内，对备案的中医诊所进行现场核查，对相关材料进行核实，并定期开展现场监督检查。

第十六条 有下列情形之一的，中医诊所应当向所在地县级中医药主管部门报告，县级中医药主管部门应当注销备案并及时向社会公告：

（一）中医诊所停止执业活动超过一年的；

（二）中医诊所主要负责人被吊销执业证书或者被追究刑事责任的；

（三）举办中医诊所的法人或者其他组织依法终止的；

（四）中医诊所自愿终止执业活动的。

第十七条 县级中医药主管部门应当定期组织中医诊所负责人学习卫生法律法规和医疗机构感染防控、传染病防治等知识，促进中医诊所依法执业；定期组织执业人员参加继续教育，提高其专业技术水平。

第十八条 县级中医药主管部门应当建立中医诊所不良执业行为记录制度，对违规操作、不合理收费、虚假宣传等进行记录，并作为对中医诊所进行监督管理的重要依据。

第四章 法律责任

第十九条 县级以上地方中医药主管部门未履行本办法规定的职责，对符合备案条件但未及时发放备案证或者逾期未告知需要补正材料、未在规定时限内公开辖区内备案的中医诊所信息、未依法开展监督管理的，按照《中医药法》第五十三条的规定予以处理。

第二十条 违反本办法规定，未经县级中医药主管部门备案擅自执业的，由县级中医药主管部门责令改正，没收违法所得，并处三万元以下罚款，向社会公告相关信息；拒不改正的，责令其停止执业活动，其直接责任人员自处罚决定作出之日起五年内不得从事中医药相关活动。

第二十一条 提交虚假备案材料取得《中医诊所备案证》的，由县级中医药主管部门责令改正，没收违法所得，并处三万元以下罚款，向社会公告相关信息；拒不改正的，责令其停止执业活动并注销《中医诊所备案证》，其直接责任人员自处罚决定作出之日起五年内不得从事中医药相关活动。

第二十二条 违反本办法第十条规定，中医诊所擅自更改设置未经备案或者实际设置与取得的《中医诊所备案证》记载事项不一致的，不得开展诊疗活动。擅自开展诊疗活动的，由县级中医药主管部门责令改正，给予警告，并处一万元以上三万元以下罚款；情节严重的，应当责令其停止执业活动，注销《中医诊所备案证》。

第二十三条 违反本办法第十一条规定，出卖、转让、出借《中医诊所备案证》的，由县级中医药主管部门责令改正，给予警告，可以并处一万元以上三万元以下罚款；情节严重的，应当责令其停止执业活动，注销《中医诊所备案证》。

第二十四条 中医诊所超出备案范围开展医疗活动的，由所在地县级中医药主管部门责令改正，没收违法所得，并处一万元以上三万元以下罚款。有下列情形之一的，应当责令其停止执业活动，注销《中医诊所备案证》，其直接负责的主管人员自处罚决定作出之日起五年内不得在医疗机构内从事管理工作：

（一）因超出备案范围开展医疗活动曾受过行政处罚的；

（二）超出备案范围从事医疗活动给患者造成伤害的；

（三）违反本办法规定造成其他严重后果的。

第五章 附　　则

第二十五条 本办法未规定的中医诊所管理要求，按照有关法律法规和国家医疗机构管理的相关规定执行。

第二十六条 《中医诊所备案信息表》和《中医诊所备案证》格式由国家中医药管理局统一规定。

第二十七条 本办法施行前已经设置的中医诊所，符合本办法规定备案条件的，在《医疗机构执业许可证》有效期到期之前，可以按照《医疗机构管理条例》的要求管理，也可以按照备案要求管理；不符合备案条件的其他诊所仍然按照《医疗机构管理条例》的要求实行审批管理。

第二十八条 本办法规定的期限以工作日计算。

第二十九条 本办法自 2017 年 12 月 1 日起施行。

附录二

其他资料

9　卫生统计指标（WS/T 598-2018）

1. 居民健康状况

标识符	IHS01. 01. 001
中文名称	人均预期寿命
英文名称	Life expectancy at birth
计量单位	岁
定义	某年某地区新出生的婴儿预期存活的平均年数
计算方法	寿命表法：根据本地区数据基础采用完全寿命表或简略寿命表方法计算。
指标说明	又称出生期望寿命，简称预期寿命。
调查方法	全面调查
数据来源	人口普查，人口死亡信息登记系统。
发布频率	年度

标识符	IHS01. 01. 002
中文名称	粗死亡率
英文名称	Crude mortality rate
计量单位	‰
定义	某年某地区平均每千人口中的死亡人数，反映当地居民总的死亡水平，简称死亡率。一般用千分比表示。
计算方法	某年某地区死亡人数/同年该地区平均人口数×1000‰。
指标说明	平均人口数可采用当地的年初人口数与年末人口数之和的二分之一或年中人口数。
调查方法	全面调查
数据来源	人口死亡信息登记系统、全员人口库
发布频率	年度

标识符	IHS01. 01. 003
中文名称	年龄标化死亡率
英文名称	Age-standardized mortality rate
计量单位	1/10 万
定义	按照某一标准人口的年龄结构计算的死亡率。简称标化死亡率。
计算方法	Σ某年某地区年龄别人口死亡率×标准人口年龄别构成。
指标说明	主要用于不同地区、不同时期的比较。国内比较一般采用人口普查年份的人口年龄结构。国际比较一般采用世界通用的人口年龄结构。
调查方法	全面调查
数据来源	人口死亡信息登记系统、全员人口库
发布频率	年度

标识符	IHS01. 01. 004
中文名称	疾病别死亡率
英文名称	Cause-specific mortality rate
计量单位	1/10 万
定义	某年某地区每 10 万人口中死于某类疾病或损伤的人数，又称死因别死亡率。
计算方法	某年某地区因某类疾病或损伤死亡的人数/当年该地区平均人口数×100000/10 万。
指标说明	死亡原因分类采用 GB/T 14396。
调查方法	抽样调查
数据来源	死因监测系统
发布频率	年度

标识符	IHS01. 01. 005
中文名称	死因构成
英文名称	Distribution of causes of death
计量单位	%
定义	某年某地区因某类疾病或损伤死亡人数占当年该地区全部死亡人数的比例。
计算方法	某年某地区因某类疾病或损伤死亡的人数/当年该地区总死亡人数×100%。
指标说明	死亡原因采用《疾病分类与代码》（GB/T 14396）。
调查方法	抽样调查
数据来源	死因监测系统
发布频率	年度

标识符	IHS01. 01. 006
中文名称	5 岁以下儿童死亡率
英文名称	Under-five mortality rate（per 1000 live births）
计量单位	‰
定义	某年某地区 5 岁以下儿童死亡数与当年该地区活产数之比。
计算方法	某年某地区 5 岁以下儿童死亡数/当年该地区活产数×1000‰。
指标说明	5 岁以下儿童死亡数是指出生至不满 5 周岁的儿童死亡人数。活产数是指妊娠满 28 周及以上（如孕周不清楚，可参考出生体重达 1000 克及以上），娩出后有心跳、呼吸、脐带搏动、随意肌收缩 4 项生命体征之一的新生儿数。
调查方法	抽样调查
数据来源	妇幼卫生监测系统
发布频率	年度

标识符	IHS01. 01. 007
中文名称	婴儿死亡率
英文名称	Infant mortality rate（per 1000 live births）
计量单位	‰
定义	某年某地区未满 1 岁的婴儿死亡数与当年该地区活产数之比。
计算方法	某年某地区婴儿死亡数/当年该地区活产数×1000‰。

指标说明	婴儿死亡数是指出生至不满1周岁的活产婴儿死亡人数。活产数是指妊娠满28周及以上（如孕周不清楚，可参考出生体重达1000克及以上），娩出后有心跳、呼吸、脐带搏动、随意肌收缩4项生命体征之一的新生儿数。
调查方法	抽样调查
数据来源	妇幼卫生监测系统
发布频率	年度

标识符	IHS01.01.008
中文名称	新生儿死亡率
英文名称	Neonatal mortality rate（per 1000 live births）
计量单位	‰
定义	某年某地区未满28天的新生儿死亡数与当地活产数之比。
计算方法	某年某地区新生儿死亡数/同年该地区活产数×1000‰。
指标说明	新生儿死亡数是指出生至28天内（0~27天）死亡的新生儿数。活产数是指妊娠满28周及以上（如孕周不清楚，可参考出生体重达1000克及以上），娩出后有心跳、呼吸、脐带搏动、随意肌收缩4项生命体征之一的新生儿数。
调查方法	抽样调查
数据来源	妇幼卫生监测系统
发布频率	年度

标识符	IHS01.01.009
中文名称	围产儿死亡率
英文名称	Perinatal mortality rate
计量单位	‰
定义	某年某地区从怀孕28周到出生后7天以内的死胎死产数和新生儿死亡数与当地该地区围产儿总数之比。
计算方法	某年某地区围产儿死亡数/同年该地区围产儿总数×1000‰
指标说明	围产儿死亡数包括死胎死产数、早期新生儿死亡数。死胎死产数是指妊娠满28周及以上（如孕周不清楚，可参考出生体重达1000克及以上）的胎儿在宫内死亡（死胎）以及在分娩过程中死亡（死产）的例数。早期新生儿死亡数是指妊娠满28周及以上（如孕周不清楚，可参考出生体重达1000克及以上）的新生儿在产后7天内死亡的人数。围产儿总数包括活产数与死胎死产数。
调查方法	抽样调查
数据来源	妇幼卫生年报系统
发布频率	年度

标识符	IHS01.01.010
中文名称	5岁以下儿童死因构成
英文名称	Distribution of causes of death among children under five years old
计量单位	%
定义	某年某地区5岁以下儿童死亡总数中因某类疾病或损伤死亡所占比例。

计算方法	某年某地区因某类疾病或损伤死亡的 5 岁以下儿童数/同年该地区 5 岁以下儿童死亡总数×100%
指标说明	5 岁以下儿童死亡原因分类采用《儿童死亡报告卡》中的 ICD-10 编码。
调查方法	抽样调查
数据来源	妇幼卫生监测系统
发布频率	年度

标识符	IHS01. 01. 011
中文名称	新生儿死因构成
英文名称	Distribution of causes of Neonatal death
计量单位	%
定义	某年某地区新生儿死亡总数中因某类疾病或损伤死亡所占比例。
计算方法	某年某地区因某类疾病或损伤死亡的新生儿数/同年该地区新生儿死亡总数×100%。
指标说明	婴儿死亡原因分类采用《儿童死亡报告卡》中的 ICD-10 编码。新生儿死亡总数是指出生至 28 天内（0~27 天）死亡的新生儿数。
调查方法	抽样调查
数据来源	妇幼卫生监测系统
发布频率	年度

标识符	IHS01. 01. 012
中文名称	孕产妇死亡率
英文名称	Maternal mortality ratio（per 100 000 live births）
计量单位	1/10 万
定义	某年某地区由于怀孕和分娩及并发症造成的孕产妇死亡数与同年该地区活产数之比。
计算方法	某年某地区孕产妇死亡数/同年该地区活产数×100000/10 万。
指标说明	孕产妇死亡人数是指妇女在妊娠期至妊娠结束后 42 天以内，任何与妊娠、妊娠处理有关的或由此加重了原有疾病的原因导致的死亡人数，但不包括意外事故死亡人数。
调查方法	抽样调查
数据来源	妇幼卫生监测系统
发布频率	年度

标识符	IHS01. 01. 013
中文名称	孕产妇死因构成
英文名称	Distribution of causes of maternal death
计量单位	%
定义	某年某地区孕产妇死亡总数中因某类疾病死亡所占比例。
计算方法	某年某地区因某类疾病死亡的孕产妇数/同年该地区孕产妇死亡总数×100%。
指标说明	孕产妇死亡原因分类采用《孕产妇死亡报告卡》中的 ICD-10 编码。孕产妇死亡总数是指妇女在妊娠期至妊娠结束后 42 天以内，任何与妊娠、妊娠处理有关的或由此加重了原有疾病的原因导致的死亡人数，但不包括意外事故死亡人数。
调查方法	抽样调查

数据来源	妇幼卫生监测系统
发布频率	年度

标识符	IHS01.01.014
中文名称	法定传染病报告死亡率
英文名称	Reported mortality rate of infectious disease
计量单位	1/10万
定义	某年某地区法定传染病报告死亡人数占同年该地区总人口数的比例。
计算方法	某年某地区法定传染病报告死亡人数/同年该地区人口数×100000/10万。
指标说明	法定传染病是指《传染病防治法》规定报告的甲类、乙类、丙类传染病。
调查方法	全面调查
数据来源	传染病报告信息系统
发布频率	年度

标识符	IHS01.01.015
中文名称	职业病病死率
英文名称	Fatality rate of occupational disease
计量单位	1/10万
定义	某年某地区因各类职业病死亡人数与同年该地区各类职业病患病人数之比。
计算方法	某年某地区因各类职业病死亡人数/同年该地区各类职业病患病人数×100000/10万。
指标说明	
调查方法	抽样调查
数据来源	职业病登记信息系统
发布频率	年度

标识符	IHS01.01.016
中文名称	法定传染病报告发病率
英文名称	Reported incidence rate of infectious disease
计量单位	1/10万
定义	某时期某地区法定传染病报告的新发病例数与同期该地区人口数之比。
计算方法	报告期内某地区法定传染病报告新发病例数/同期该地区人口数×100000/10万。
指标说明	法定传染病是指《传染病防治法》规定报告的甲类、乙类、丙类传染病。
调查方法	全面调查
数据来源	传染病报告信息系统
发布频率	月度

标识符	IHS01.01.017
中文名称	新生儿破伤风发病率
英文名称	Incidence rate of neonatal tetanus
计量单位	1/万
定义	某年某地区每万新生儿中破伤风发病人数。

计算方法	某年某地区新生儿破伤风发病数/同年该地区出生人数×10000/万
指标说明	新生儿破伤风发病参见《新生儿破伤风诊断标准》（WS272）。
调查方法	全面调查
数据来源	传染病报告信息系统
发布频率	年度

标识符	IHS01.01.018
中文名称	职业病发病率
英文名称	Incidence rate of occupational disease
计量单位	%
定义	某年某地区各类职业病新发病人数与所有接触能导致职业病的有害物质的人数之比。
计算方法	某年某地区各类职业病新发病人数/同年该地区所有接触能导致职业病的有害物质的人数×100%
指标说明	
调查方法	抽样调查
数据来源	职业病报告信息系统
发布频率	年度

标识符	IHS01.01.019
中文名称	成人高血压患病率
英文名称	Prevalence of hypertension among adults
计量单位	%
定义	某时期某地区18岁及以上人口中高血压患者所占比例。
计算方法	某时期18岁及以上高血压患者数/同期18岁及以上调查人数×100%。
指标说明	高血压患者是指在调查期间血压测量结果收缩压≥140mmHg和（或）舒张压≥90mmHg，或已经被医生诊断为高血压且目前正在服用降压药的患者。
调查方法	抽样调查
数据来源	慢性病与营养监测系统
发布频率	3年

标识符	IHS01.01.020
中文名称	成人糖尿病患病率
英文名称	Prevalence of diabetic among adults
计量单位	%
定义	某时期18岁及以上人口中糖尿病患者所占比例。
计算方法	某时期18岁及以上糖尿病患者数/同期18岁及以上调查人数×100%。
指标说明	糖尿病患病是指在调查期间的血糖测量结果为空腹血糖≥7.0mmol/L和（或）服糖后2小时血糖≥11.1mmol/L者，或已被医生确诊为糖尿病的人。
调查方法	抽样调查
数据来源	慢性病与营养监测系统
发布频率	3年

标识符	IHS01. 01. 021
中文名称	宫颈癌患病率
英文名称	Prevalence of cervical carcinoma
计量单位	1/10 万
定义	某年某地区 20~64 岁妇女中宫颈癌患者所占比例。
计算方法	某年内某地区宫颈癌患者数/某年该地区宫颈癌筛查人数×100000/10 万。
指标说明	宫颈癌调查人数是指某年进行宫颈癌筛查的 20~64 岁户籍妇女人数。
调查方法	全面调查
数据来源	妇幼卫生年报
发布频率	年度

标识符	IHS01. 01. 022
中文名称	乳腺癌患病率
英文名称	Prevalence of breast cancer
计量单位	1/10 万
定义	某年某地区 20~64 岁妇女中乳腺癌患者所占比例。
计算方法	某年内某地区乳腺癌患者数/某年该地区进行乳腺癌筛查的 20~64 岁妇女数×100000/10 万。
指标说明	乳腺癌调查人数是指某段时期内进行乳腺癌筛查的 20~64 岁户籍妇女人数。
调查方法	全面调查
数据来源	妇幼卫生年报
发布频率	年度

标识符	IHS01. 01. 023
中文名称	孕产期中重度贫血患病率
英文名称	Prevalence of maternal moderate or severe anemia
计量单位	%
定义	某年某地区孕产期发生中重度贫血的产妇数占产妇总数的比例。
计算方法	某年某地区产妇孕产期中重度贫血人数/同期该地区产妇孕产期血红蛋白检测人数×100%。
指标说明	产妇孕产期中重度贫血人数是指报告期内孕期和产后 42 天内至少 1 次检查发现患有中重度贫血的产妇人数，中重度贫血诊断标准为血红蛋白含量小于 80 克/升。产妇孕产期血红蛋白检测人数是指报告期内孕期和产后 42 天内至少接受过一次血红蛋白检测的产妇人数。
调查方法	全面调查
数据来源	妇幼卫生年报
发布频率	年度

标识符	IHS01. 01. 024
中文名称	孕产妇艾滋病病毒感染率
英文名称	HIV prevalence among pregnant women

计量单位	%
定义	某地区某时期内孕产妇中艾滋病病毒感染人数所占比例。
计算方法	一定时期内某地区孕产妇艾滋病病毒感染人数/同期该地区产妇艾滋病病毒检测人数×100%。
指标说明	孕产妇艾滋病病毒感染人数是指报告期内孕期至产时接受艾滋病病毒抗体检测的孕产妇中艾滋病病毒抗体确证试验阳性的人数，包括孕期至产时艾滋病病毒抗体确证试验阳性的产妇人数，以及孕期艾滋病病毒抗体确证试验阳性的在孕28周前终止妊娠或失访的孕妇人数。产妇艾滋病病毒检测人数是指报告期内孕期至产时接受过一次及以上艾滋病病毒抗体检测的产妇人数（接受过多次检测的按一人统计）。产妇是指怀孕28周及以上并有妊娠结局的妇女。
调查方法	全面调查
数据来源	妇幼卫生年报
发布频率	年度

标识符	IHS01.01.025
中文名称	孕产妇梅毒感染率
英文名称	Syphilis prevalence among pregnant women
计量单位	%
定义	某年某地区孕产妇中梅毒感染人数所占比例。
计算方法	某年某地区孕产妇梅毒感染人数/同期该地区产妇梅毒检测人数×100%。
指标说明	孕产妇梅毒感染人数是指报告期内接受梅毒检测的孕产妇中确诊为感染梅毒的人数。诊断标准要求梅毒螺旋体抗原血清学试验（TPHA/TPPA/ELISA）和非梅毒螺旋体抗原血清学试验（RPR/TRUST）均阳性。孕产妇梅毒检测人数是指报告期内孕期至产时接受过1次及以上梅毒检测的孕产妇人数（接受过多次检测的按1人统计）。
调查方法	全面调查
数据来源	妇幼卫生年报
发布频率	年度

标识符	IHS01.01.026
中文名称	孕产妇乙肝表面抗原阳性率
英文名称	Positive rate of HBsAg among pregnant women
计量单位	%
定义	某年某地区孕产妇中乙肝表面抗原阳性人数所占比例。
计算方法	某年某地区孕产妇乙肝表面抗原阳性人数/同期该地区孕产妇乙肝表面抗原检测人数×100%。
指标说明	孕产妇乙肝表面抗原阳性人数是指报告期内接受乙肝表面抗原检测的孕产妇中乙肝表面抗原阳性的人数。孕产妇乙肝表面抗原检测人数是指报告期内孕期至产时接受过1次及以上乙肝表面抗原检测的孕产妇人数（接受过多次检测的按1人统计）。
调查方法	全面调查
数据来源	妇幼卫生年报
发布频率	年度

标识符	IHS01. 01. 027
中文名称	人群血吸虫感染率
英文名称	Infection rate of schistosomiasis
计量单位	%
定义	某年某地区血吸虫流行人口中血吸虫感染人数的比例。
计算方法	某年某地区血吸虫感染人数/同年该地区接受检查人数×100%。
指标说明	血吸虫感染人数是指检查人群中粪检血吸虫阳性人数。
调查方法	重点调查
数据来源	寄生虫病防治信息系统
发布频率	年度

标识符	IHS02. 01. 028
中文名称	血吸虫病病人数
英文名称	Number of schistosomiasis patients
计量单位	人
定义	某年某地区急性血吸虫病病人数、晚期血吸虫病病人数及慢性血吸虫病病人数之和。
计算方法	
指标说明	
调查方法	重点调查
数据来源	血吸虫病防治信息系统
发布频率	年度

标识符	IHS02. 01. 029
中文名称	地方病现症病人数
英文名称	Number of patients with endemic diseases
计量单位	人
定义	年底实有的某种地方病现症病人数。
计算方法	
指标说明	纳入统计的地方病有克山病、大骨节病、碘缺乏病、地方性氟中毒。克山病现症病人数是指潜在型、慢型、急型、亚急型克山病病人数。大骨节病现症病人数是指临床Ⅰ度及以上病人数。碘缺乏病现症病人数是指年底实有甲状腺肿和克汀病人数。地方性氟中毒现症病人数是指年底实有氟斑牙、氟骨症病人数。地方性砷中毒现症病人数是指年底实有砷中毒病人数。
调查方法	重点调查
数据来源	地方病年报
发布频率	年度

标识符	IHS01. 01. 030
中文名称	出生缺陷发生率
英文名称	Incidence rate of birth defects
计量单位	1/万

定义	某年某地区患有先天性缺陷的围产儿数占当地围产儿总数的比例。
计算方法	某年某地区检出某种先天性缺陷的围产儿数/同期该地区围产儿数×10000/万。
指标说明	出生缺陷是指胚胎或胎儿发育过程中结构或功能发生的异常。围产儿数包括孕28周至产后7天正常和缺陷的活产、死胎和死产数（按例数统计，如单胎计1例，双胎计2例）。
调查方法	抽样调查
数据来源	妇幼卫生监测系统
发布频率	年度

2. 健康影响因素

标识符	IHS01. 02. 001
中文名称	农村卫生厕所普及率
英文名称	Proportion of rural households with sanitary toilets
计量单位	%
定义	符合国家农村户厕卫生规范的累计卫生厕所农户数占当地农村总户数的比例。
计算方法	年末某地区农村累计卫生厕所户数/同期该地区农村总户数×100%。
指标说明	农村总户数是指居住和生活在县城（不含）以下的乡镇、村的户数总计。卫生厕所包括三格化粪池式、双瓮漏斗式、三联沼气池式、粪尿分集式、完整下水道水冲式、双坑交替式、其他类型（通风改良式、阁楼式、深坑防冻式），以户计数。
调查方法	抽样调查
数据来源	改厕年报
发布频率	年度

标识符	IHS01. 02. 002
中文名称	农村无害化卫生厕所普及率
英文名称	Proportion of rural households with harmless sanitary toilets
计量单位	%
定义	符合国家农村户厕卫生规范中无害化卫生厕所要求建设的累计卫生厕所户数占农村总户数的比例。
计算方法	年末某地区无害化卫生厕所户数之和/年末该地区农村总户数×100%。
指标说明	农村总户数是指居住和生活在县城（不含）以下的乡镇、村的总户数。无害化卫生厕所包括三格化粪池式、双瓮漏斗式、三联沼气池式、粪尿分集式、完整下水道水冲式、双坑交替式，不包括通风改良式、阁楼式、深坑防冻式等卫生厕所，以户计。
调查方法	抽样调查
数据来源	改厕年报
发布频率	年度

标识符	IHS01. 02. 003
中文名称	成人现在吸烟率
英文名称	Prevalence of current smoking among adults
计量单位	%
定义	18岁及以上人口中现在吸烟者所占比例

计算方法	18 岁及以上现在吸烟者的人数/同期 18 岁及以上调查人数×100%。
指标说明	现在吸烟者是指调查时一段时间内吸烟的人，包括每天吸烟和非每天吸烟者。烟草制品包括卷烟、雪茄、烟管或其他烟草制品等。
数据来源	慢性病与营养监测系统
发布频率	3 年

标识符	IHS01. 02. 004
中文名称	成人人均酒精消费量
英文名称	Per capita consumption of pure alcohol among adults
计量单位	升
定义	18 岁及以上人口酒精人均消费量
计算方法	某年某地区纯酒精消费量/同年该地区 18 岁及以上人口数。
指标说明	纯酒精消费量包括酒精饮料产量、酒精饮料进口量、自酿酒产量，扣除酒精饮料出口量，折合成纯酒精量（升）。
调查方法	全面调查
数据来源	国家统计局
发布频率	年度

标识符	IHS01. 02. 005
中文名称	成人蔬菜水果摄入不足率
英文名称	Prevalence of low consumption on fruit and vegetable among adults
计量单位	%
定义	18 岁及以上人口中蔬菜水果摄入不足者所占比例
计算方法	某时期 18 岁及以上人口中蔬菜水果摄入不足者的人数/同期 18 岁及以上调查人数×100%。
指标说明	蔬菜水果摄入不足者指每天蔬菜和（或）水果摄入不足 400 克的人。
调查方法	抽样调查
数据来源	慢性病与营养监测系统
发布频率	3 年

标识符	IHS01. 02. 006
中文名称	成人身体活动不足率
英文名称	Prevalence of insufficiently physically active among adults
计量单位	%
定义	18 岁及以上人口中身体活动不足者所占比例
计算方法	某时期 18 岁及以上身体活动不足者的人数/同期 18 岁及以上调查人数×100%。
指标说明	身体活动不足是指按照 WHO 的标准，身体活动不足满足下列三个条件之一：①每周中等强度活动不足 150 分钟；②每周高等强度活动不足 75 分钟；③中等强度和高强度身体活动每周累计不足 600MET-分钟。高强度身体活动指需要付出较大体力，引起呼吸、心跳相比静息状态显著加快的活动；中等强度身体活动指需要付出中等体力，引起呼吸、心跳相比静息状态稍微加快的活动。

调查方法	抽样调查
数据来源	慢性病与营养监测系统
发布频率	3 年

标识符	IHS01. 02. 007
中文名称	居民日均食物摄入量
英文名称	Per capita daily food intake
计量单位	克
定义	每人每日平均所有食物的摄入量
计算方法	一定时期内调查人群各类食物摄入总量/同期被调查人群用餐总人日数
指标说明	食物摄入总量是指被调查人群在一定时期内摄入各类食物的总量。调查总人日数是指同期被调查对象用餐人日数之和。
调查方法	抽样调查
数据来源	慢性病与营养监测系统
发布频率	3 年

标识符	IHS01. 02. 008
中文名称	居民日均能量摄入量
英文名称	Daily calorie intake per capita
计量单位	卡、千卡
定义	人群每人每日平均能量摄入量
计算方法	一定时期内调查人群能量摄入总量/同期调查人群总人日数
指标说明	能量摄入总量是指调查人群一定时期内从食物中获得的能量总和。调查人群总人日数是指所有调查对象在调查期间的用餐总人日数。
调查方法	抽样调查
数据来源	慢性病与营养监测系统
发布频率	3 年

标识符	IHS01. 02. 009
中文名称	居民日均营养素摄入量
英文名称	Daily nutrients intake per capita
计量单位	克、毫克、微克
定义	人群每人每日平均某种营养素的摄入量
计算方法	一定时期内调查人群某种营养素摄入总量/同期调查人群用餐总人日数
指标说明	居民某营养素摄入总量是指调查人群在一定时期内摄入食物中某种营养素的总量。调查总人日数是指所有调查期间调查对象用餐人日数之和。
调查方法	抽样调查
数据来源	慢性病与营养监测系统
发布频率	3 年

标识符	IHS01.02.010
中文名称	居民膳食结构
英文名称	Dietary structure
计量单位	%
定义	一定时期调查人群膳食中各类食物数量所占比重
计算方法	一定时期调查人群每人每日平均摄入的某类食物数量/同期调查人群每人每日平均摄入的食物总量×100%。
指标说明	食物分类根据中国营养学会《中国居民膳食指南》，包括米及其制品、面及其制品、其他谷物类、薯类、干豆类、豆制品、深色蔬菜、浅色蔬菜、腌菜、水果、奶及其制品、蛋及其制品、畜禽类、鱼虾类、植物油、动物油、糕点类、淀粉及糖、食盐、酱油、酒类等。
调查方法	抽样调查
数据来源	慢性病与营养监测系统
发布频率	3年

标识符	IHS01.02.011
中文名称	健康素养水平
英文名称	Health literacy level
计量单位	%
定义	具备基本健康素养人数占全人群中的比例
计算方法	一定时期某地区具备基本健康素养人数/同期该地区健康素养调查人数×100%。
指标说明	健康素养标准参见《中国公民健康素养-基本知识与技能》基本健康素养人数是指人们在健康基本知识和理念、健康生活方式与行为、基本技能方面达到健康素养标准的人数。
调查方法	抽样调查
数据来源	健康素养监测
发布频率	年度

标识符	IHS01.02.012
中文名称	中医药健康文化素养水平
英文名称	Health literacy level of TCM
计量单位	%
定义	具备基本中医药健康文化素养人数占全人群中的比例
计算方法	一定时期某地区具备基本中医药健康文化素养人数/同期该地区健康素养调查人数×100%。
指标说明	中医药健康文化素养标准参见《中医药健康文化素养》，基本中医药健康文化素养人数是指人们在中医药健康文化基本知识和理念、中医药健康生活方式和行为、中医药家庭适宜养生方法、中医药文化常识等方面达到中医药健康文化素养标准的人数。
调查方法	抽样调查
数据来源	健康素养监测

发布频率	年度

标识符	IHS01. 02. 013
中文名称	成人肥胖率
英文名称	Prevalence of obesity among adults
计量单位	%
定义	18 岁及以上人口中肥胖人数所占比例
计算方法	某时期 18 岁及以上肥胖人数/同期 18 岁及以上调查人数×100%。
指标说明	体质指数=体重/身高^2，体重按 kg，身高按 m 计算。肥胖是指体质指数≥28。
调查方法	抽样调查
数据来源	慢性病与营养监测系统
发布频率	3 年

标识符	IHS01. 02. 014
中文名称	5 岁以下儿童肥胖率
英文名称	Prevalence of obesity among children aged <5 years
计量单位	%
定义	5 岁以下儿童肥胖人数占全部 5 岁以下儿童数的比例
计算方法	报告期内某地区 5 岁以下儿童肥胖人数/同期该地区 5 岁以下儿童身高（长）体重检查人数×100%。
指标说明	5 岁以下儿童肥胖人数是指在报告期内至少有 1 次测量时，身高（长）别体重高于同年龄 WHO 标准的身高（长）别体重中位数加 2 个标准差的人数。检查人数是指同时进行身高（长）和体重测量的实际人数。仅在出生时测量过身高（长）和体重但在报告期内未再进行身高（长）和体重测量的人不计在内。报告期内进行多次身高和体重测量者也只按 1 人统计。
调查方法	全面调查
数据来源	妇幼卫生年报
发布频率	年度

标识符	IHS01. 02. 015
中文名称	成人血压升高流行率
英文名称	Prevalence of raised blood pressure among adults
计量单位	%
定义	18 岁及以上人口中血压升高者的人数占 18 岁及以上总人口的比例
计算方法	某时期 18 岁及以上血压升高者的人数/同期 18 岁及以上调查人数×100%。
指标说明	血压升高者是指在调查期间的血压测量平均值收缩压≥140mmHg 和（或）舒张压≥90mmHg以上的人。
调查方法	抽样调查
数据来源	慢性病与营养监测系统
发布频率	3 年

标识符	IHS01. 02. 016
中文名称	成人总胆固醇升高流行率
英文名称	Prevalence of raised total cholesterol among adults
计量单位	%
定义	18 岁及以上人口中总胆固醇升高者所占比例
计算方法	某时期 18 岁及以上人口中检出的总胆固醇升高者的人数/同期 18 岁及以上调查人数×100%。
指标说明	总胆固醇升高者是指总胆固醇≥5mmol/L 的人。
调查方法	抽样调查
数据来源	慢性病与营养监测系统
发布频率	3 年

标识符	IHS01. 02. 017
中文名称	成人血糖升高流行率
英文名称	Prevalence of raised blood glucose among adults
计量单位	%
定义	18 岁及以上人口中血糖升高者的人数占全部 18 岁以上人群的比例
计算方法	某时期 18 岁及以上血糖升高者的人数/同期 18 岁及以上调查人数×100%。
指标说明	血糖升高者是指在调查期间的血糖测量结果为空腹血糖≥7. 0mmol/L 或由于血糖升高接受治疗的人。
调查方法	抽样调查
数据来源	慢性病与营养监测系统
发布频率	3 年

标识符	IHS01. 02. 018
中文名称	5 岁以下儿童低体重率
英文名称	Prevalence of underweight among children aged <5 years
计量单位	%
定义	5 岁以下儿童低体重人数占全部 5 岁以下儿童的比例
计算方法	报告期内某地区 5 岁以下儿童低体重人数/同期该地区 5 岁以下儿童体重检查人数×100%。
指标说明	5 岁以下儿童低体重是指在报告期内至少有一次测量体重低于 WHO 标准同年龄人群体重中位数减 2 个标准差（低出生体重不包括在内）。
调查方法	全面调查
数据来源	妇幼卫生年报
发布频率	年度

标识符	IHS01. 02. 019
中文名称	5 岁以下儿童生长迟缓率
英文名称	Prevalence of Children stunning among children aged <5 years old
计量单位	%

定义	5岁以下儿童生长迟缓人数占所有5岁以下儿童的比例。
计算方法	报告期内某地区5岁以下儿童生长发育迟缓的人数/同期该地区5岁以下儿童身高（长）体重检查人数×100%。
指标说明	生长迟缓是指5岁以下儿童在报告期内至少有一次测量时，身高（长）低于WHO标准的身高（长）参考值同年龄标准人群身高（长）中位数减2个标准差。
调查方法	全面调查
数据来源	妇幼卫生年报
发布频率	年度

标识符	IHS01.02.020
中文名称	低出生体重率
英文名称	Incidence of Low-birth-weight newborns
计量单位	%
定义	出生体重低于2500g的活产数占全部活产数的比例
计算方法	报告期内某地区低出生体重儿数/同期该地区活产数×100%。
指标说明	
调查方法	全面调查
数据来源	妇幼卫生年报
发布频率	年度

标识符	IHS01.02.021
中文名称	碘盐覆盖率
英文名称	proportion of households using iodized
计量单位	%
定义	食用碘盐的家庭数占全部家庭的比例
计算方法	抽样家庭中碘含量≥5mg/kg盐样份数/同期抽样居民食用盐样份数×100%。
指标说明	碘盐是指碘含量≥5mg/kg的盐。通常通过入户调查抽取一定家庭中的食用盐样对其碘含量进行检测。
调查方法	抽样调查
数据来源	全国碘盐监测结果
发布频率	年度

标识符	IHS01.02.022
中文名称	碘盐合格率
英文名称	Qualified rate of iodized salt
计量单位	%
定义	食用合格碘盐的家庭数占食用碘盐家庭的比例。
计算方法	一定时期内食用合格碘盐的家庭数/同期食用碘盐家庭数×100%。
指标说明	通常通过入户调查抽取一定家庭中的食用盐样对其碘含量进行检测。合格碘盐是指碘含量符合《食用盐碘含量》（GB26878）的盐，碘盐是指食盐中碘含量≥5mg/kg的盐。
调查方法	抽样调查

数据来源	全国碘盐监测结果
发布频率	年度

3. 疾病控制

标识符	IHS02. 01. 001
中文名称	国家免疫规划疫苗接种率
英文名称	Routine immunization coverage
计量单位	%
定义	某年适龄儿童中完成国家免疫规划疫苗常规免疫接种人群所占比例
计算方法	某疫苗（某剂次）接种率（%）= 某疫苗（某剂次）实际接种人数/该疫苗（该剂次）应接种人数×100%
指标说明	应接种人数是指按照国家免疫规划程序规定应接种某种疫苗的适龄儿童人数。实际接种人数是指某种疫苗应接种人数中实际接种该疫苗的人数。
调查方法	全面调查
数据来源	免疫规划信息系统
发布频率	年度

标识符	IHS02. 01. 002
中文名称	传染病报告及时率
英文名称	Timely reporting rate of infectious diseases
计量单位	%
定义	某时期某地区通过传染病报告管理系统报告的法定甲乙丙类传染病例数中，在规定时限内报告的病例数所占比例
计算方法	某时期某地区在规定时限内报告的甲乙丙类传染病病例数/同期该地区传染病直报系统报告的甲乙丙类传染病病例总数×100%。
指标说明	甲乙丙类法定传染病报告时限：甲类和按甲类管理的乙类法定传染病应于医生诊断后2小时内报告，其他乙丙类法定传染病应于医生诊断后24小时内报告。报告时间的计算：报告卡生成时间或订正报告时间-医生诊断时间。
调查方法	全面调查
数据来源	传染病报告管理系统
发布频率	年度

标识符	IHS02. 01. 003
中文名称	艾滋病病毒感染者和病人接受抗病毒治疗的比例
英文名称	Antiretroviral therapy coverage among people living with HIV/AIDS
计量单位	%
定义	截至统计时间某地区报告存活的艾滋病病毒感染者和病人中正在接受抗病毒治疗人数所占的比例
计算方法	截至统计时间某地区正在接受抗病毒治疗人数/同期该地区报告存活的艾滋病病毒感染者和病人数×100%。
指标说明	

调查方法	重点调查
数据来源	艾滋病专报系统
发布频率	年度

标识符	IHS02. 01. 004
中文名称	新涂阳肺结核病人治愈率
英文名称	Treatment success rate for new pulmonary smear-positive tuberculosis cases
计量单位	%
定义	某时期治愈的新涂阳肺结核患者占同期全部登记的新涂阳肺结核患者数的比例
计算方法	某时期治愈的新涂阳肺结核患者数/同期全部登记的新涂阳肺结核患者数×100%。
指标说明	
调查方法	重点调查
数据来源	结核病专报系统
发布频率	年度

标识符	IHS02. 01. 005
中文名称	居民健康档案规范化电子建档率
英文名称	Percentage of population with standardized electronic health records
计量单位	%
定义	年末某地区城乡居民累计建立规范化电子健康档案人数与常住人口数之比
计算方法	年末某地区城乡居民累计建立规范化电子健康档案人数/同期该地区常住人口数×100%。
指标说明	规范化电子健康档案是指根据《健康档案基本架构与数据标准（试行）》和《国家基本公共卫生服务规范》要求建立的规范化、标准化电子健康档案。
调查方法	全面调查
数据来源	医改监测
发布频率	年度

标识符	IHS02. 01. 006
中文名称	高血压规范管理人数
英文名称	Number of hypertension people under standardized management
计量单位	人
定义	年末某地区建立高血压患者管理档案并进行规范管理的人数
计算方法	
指标说明	高血压规范管理是指按照《国家基本公共卫生服务规范》要求，建立高血压管理档案且提供 1 年至少 4 次随访并有相应随访记录。
调查方法	全面调查
数据来源	医改监测
发布频率	年度

标识符	IHS02. 01. 007
中文名称	糖尿病规范管理人数

英文名称	Number of diabetes people under standardized management
计量单位	人
定义	年末某地区建立糖尿病患者管理档案并进行规范管理的人数
计算方法	
指标说明	糖尿病规范管理是指按照《国家基本公共卫生服务规范》要求，建立糖尿病管理档案且提供1年至少4次随访并有相应随访记录。
调查方法	全面调查
数据来源	医改监测
发布频率	年度
标识符	IHS02.01.008
中文名称	成人高血压控制率
英文名称	Proportion of people with raised-blood pressure controlled among adults with hypertension
计量单位	%
定义	某时期18岁及以上高血压人群中血压达标者的比例
计算方法	某时期18岁及以上高血压患者血压达标人数/同期调查的18岁及以上的高血压患者数×100%。
指标说明	血压达标者是指调查时收缩压<140 mmHg且舒张压<90 mmHg的高血压患者。
调查方法	抽样调查
数据来源	慢性病与营养监测系统
发布频率	3年
标识符	IHS02.01.009
中文名称	成人糖尿病控制率
英文名称	proportion of people with fasting blood glucose controlled among adults with diabetes
计量单位	%
定义	某时期18岁及以上糖尿病患者中空腹血糖达标者的比例
计算方法	某时期18岁及以上糖尿病患者空腹血糖达标人数/同期调查的18岁及以上糖尿病患者数×100%。
指标说明	空腹血糖达标者是指调查时空腹血糖<7.0 mmol/L的糖尿病患者。
调查方法	抽样调查
数据来源	慢性病与营养监测系统
发布频率	3年
标识符	IHS02.01.010
中文名称	65岁以上人口健康管理人数
英文名称	Number of population over 65 under health management
计量单位	%
定义	某年某地区建立65岁以上人口健康档案并进行健康管理人数
计算方法	

指标说明	65岁以上老人健康管理是指按照《国家基本公共卫生服务规范》要求，建立65岁以上老人健康档案并提供相关健康管理服务，含中医健康管理人数。
调查方法	全面调查
数据来源	医改监测
发布频率	年度

标识符	IHS02. 01. 011
中文名称	12岁人口患龋率
英文名称	Prevalence of caries among 12-year-olds
计量单位	%
定义	一定时期内12岁人口中龋病患者所占比例
计算方法	某时期检出的12岁龋病患者数/同期12岁受检人数×100%。
指标说明	龋病是指在以细菌为主的多种因素作用下，牙体硬组织发生的慢性、进行性破坏的一种疾病。就病因角度而言，龋病是指牙体硬组织的细菌感染性疾病。
调查方法	抽样调查
数据来源	口腔健康流行病学调查
发布频率	10年

标识符	IHS02. 01. 012
中文名称	死因登记覆盖率
英文名称	Civil registration coverage of cause-of-dealth
计量单位	%
定义	某年某地区医疗卫生机构签发的《居民死亡医学证明（推断）书》数占同年该地区死亡人数的比例
计算方法	某年某地区医疗卫生机构签发的《居民死亡医学证明（推断）书》数/同年该地区估计的总死亡人数×100%。
指标说明	医疗卫生机构签发的《居民死亡医学证明（推断）书》包括救治机构为院内死者签发的《居民死亡医学证明（推断）书》、基层医疗卫生机构为非住院死者签发的《居民死亡医学证明（推断）书》，不包括公安司法部门为未经救治的非正常死者签发的《法医鉴定书》。
调查方法	抽样调查
数据来源	人口死亡信息登记系统
发布频率	年度

标识符	IHS02. 01. 013
中文名称	严重精神障碍患者报告患病率
英文名称	Registration rate of severe psychiatric patients
计量单位	‰
定义	年末某地区所有登记在册的确诊严重精神障碍人数与同年该地区常住人口数之比
计算方法	年末某地区所有登记在册的确诊严重精神障碍人数/同年该地区常住人口数×1000‰。

指标说明	严重精神障碍是指疾病症状严重，导致患者社会适应等功能严重损害、对自身健康状况或者客观现实不能完整认识，或者不能处理自身事务的精神障碍。目前统计精神分裂症、偏执型精神病、分裂情感性障碍、双相情感障碍、癫痫所致精神障碍、精神发育迟滞（伴发精神障碍）6类严重精神障碍。
调查方法	重点调查
数据来源	严重精神障碍管理信息系统
发布频率	年度

标识符	IHS02. 01. 014
中文名称	病区改水率
英文名称	Proportion of epidemic regions with improved drinking-water supply
计量单位	%
定义	某地区历年累计完成改水任务的病区村数与该地区病区村总数之比
计算方法	某地区历年累计完成改水任务的病区村数/该地区该时期末病区村总数×100%
指标说明	病区改水是指在地方性氟中毒（水型）或地方性砷中毒（水型）的病区改水。病区村总数是指地方性氟中毒（水型）或地方性砷中毒（水型）病区村个数。
调查方法	重点调查
数据来源	地方病年报
发布频率	年度

标识符	IHS02. 01. 015
中文名称	病区改炉改灶率
英文名称	Proportion of households installed improved stoves in epidemic regions
计量单位	%
定义	某地区历年累计完成改炉改灶的病区户数与该地区病区总户数之比。
计算方法	某地区历年累计完成改炉改灶的病区户数/该时期末该地区病区总户数×100%
指标说明	病区改炉改灶数是指在地方性氟中毒（燃煤污染型）或地方性砷中毒（燃煤污染型）病区改炉改灶户数。病区总户数是指地方性氟中毒（燃煤污染性）或地方性砷中毒（燃煤污染性）病区村总户数。
调查方法	重点调查
数据来源	地方病年报
发布频率	年度

4. 妇幼保健

4.1 妇女保健

标识符	IHS02. 02. 001
中文名称	婚前医学检查率
英文名称	Proportion of people receiving premarital medical examination
计量单位	%
定义	一定时期内某地区婚前医学检查人数与结婚登记人数之比
计算方法	报告期内某地区婚前医学检查人数/同期该地区结婚登记人数×100%。

指标说明	婚前医学检查人数是指报告期内对准备结婚的男女双方进行结婚和生育相关疾病的医学检查人数。 结婚登记人数是指年内本地区结婚登记人数（含初婚和再婚）。
调查方法	全面调查
数据来源	妇幼卫生年报
发布频率	年度

标识符	HSI02. 02. 002
中文名称	婚前医学检查检出疾病率
英文名称	Detection rate of diseases among people receiving premarital medical examination
计量单位	%
定义	一定时期内某地区婚检检出疾病人数与婚前医学检查人数之比
计算方法	报告期内某地区检出疾病人数/同期该地区婚前医学检查人数×100%。
指标说明	检出疾病人数是指报告期内检出至少一种对婚育有影响的疾病的人数（包括指定传染病、严重遗传性疾病、有关精神病、生殖系统疾病、内科系统疾病等）。
调查方法	全面调查
数据来源	妇幼卫生年报
发布频率	年度

标识符	IHS02. 02. 003
中文名称	妇女常见病筛查率
英文名称	Sreening coverage of gynecological and breast diseases
计量单位	%
定义	一定时期内某地区妇女常见病实查人数与应查人数之比
计算方法	报告期内某地区实查人数/同期该地区应查人数×100%。
指标说明	实查人数是指报告期内 20~64 岁户籍妇女中实际进行妇女常见病筛查的人数，妇女常见病主要包括阴道炎、宫颈炎、尖锐湿疣、子宫肌瘤、宫颈癌、乳腺癌、卵巢癌等疾病（不包括因疾病到妇科门诊就诊的人数）。应查人数是指报告期内按照计划应进行筛查的 20~64 岁户籍妇女人数。
调查方法	全面调查
数据来源	妇幼卫生年报
发布频率	年度

标识符	IHS02. 02. 004
中文名称	计划生育技术服务例数
英文名称	Number of family planning service cases
计量单位	例
定义	报告期内某地区施行放置（取出）宫内节育器术，输精（卵）管绝育术及吻合术，人工流产（负压吸引术、钳刮术、药物流产），放置（取出）皮下埋植剂的人次数之和。
计算方法	
指标说明	如报告期内 1 人施行 2 次人工流产术，按 2 例计算。

调查方法	全面调查
数据来源	妇幼卫生年报
发布频率	年度

4.2 孕产期保健

标识符	IHS02. 02. 005
中文名称	活产数
英文名称	Number of live births
计量单位	人
定义	报告期内某地区妊娠满 28 周及以上（如孕周不清楚，可参考出生体重达 1000 克及以上），娩出后有心跳、呼吸、脐带搏动、随意肌收缩 4 项生命体征之一的新生儿数。
计算方法	
指标说明	
调查方法	全面调查
数据来源	妇幼卫生年报
发布频率	年度

标识符	IHS02. 02. 006
中文名称	产妇建卡率
英文名称	Health care recording rate of pregnant women
计量单位	%
定义	一定时期内某地区产妇建卡人数与产妇数之比
计算方法	报告期内某地区产妇建卡人数/同期该地区产妇数×100%。
指标说明	产妇建卡人数是指报告期内在医疗保健机构建立了保健卡（册）的产妇数。产妇数是指报告期内妊娠满 28 周及以上（如孕周不清楚，可参考出生体重达 1000 克及以上）的分娩人数。
调查方法	全面调查
数据来源	妇幼卫生年报
发布频率	年度

标识符	IHS02. 02. 07
中文名称	高危产妇占产妇总数的百分比
英文名称	Proportion of pregnant women with high risk factors
计量单位	%
定义	一定时期内某地区产妇总数中高危产妇所占百分比
计算方法	报告期内某地区高危产妇人数/同期该地区产妇数×100%。
指标说明	高危产妇人数是指在妊娠期有某种病理因素或致病因素可能危害孕妇、胎儿与新生儿或导致难产的产妇人数。孕期只要出现高危因素，无论临产前是否纠正均按 1 例高危统计。
调查方法	全面调查
数据来源	妇幼卫生年报

发布频率	年度
标识符	IHS02. 02. 008
中文名称	孕产妇系统管理率
英文名称	Systematic management coverage for pregnant women
计量单位	%
定义	一定时期内某地区产妇系统管理人数与当地活产数之比。
计算方法	报告期内某地区产妇系统管理人数/同期该地区活产数×100%。
指标说明	产妇系统管理人数是指报告期内按孕产妇系统管理程序要求，从妊娠至产后28天内有过孕早期产前检查、至少5次产前检查、新法接生和产后访视的产妇人数。活产数是指妊娠满28周及以上（如孕周不清楚，可参考出生体重达1000克及以上），娩出后有心跳、呼吸、脐带搏动、随意肌收缩4项生命体征之一的新生儿数。
调查方法	全面调查
数据来源	妇幼卫生年报
发布频率	年度
标识符	IHS02. 02. 009
中文名称	产前检查率
英文名称	Antenatal attendance rate
计量单位	%
定义	一定时期内某地区接受过1次及以上产前检查的产妇人数与当地活产数之比
计算方法	报告期内某地区产妇产前检查人数/同期该地区活产数×100%。
指标说明	产妇产前检查人数是指报告期内接受过1次及以上产前检查的产妇人数（仅做妊娠试验的初次检查、因临产入院进行的产前检查不统计在内）。活产数是指妊娠满28周及以上（如孕周不清楚，可参考出生体重达1000克及以上），娩出后有心跳、呼吸、脐带搏动、随意肌收缩4项生命体征之一的新生儿数。
调查方法	全面调查
数据来源	妇幼卫生年报
发布频率	年度
标识符	IHS02. 02. 010
中文名称	孕产妇艾滋病病毒检测率
英文名称	HIV testing coverage among pregnant women
计量单位	%
定义	一定时期内某地区产妇艾滋病病毒检测人数与产妇数之比
计算方法	报告期内某地区产妇接受艾滋病病毒检测人数/同期该地区产妇数×100%。
指标说明	产妇艾滋病病毒检测人数是指报告期内孕期至产时接受过1次及以上艾滋病病毒抗体检测的产妇人数，接受过多次检测的按1人统计。
调查方法	全面调查
数据来源	妇幼卫生年报
发布频率	年度

标识符	IHS02. 02. 011
中文名称	孕产妇梅毒检测率
英文名称	Syphilis testing coverage among pregnant women
计量单位	%
定义	一定时期内某地区产妇梅毒检测人数与产妇数之比。
计算方法	报告期内某地区产妇梅毒检测人数/同期该地区产妇数×100%。
指标说明	产妇梅毒检测人数是指报告期内孕期至产时接受过 1 次及以上梅毒检测的产妇人数（接受过多次检测的按 1 人统计）。
调查方法	全面调查
数据来源	妇幼卫生年报
发布频率	年度

标识符	IHS02. 02. 012
中文名称	孕产妇乙肝表面抗原检测率
英文名称	HBsAg testing coverage among pregnant women
计量单位	%
定义	一定时期内某地区产妇乙肝表面抗原检测人数与产妇数之比
计算方法	报告期内某地区产妇乙肝表面抗原检测人数/同期该地区产妇数×100%。
指标说明	产妇乙肝表面抗原检测人数是指报告期内孕期至产时接受过 1 次及以上乙肝表面抗原检测的产妇人数（接受过多次检测的按 1 人统计）。
调查方法	全面调查
数据来源	妇幼卫生年报
发布频率	年度

标识符	IHS02. 02. 013
中文名称	孕产妇产前筛查率
英文名称	Prenatal screening coverage of birth defects
计量单位	%
定义	一定时期内某地区出生缺陷产前筛查孕产妇数与当地产妇数之比
计算方法	某年某地区出生缺陷产前筛查人数/同年该地区产妇数×100%。
指标说明	出生缺陷产前筛查孕产妇数是指报告期内在孕早期和孕中期（7~20 周）用血清学方法对胎儿进行唐氏综合征（21 三体）、18 三体和神经管畸形这三种先天性缺陷和遗传性疾病筛查的孕产妇人数（暂不包括超声学筛查）。进行过多次筛查者按 1 人统计。
调查方法	全面调查
数据来源	妇幼卫生年报
发布频率	年度

标识符	IHS02. 02. 014
中文名称	住院分娩率
英文名称	Hospital delivery rate
计量单位	%

定义	一定时期内某地区住院分娩活产数与当地活产数之比
计算方法	报告期内某地区住院分娩活产数/同期该地区活产数×100%。
指标说明	住院分娩活产数是指报告期内在取得助产技术资质的机构分娩的活产数。活产数是指妊娠满28周及以上（如孕周不清楚，可参考出生体重达1000克及以上），娩出后有心跳、呼吸、脐带搏动、随意肌收缩4项生命体征之一的新生儿数。
调查方法	全面调查
数据来源	妇幼卫生年报
发布频率	年度

标识符	IHS02. 02. 015
中文名称	剖宫产率
英文名称	Caesarean section rate
计量单位	%
定义	一定时期内某地区采用剖宫产手术分娩的活产数与当地活产数之比
计算方法	报告期内某地区剖宫产活产数/同期该地区活产数×100%。
指标说明	剖宫产活产数是指报告期内采用剖宫产手术分娩的活产数。活产数是指妊娠满28周及以上（如孕周不清楚，可参考出生体重达1000克及以上），娩出后有心跳、呼吸、脐带搏动、随意肌收缩4项生命体征之一的新生儿数。
调查方法	全面调查
数据来源	妇幼卫生年报
发布频率	年度

标识符	IHS02. 02. 016
中文名称	产后访视率
英文名称	Coverage of postnatal care visit within 28 days of childbirth
计量单位	%
定义	一定时期内某地区接受产后访视的产妇人数与活产数之比
计算方法	报告期内某地区产妇产后访视人数/同期该地区活产数×100%。
指标说明	产妇产后访视人数是指报告期内产后28天内接受过一次及以上产后访视的产妇人数。活产数是指妊娠满28周及以上（如孕周不清楚，可参考出生体重达1000克及以上），娩出后有心跳、呼吸、脐带搏动、随意肌收缩4项生命体征之一的新生儿数。
调查方法	全面调查
数据来源	妇幼卫生年报
发布频率	年度

4.3 儿童保健

标识符	IHS02. 02. 017
中文名称	7岁以下儿童健康管理率
英文名称	Health management rate for children aged <7 years
计量单位	%
定义	一定时期内某地区7岁以下儿童中接受健康管理服务的人数所占比例

计算方法	报告期内某地区7岁以下儿童健康管理人数/同期该地区7岁以下儿童数×100%。
指标说明	7岁以下儿童健康管理人数是指报告期内7岁以下儿童接受1次及以上体格检查（身高和体重等）的总人数（报告期内1个儿童接受多次查体按1人计算）。7岁以下儿童数是指报告期末不满7周岁的全部儿童数。
调查方法	全面调查
数据来源	妇幼卫生年报
发布频率	年度

标识符	IHS02.02.018
中文名称	3岁以下儿童系统管理率
英文名称	Systematic management rate for children aged <3 years
计量单位	%
定义	一定时期内某地区3岁以下儿童中接受系统管理的人数所占比例
计算方法	报告期内某地区3岁以下儿童系统管理人数/同期该地区3岁以下儿童数×100%。
指标说明	3岁以下儿童系统管理人数是指报告期内3岁以下儿童按年龄要求接受生长监测或4:2:2体格检查（身高和体重等）的总人数（新生儿访视时的体检次数不包括在内）。3岁以下儿童数是指报告期末不满3周岁的全部儿童数。
调查方法	全面调查
数据来源	妇幼卫生年报
发布频率	年度

标识符	IHS02.02.019
中文名称	0~3岁儿童中医药健康管理人数
英文名称	Number of children aged <3 years receiving health management of TCM
计量单位	人
定义	年末按照国家本年度《国家基本公共卫生服务规范》要求，为0~3岁儿童、65岁以上老人建立健康档案并提供儿童中医药调养的人数
指标说明	
调查方法	全面调查
数据来源	卫生统计直报系统
发布频率	年度

标识符	IHS02.02.020
中文名称	新生儿甲状腺功能减低症筛查率
英文名称	Screening coverage of neonatal congenital hypothyroidism
计量单位	%
定义	一定时期内某地区接受过甲状腺功能减低/当地活产数之比。
计算方法	报告期内某地区新生儿甲状腺功能减低症筛查人数/同期该地区活产数×100%。

指标说明	新生儿甲状腺功能减低症筛查人数是指按照原卫生部《新生儿疾病筛查管理办法》接受过甲状腺功能减低症筛查的新生儿数（1 人筛查多次按 1 人上报）。活产数是指妊娠满 28 周及以上（如孕周不清楚，可参考出生体重达 1000 克及以上），娩出后有心跳、呼吸、脐带搏动、随意肌收缩 4 项生命体征之一的新生儿数。
调查方法	全面调查
数据来源	妇幼卫生年报
发布频率	年度
标识符	IHS02. 02. 021
中文名称	新生儿苯丙酮尿症筛查率
英文名称	Screening coverage of neonatal phenylketonuria
计量单位	%
定义	一定时期内某地区接受过苯丙酮尿症筛查的新生儿数与当地活产数之比。
计算方法	报告期内某地区新生儿苯丙酮尿症筛查人数/同期该地区活产数×100%
指标说明	新生儿苯丙酮尿症筛查人数是指按照原卫生部《新生儿疾病筛查管理办法》接受过苯丙酮尿症筛查的新生儿数（1 人筛查多次按 1 人上报）。活产数是指妊娠满 28 周及以上（如孕周不清楚，可参考出生体重达 1000 克及以上），娩出后有心跳、呼吸、脐带搏动、随意肌收缩 4 项生命体征之一的新生儿数。
调查方法	全面调查
数据来源	妇幼卫生年报
发布频率	年度
标识符	IHS02. 02. 022
中文名称	新生儿听力筛查率
英文名称	Screening coverage of newborn hearing
计量单位	%
定义	一定时期内某地区接受过听力筛查的新生儿人数与活产数之比。
计算方法	报告期内某地区新生儿听力筛查人数/同期该地区活产数×100%。
指标说明	新生儿听力筛查人数是指按照原卫生部《新生儿疾病筛查管理办法》接受过听力筛查的新生儿数（一人筛查多次按一人上报）。活产数是指妊娠满 28 周及以上（如孕周不清楚，可参考出生体重达 1000 克及以上），娩出后有心跳、呼吸、脐带搏动、随意肌收缩 4 项生命体征之一的新生儿数。
调查方法	全面调查
数据来源	妇幼卫生年报
发布频率	年度
标识符	IHS02. 02. 023
中文名称	6 个月内婴儿纯母乳喂养率
英文名称	Exclusive breastfeeding under 6 months
计量单位	%
定义	一定时期内某地区母乳喂养人群中纯母乳喂养所占比例。

计算方法	报告期内某地区纯母乳喂养人数/同期该地区母乳喂养调查人数×100%。
指标说明	纯母乳喂养人数是指调查的0~5个月婴儿中过去24小时内纯母乳喂养的人数，纯母乳喂养是指调查前24小时内，除喂母乳外，不添加任何辅助食品和饮料及水，但在有医学指征情况下可加少量维生素、矿物质和药物。母乳喂养调查人数是指0~5个月婴儿进行母乳喂养调查的人数。
调查方法	全面调查
数据来源	慢性病与营养监测系统
发布频率	年度

5. 卫生监督

标识符	IHS02.03.001
中文名称	有效卫生许可证份数
英文名称	Number of valid hygienic licenses
计量单位	份
定义	报告期末某地区经卫生行政部门批准的、在有效期内的卫生许可证份数。
计算方法	
指标说明	
调查方法	全面调查
数据来源	卫生监督信息报告系统
发布频率	季度、年度

标识符	IHS02.03.002
中文名称	吊销卫生行政许可证份数
英文名称	Number of health administrative license revoked
计量单位	份
定义	报告期内某地区实施卫生行政处罚行为中给予吊销卫生行政许可证的份数。
计算方法	
指标说明	
调查方法	全面调查
数据来源	卫生监督信息报告系统
发布频率	季度、年度

标识符	IHS02.03.003
中文名称	放射防护预评价审核总数
英文名称	Number of pre-evaluation reports audited for radiological protection
计量单位	
定义	报告期内某地区开展建设项目放射防护预评价审核总数。
计算方法	
指标说明	
调查方法	全面调查

数据来源	卫生监督信息报告系统
发布频率	季度、年度
标识符	IHS02. 03. 004
中文名称	选址和设计卫生审查总数
英文名称	Number of sanitation review for siting and design of building projects
计量单位	
定义	报告期内某地区开展建设项目选址和设计卫生审查项目总数。
计算方法	
指标说明	
调查方法	全面调查
数据来源	卫生监督信息报告系统
发布频率	季度、年度
标识符	IHS02. 03. 005
中文名称	应监督户数
英文名称	Number of units to be supervised
计量单位	户
定义	报告期内某地区应实施经常性监督的被监督单位总数。
计算方法	
指标说明	
调查方法	全面调查
数据来源	卫生监督信息报告系统
发布频率	季度、年度
标识符	IHS02. 03. 006
中文名称	实监督户数
英文名称	Number of units supervised
计量单位	户
定义	报告期内某地区应监督户数中实际实施经常性监督的被监督单位总数。
计算方法	
指标说明	
调查方法	全面调查
数据来源	卫生监督信息报告系统
发布频率	季度、年度
标识符	IHS02. 03. 007
中文名称	实监督户次数
英文名称	Number of times supervised
计量单位	户次
定义	报告期内某地区实际实施经常性卫生监督的户次数量。

计算方法	
指标说明	
调查方法	全面调查
数据来源	卫生监督信息报告系统
发布频率	季度、年度

标识符	IHS02. 03. 008
中文名称	查处案件数
英文名称	Number of cases been investigated and treated
计量单位	件
定义	报告期内某地区实施卫生行政处罚、行政强制及其他措施的案件，包括行政处罚案件和未做处罚但予以行政处理的案件数。
计算方法	
指标说明	
调查方法	全面调查
数据来源	卫生监督信息报告系统
发布频率	季度、年度

标识符	IHS02. 03. 09
中文名称	责令限期改正户次数
英文名称	Number of times ordered to improve within a deadline
计量单位	户次
定义	报告期内某地区卫生行政部门针对违法行为依法实施责令限期改正的户次数。
计算方法	
指标说明	
调查方法	全面调查
数据来源	卫生监督信息报告系统
发布频率	季度、年度

标识符	IHS02. 03. 010
中文名称	行政处罚户次数
英文名称	Number of times given administrative penalties
计量单位	户次
定义	报告期内某地区卫生行政部门针对违法行为依法实施的卫生行政处罚户次数。
计算方法	
指标说明	
调查方法	全面调查
数据来源	卫生监督信息报告系统
发布频率	季度、年度

标识符	IHS02. 03. 011
中文名称	警告户次数
英文名称	Number of times warned
计量单位	户次
定义	报告期内某地区卫生行政部门实施卫生行政处罚行为中给予警告的户次数。
计算方法	
指标说明	
调查方法	全面调查
数据来源	卫生监督信息报告系统
发布频率	季度、年度

标识符	IHS02. 03. 012
中文名称	罚款户次数
英文名称	Number of times fined
计量单位	户次
定义	报告期内某地区卫生行政部门实施卫生行政处罚行为中给予罚款的户次数.
计算方法	
指标说明	
调查方法	全面调查
数据来源	卫生监督信息报告系统
发布频率	季度、年度

标识符	IHS02. 03. 013
中文名称	行政处罚金额
英文名称	Amount of administrative penalty
计量单位	万元
定义	报告期内某地区卫生行政部门实施卫生行政处罚行为中给予违法行为单位或个人的罚款金额。
计算方法	
指标说明	按实际罚款的金额数统计（不按行政处罚决定书上载明的罚款金额数统计）。
调查方法	全面调查
数据来源	卫生监督信息报告系统
发布频率	季度、年度

标识符	IHS02. 03. 014
中文名称	行政复议案件数
英文名称	Number of administrative reconsideration cases
计量单位	件
定义	报告期内某地区依据法律法规实施卫生行政处罚、行政强制及其他具体行政行为的案件中引起行政复议的案件数。
计算方法	

指标说明	
调查方法	全面调查
数据来源	卫生监督信息报告系统
发布频率	季度、年度

标识符	IHS02. 03. 015
中文名称	行政诉讼案件数
英文名称	Number of administrative cases
计量单位	件
定义	报告期内某地区依据法律法规实施卫生行政处罚、行政强制及其他具体行政行为的案件中引起行政诉讼的案件数.
计算方法	
指标说明	
调查方法	全面调查
数据来源	卫生监督信息报告系统
发布频率	季度、年度

6. 医疗服务

6.1 医疗服务利用

标识符	IHS03. 01. 001
中文名称	总诊疗人次数
英文名称	Total number of visits
计量单位	人次
定义	报告期内某地区所有诊疗活动的总人次，包括医疗卫生机构的门诊、急诊、出诊、单项健康检查、健康咨询指导人次。
计算方法	
指标说明	一般按挂号数统计。未挂号就诊、本单位职工就诊及出诊（不含外出会诊）不收取挂号费的，按实际诊疗人次统计。不包括根据医嘱进行的各项检查、治疗、处置工作量以及免疫接种、健康管理服务人次数。健康咨询指导（不含健康讲座），含中医。
调查方法	全面调查
数据来源	卫生统计直报系统
发布频率	月度、年度

标识符	IHS03. 01. 002
中文名称	门急诊人次数
英文名称	Number of outpatient and emergency visits
计量单位	人次
定义	报告期内某地区医疗卫生机构的门诊和急诊人次数之和。
计算方法	

指标说明	按挂号数统计，未挂号就诊、本单位职工就诊及出诊（不含外出会诊）不收取挂号费的，按实际诊疗人次统计，含中医。
调查方法	全面调查
数据来源	卫生统计直报系统
发布频率	月度、年度

标识符	IHS03.01.003
中文名称	预约诊疗人次数
英文名称	Number of clinic appointments
计量单位	人次
定义	报告期内某地区患者采用网上、电话、院内登记、双向转诊等方式成功预约诊疗人次之和，含中医。
计算方法	
指标说明	预约诊疗人次数不含爽约人次数。
调查方法	全面调查
数据来源	卫生统计直报系统
发布频率	月度、年度

标识符	IHS03.01.004
中文名称	健康检查人次数
英文名称	Number of health examinations
计量单位	人次
定义	报告期内某地区医疗机构全身体检人次数和体检中心全身及单项健康检查人次数之和。
计算方法	
指标说明	不包括医疗卫生机构单项健康检查人次数。
调查方法	全面调查
数据来源	卫生统计直报系统
发布频率	年度

标识符	IHS03.01.005
中文名称	中医治未病服务人次数
英文名称	Number of patients receiving preventive health care services of TCM
计量单位	人次
定义	年内某地区中医治未病科、中医治未病中心的门诊服务人次数之和。
计算方法	
指标说明	治未病是采取预防或治疗手段，防止疾病发生、发展的方法。包括未病先防、既病防变、愈后防复。 TCM 是 Traditional Chinese Medicine 的缩略语。
调查方法	全面调查
数据来源	卫生统计直报系统
发布频率	年度

标识符	IHS03. 01. 006
中文名称	使用中药饮片的出院人数占比
英文名称	Number of discharged patients using Chinese herbal medicine decotion pieces as a percentage of discharged patients
计量单位	%
定义	使用中药饮片的出院人数占同类机构出院人数的比例
计算方法	使用中药饮片的出院人数/同类机构出院人数×100%
指标说明	使用中药饮片的出院人数指报告期内所有住院后出院患者中使用过中药饮片（参照中医住院病案首页，在“住院费用”中“中草药费”>0）的人数
调查方法	全面调查
数据来源	中医医疗服务监测网络直报系统
发布频率	年度

标识符	IHS03. 01. 007
中文名称	门诊中医非药物疗法诊疗人次占比
英文名称	Number of visits using non-pharmaceutical therapy as a percentage of visits
计量单位	%
定义	门诊中医非药物疗法诊疗人次数（以挂号人次计）占门诊人次数的比例
计算方法	门诊中医非药物疗法诊疗人次数/门诊人次数×100%
指标说明	中医非药物疗法项目参见中医诊疗技术目录
调查方法	全面调查
数据来源	中医医疗服务监测网络直报系统
发布频率	年度

标识符	IHS03. 01. 008
中文名称	居民年平均就诊次数
英文名称	Average number of annual visits per capita
计量单位	人次
定义	年内某地区居民到医疗卫生机构的平均就诊人次数。
计算方法	某年某地区医疗卫生机构总诊疗人次数/同年该地区人口数。
指标说明	总诊疗人次数包括医疗卫生机构的门诊、急诊、出诊、单项健康检查、健康咨询指导人次。人口数一般指常住人口数。
调查方法	全面调查
数据来源	卫生统计直报系统
发布频率	年度

标识符	IHS03. 01. 009
中文名称	两周就诊率
英文名称	Two-week medical consultation rate
计量单位	%
定义	调查前两周内居民因病或身体不适到医疗机构就诊的人次数与调查人口数之比。
计算方法	调查前两周内居民因病或身体不适到医疗机构就诊的人次数/调查人口数×100%。

指标说明	
调查方法	抽样调查
数据来源	卫生服务调查
发布频率	5 年

标识符	IHS03. 01. 010
中文名称	两周患病未就诊率
英文名称	Two-week morbidity without medical consultations
计量单位	%
定义	调查前两周内居民患病而未就诊的人次数与两周患病总人次数之比。
计算方法	调查前两周内居民患病而未就诊的人次数/两周患病总人次数×100%。
指标说明	
调查方法	抽样调查
数据来源	卫生服务调查
发布频率	5 年

标识符	IHS03. 01. 011
中文名称	非公医疗机构门诊量占门诊总量的比例
英文名称	Number of visits in non-public health institutions as a percentage of total visits
计量单位	%
定义	年内某地区非公医疗机构门诊量与医疗卫生机构门诊总量之比。
计算方法	某年某地区非公医疗机构门诊人次数/同年该地区医疗卫生机构门诊总人次数×100%。
指标说明	医疗卫生机构包括医院、基层医疗卫生机构、专业公用卫生机构、其他医疗卫生机构。非公医疗机构指登记注册类型为私营、联营、股份合作（有限）、台港澳和中外投资等的医院、基层医疗卫生机构、妇幼保健机构、专科疾病防治机构、疗养院、急救中心（站）等。
调查方法	全面调查
数据来源	卫生统计直报系统
发布频率	月度、年度

标识符	IHS03. 01. 012
中文名称	入院人数
英文名称	Number of Inpatients
计量单位	人次
定义	年内某地区居民到医疗卫生机构住院的总人次数。
计算方法	
指标说明	包括已办理入院手续或未办理住院手续而实际入院的人次数。
调查方法	全面调查
数据来源	卫生统计直报系统
发布频率	年度

标识符	IHS03. 01. 013
中文名称	居民年住院率
英文名称	Hospitalization rate
计量单位	%
定义	年内某地区每百居民的住院次数。
计算方法	年内医疗卫生机构的入院人数/同年人口数×100%。
指标说明	入院人数包括已办理入院手续或未办理住院手续而实际入院的人次数。人口数指常住人口数
调查方法	全面调查
数据来源	卫生统计直报系统
发布频率	年度

标识符	IHS03. 01. 014
中文名称	每百门急诊入院人数
英文名称	Number of Inpatients per 100 outpatients
计量单位	人次
定义	年内每百门急诊患者中接受入院治疗的人次数。
计算方法	某年某地区医疗卫生机构的入院人数/同年该地区医疗卫生机构的门急诊人次数×100。
指标说明	门急诊人次数包括门诊和急诊人次数之和。入院人数按入院人次计算。
调查方法	全面调查
数据来源	卫生统计直报系统
发布频率	年度

标识符	IHS03. 01. 015
中文名称	出院人数
英文名称	Number of discharged patients
计量单位	人次
定义	报告期内医疗卫生机构所有住院后出院的人次数。
计算方法	
指标说明	包括医嘱离院、医嘱转其他医疗机构、非医嘱离院、死亡及其他离院人数，不含家庭病床撤床人数。
调查方法	全面调查
数据来源	卫生统计直报系统
发布频率	月度、年度

标识符	IHS03. 01. 016
中文名称	出院病人疾病构成
英文名称	Distribution of disease in discharged patients
计量单位	%
定义	年内某类疾病出院人数占总出院人数的比重。
计算方法	报告期内某类疾病出院人数/同期出院人数×100%

指标说明	出院人数按出院人次数统计。疾病分类采用《疾病分类与代码》（GB/T14396）。
调查方法	全面调查
数据来源	卫生统计直报系统
发布频率	年度

标识符	IHS03. 01. 017
中文名称	民营医院住院量占医院住院量的比例
英文名称	Number of inpatients in non-public hospital as a percentage of hospital inpatients
计量单位	%
定义	报告期内某地区民营医院出院人数与医院出院总人数之比。
计算方法	报告期内某地区民营医院出院人数/同期该地区医院出院人数×100%。
指标说明	医院包括公立医院和民营医院。公立医院是指国有或集体所有制的医院；民营医院是指国有和集体所有制以外的医院，包括私营、联营、股份合作（有限）、台港澳合资合作与独资、中外合资合作与独资医院数。也称非公立医院，出院人数按出院人次数统计。
调查方法	全面调查
数据来源	卫生统计直报系统
发布频率	月度、年度

标识符	IHS03. 01. 018
中文名称	血液采集总量
英文名称	Total number of blood units collected
计量单位	U
定义	年内某地区一般血站采集的血液总单位数。
计算方法	
指标说明	包括全血单位数，红细胞类、血小板类和血浆类血液成分的单位数。计量单位 U：每 200 毫升全血统计为 1U；每 200 毫升全血制备的红细胞类和血小板类血液成分统计为 1U；每 400 毫升全血制备的冷沉淀统计为 1U；每 100 毫升血浆成分统计为 1U；每 1 治疗量机采成分统计为 1U。
调查方法	全面调查
数据来源	采供血信息系统
发布频率	年度

标识符	IHS03. 01. 019
中文名称	临床用血总量
英文名称	Total number of blood units transfused
计量单位	U
定义	某年某地区各级各类医疗卫生机构临床用血总单位数。
计算方法	

指标说明　包括全血单位数，红细胞类、血小板类和血浆类血液成分的单位数。计量单位 U：每 200 毫升全血统计为 1U；每 200 毫升全血制备的红细胞类和血小板类血液成分统计为 1U；每 400 毫升全血制备的冷沉淀统计为 1U；每 100 毫升血浆成分统计为 1U；每 1 治疗量机采成分统计为 1U。

调查方法　全面调查

数据来源　采供血信息系统

发布频率　年度

标识符　IHS03. 01. 020

中文名称　报废血液总量

英文名称　Total number of blood units discarded

计量单位　U

定义　某年某地区因血液筛查结果不合格，血液过期，或血液采集、制备、储存和运输过程中由物理或化学因素造成的血液破损、变性、非标准剂量等，而导致的不能用于临床输注的血液总单位数。

计算方法

指标说明　包括不能用于临床输注的全血单位数、红细胞类、血小板类和血浆类血液成分的单位数。

调查方法　全面调查

数据来源　采供血信息系统

发布频率　年度

标识符　IHS03. 01. 021

中文名称　血液检测不合格率

英文名称　Unqualified rate of blood tested

计量单位　%

定义　某年某地区血液筛查结果不合格数占所有被查血液样本百分数。

计算方法　某年某地区血液筛查检测结果不合格数/同年该地区血液筛查检测总数×100%

指标说明

调查方法　全面调查

数据来源　采供血信息系统

发布频率　年度

标识符　IHS03. 01. 022

中文名称　献血人次数

英文名称　Number of blood donors

计量单位　人次

定义　某年某地区采供血机构为献血者提供服务，并完成血液采集的人次数。

计算方法

指标说明　包括完成全血，机采血小板、红细胞类或血浆类血液成分捐献的献血者。

调查方法　全面调查

数据来源	采供血信息系统
发布频率	年度

标识符	IHS03. 01. 023
中文名称	千人口献血人数
英文名称	Number of blood donors per 1000 population
计量单位	人
定义	某年某地区每千人口中的献血人数。
计算方法	某年某地区献血者人数/同期该地区人口数×1000。
指标说明	献血者人数是指完成 1 次（含）以上全血、机采血小板、红细胞类或血浆类血液成分捐献的献血者总数。人口数是指对应地区范围内的常住人口数。
调查方法	全面调查
数据来源	采供血信息系统
发布频率	年度

标识符	IHS03. 01. 024
中文名称	人均用血量
英文名称	Number of blood units transfused per capita
计量单位	毫升
定义	某年某地区人均临床用全血和红细胞类血液成分的量。
计算方法	某年某地区临床用血总量/同年该地区常住人口数。
指标说明	每 1U 全血按 200 毫升计，每 1U 红细胞类血液成分按 200 毫升计。
调查方法	全面调查
数据来源	采供血信息系统
发布频率	年度

标识符	IHS03. 01. 025
中文名称	住院病人手术人次数
英文名称	Number of inpatients receiving surgery
计量单位	人次
定义	年内某地区住院病人中施行手术和操作的人次数。
计算方法	
指标说明	1 次住院期间施行多次手术的，按实际手术次数统计；1 次实施多个部位手术的按 1 次统计。
调查方法	全面调查
数据来源	卫生统计直报系统
发布频率	年度

6.2 医疗服务效率

标识符	IHS03. 02. 001
中文名称	病床使用率
英文名称	Occupancy rate of hospital beds
计量单位	%
定义	报告期内某地区医疗卫生机构实际占用总床日数与实际开放总床日数之比。
计算方法	报告期内某地区医疗卫生机构实际占用总床日数/同期该地区医疗卫生机构实际开放总床日数×100%。
指标说明	实际开放总床日数是指报告期内医疗卫生机构各科每天夜晚 12 点开放病床数总和，包括消毒和小修理等暂停使用的病床、超过半年的加床，不包括因病房扩建或大修而停用的病床及临时增设病床（不足半年）。实际占用总床日数是指报告期内医疗卫生机构各科每天夜晚 12 点实际占用的病床数之和，包括实际占用的临时加床在内，不包括家庭病床占用床日数。
调查方法	全面调查
数据来源	卫生统计直报系统
发布频率	月度、年度

标识符	IHS03. 02. 002
中文名称	平均住院日
英文名称	Average length of stay in hospital
计量单位	日
定义	报告期内某地区平均每个出院者占用的住院床日数，又称出院者平均住院日。
计算方法	报告期内某地区医疗卫生机构出院者占用总床日数/同期该地区医疗卫生机构出院人数。
指标说明	出院者占用总床日数是指报告期内医疗卫生机构所有出院者的住院床日之和。
调查方法	全面调查
数据来源	卫生统计直报系统
发布频率	月度、年度

标识符	IHS03. 02. 003
中文名称	病床周转次数
英文名称	Turnover rate of hospital beds
计量单位	次
定义	年内某地区医疗卫生机构出院人数与平均开放病床数之比。
计算方法	某年某地区医疗卫生机构出院人数/同年该地区医疗卫生机构平均开放病床数。
指标说明	平均开放病床数指本年度医疗卫生机构实际开放总床日数与本年度工作日数之比。工作日数即日历日数扣除节假日数
调查方法	全面调查
数据来源	卫生统计直报系统
发布频率	年度

标识符	IHS03. 02. 004
中文名称	医师日均担负诊疗人次
英文名称	Number of visits per doctor per day
计量单位	人次
定义	报告期内某地区平均每位医师每日担负的诊疗人次数。
计算方法	报告期某地区医疗卫生机构诊疗人次数/同期该地区医疗卫生机构执业（助理）医师数/同期工作日数。
指标说明	诊疗人次数包括医疗卫生机构的门诊、急诊、出诊、单项健康检查、健康咨询指导人次，不含家庭病床撤床人数。执业（助理）医师数是指医疗卫生机构中取得医师执业证书且实际从事医疗、妇幼保健、疾病防治等工作的执业医师和执业助理医师数之和。工作日数即日历日数扣除节假日数。
调查方法	全面调查
数据来源	卫生统计直报系统
发布频率	月度、年度
标识符	IHS03. 02. 005
中文名称	医师日均担负住院床日
英文名称	Number of inpatients per doctor per day
计量单位	日
定义	报告期内平均每位医师每日担负的住院床日数。
计算方法	报告期实际占用总床日数/同期执业（助理）医师数/日历日数。
指标说明	出院人数包括医疗卫生机构医嘱离院、医嘱转其他医疗机构、非医嘱离院、死亡及其他离院人数。执业（助理）医师数是指医疗卫生机构中取得医师执业证书且实际从事医疗、妇幼保健、疾病防治等工作的执业医师和执业助理医师数之和。
调查方法	全面调查
数据来源	卫生统计直报系统
发布频率	月度、年度
标识符	IHS03. 02. 006
中文名称	急救车出车率
英文名称	Ambulance dispatching rate
计量单位	%
定义	年内某地区急救机构出动急救车的次数占急救呼叫次数的比例
计算方法	年内某地区急救出车次数/同年该地区急救呼叫次数×100%
指标说明	
调查方法	全面调查
数据来源	卫生统计直报系统
发布频率	年度
标识符	IHS03. 02. 007
中文名称	院前急救服务网络平均反应时间

英文名称	Average reaction time of pre-hospital emergency service network
计量单位	分钟
定义	年内某地区自患者发出急救呼救请求到急救人员到达呼救患者驻地的平均时间。
计算方法	院前急救服务网络平均反应时间 = Σ（某年某地区急救机构的每次急救人员到达时间-每次患者发出急救呼救时间）/Σ同年该地区急救机构的急救次数。
指标说明	
调查方法	全面调查
数据来源	卫生统计直报系统
发布频率	年度

6.3 医疗服务质量与安全

标识符	IHS03. 03. 001
中文名称	急诊病死率
英文名称	Mortality rate of emergency patients
计量单位	%
定义	年内某地区医疗卫生机构急诊死亡人数占急诊人次数的比例。
计算方法	某年某地区医疗卫生机构急诊死亡人数/同年该地区医疗卫生机构急诊人次数×100%。
指标说明	
调查方法	全面调查
数据来源	卫生统计直报系统
发布频率	年度

标识符	IHS03. 03. 002
中文名称	住院病死率
英文名称	Mortality rate of inpatients
计量单位	%
定义	年内医疗卫生机构住院死亡人数占出院人数的比例。
计算方法	某年某地区医疗卫生机构住院死亡人数/同年该地区医疗卫生机构出院人数×100%。
指标说明	出院人数包括医疗卫生机构医嘱离院、医嘱转其他医疗机构、非医嘱离院、死亡及其他离院人数，不含家庭病床撤床人数。
调查方法	全面调查
数据来源	卫生统计直报系统
发布频率	年度

标识符	IHS03. 03. 003
中文名称	入院与出院诊断符合率
英文名称	Coincidence rate of admitting and discharge diagnosis
计量单位	%
定义	年内某地区医院入院与出院诊断符合人数占医院出院人数的比例。
计算方法	某年某地区医院入院与出院诊断符合人数/同年该地区医院出院人数×100%。

指标说明	入院与出院诊断符合人数是指《住院病案首页》中主要诊断的“入院病情”为“有”或“临床未确定”的人数。出院人数包括医疗卫生机构医嘱离院、医嘱转其他医疗机构、非医嘱离院、死亡及其他离院人数，不含家庭病床撤床人数。
调查方法	全面调查
数据来源	卫生统计直报系统
发布频率	年度

标识符	IHS03. 03. 004
中文名称	临床与病理诊断符合率
英文名称	Coincidence rate of clinical and pathological diagnosis
计量单位	%
定义	年内某地区医院病理诊断与出院诊断符合人数占医院出院病理检查人数的比例。
计算方法	某年某地区医院病理诊断与出院诊断符合人数/同年该地区医院出院病理检查人数×100%。
指标说明	
调查方法	全面调查
数据来源	卫生统计直报系统
发布频率	年度

标识符	IHS03. 03. 005
中文名称	某类疾病院内感染率
英文名称	Hospital infection rate
计量单位	%
定义	年内某地区某类疾病发生院内感染人次数占该类疾病出院人次数的比例。
计算方法	某年某地区某类疾病发生院内感染人次数/同年该地区该类疾病出院人次数×100%。
指标说明	院内感染包括在住院期间发生的感染和在医院内获得出院后发生的感染、医院工作人员在医院内获得的感染。但不包括入院前已开始或者入院时已处于潜伏期的感染。
调查方法	全面调查
数据来源	卫生统计直报系统
发布频率	年度

标识符	IHS03. 03. 006
中文名称	Ⅰ类切口甲级率
英文名称	Ⅰ-level healing rate of aseptic operations
计量单位	%
定义	年内某地区医院Ⅰ类切口愈合例数中甲级愈合例数所占比例。
计算方法	某年某地区医院Ⅰ类切口甲级愈合例数/同年该地区医院Ⅰ类切口愈合例数×100%。
指标说明	Ⅰ类切口愈合情况分为甲级、乙级、丙级，甲级愈合指切口愈合良好、乙级愈合指切口愈合欠佳、丙级愈合指切口化脓
调查方法	全面调查
数据来源	卫生统计直报系统

发布频率	年度

标识符	IHS03. 03. 007
中文名称	Ⅰ类切口感染率
英文名称	Infection rate of aseptic operations
计量单位	%
定义	年内某地区医院Ⅰ类切口愈合例数中丙级愈合例数所占比例。
计算方法	某年某地区医院Ⅰ类切口丙级愈合例数/同年该地区医院Ⅰ类切口愈合例数×100%
指标说明	Ⅰ类切口愈合例数包括Ⅰ/甲（无菌切口/切口愈合良好）、Ⅰ/乙（无菌切口/切口愈合欠佳）、Ⅰ/丙（无菌切口/切口化脓）Ⅰ/其他（无菌切口/出院时切口愈合情况不确定）之和。
调查方法	全面调查
数据来源	卫生统计直报系统
发布频率	年度

标识符	IHS03. 03. 008
中文名称	医疗纠纷例数
英文名称	Number of medical dispute cases
计量单位	例
定义	某年由医疗卫生机构相关管理部门受理的医疗纠纷例数。
计算方法	
指标说明	包括门诊和住院发生的医疗纠纷例数。
调查方法	全面调查
数据来源	卫生统计直报系统
发布频率	年度

标识符	IHS03. 03. 009
中文名称	医疗事故例数
英文名称	Number of medical malpractice cases
计量单位	例
定义	某年由医疗事故鉴定机构依据《医疗事故处理条例》鉴定的事故例数。
计算方法	
指标说明	按鉴定日期（不以发生日期）统计。
调查方法	全面调查
数据来源	卫生统计直报系统
发布频率	年报

6.4 医药费用

标识符	IHS03. 04. 001
中文名称	基本医疗保险收入占医疗收入比重
英文名称	Basic medical insurance revenue as a percentage of medical income

计量单位	%
定义	报告期内医疗卫生机构医疗收入中三项基本医疗保险收入所占比重。
计算方法	报告期内医疗卫生机构三项基本医疗保险收入/同期医疗卫生机构医疗收入总额×100%
指标说明	三项基本医疗保险收入包括城镇职工基本医疗保险收入、城镇（城乡）居民基本医疗保险收入、新农合补偿收入。
调查方法	全面调查
数据来源	卫生统计直报系统
发布频率	年度

标识符	IHS03. 04. 002
中文名称	门诊病人次均医药费用
英文名称	Average medical expense of inpatients by disease
计量单位	元
定义	报告期内门诊病人平均每次就诊医药费用，简称次均门诊费用。
计算方法	报告期内（医疗收入中的门诊收入—健康检查收入）/同期总诊疗人次数。
指标说明	
调查方法	全面调查
数据来源	卫生统计直报系统
发布频率	月度、年度

标识符	IHS03. 04. 003
中文名称	门诊病人次均药费
英文名称	Average medication expense per visit
计量单位	元
定义	报告期内门诊病人平均每次就诊药费，简称次均门诊药费
计算方法	报告期内门诊药品收入/同期总诊疗人次数
指标说明	
调查方法	全面调查
数据来源	卫生统计直报系统
发布频率	月度、年度

标识符	IHS03. 04. 004
中文名称	住院病人次均医药费用
英文名称	Average medical expense per inpatient
计量单位	元
定义	报告期内出院者平均每次住院医药费用，简称次均住院费用。
计算方法	报告期内出院者住院医药费用/同期出院人数。
指标说明	出院人数按出院人次数统计
调查方法	全面调查
数据来源	卫生统计直报系统

发布频率	月度、年度
标识符	IHS03.04.005
中文名称	住院病人次均药费
英文名称	Average medication expense per inpatient
计量单位	元
定义	报告期内出院者平均每次住院药费，简称人均住院药费
计算方法	报告期内出院者住院药费/同期出院人数
指标说明	出院人数按出院人次数统计。
调查方法	全面调查
数据来源	卫生统计直报系统
发布频率	月度、年度
标识符	IHS03.04.006
中文名称	住院病人日均医药费用
英文名称	Average medical expense of inpatients per day
计量单位	元
定义	报告期内住院病人平均每日医药费用，又称日均住院费用
计算方法	报告期内出院者医药费用总额/同期出院者住院天数
指标说明	
调查方法	全面调查
数据来源	卫生统计直报系统
发布频率	月度、年度
标识符	IHS03.04.007
中文名称	病种住院费用
英文名称	Average inpatients medical expense by disease
计量单位	元
定义	报告期内某种疾病出院者平均每次医药费用。
计算方法	报告期内医院某病种住院医药费用/同期医院该病种出院人次数。
指标说明	疾病分类采用《疾病分类与代码》(GB/T14396)。
调查方法	全面调查
数据来源	卫生统计直报系统
发布频率	季度、年度
标识符	IHS03.04.008
中文名称	病人医药费用构成
英文名称	Composition of patient medical expense
计量单位	%
定义	报告期门诊或住院收入的某项收入占门诊或住院收入的比例。
计算方法	报告期门诊或住院收入中某项收入/同期门诊或住院收入×100%。

指标说明	医药费用分类采用《医院会计制度》或《基层医疗卫生机构会计制度》。
调查方法	全面调查
数据来源	卫生统计直报系统
发布频率	月度、年度

标识符	IHS03. 04. 009
中文名称	病人医药费用增长率
英文名称	Growth rate of patient medical expense
计量单位	%
定义	报告期门诊或住院病人医药费用增长数与上期病人医药费用之比。
计算方法	门诊病人医药费用增长率=（报告期门诊病人医药费用-上期门诊病人医药费用）/上期门诊病人医药费用×100%；住院病人医药费用增长率=（报告期住院病人医药费用-上期住院病人医药费用）/上期住院病人医药费用×100%。
指标说明	可按当年价格、可比价格计算。
调查方法	全面调查
数据来源	卫生统计直报系统
发布频率	月度、年度

7. 药品与卫生材料供应保障

7.1 药品供应保障

标识符	IHS04. 01. 001
中文名称	药品注册数
英文名称	Number of registered drugs
计量单位	种
定义	年末经国家食品药品监管部门审查并批准上市的药品品种总数。
计算方法	
指标说明	按年末取得药品注册批件数统计。药品是指用于预防、治疗、诊断人的疾病，有目的地调节人的生理功能并规定有适应证或者功能主治、用法和用量的物质，包括中药材、中药饮片、中成药、化学原料药及其制剂、抗生素、生化药品、放射性药品、血清、疫苗、血液制品和诊断药品等。药品注册是指国家食品药品监督管理部门根据药品注册申请人的申请，依照法定程序，对拟上市销售药品的安全性、有效性、质量可控性等进行审查，并决定是否同意其申请的审批过程。
调查方法	全面调查
数据来源	药品注册数据库
发布频率	年度

标识符	IHS04. 01. 002
中文名称	中药保护品种数
英文名称	Number of protected Traditional Chinese Medicine
计量单位	种
定义	年末经国家食品药品监管部门批准保护的中药保护品种总数。

计算方法	
指标说明	在保护期内的中药保护品种总数，包括初次保护品种数、延长保护品种数及同品种保护数。
调查方法	
数据来源	中药品种保护数据库
发布频率	年度
标识符	IHS04. 01. 003
中文名称	《药品生产许可证》持证企业数
英文名称	Number of enterprises with drug production licences
计量单位	家
定义	年末由省级食品药品监管部门批准并发给《药品生产许可证》的企业数。
计算方法	
指标说明	包括报告期内发给、年前发给并在有效期内的《药品生产许可证》的持证企业数。
调查方法	全面调查
数据来源	食品药品监管统计年报
发布频率	年度
标识符	IHS04. 01. 004
中文名称	《药品经营许可证》持证企业数
英文名称	Number of enterprises with drug business licences
计量单位	家
定义	年末由地市级食品药品监管部门批准并发给《药品经营许可证》的企业数。
计算方法	
指标说明	包括年末省级食品药品监管部门发给药品批发企业和地县级食品药品监督管理部门发给药品零售企业的《药品经营许可证》数之和。按报告期内发给、年前发给且在有效期内的证书统计。
调查方法	全面调查
数据来源	食品药品监管统计年报
发布频率	
标识符	IHS04. 01. 005
中文名称	通过 GMP 认证的药品生产企业数
英文名称	Number of drug manufacturing enterprises with GMP certifications
计量单位	家
定义	年末按照《药品生产质量管理规范认证管理办法》的规定，经现场检查和审核符合《药品生产质量管理规范》要求，国家食品药品监管部门发给《药品 GMP 证书》的药品生产企业数。
计算方法	
指标说明	截至年末累计数。
调查方法	全面调查

数据来源	GMP 认证企业数据库
发布频率	年度
标识符	IHS04. 01. 006
中文名称	药品生产企业主营业务收入
英文名称	Main business income of drug manufacturing enterprises
计量单位	亿元
定义	报告期内某地区药品生产企业销售商品、提供劳务等主营业务收入。
计算方法	
指标说明	药品包括化学原料药、化学制剂、中药饮片、中成药、生物制剂等。
调查方法	全面调查
数据来源	医药统计年报
发布频率	年度
标识符	IHS04. 01. 007
中文名称	药品生产企业利润总额
英文名称	Total profits of drug manufacturing enterprises
计量单位	亿元
定义	报告期内某地区药品生产企业在生产经营过程中各种收入扣除各种耗费后的盈余。
计算方法	
指标说明	药品包括化学原料药、化学制剂、中药饮片、中成药、生物制剂等。
调查方法	全面调查
数据来源	医药统计年报
发布频率	年度
标识符	IHS04. 01. 008
中文名称	国家基本药物目录品种数
英文名称	Number of drug varieties in national essential drug list
计量单位	种
定义	国家卫生健康委颁布的《国家基本药物目录》内的药品品种数。
计算方法	
指标说明	
调查方法	行政记录
数据来源	国家基本药物目录
发布频率	不定期
标识符	IHS04. 01. 009
中文名称	省级增补药品品种数
英文名称	Number of supplemented provincial essential drug varieties in essential drug lists
计量单位	种

定义	年末省级人民政府确定的《国家基本药物目录》以外的、供基层医疗卫生机构使用的药品品种数。
计算方法	
指标说明	
调查方法	行政记录
数据来源	省级人民政府确定的增补清单。
发布频率	年度
标识符	IHS04. 01. 010
中文名称	参与省级药品集中采购的药品生产企业数
英文名称	Number of drug manufacturing enterprises involved in provincial centralized drug procurement
计量单位	家
定义	年末省级药品集中采购平台上注册的药品生产企业数。
计算方法	
指标说明	按照年末省级药品集中采购平台上注册的生产企业用户数统计
调查方法	全面调查
数据来源	国家药品供应保障综合管理信息平台
发布频率	年度
标识符	IHS04. 01. 011
中文名称	参与省级药品集中采购的医疗卫生机构数
英文名称	Number of health care institutions involved in provincial centralized drug procurement
计量单位	家
定义	年末在省级药品集中采购平台注册并通过平台采购药品的各级各类医疗卫生机构数。
计算方法	
指标说明	按照年末省级药品集中采购平台注册的医疗卫生机构用户数统计。
调查方法	全面调查
数据来源	国家药品供应保障综合管理信息平台
发布频率	年度
标识符	IHS04. 01. 012
中文名称	参与医疗卫生机构药品配送的企业数
英文名称	Number of enterprises involved in medical institutions drug delivery
计量单位	家
定义	年末取得食品药品监管部门《药品经营许可证》并将药品配送到医疗卫生机构的药品经营企业数。
计算方法	
指标说明	
调查方法	全面调查
数据来源	国家药品供应保障综合管理信息平台
发布频率	年度

标识符	IHS04. 01. 013
中文名称	药品 3 日配送到位率（按金额）
英文名称	Ratio of delivered amount to ordered amount of drugs in 3 days
计量单位	%
定义	一定时期内配送企业收到医疗机构采购订单后 3 天内送达的药品金额与订单金额之比
计算方法	配送企业收到医疗机构采购订单后 3 天内送达的药品金额/同期配送企业收到医疗机构采购订单金额×100%。
指标说明	
调查方法	全面调查
数据来源	国家药品供应保障综合管理信息平台
发布频率	年度

标识符	IHS04. 01. 014
中文名称	医疗机构 30 天内回款率
英文名称	Ratio of payment to warehoused value in 30 days
计量单位	%
定义	一定时期内，医疗机构在 30 天内结算药款金额与入库金额之比
计算方法	医疗机构药品入库后 30 天内回款金额/同期入库金额×100%
指标说明	30 天内回款：是指医疗机构药品入库时间与结算完成时间的间隔不超过 30 天
调查方法	全面调查
数据来源	国家药品供应保障综合管理信息平台
发布频率	年度

标识符	IHS04. 01. 015
中文名称	药品费用
英文名称	Drug expenditure
计量单位	亿元
定义	某年某地区用于治疗和预防人类疾病的药品费用总额，包括辖区内医疗卫生机构门诊和住院药品收入、零售药店的药品销售额。
计算方法	
指标说明	门诊药品费用指各级各类医疗卫生机构门诊费用中药品费用总额，住院药品费用指各级各类医疗卫生机构住院费用中药品费用总额，零售药品费用指零售药店销售的药品总额。
调查方法	核算
数据来源	卫生费用核算（机构法）
发布频率	年度

标识符	IHS04. 01. 016
中文名称	人均药品费用
英文名称	Drug expenditure per capita
计量单位	元

定义	某年某地区药品费用与年平均人口数之比。
计算方法	某年某地区药品费用/同年该地区平均人口数。
指标说明	平均人口数=（年初人口数+年末人口数)/2。
调查方法	核算
数据来源	卫生总费用核算
发布频率	年度

标识符	IHS04. 01. 017
中文名称	药品费用占卫生总费用的比重
英文名称	Drug expenditure as a percentage of total health expenditure
计量单位	%
定义	某年某地区药品费用与卫生总费用之比。
计算方法	某年某地区药品费用/同年该地区卫生总费用×100%。
指标说明	
调查方法	核算
数据来源	卫生总费用核算
发布频率	年度

标识符	IHS04. 01. 018
中文名称	国家基本药物使用金额比例
英文名称	Utility rate of national essential drugs
计量单位	%
定义	一定时期内，医疗机构使用的药品中，国家基本药物所占的比例
计算方法	医疗机构国家基本药物采购金额/同期医疗机构药品采购总金额×100%
指标说明	医疗机构药品采购金额按医疗机构的药品费统计
调查方法	全面调查
数据来源	卫生统计直报系统
发布频率	年度

标识符	IHS04. 01. 019
中文名称	药品电子监管系统覆盖率
英文名称	Coverage of electronic drug supervision system
计量单位	%
定义	某年某地区药品生产经营企业和医疗卫生机构中纳入国家药品电子监管系统的企业或机构数所占比例。
计算方法	某年某地区纳入国家药品电子监管系统的（药品生产企业数+药品经营企业数+医疗卫生机构数）/同年该地区（药品生产企业总数+药品经营企业总数+医疗卫生机构总数）×100%。
指标说明	按药品电子监管系统注册用户数统计
调查方法	全面调查
数据来源	药品电子监管信息系统

发布频率	年度

标识符	IHS04.01.020
中文名称	每百万人口药品不良反应报告例数
英文名称	Number of reported cases of adverse drug reaction per 1000000 population
计量单位	1/100 万
定义	某年药品不良反应报告例数与人口数之比。通常用百万分之一表示。
计算方法	某年某地区药品不良反应报告例数/同年该地区常住人口数×1000000。
指标说明	药品不良反应报告例数是指药品生产企业、药品经营企业、医疗卫生机构及个人等按照《药品不良反应报告和监测管理办法》规定报告的不良反应例数之和。药品不良反应是指当药品用于人类预防、诊断、治疗疾病或调解生理功能时，在正常剂量下出现的有害的和非期望的反应。
调查方法	全面调查
数据来源	药品不良反应监测系统、食品药品监管总局
发布频率	年度

标识符	IHS04.01.021
中文名称	查处药品案件数
英文名称	Number of drug cases investigated and punished
计量单位	例
定义	某年某地区食品药品监管部门依据《药品监督行政处罚程序规定》查处药品生产、经营企业违法药品案件数之和。
计算方法	
指标说明	
调查方法	全面调查
数据来源	食品药品监管统计年报
发布频率	年度

标识符	IHS04.01.022
中文名称	取缔药品无证经营户数
英文名称	Number of banned enterprises without drug business licences
计量单位	例
定义	年内某地区药品监督管理部门依据《药品监督行政处罚程序规定》，取缔无《药品生产经营许可证》或《药品生产经营许可证》的药品生产、经营企业活动的户数。
计算方法	
指标说明	
调查方法	全面调查
数据来源	食品药品监管统计年报
发布频率	年度

7.2 卫生材料供应

标识符	IHS04. 02. 001
中文名称	卫生材料生产企业主营业务收入
英文名称	Main business income of medical material manufacturing enterprises
计量单位	亿元
定义	某年某地区卫生材料生产企业销售商品、提供劳务等主营业务收入。
计算方法	
指标说明	卫生材料包括卫创面损伤、功能敷料、生物材料、手术用材料、粘贴材料、护创材料、医用纺织品、医用非织造布、敷料机械：湿纸巾包装机、医用创可贴机、输液贴机、切片机、复卷机、超声波口罩机、医用纱布折叠机、包棉机、床垫机等加工设备。
调查方法	全面调查
数据来源	医药统计年报
发布频率	年度

标识符	IHS04. 02. 002
中文名称	卫生材料生产企业利润总额
英文名称	Profits of medical material manufacturing enterprises
计量单位	亿元
定义	某年某地区卫生材料生产企业在生产经营过程中各种收入扣除各种耗费后的盈余。
计算方法	
指标说明	
调查方法	全面调查
数据来源	医药统计年报
发布频率	年度

标识符	IHS04. 02. 003
中文名称	参与省级集中采购的高值医用耗材生产企业数
英文名称	Number of high-value medical material manufacturing enterprises involved in provincial centralized procurement
计量单位	个
定义	年末在省级药品集中采购平台上实际注册的高值医用耗材生产企业数
计算方法	
指标说明	按照年末省级药品集中采购平台上注册的高值医用耗材生产企业用户数统计
调查方法	全面调查
数据来源	国家药品供应保障综合管理信息平台
发布频率	年度

标识符	IHS04. 02. 004
中文名称	参与高值医用耗材配送的企业数
英文名称	Number of enterprises involved in high-value medical material delivery
计量单位	个

定义	年末通过公开招标、邀请招标 、询价采购、单独议价等方式确定的高值医用耗材配送企业数
计算方法	
指标说明	
调查方法	全面调查
数据来源	国家药品供应保障综合管理信息平台
发布频率	年度

标识符	IHS04. 02. 005
中文名称	高值医用耗材配送到位率
英文名称	Ratio of warehoused value to order value of high-value medical consumable
计量单位	%
定义	一定时期内，医疗机构高值医用耗材累计入库金额与高值医用耗材累计订单金额之比
计算方法	医疗机构高值医用耗材累计入库金额/医疗机构高值医用耗材累计订单金额×100%
指标说明	高值医用耗材累计入库金额是指通过省级药品集中采购平台采购、配送企业配送、医疗机构验收入库的高值医用耗材总金额。高值医用耗材累计订单金额是指通过省级药品集中采购平台采购的高值医用耗材金额（不包括医疗仪器设备订单金额）
调查方法	全面调查
数据来源	国家药品供应保障综合管理信息平台
发布频率	年度

8. 卫生资源

8.1 卫生人力

标识符	IHS06. 01. 001
中文名称	卫生人员数
英文名称	Number of health personnel
计量单位	人
定义	报告期末在医疗卫生机构工作并由单位支付年底工资的在岗职工数之和，包括卫生技术人员、乡村医生和卫生员、其他技术人员、管理人员和工勤技能人员。又称在岗职工数。
计算方法	
指标说明	在岗职工数包括在编及合同制人员、返聘和临聘本单位半年以上人员，不包括离退休人员、退职人员、离开本单位仍保留劳动关系人员、返聘和临聘本单位不足半年人员。
调查方法	全面调查
数据来源	卫生统计直报系统
发布频率	年度

标识符	IHS06. 01. 002
中文名称	卫生技术人员数
英文名称	Number of health technical personnel
计量单位	人

定义	报告期末医疗卫生机构中执业医师、执业助理医师、注册护士、药师（士）、检验及影像技师（士）、卫生监督员和见习医（药、护、技）师（士）等卫生专业人员之和。
计算方法	
指标说明	不包括从事管理工作的卫生技术人员（如院长、副院长、党委书记等，一律计入管理人员）
调查方法	全面调查
数据来源	卫生统计直报系统
发布频率	年度

标识符	IHS06.01.003
中文名称	执业（助理）医师数
英文名称	Number of licensed physicians and physician assistants
计量单位	人
定义	报告期末医疗卫生机构中取得医师执业证书且实际从事医疗、妇幼保健、疾病防治等工作的执业医师和执业助理医师数之和。
计算方法	
指标说明	不包括实际从事管理工作的执业医师和执业助理医师（计入管理人员）
调查方法	全面调查
数据来源	卫生统计直报系统
发布频率	年度

标识符	IHS06.01.004
中文名称	全科医生数
英文名称	Number of general practitioners
计量单位	人
定义	报告期末医疗卫生机构中取得医师执业证书且执业范围为“全科医学专业”的执业（助理）医师数，以及基层医疗卫生机构取得全科医生转岗培训、骨干培训、岗位培训和住院医师规范化（全科医生）培训合格证的执业（助理）医师数之和。
计算方法	
指标说明	不包括参加全科医生培训未取得结业证书的人数
调查方法	全面调查
数据来源	卫生统计直报系统
发布频率	月度、年度

标识符	IHS06.01.005
中文名称	注册护士数
英文名称	Number of registered nurses
计量单位	人
定义	报告期末医疗卫生机构中取得注册护士证书且实际从事护理工作的人员之和
计算方法	
指标说明	不包括从事管理工作的注册护士。

调查方法	全面调查
数据来源	卫生统计直报系统
发布频率	年度

标识符	IHS06.01.006
中文名称	卫生监督员数
英文名称	Number of health supervisors
计量单位	人
定义	报告期末取得卫生监督员证且从事各类卫生监督执法的人员之和。
计算方法	
指标说明	包括公务员中取得卫生监督员证的人数。
调查方法	全面调查
数据来源	卫生监督执法信息系统
发布频率	年度

标识符	IHS06.01.007
中文名称	乡村医生数
英文名称	Number of village doctors
计量单位	人
定义	年末基层医疗卫生机构中从当地卫生行政部门取得“乡村医生”证书的人数之和。
计算方法	
指标说明	
调查方法	全面调查
数据来源	卫生统计直报系统
发布频率	年度

标识符	IHS06.01.008
中文名称	管理人员数
英文名称	Number of administrative staffs
计量单位	人
定义	年末医疗卫生机构中担负领导职责或管理任务的工作人员之和，包括从事医疗、公共卫生、医学科研与教学等业务管理工作的人员；主要从事党政、人事、财务、统计、信息、安全保卫等行政管理工作的人员。
计算方法	
指标说明	
调查方法	全面调查
数据来源	卫生统计直报系统
发布频率	年度

标识符	IHS06.01.009
中文名称	工勤技能人员数
英文名称	Number of logistics technical workers

计量单位	人
定义	年末医疗卫生机构中承担技能操作和维护、后勤保障、服务等职责并获得技能等级证书的工作人员之和。包括技术工和普通工，技术工包括护理员（工）、药剂员（工）、检验员、收费员、挂号员等
计算方法	
指标说明	不包括实验员、技术员、研究实习员（计入其他技术人员），也不包括经济员、会计员和统计员等（计入管理人员）。
调查方法	全面调查
数据来源	卫生统计直报系统
发布频率	年度

标识符	IHS06.01.010
中文名称	每千人口卫生技术人员数
英文名称	Number of health technical personnel per 1000 population
计量单位	人
定义	年末每千人口拥有的卫生技术人员数
计算方法	年末卫生技术人员数/年末常住人口数×1000
指标说明	卫生技术人员数包括执业医师、执业助理医师、注册护士、药师（士）、检验技师（士）、影像技师（士）、卫生监督员和见习医（药、护、技）师（士）等卫生专业人员。不包括从事管理工作的卫生技术人员（如院长、副院长、党委书记等）之和。
调查方法	全面调查
数据来源	卫生统计直报系统
发布频率	年度

标识符	IHS06.01.011
中文名称	每千人口执业（助理）医师数
英文名称	Number of physicians and physician assistants per 1000 population
计量单位	人
定义	年末每千人口拥有的执业医师和执业助理医师数。
计算方法	年末（执业医师数+执业助理医师数）/年末常住人口数×1000
指标说明	
调查方法	全面调查
数据来源	卫生统计直报系统
发布频率	年度

标识符	IHS06.01.012
中文名称	每万人口全科医生数
英文名称	Number of general practitioners per 10000 population
计量单位	人
定义	年末每万人口拥有的全科医生数。
计算方法	年末全科医生数/年末常住人口数×10000

指标说明	全科医生数包括医疗卫生机构中取得医师执业证书且执业范围为"全科医学专业"的执业（助理）医师数，基层医疗卫生机构取得全科医生转岗培训、骨干培训、岗位培训、住院医师规范化（全科医生）培训合格证的执业（助理）医师数。
调查方法	全面调查
数据来源	卫生统计直报系统
发布频率	年度

标识符	IHS06.01.013
中文名称	每万人口口腔医师数
英文名称	Number of dentists per 10000 population
计量单位	人
定义	年末每万人口拥有的口腔医师数。
计算方法	年末口腔医师数/年末常住人口数×10000
指标说明	口腔医师数指《医师执业许可证》中执业范围为口腔专业的执业医师和执业助理医师之和。
调查方法	全面调查
数据来源	卫生统计直报系统
发布频率	年度

标识符	IHS06.01.014
中文名称	每千人口注册护士数
英文名称	Number of registered nurses per 1000 population
计量单位	人
定义	年末每千人口拥有的注册护士数
计算方法	年末医疗卫生机构注册护士数/年末常住人口数×1000
指标说明	
调查方法	全面调查
数据来源	卫生统计直报系统
发布频率	年度

标识符	IHS06.01.015
中文名称	每万人口药师（士）数
英文名称	Number of pharmacists per 10000 population
计量单位	人
定义	年末每万人口拥有的药师（士）数
计算方法	年末医疗卫生机构药师（士）数/年末常住人口数×10000
指标说明	药师（士）包括主任药师、副主任药师、主管药师、药师、药士，不包括药剂员。
调查方法	全面调查
数据来源	卫生统计直报系统
发布频率	年度

标识符	IHS06.01.016

中文名称	每千农村人口乡镇卫生院人员数
英文名称	Number of township health centre personnel per 1000 rural population
计量单位	人
定义	年末每千农村人口拥有的乡镇卫生院人员数
计算方法	年末乡镇卫生院人员数/年末农村人口数×1000
指标说明	
调查方法	全面调查
数据来源	卫生统计直报系统
发布频率	年度

标识符	IHS06. 01. 017
中文名称	每千农村人口村卫生室人员数
英文名称	Number of village clinic staffs per 1000 rural population
计量单位	人
定义	年末每千农村人口拥有的村卫生室人员数
计算方法	年末村卫生室人员数/年末农村人口数×1000
指标说明	村卫生室人员数包括在村卫生室工作的执业医师、执业助理医师、注册护士、乡村医生、卫生员数。
调查方法	全面调查
数据来源	卫生统计直报系统
发布频率	年度

标识符	IHS06. 01. 018
中文名称	每万人口公共卫生人员数
英文名称	Number of public health workers per 10000 population
计量单位	人
定义	年末每万人口拥有的专业公共卫生机构人员数
计算方法	年末公共卫生机构人员数/年末常住人口数×10000
指标说明	专业公共卫生机构人员数包括疾病预防控制中心、专科疾病防治机构、妇幼保健机构、健康教育机构、急救中心（站）、采供血机构、卫生监督机构、计划生育技术服务机构的人员数之和。
调查方法	全面调查
数据来源	卫生统计直报系统
发布频率	年度

标识符	IHS06. 01. 019
中文名称	医护比
英文名称	Ratio of physicians to nurses
计量单位	
定义	年末执业（助理）医师数与注册护士数的比值。
计算方法	1:[年末注册护士总数/年末执业（助理）医师总数]

指标说明	
调查方法	全面调查
数据来源	卫生统计直报系统
发布频率	年度

标识符	IHS06. 01. 020
中文名称	继续医学教育比例
英文名称	Percentage of physicians received continuing medical education
计量单位	%
定义	年末主治医师中接受过继续医学教育人数所占比例。
计算方法	年末接受过继续医学教育的主治医师数/年末主治医师总数×100%
指标说明	主治医师指职称为主治级的执业医师和执业助理医师
调查方法	全面调查
数据来源	卫生统计直报系统
发布频率	年度

标识符	IHS06. 01. 021
中文名称	医学专业招生数
英文名称	Number of medical specialty recruitments
计量单位	人
定义	某学年初实际注册的医学专业新生数
计算方法	
指标说明	高校招生数包括博士和硕士研究生（含研究机构研究生和在职研究生）、本科及大专招生数，不含成人本专科招生数。中专招生数包括普通中专和成人中专招生数，不含职业高中和技工学校招生数。
调查方法	全面调查
数据来源	教育统计年报
发布频率	年度

标识符	IHS06. 01. 022
中文名称	医学专业毕业人数
英文名称	Number of medical specialty graduates
计量单位	人
定义	某学年末取得毕业证书的医学专业毕业生数
计算方法	
指标说明	高校毕业人数包括博士和硕士研究生（含研究机构研究生和在职研究生）、本科生及大专毕业人数，不含成人本专科毕业人数。中专招生数包括普通中专和成人中专毕业人数，不含职业高中和技工学校毕业人数。
调查方法	全面调查
数据来源	教育统计年报
发布频率	年度

标识符	IHS06. 01. 023
中文名称	医学在校生数
英文名称	Number of students in medical schools
计量单位	人
定义	某学年初某地区具有学籍的医学专业学生数之和
计算方法	
指标说明	高校在校人数包括博士和硕士研究生（含研究机构研究生和在职研究生）、本科生及大专在校生数，不含成人本专科在校生数。中专在校数包括普通中专和成人中专在校生数，不含职业高中和技工学校在校生数。
调查方法	全面调查
数据来源	教育统计年报
发布频率	年度

8.2 卫生经费

标识符	IHS06. 02. 001
中文名称	卫生总费用
英文名称	Total health expenditure
计量单位	亿元
定义	某年某地区用于医疗卫生保健服务的资金总量，包括政府卫生支出、社会卫生支出和个人现金卫生支出。
计算方法	
指标说明	卫生总费用分为来源法及机构法。如未特指，一般为来源法核算结果。
调查方法	核算
数据来源	卫生总费用核算
发布频率	年度

标识符	IHS06. 02. 002
中文名称	卫生总费用构成
英文名称	Constitution of total health expenditure
计量单位	%
定义	某年政府卫生支出、社会卫生支出、个人现金卫生支出占卫生总费用的比例
计算方法	某年政府卫生支出（或社会卫生支出或个人现金卫生支出）/该年卫生总费用×100%
指标说明	政府卫生支出是指各级政府用于医疗卫生服务、医疗保障补助、卫生和医疗保险行政管理事务、人口与计划生育事务支出等各项事业的经费。 社会卫生支出指政府支出外的社会各界对卫生事业的资金投入。包括社会医疗保障支出、商业健康保险费、社会办医支出、社会捐赠援助、行政事业性收费收入等。 个人现金卫生支出指城乡居民在接受各类医疗卫生服务时的现金支付，包括享受多种医疗保险制度的居民就医时自付的费用。
调查方法	核算
数据来源	卫生总费用核算

发布频率	年度

标识符	IHS06.02.003
中文名称	个人现金卫生支出占卫生总费用的比重
英文名称	Out-of-pocket expenditure on health as a percentage of total health expenditure
计量单位	%
定义	某年某地区个人现金卫生支出占卫生总费用的比例
计算方法	某年某地区个人现金卫生支出/该年该地区卫生总费用×100%
指标说明	
调查方法	核算
数据来源	卫生总费用核算
发布频率	年度

标识符	IHS06.02.004
中文名称	政府医疗卫生支出增长率
英文名称	Growth rate of government health expenditure
计量单位	%
定义	某年某地区政府医疗卫生支出较上年增长百分比。
计算方法	(某年某地区财政支出中医疗卫生支出-上年该地区财政支出中医疗卫生支出)/上年该地区财政支出中医疗卫生支出×100%
指标说明	政府医疗卫生支出是指政府支出功能分类科目中医疗卫生(210类)支出之和。
调查方法	全面调查
数据来源	财政决算数
发布频率	年度

标识符	IHS06.02.005
中文名称	政府医疗卫生支出占财政支出的比重
英文名称	General government health expenditure as a percentage of total government expenditure
计量单位	%
定义	某年财政支出中医疗卫生支出所占比例。
计算方法	某年某地区财政支出中医疗卫生支出/该年该地区财政支出×100%
指标说明	政府医疗卫生支出是指政府支出功能分类科目中医疗卫生(210类)支出。
调查方法	全面调查
数据来源	财政决算数
发布频率	年度

标识符	IHS06.02.006
中文名称	人均卫生费用
英文名称	Per capita health expenditure
计量单位	元
定义	某年某地区卫生总费用与该年该地区年平均人口数的比值

计算方法	某年某地区卫生总费用/[该年该地区(年末常住人口数+年初常住人口数)/2]
指标说明	
调查方法	核算
数据来源	卫生总费用核算
发布频率	年度

标识符	IHS06. 02. 007
中文名称	卫生总费用占 GDP 比例
英文名称	Total health expenditure as a percentage of GDP
计量单位	%
定义	某年某地区卫生总费用占国内生产总值（GDP）的比例
计算方法	某年某地区卫生总费用/该年该地区国内生产总值×100%
指标说明	
调查方法	核算
数据来源	卫生总费用核算
发布频率	年度

标识符	IHS06. 02. 008
中文名称	卫生消费弹性系数
英文名称	Health consumption elasticity coefficient
计量单位	
定义	某年某地区卫生总费用增长速度与 GDP 增长速度之比。
计算方法	某年某地区卫生总费用增长率/该年该地区 GDP 增长率
指标说明	
调查方法	核算
数据来源	卫生总费用核算
发布频率	年度

标识符	IHS06. 02. 009
中文名称	人均基本公共卫生服务补助经费
英文名称	Per capita subsidy of basic public health service
计量单位	元/人
定义	某年某地区平均每人中央和地方财政拨付的基本公共卫生服务项目经费的补助。
计算方法	某年某地区中央和地方财政拨付的基本公共卫生服务项目经费/该年该地区（年末常住人口数+年初常住人口数）/2
指标说明	基本公共卫生服务项目经费不含各级政府拨付的国家重大公共卫生服务项目经费。
调查方法	全面调查
数据来源	医改监测
发布频率	年度

标识符	IHS06. 02. 010

中文名称	财政补助收入占医疗卫生机构总支出的比例
英文名称	Financial subsidy as a percentage of total expenditure of health institutions
计量单位	%
定义	某年某地区医疗卫生机构财政补助收入占总支出的比例
计算方法	某年某地区医疗卫生机构财政补助收入/该年该地区医疗卫生机构总支出×100%
指标说明	
调查方法	全面调查
数据来源	卫生统计直报系统
发布频率	年度

标识符	IHS06. 02. 011
中文名称	医疗卫生机构总收入
英文名称	Total income of health institutions
计量单位	万元
定义	某年某地区医院、基层医疗卫生机构、专业公共卫生机构、其他医疗机构的总收入之和。
计算方法	
指标说明	医院总收入包括医疗收入、财政补助收入、科教项目收入和其他收入。基层医疗卫生机构总收入包括医疗收入、财政补助收入、上级补助收入和其他收入。专业公共卫生机构等事业单位总收入包括财政补助收入、上级补助收入、事业收入、经营收入、附属单位上缴收入、其他收入。
调查方法	全面调查
数据来源	卫生统计直报系统
发布频率	年度

标识符	IHS06. 02. 012
中文名称	医疗卫生机构总收入构成
英文名称	Constitution of total income of health institutions
计量单位	%
定义	某年某地区医疗卫生机构总收入中不同来源收入所占比例。
计算方法	某年某地区医疗卫生机构不同来源收入/该年该地区医疗卫生机构总收入×100%
指标说明	收入分类与医院、基层医疗卫生机构、卫生事业单位会计制度一致。
调查方法	全面调查
数据来源	卫生统计直报系统
发布频率	年度

标识符	IHS06. 02. 013
中文名称	医疗收入构成
英文名称	Constitution of medical revenue
计量单位	%
定义	某年某地区医疗卫生机构医疗收入中各项收入所占比例

计算方法	某年某地区医疗卫生机构某项医疗收入/该年该地区医疗卫生机构医疗总收入×100%
指标说明	医疗收入分类与医院、基层医疗卫生机构会计制度一致。
调查方法	全面调查
数据来源	卫生统计直报系统
发布频率	年度

标识符	IHS06.02.014
中文名称	医疗卫生机构总支出
英文名称	Total expenditure of health institutions
计量单位	万元
定义	某年某地区医院、基层医疗卫生机构、专业公共卫生机构、其他医疗机构的总支出之和。
计算方法	
指标说明	医院总支出包括医疗支出、财政项目补助支出、科教项目支出、管理费用和其他支出。基层医疗卫生机构总支出包括医疗卫生支出、财政基建设备补助支出、其他支出和待摊费用。卫生事业单位总支出包括事业支出、对附属单位补助、上缴上级支出、经营支出和其他支出。
调查方法	全面调查
数据来源	卫生统计直报系统
发布频率	年度

标识符	IHS06.02.015
中文名称	医疗卫生机构总支出构成
英文名称	Constitution of total expenditure of health institutions
计量单位	%
定义	某年某地区医疗卫生机构总支出中各项支出所占比例
计算方法	某年医疗卫生机构某项支出/该年该地区医疗卫生机构总支出×100%。
指标说明	支出分类与医院、基层医疗卫生机构、卫生事业单位会计制度一致。
调查方法	全面调查
数据来源	卫生统计直报系统
发布频率	年度

标识符	IHS06.02.016
中文名称	医疗业务成本构成
英文名称	Constitution of medical business cost
计量单位	%
定义	某年某地区医院医疗业务成本中各项支出所占比例。
计算方法	某年某地区医院某项医疗业务成本/该年该地区医院医疗业务成本总额×100%
指标说明	医疗业务成本分类与医院财务制度一致。
调查方法	全面调查
数据来源	卫生统计直报系统
发布频率	年度

标识符	IHS06. 02. 017
中文名称	医疗支出构成
英文名称	Constitution of total medical expenditure
计量单位	%
定义	某年某地区基层医疗卫生机构医疗支出中各项支出所占比例
计算方法	某年某地区基层医疗卫生机构某项医疗支出/该年该地区基层医疗卫生机构医疗支出总额×100%
指标说明	医疗支出分类与基层医疗卫生机构财务制度一致。
调查方法	全面调查
数据来源	卫生统计直报系统
发布频率	年度

标识符	IHS06. 02. 018
中文名称	医疗卫生机构总资产
英文名称	Total assets of health institutions
计量单位	万元
定义	年末某地区医院、基层医疗卫生机构、专业公共卫生机构和其他医疗卫生机构等事业单位的总资产之和。
计算方法	
指标说明	总资产包括流动资产和非流动资产。非流动资产包括长期投资、固定资产、在建工程、无形资产等。
调查方法	全面调查
数据来源	卫生统计直报系统
发布频率	年度

标识符	IHS06. 02. 019
中文名称	医疗卫生机构负债
英文名称	Liabilities of health institutions
计量单位	万元
定义	年末某地区医院、基层医疗卫生机构、专业公共卫生机构和其他医疗卫生机构等事业单位的负债之和。
计算方法	
指标说明	医院负债包括流动负债和非流动负债。流动负债是指偿还期在一年以内（含 1 年）的短期借款、应付票据、应付账款、预收医疗款、预提费用、应付职工薪酬和应付社会保障费等。非流动负债是指偿还期在一年以上（不含 1 年）的长期借款、长期应付款等。 基层医疗卫生机构负债包括应付账款、预收医疗款、应缴款项、应交税费、应付职工薪酬和社会保障费等。 专业公共卫生机构等卫生事业单位负债包括借入款项、应付票据、应付账款、预收账款、其他应付账、应缴预付款、应缴财政转户款、应交税金、应付工资、应付地方津贴补助、应付其他个人收入、其他负债。

调查方法	全面调查
数据来源	卫生统计直报系统
发布频率	年度

标识符	IHS06. 02. 020
中文名称	医疗卫生机构净资产
英文名称	Net assets of health institutions
计量单位	万元
定义	年末某地区医疗卫生机构资产减去负债后的余额。
计算方法	
指标说明	医院净资产包括事业基金、专用基金、待冲基金、财政补助结转（余）、科教项目结转（余）、未弥补亏损。 基层医疗卫生机构净资产包括固定基金、事业基金、专用基金、财政补助结转（余）、其他用途项目结转（余）和未弥补亏损。 专业公共卫生机构等卫生事业单位净资产包括固定基金、事业基金、专用基金、行政机关结余、事业结余、经营结余等净资产
调查方法	全面调查
数据来源	卫生统计直报系统
发布频率	年度

标识符	IHS06. 02. 021
中文名称	业务收支结余率
英文名称	Ratio of business balance to revenue
计量单位	%
定义	某年某地区医院业务收支结余与医疗收入、财政基本支出补助收入、其他收入之和的比值
计算方法	某年某地区医院业务收支结余/该年该地区医院（医疗收入+财政基本支出补助收入+其他收入）×100%
指标说明	业务收支结余=医疗收支结余+其他收入-其他支出。医疗收支结余=医疗收入+财政基本支出补助收入-医疗支出-管理费用。
调查方法	全面调查
数据来源	卫生统计直报系统
发布频率	年度

标识符	IHS06. 02. 022
中文名称	百元收入药品及卫生材料消耗
英文名称	Drug and medical material consumption per 100 yuan revenue
计量单位	%
定义	某年某地区医院每百元收入中，药品及卫生材料费用所占比例
计算方法	某年某地区医院（药品+卫生材料消耗）/该年该地区医院（医疗收入+其他收入）×100

指标说明	
调查方法	全面调查
数据来源	卫生统计直报系统
发布频率	年度
标识符	IHS06. 02. 023
中文名称	平均每床固定资产
英文名称	Fixed assets per bed
计量单位	千元
定义	年末某地区医院固定资产原值与实有床位数的比值
计算方法	年末某地区医院固定资产原值/年末该地区医院实有床位数
指标说明	固定资产指单位价值在 1000 元及以上（其中：专业设备单位价值在 1500 元及以上），使用期限在一年以上（不含一年），并在使用过程中基本保持原有物质形态的资产。单位价值虽未达到规定标准，但耐用时间在一年以上（不含一年）的大批同类物资，应作为固定资产管理。医院固定资产分四类：房屋及建筑物、专业设备、一般设备、其他固定资产。
调查方法	全面调查
数据来源	卫生统计直报系统
发布频率	年度
标识符	IHS06. 02. 024
中文名称	总资产周转率
英文名称	Turnover rate of total assets
计量单位	%
定义	某年某地区医院医疗收入、其他收入之和与平均总资产的比值
计算方法	某年某地区医院（医疗收入+其他收入）/该年该地区医院平均总资产×100%
指标说明	平均总资产=（年末总资产+年初总资产）/2
调查方法	全面调查
数据来源	卫生统计直报系统
发布频率	年度
标识符	IHS06. 02. 025
中文名称	资产负债率
英文名称	Asset-liability ratio
计量单位	%
定义	年末某地区医院负债总额与资产总额的比值
计算方法	年末某地区医院负债总额/年末该地区医院资产总额×100%
指标说明	
调查方法	全面调查
数据来源	卫生统计直报系统
发布频率	年度

标识符	IHS06. 02. 026
中文名称	流动比率
英文名称	Current ratio
计量单位	%
定义	年末某地区医院流动资产与流动负债的比值
计算方法	年末某地区医院流动资产/年末该地区医院流动负债×100%
指标说明	
调查方法	全面调查
数据来源	卫生统计直报系统
发布频率	年度

标识符	IHS06. 02. 027
中文名称	人员经费支出比率
英文名称	Personnel expenses ratio
计量单位	%
定义	某年某地区医院人员经费与医疗业务成本、管理费用、其他支出之和的比值
计算方法	某年某地区医院人员经费/该年该地区医院（医疗业务成本+管理费用+其他支出）×100%
指标说明	人员经费包括基本工资、绩效工资（津贴补贴、奖金）、社会保障缴费、住房公积金、伙食补助等，不包括医院离退休费。
调查方法	全面调查
数据来源	卫生统计直报系统
发布频率	年度

标识符	IHS06. 02. 028
中文名称	在岗职工年平均工资
英文名称	Annual average salary of on-post staffs
计量单位	元
定义	某年某地区医疗卫生机构在岗职工年平均工资收入
计算方法	某年某地区医疗卫生机构在岗职工工资总额/该年该地区医疗卫生机构在岗职工数
指标说明	工资总额包括基本工资、绩效工资（津贴补贴、奖金），不包括离退休费
调查方法	全面调查
数据来源	卫生统计直报系统
发布频率	年度

标识符	IHS06. 02. 029
中文名称	绩效工资所占比例
英文名称	Performance-related salary as a percentage of total salary
计量单位	%
定义	某年某地区医疗卫生机构绩效工资占工资总额的比例

计算方法	某年某地区医疗卫生机构在岗职工绩效工资/该年该地区医疗卫生机构在岗职工工资总额×100%
指标说明	
调查方法	全面调查
数据来源	卫生统计直报系统
发布频率	年度

标识符	IHS06. 02. 030
中文名称	管理费用率
英文名称	Administrative cost ratio
计量单位	%
定义	某年某地区医院管理费用与医疗业务成本、管理费用、其他支出之和的比值
计算方法	某年某地区医院管理费用/该年该地区医院（医疗业务成本+管理费用+其他支出）×100%
指标说明	
调查方法	全面调查
数据来源	卫生统计直报系统
发布频率	年度

标识符	IHS06. 02. 031
中文名称	药品和卫生材料支出率
英文名称	Medication and health material expenditure ratio
计量单位	%
定义	某年某地区医疗卫生机构药品费、卫生材料费之和与医疗业务成本、管理费用、其他支出之和的比值
计算方法	某年某地区医疗卫生机构（药品费+卫生材料费）/该年该地区医疗卫生机构（医疗业务成本+管理费用+其他支出）×100%
指标说明	
调查方法	全面调查
数据来源	卫生统计直报系统
发布频率	年度

标识符	IHS06. 02. 032
中文名称	药品收入占医疗收入比重
英文名称	Medication revenues as a percentage of medical revenue
计量单位	%
定义	某年某地区医疗卫生机构药品收入占医疗收入的比重
计算方法	某年某地区医疗卫生机构药品收入/该年该地区医疗卫生机构医疗收入×100%
指标说明	
调查方法	全面调查
数据来源	卫生统计直报系统

发布频率	年度
标识符	IHS06. 02. 033
中文名称	总资产增长率
英文名称	Growth rate of total assets
计量单位	%
定义	某地区医院年末总资产、年初总资产之差与年初总资产的比值
计算方法	某地区医院（年末总资产-年初总资产）/该地区医院年初总资产×100%
指标说明	
调查方法	全面调查
数据来源	卫生统计直报系统
发布频率	年度
标识符	IHS06. 02. 034
中文名称	净资产增长率
英文名称	Growth rate of net assets
计量单位	%
定义	某地区医院年末净资产、年初净资产之差与年初净资产的比值
计算方法	某地区医院（年末净资产-年初净资产）/该地区医院年初净资产×100%
指标说明	
调查方法	全面调查
数据来源	卫生统计直报系统
发布频率	年度
标识符	IHS06. 02. 035
中文名称	固定资产净值率
英文名称	Rate of net value of fixed assets
计量单位	%
定义	年末某地区医院固定资产净值与固定资产原值的比值
计算方法	年末某地区医院固定资产净值/年末该地区医院固定资产原值×100%
指标说明	
调查方法	全面调查
数据来源	卫生统计直报系统
发布频率	年度
标识符	IHS06. 02. 036
中文名称	公共卫生支出占总支出比例
英文名称	Public health expenditure as a percentage of total expenditure
计量单位	%
定义	某年某地区基层医疗卫生机构公共卫生支出与总支出的比值
计算方法	某年某地区基层医疗卫生机构公共卫生支出/该年该地区基层医疗卫生机构总支出×100%

指标说明	
调查方法	全面调查
数据来源	卫生统计直报系统
发布频率	年度

8.3 卫生设施

标识符	IHS06.03.001
中文名称	编制床位数
英文名称	Number of authorized beds
计量单位	万张
定义	年末由卫生行政部门核定的医疗卫生机构床位数。
计算方法	
指标说明	
调查方法	全面调查
数据来源	卫生统计直报系统
发布频率	年度

标识符	IHS06.03.002
中文名称	床位数
英文名称	Number of beds
计量单位	万张
定义	指年末医疗卫生机构实有床位数。又称实有床位数、病床数。
计算方法	
指标说明	实有床位包括正规床、简易床、监护床、超过半年的加床、正在消毒和修理的床位、因扩建或大修而停用的床位。不包括产科新生儿床、接产室待产床、库存床、观察床、临时加床和病人家属陪侍床。
调查方法	全面调查
数据来源	卫生统计直报系统
发布频率	年度

标识符	IHS06.03.003
中文名称	非公医疗机构床位占医疗机构床位总数的比例
英文名称	Number of private health institution beds as a percentage of total number of beds
计量单位	%
定义	年末某地区非公医疗机构床位数占该地区医疗机构床位总数的比例
计算方法	年末非公医疗机构床位数/年末医疗机构床位总数×100%
指标说明	
调查方法	全面调查
数据来源	卫生统计直报系统
发布频率	年度

标识符	IHS06. 03. 004
中文名称	民营医院床位数占医院床位数的比例
英文名称	Number of private hospital beds as a percentage of total number of hospital beds
计量单位	%
定义	指年末民营医院床位数与医院床位总数的比值
计算方法	年末民营医院床位数/年末医院床位总数×100%
指标说明	
调查方法	全面调查
数据来源	卫生统计直报系统
发布频率	年度
标识符	IHS06. 03. 005
中文名称	每千人口医疗卫生机构床位数
英文名称	Number of health institution beds per 1000 population
计量单位	张
定义	指年末每千人口拥有的医疗卫生机构床位数
计算方法	年末医疗卫生机构床位数/年末常住人口数×1000
指标说明	
调查方法	全面调查
数据来源	卫生统计直报系统
发布频率	年度
标识符	IHS06. 03. 006
中文名称	每千农村人口乡镇卫生院床位数
英文名称	Number of township hospital beds per 1000 rural population
计量单位	张
定义	年末某地区每千农村人口拥有的乡镇卫生院床位数
计算方法	年末某地区乡镇卫生院床位数/年末该地区农村人口数×1000
指标说明	
调查方法	全面调查
数据来源	卫生统计直报系统
发布频率	年度
标识符	IHS06. 03. 007
中文名称	医师与床位之比
英文名称	Ratio of physicians to beds
计量单位	
定义	年末医疗卫生机构执业（助理）医师数与床位数的比值
计算方法	1:［年末医疗卫生机构实有床位数/年末执业（助理）医师数］
指标说明	

调查方法	全面调查
数据来源	卫生统计直报系统
发布频率	年度

标识符	IHS06. 03. 008
中文名称	护士与床位之比
英文名称	Ratio of nurses to beds
计量单位	
定义	年末医疗卫生机构注册护士数与实有床位数的比值
计算方法	1：（年末医疗卫生机构实有床位数/年末医疗卫生机构注册护士数）
指标说明	
调查方法	全面调查
数据来源	卫生统计直报系统
发布频率	年度

标识符	IHS06. 03. 009
中文名称	万元以上医疗设备台数
英文名称	Number of medical equipment with value of 10，000 yuan and above
计量单位	台
定义	年末医疗卫生机构单价超过万元的医用设备数
计算方法	
指标说明	
调查方法	全面调查
数据来源	卫生统计直报系统
发布频率	年度

标识符	IHS06. 03. 010
中文名称	设备配置率
英文名称	Equipment configuration rate
计量单位	%
定义	年末配置某种医用设备的医疗卫生机构数占同类机构总数的比例
计算方法	年末配置某种医用设备的医疗卫生机构数/年末同类机构总数×100%
指标说明	
调查方法	全面调查
数据来源	卫生统计直报系统
发布频率	年度

标识符	IHS06. 03. 011
中文名称	房屋建筑面积
英文名称	Housing construction area
计量单位	平方米

定义	年末医疗卫生机构购买、自建或主管部门划拨的且有产权证的房屋建筑面积
计算方法	
指标说明	不包括租房面积、供本单位使用无租金也无产权的房屋建筑面积
调查方法	全面调查
数据来源	卫生统计直报系统
发布频率	年度

标识符	IHS06.03.012
中文名称	业务用房面积
英文名称	Operating area
计量单位	平方米
定义	年末医疗卫生机构除职工住宅之外的所有房屋建筑面积，包括医疗服务（急诊、门诊、住院、医技）、公共卫生服务、医学教育与科研、后勤保障、行政管理和院内生活等设施用房
计算方法	
指标说明	不包括租房面积
调查方法	全面调查
数据来源	卫生统计直报系统
发布频率	年度

标识符	IHS06.03.013
中文名称	危房所占比例
英文名称	Dilapidated house area as a percentage of operating area
计量单位	%
定义	年末医疗卫生机构危房面积占业务用房面积的比例
计算方法	年末医疗卫生机构危房面积/年末医疗卫生机构业务用房面积×100%
指标说明	危房面积：指经过专业机构鉴定后认定的D级危房。
调查方法	全面调查
数据来源	卫生统计直报系统
发布频率	年度

标识符	IHS06.03.014
中文名称	每床占用业务用房面积
英文名称	Occupied operating area per bed
计量单位	平方米
定义	年末医疗卫生机构平均每张床位所占用的业务用房面积
计算方法	年末医疗卫生机构业务用房面积/年末医疗卫生机构实有床位数
指标说明	
调查方法	全面调查
数据来源	卫生统计直报系统
发布频率	年度

标识符	IHS06.03.015
中文名称	房屋竣工面积
英文名称	Floor area of buildings completed
计量单位	平方米
定义	年内房屋建筑按照设计要求，已全部完成，达到了住人或使用条件，经验收鉴定合格，正式移交给使用单位（或建设单位）的各栋房屋建筑面积的总和
计算方法	
指标说明	
调查方法	全面调查
数据来源	卫生统计直报系统
发布频率	年度

标识符	IHS06.03.016
中文名称	当年实际完成投资来源构成
英文名称	Constitution of annual actual investment by source
计量单位	%
定义	某年医疗卫生机构当年实际完成投资额中各投资来源金额所占构成比
计算方法	某年医疗卫生机构按不同来源投资金额/同年医疗卫生机构实际完成投资额×100%
指标说明	当年实际完成投资额按投资来源分为财政性投资、单位自有资金、银行贷款
调查方法	全面调查
数据来源	卫生统计直报系统
发布频率	年度

标识符	IHS06.03.017
中文名称	医疗卫生机构数
英文名称	Number of health care institutions
计量单位	个
定义	报告期末从卫生行政部门取得《医疗机构执业许可证》、《计划生育技术服务许可证》或从民政、工商行政、机构编制管理部门取得法人单位登记证书，为社会提供医疗服务、公共卫生服务或从事医学科研和在职培训等工作的单位数。
计算方法	
指标说明	包括医院、基层医疗卫生机构、专业公共卫生机构、其他医疗卫生机构数。
调查方法	全面调查
数据来源	卫生统计直报系统
发布频率	月度、年度

标识符	IHS06.03.018
中文名称	非公医疗机构数
英文名称	Number of non-public health institutions
计量单位	个

定义	报告期内登记注册类型为私营、联营、股份合作（有限）、台港澳和中外投资等的医院、基层医疗卫生机构、妇幼保健机构、专科疾病防治机构、疗养院、急救中心（站）数之和。
计算方法	
指标说明	
调查方法	全面调查
数据来源	卫生统计直报系统
发布频率	月度、年度

标识符	IHS06.03.019
中文名称	医院数
英文名称	Number of hospitals
计量单位	个
定义	报告期末综合医院、中医医院、中西医结合医院、民族医院、各类专科医院和护理院（含医学院校附属医院）数之和
计算方法	
指标说明	不包括专科疾病防治院、妇幼保健院和疗养院
调查方法	全面调查
数据来源	卫生统计直报系统
发布频率	月度、年度

标识符	IHS06.03.020
中文名称	公立医院数
英文名称	Number of public hospitals
计量单位	个
定义	报告期末登记注册类型为国有和集体的医院数之和
计算方法	
指标说明	
调查方法	全面调查
数据来源	卫生统计直报系统
发布频率	月度、年度

标识符	IHS06.03.021
中文名称	民营医院数
英文名称	Number of non-public hospitals
计量单位	个
定义	报告期末登记注册类型为国有和集体以外的医院，包括私营、联营、股份合作（有限）、港澳台合资合作、中外合资合作等医院数之和
计算方法	
指标说明	
调查方法	全面调查

数据来源	卫生统计直报系统
发布频率	月度、年度

标识符	IHS06. 03. 022
中文名称	基层医疗卫生机构数
英文名称	Number of grass-roots health care institutions
计量单位	个
定义	报告期末社区卫生服务中心、社区卫生服务站、街道卫生院、乡镇卫生院、村卫生室、门诊部、诊所、医务室数之和。
计算方法	
指标说明	
调查方法	全面调查
数据来源	卫生统计直报系统
发布频率	月度、年度

标识符	IHS06. 03. 023
中文名称	政府办基层医疗卫生机构数
英文名称	Number of government-run grass-roots health care institutions
计量单位	个
定义	报告期末卫生行政部门、街道办事处、生产建设兵团、林业局、农垦局等机关举办等行政机关举办的社区卫生服务中心（站）、乡镇卫生院与街道卫生院数之和
计算方法	
指标说明	不包括公立医院举办的社区卫生服务中心和社区卫生服务站（属事业单位举办）
调查方法	全面调查
数据来源	卫生统计直报系统
发布频率	月度、年度

标识符	IHS06. 03. 024
中文名称	专业公共卫生机构数
英文名称	Number of specialized public health institutions
计量单位	个
定义	报告期末疾控中心、专科疾病防治机构、妇幼保健机构、健康教育机构、急救中心（站）、采供血机构、卫生监督机构、计划生育技术服务机构数之和。
计算方法	
指标说明	
调查方法	全面调查
数据来源	卫生统计直报系统
发布频率	月度、年度

标识符	IHS06. 03. 025
中文名称	提供中医服务的基层医疗卫生机构所占比例

英文名称	number of grass-roots health care institutions providing TCM services as a percentage of grass-roots health care institutions
计量单位	%
定义	年末提供中医药服务的社区卫生服务中心数（或社区卫生服务站数、乡镇卫生院数、村卫生室数）占年末同类机构总数的比例
计算方法	年末提供中医药服务的社区卫生服务中心数（或社区卫生服务站数、乡镇卫生院数、村卫生室数）/年末同类机构总数×100%
指标说明	
调查方法	全面调查
数据来源	卫生统计直报系统
发布频率	年度
标识符	IHS06. 03. 026
中文名称	医疗卫生机构基础设施建设达标率
英文名称	Compliance rate of the construction of health care institutions
计量单位	%
定义	报告期末由主管部门审核达到建设标准（包括业务用房面积和设备配置）的某类医疗卫生机构数与同期该类医疗卫生机构总数的比例
计算方法	报告期末由主管部门审核达到建设标准的某类医疗卫生机构数/同期该类医疗卫生机构总数×100%
指标说明	达到建设标准：由上级主管部门按照国家发改委和原卫生部下发的《中央预算内专项资金项目-县医院、县中医院、中心乡镇卫生院、村卫生室和社区卫生服务中心建设指导意见》审核达到业务用房面积和设备配置标准的各类农村县级医院、乡镇卫生院、村卫生室、社区卫生服务中心数
调查方法	全面调查
数据来源	卫生统计直报系统
发布频率	年度
标识符	IHS06. 03. 027
中文名称	村卫生室覆盖率
英文名称	Coverage of village clinics
计量单位	%
定义	年末设立卫生室的行政村数占年末行政村总数的比例
计算方法	年末设立卫生室的行政村数/（年末行政村总数-未设置村卫生室但设置社区卫生服务站的村数）×100%
指标说明	
调查方法	全面调查
数据来源	卫生统计直报系统
发布频率	年度
标识符	IHS06. 03. 028

中文名称	实行乡村一体化管理的村卫生室所占比例
英文名称	Number of village clinics implementing integrated management as a percentage of village clinics
计量单位	%
定义	年末实行乡村一体化管理的村卫生室数占年末村卫生室总数的比例
计算方法	年末实行乡村一体化管理的村卫生室数/年末村卫生室总数×100%
指标说明	乡村一体化管理是指按照原卫生部办公厅《关于推进乡村卫生服务一体化管理的意见》的要求，对乡镇卫生院和村卫生室行政业务、药械、财务和绩效考核等方面予以规范的管理体制
调查方法	全面调查
数据来源	卫生统计直报系统
发布频率	年度

标识符	IHS06. 03. 029
中文名称	实行乡村一体化管理的乡镇卫生院所占比例
英文名称	Number of township hospitals implementing integrated management as a percentage of township hospital
计量单位	%
定义	年末实行乡村一体化管理的乡镇卫生院数占年末乡镇卫生院总数的比例
计算方法	年末实行乡村一体化管理的乡镇卫生院数/年末乡镇卫生院总数×100%
指标说明	乡村一体化管理是指按照原卫生部办公厅《关于推进乡村卫生服务一体化管理的意见》的要求，对乡镇卫生院和村卫生室行政业务、药械、财务和绩效考核等方面予以规范的管理体制
调查方法	全面调查
数据来源	卫生统计直报系统
发布频率	年度

10　2017年12月中华人民共和国县以上行政区划代码

行政区划代码	单位名称
110000	**北京市**
110101	东城区
110102	西城区
110105	朝阳区
110106	丰台区
110107	石景山区
110108	海淀区
110109	门头沟区
110111	房山区
110112	通州区
110113	顺义区
110114	昌平区
110115	大兴区
110116	怀柔区
110117	平谷区
110118	密云区
110119	延庆区
120000	**天津市**
120101	和平区
120102	河东区
120103	河西区
120104	南开区
120105	河北区
120106	红桥区
120110	东丽区
120111	西青区
120112	津南区
120113	北辰区
120114	武清区
120115	宝坻区
120116	滨海新区
120117	宁河区
120118	静海区
120119	蓟州区
130000	**河北省**
130100	石家庄市
130102	长安区
130104	桥西区
130105	新华区
130107	井陉矿区
130108	裕华区
130109	藁城区
130110	鹿泉区
130111	栾城区
130121	井陉县
130123	正定县
130125	行唐县
130126	灵寿县
130127	高邑县
130128	深泽县
130129	赞皇县
130130	无极县
130131	平山县
130132	元氏县

行政区划代码	单位名称	行政区划代码	单位名称
130133	赵县	130408	永年区
130181	辛集市	130423	临漳县
130183	晋州市	130424	成安县
130184	新乐市	130425	大名县
130200	唐山市	130426	涉县
130202	路南区	130427	磁县
130203	路北区	130430	邱县
130204	古冶区	130431	鸡泽县
130205	开平区	130432	广平县
130207	丰南区	130433	馆陶县
130208	丰润区	130434	魏县
130209	曹妃甸区	130435	曲周县
130223	滦县	130481	武安市
130224	滦南县	130500	邢台市
130225	乐亭县	130502	桥东区
130227	迁西县	130503	桥西区
130229	玉田县	130521	邢台县
130281	遵化市	130522	临城县
130283	迁安市	130523	内丘县
130300	秦皇岛市	130524	柏乡县
130302	海港区	130525	隆尧县
130303	山海关区	130526	任县
130304	北戴河区	130527	南和县
130306	抚宁区	130528	宁晋县
130321	青龙满族自治县	130529	巨鹿县
130322	昌黎县	130530	新河县
130324	卢龙县	130531	广宗县
130400	邯郸市	130532	平乡县
130402	邯山区	130533	威县
130403	丛台区	130534	清河县
130404	复兴区	130535	临西县
130406	峰峰矿区	130581	南宫市
130407	肥乡区	130582	沙河市

行政区划代码	单位名称	行政区划代码	单位名称
130600	保定市	130723	康保县
130602	竞秀区	130724	沽源县
130606	莲池区	130725	尚义县
130607	满城区	130726	蔚县
130608	清苑区	130727	阳原县
130609	徐水区	130728	怀安县
130623	涞水县	130730	怀来县
130624	阜平县	130731	涿鹿县
130626	定兴县	130732	赤城县
130627	唐县	130800	承德市
130628	高阳县	130802	双桥区
130629	容城县	130803	双滦区
130630	涞源县	130804	鹰手营子矿区
130631	望都县	130821	承德县
130632	安新县	130822	兴隆县
130633	易县	130824	滦平县
130634	曲阳县	130825	隆化县
130635	蠡县	130826	丰宁满族自治县
130636	顺平县	130827	宽城满族自治县
130637	博野县	130828	围场满族蒙古族自治县
130638	雄县	130881	平泉市
130681	涿州市	130900	沧州市
130682	定州市	130902	新华区
130683	安国市	130903	运河区
130684	高碑店市	130921	沧县
130700	张家口市	130922	青县
130702	桥东区	130923	东光县
130703	桥西区	130924	海兴县
130705	宣化区	130925	盐山县
130706	下花园区	130926	肃宁县
130708	万全区	130927	南皮县
130709	崇礼区	130928	吴桥县
130722	张北县	130929	献县

行政区划代码	单位名称	行政区划代码	单位名称
130930	孟村回族自治县	140108	尖草坪区
130981	泊头市	140109	万柏林区
130982	任丘市	140110	晋源区
130983	黄骅市	140121	清徐县
130984	河间市	140122	阳曲县
131000	廊坊市	140123	娄烦县
131002	安次区	140181	古交市
131003	广阳区	140200	大同市
131022	固安县	140202	城区
131023	永清县	140203	矿区
131024	香河县	140211	南郊区
131025	大城县	140212	新荣区
131026	文安县	140221	阳高县
131028	大厂回族自治县	140222	天镇县
131081	霸州市	140223	广灵县
131082	三河市	140224	灵丘县
131100	衡水市	140225	浑源县
131102	桃城区	140226	左云县
131103	冀州区	140227	大同县
131121	枣强县	140300	阳泉市
131122	武邑县	140302	城区
131123	武强县	140303	矿区
131124	饶阳县	140311	郊区
131125	安平县	140321	平定县
131126	故城县	140322	盂县
131127	景县	140400	长治市
131128	阜城县	140402	城区
131182	深州市	140411	郊区
140000	**山西省**	140421	长治县
140100	太原市	140423	襄垣县
140105	小店区	140424	屯留县
140106	迎泽区	140425	平顺县
140107	杏花岭区	140426	黎城县

行政区划代码	单位名称	行政区划代码	单位名称
140427	壶关县	140802	盐湖区
140428	长子县	140821	临猗县
140429	武乡县	140822	万荣县
140430	沁县	140823	闻喜县
140431	沁源县	140824	稷山县
140481	潞城市	140825	新绛县
140500	晋城市	140826	绛县
140502	城区	140827	垣曲县
140521	沁水县	140828	夏县
140522	阳城县	140829	平陆县
140524	陵川县	140830	芮城县
140525	泽州县	140881	永济市
140581	高平市	140882	河津市
140600	朔州市	140900	忻州市
140602	朔城区	140902	忻府区
140603	平鲁区	140921	定襄县
140621	山阴县	140922	五台县
140622	应县	140923	代县
140623	右玉县	140924	繁峙县
140624	怀仁县	140925	宁武县
140700	晋中市	140926	静乐县
140702	榆次区	140927	神池县
140721	榆社县	140928	五寨县
140722	左权县	140929	岢岚县
140723	和顺县	140930	河曲县
140724	昔阳县	140931	保德县
140725	寿阳县	140932	偏关县
140726	太谷县	140981	原平市
140727	祁县	141000	临汾市
140728	平遥县	141002	尧都区
140729	灵石县	141021	曲沃县
140781	介休市	141022	翼城县
140800	运城市	141023	襄汾县

行政区划代码	单位名称	行政区划代码	单位名称
141024	洪洞县	150121	土默特左旗
141025	古县	150122	托克托县
141026	安泽县	150123	和林格尔县
141027	浮山县	150124	清水河县
141028	吉县	150125	武川县
141029	乡宁县	150200	包头市
141030	大宁县	150202	东河区
141031	隰县	150203	昆都仑区
141032	永和县	150204	青山区
141033	蒲县	150205	石拐区
141034	汾西县	150206	白云鄂博矿区
141081	侯马市	150207	九原区
141082	霍州市	150221	土默特右旗
141100	吕梁市	150222	固阳县
141102	离石区	150223	达尔罕茂明安联合旗
141121	文水县	150300	乌海市
141122	交城县	150302	海勃湾区
141123	兴县	150303	海南区
141124	临县	150304	乌达区
141125	柳林县	150400	赤峰市
141126	石楼县	150402	红山区
141127	岚县	150403	元宝山区
141128	方山县	150404	松山区
141129	中阳县	150421	阿鲁科尔沁旗
141130	交口县	150422	巴林左旗
141181	孝义市	150423	巴林右旗
141182	汾阳市	150424	林西县
150000	**内蒙古自治区**	150425	克什克腾旗
150100	呼和浩特市	150426	翁牛特旗
150102	新城区	150428	喀喇沁旗
150103	回民区	150429	宁城县
150104	玉泉区	150430	敖汉旗
150105	赛罕区	150500	通辽市

行政区划代码	单位名称	行政区划代码	单位名称
150502	科尔沁区	150800	巴彦淖尔市
150521	科尔沁左翼中旗	150802	临河区
150522	科尔沁左翼后旗	150821	五原县
150523	开鲁县	150822	磴口县
150524	库伦旗	150823	乌拉特前旗
150525	奈曼旗	150824	乌拉特中旗
150526	扎鲁特旗	150825	乌拉特后旗
150581	霍林郭勒市	150826	杭锦后旗
150600	鄂尔多斯市	150900	乌兰察布市
150602	东胜区	150902	集宁区
150603	康巴什区	150921	卓资县
150621	达拉特旗	150922	化德县
150622	准格尔旗	150923	商都县
150623	鄂托克前旗	150924	兴和县
150624	鄂托克旗	150925	凉城县
150625	杭锦旗	150926	察哈尔右翼前旗
150626	乌审旗	150927	察哈尔右翼中旗
150627	伊金霍洛旗	150928	察哈尔右翼后旗
150700	呼伦贝尔市	150929	四子王旗
150702	海拉尔区	150981	丰镇市
150703	扎赉诺尔区	152200	兴安盟
150721	阿荣旗	152201	乌兰浩特市
150722	莫力达瓦达斡尔族自治旗	152202	阿尔山市
150723	鄂伦春自治旗	152221	科尔沁右翼前旗
150724	鄂温克族自治旗	152222	科尔沁右翼中旗
150725	陈巴尔虎旗	152223	扎赉特旗
150726	新巴尔虎左旗	152224	突泉县
150727	新巴尔虎右旗	152500	锡林郭勒盟
150781	满洲里市	152501	二连浩特市
150782	牙克石市	152502	锡林浩特市
150783	扎兰屯市	152522	阿巴嘎旗
150784	额尔古纳市	152523	苏尼特左旗
150785	根河市	152524	苏尼特右旗

行政区划代码	单位名称	行政区划代码	单位名称
152525	东乌珠穆沁旗	210214	普兰店区
152526	西乌珠穆沁旗	210224	长海县
152527	太仆寺旗	210281	瓦房店市
152528	镶黄旗	210283	庄河市
152529	正镶白旗	210300	鞍山市
152530	正蓝旗	210302	铁东区
152531	多伦县	210303	铁西区
152900	阿拉善盟	210304	立山区
152921	阿拉善左旗	210311	千山区
152922	阿拉善右旗	210321	台安县
152923	额济纳旗	210323	岫岩满族自治县
210000	**辽宁省**	210381	海城市
210100	沈阳市	210400	抚顺市
210102	和平区	210402	新抚区
210103	沈河区	210403	东洲区
210104	大东区	210404	望花区
210105	皇姑区	210411	顺城区
210106	铁西区	210421	抚顺县
210111	苏家屯区	210422	新宾满族自治县
210112	浑南区	210423	清原满族自治县
210113	沈北新区	210500	本溪市
210114	于洪区	210502	平山区
210115	辽中区	210503	溪湖区
210123	康平县	210504	明山区
210124	法库县	210505	南芬区
210181	新民市	210521	本溪满族自治县
210200	大连市	210522	桓仁满族自治县
210202	中山区	210600	丹东市
210203	西岗区	210602	元宝区
210204	沙河口区	210603	振兴区
210211	甘井子区	210604	振安区
210212	旅顺口区	210624	宽甸满族自治县
210213	金州区	210681	东港市

行政区划代码	单位名称	行政区划代码	单位名称
210682	凤城市	211102	双台子区
210700	锦州市	211103	兴隆台区
210702	古塔区	211104	大洼区
210703	凌河区	211122	盘山县
210711	太和区	211200	铁岭市
210726	黑山县	211202	银州区
210727	义县	211204	清河区
210781	凌海市	211221	铁岭县
210782	北镇市	211223	西丰县
210800	营口市	211224	昌图县
210802	站前区	211281	调兵山市
210803	西市区	211282	开原市
210804	鲅鱼圈区	211300	朝阳市
210811	老边区	211302	双塔区
210881	盖州市	211303	龙城区
210882	大石桥市	211321	朝阳县
210900	阜新市	211322	建平县
210902	海州区	211324	喀喇沁左翼蒙古族自治县
210903	新邱区	211381	北票市
210904	太平区	211382	凌源市
210905	清河门区	211400	葫芦岛市
210911	细河区	211402	连山区
210921	阜新蒙古族自治县	211403	龙港区
210922	彰武县	211404	南票区
211000	辽阳市	211421	绥中县
211002	白塔区	211422	建昌县
211003	文圣区	211481	兴城市
211004	宏伟区	**220000**	**吉林省**
211005	弓长岭区	220100	长春市
211011	太子河区	220102	南关区
211021	辽阳县	220103	宽城区
211081	灯塔市	220104	朝阳区
211100	盘锦市	220105	二道区

行政区划代码	单位名称	行政区划代码	单位名称
220106	绿园区	220524	柳河县
220112	双阳区	220581	梅河口市
220113	九台区	220582	集安市
220122	农安县	220600	白山市
220182	榆树市	220602	浑江区
220183	德惠市	220605	江源区
220200	吉林市	220621	抚松县
220202	昌邑区	220622	靖宇县
220203	龙潭区	220623	长白朝鲜族自治县
220204	船营区	220681	临江市
220211	丰满区	220700	松原市
220221	永吉县	220702	宁江区
220281	蛟河市	220721	前郭尔罗斯蒙古族自治县
220282	桦甸市	220722	长岭县
220283	舒兰市	220723	乾安县
220284	磐石市	220781	扶余市
220300	四平市	220800	白城市
220302	铁西区	220802	洮北区
220303	铁东区	220821	镇赉县
220322	梨树县	220822	通榆县
220323	伊通满族自治县	220881	洮南市
220381	公主岭市	220882	大安市
220382	双辽市	222400	延边朝鲜族自治州
220400	辽源市	222401	延吉市
220402	龙山区	222402	图们市
220403	西安区	222403	敦化市
220421	东丰县	222404	珲春市
220422	东辽县	222405	龙井市
220500	通化市	222406	和龙市
220502	东昌区	222424	汪清县
220503	二道江区	222426	安图县
220521	通化县	**230000**	**黑龙江省**
220523	辉南县	230100	哈尔滨市

行政区划代码	单位名称	行政区划代码	单位名称
230102	道里区	230231	拜泉县
230103	南岗区	230281	讷河市
230104	道外区	230300	鸡西市
230108	平房区	230302	鸡冠区
230109	松北区	230303	恒山区
230110	香坊区	230304	滴道区
230111	呼兰区	230305	梨树区
230112	阿城区	230306	城子河区
230113	双城区	230307	麻山区
230123	依兰县	230321	鸡东县
230124	方正县	230381	虎林市
230125	宾县	230382	密山市
230126	巴彦县	230400	鹤岗市
230127	木兰县	230402	向阳区
230128	通河县	230403	工农区
230129	延寿县	230404	南山区
230183	尚志市	230405	兴安区
230184	五常市	230406	东山区
230200	齐齐哈尔市	230407	兴山区
230202	龙沙区	230421	萝北县
230203	建华区	230422	绥滨县
230204	铁锋区	230500	双鸭山市
230205	昂昂溪区	230502	尖山区
230206	富拉尔基区	230503	岭东区
230207	碾子山区	230505	四方台区
230208	梅里斯达斡尔族区	230506	宝山区
230221	龙江县	230521	集贤县
230223	依安县	230522	友谊县
230224	泰来县	230523	宝清县
230225	甘南县	230524	饶河县
230227	富裕县	230600	大庆市
230229	克山县	230602	萨尔图区
230230	克东县	230603	龙凤区

行政区划代码	单位名称	行政区划代码	单位名称
230604	让胡路区	230881	同江市
230605	红岗区	230882	富锦市
230606	大同区	230883	抚远市
230621	肇州县	230900	七台河市
230622	肇源县	230902	新兴区
230623	林甸县	230903	桃山区
230624	杜尔伯特蒙古族自治县	230904	茄子河区
230700	伊春市	230921	勃利县
230702	伊春区	231000	牡丹江市
230703	南岔区	231002	东安区
230704	友好区	231003	阳明区
230705	西林区	231004	爱民区
230706	翠峦区	231005	西安区
230707	新青区	231025	林口县
230708	美溪区	231081	绥芬河市
230709	金山屯区	231083	海林市
230710	五营区	231084	宁安市
230711	乌马河区	231085	穆棱市
230712	汤旺河区	231086	东宁市
230713	带岭区	231100	黑河市
230714	乌伊岭区	231102	爱辉区
230715	红星区	231121	嫩江县
230716	上甘岭区	231123	逊克县
230722	嘉荫县	231124	孙吴县
230781	铁力市	231181	北安市
230800	佳木斯市	231182	五大连池市
230803	向阳区	231200	绥化市
230804	前进区	231202	北林区
230805	东风区	231221	望奎县
230811	郊区	231222	兰西县
230822	桦南县	231223	青冈县
230826	桦川县	231224	庆安县
230828	汤原县	231225	明水县

行政区划代码	单位名称	行政区划代码	单位名称
231226	绥棱县	320114	雨花台区
231281	安达市	320115	江宁区
231282	肇东市	320116	六合区
231283	海伦市	320117	溧水区
232700	大兴安岭地区	320118	高淳区
232721	呼玛县	320200	无锡市
232722	塔河县	320205	锡山区
232723	漠河县	320206	惠山区
310000	**上海市**	320211	滨湖区
310101	黄浦区	320213	梁溪区
310104	徐汇区	320214	新吴区
310105	长宁区	320281	江阴市
310106	静安区	320282	宜兴市
310107	普陀区	320300	徐州市
310109	虹口区	320302	鼓楼区
310110	杨浦区	320303	云龙区
310112	闵行区	320305	贾汪区
310113	宝山区	320311	泉山区
310114	嘉定区	320312	铜山区
310115	浦东新区	320321	丰县
310116	金山区	320322	沛县
310117	松江区	320324	睢宁县
310118	青浦区	320381	新沂市
310120	奉贤区	320382	邳州市
310151	崇明区	320400	常州市
320000	**江苏省**	320402	天宁区
320100	南京市	320404	钟楼区
320102	玄武区	320411	新北区
320104	秦淮区	320412	武进区
320105	建邺区	320413	金坛区
320106	鼓楼区	320481	溧阳市
320111	浦口区	320500	苏州市
320113	栖霞区	320505	虎丘区

行政区划代码	单位名称	行政区划代码	单位名称
320506	吴中区	320902	亭湖区
320507	相城区	320903	盐都区
320508	姑苏区	320904	大丰区
320509	吴江区	320921	响水县
320581	常熟市	320922	滨海县
320582	张家港市	320923	阜宁县
320583	昆山市	320924	射阳县
320585	太仓市	320925	建湖县
320600	南通市	320981	东台市
320602	崇川区	321000	扬州市
320611	港闸区	321002	广陵区
320612	通州区	321003	邗江区
320621	海安县	321012	江都区
320623	如东县	321023	宝应县
320681	启东市	321081	仪征市
320682	如皋市	321084	高邮市
320684	海门市	321100	镇江市
320700	连云港市	321102	京口区
320703	连云区	321111	润州区
320706	海州区	321112	丹徒区
320707	赣榆区	321181	丹阳市
320722	东海县	321182	扬中市
320723	灌云县	321183	句容市
320724	灌南县	321200	泰州市
320800	淮安市	321202	海陵区
320803	淮安区	321203	高港区
320804	淮阴区	321204	姜堰区
320812	清江浦区	321281	兴化市
320813	洪泽区	321282	靖江市
320826	涟水县	321283	泰兴市
320830	盱眙县	321300	宿迁市
320831	金湖县	321302	宿城区
320900	盐城市	321311	宿豫区

行政区划代码	单位名称	行政区划代码	单位名称
321322	沭阳县	330305	洞头区
321323	泗阳县	330324	永嘉县
321324	泗洪县	330326	平阳县
330000	**浙江省**	330327	苍南县
330100	杭州市	330328	文成县
330102	上城区	330329	泰顺县
330103	下城区	330381	瑞安市
330104	江干区	330382	乐清市
330105	拱墅区	330400	嘉兴市
330106	西湖区	330402	南湖区
330108	滨江区	330411	秀洲区
330109	萧山区	330421	嘉善县
330110	余杭区	330424	海盐县
330111	富阳区	330481	海宁市
330112	临安区	330482	平湖市
330122	桐庐县	330483	桐乡市
330127	淳安县	330500	湖州市
330182	建德市	330502	吴兴区
330200	宁波市	330503	南浔区
330203	海曙区	330521	德清县
330205	江北区	330522	长兴县
330206	北仑区	330523	安吉县
330211	镇海区	330600	绍兴市
330212	鄞州区	330602	越城区
330213	奉化区	330603	柯桥区
330225	象山县	330604	上虞区
330226	宁海县	330624	新昌县
330281	余姚市	330681	诸暨市
330282	慈溪市	330683	嵊州市
330300	温州市	330700	金华市
330302	鹿城区	330702	婺城区
330303	龙湾区	330703	金东区
330304	瓯海区	330723	武义县

行政区划代码	单位名称	行政区划代码	单位名称
330726	浦江县	331124	松阳县
330727	磐安县	331125	云和县
330781	兰溪市	331126	庆元县
330782	义乌市	331127	景宁畲族自治县
330783	东阳市	331181	龙泉市
330784	永康市	**340000**	**安徽省**
330800	衢州市	340100	合肥市
330802	柯城区	340102	瑶海区
330803	衢江区	340103	庐阳区
330822	常山县	340104	蜀山区
330824	开化县	340111	包河区
330825	龙游县	340121	长丰县
330881	江山市	340122	肥东县
330900	舟山市	340123	肥西县
330902	定海区	340124	庐江县
330903	普陀区	340181	巢湖市
330921	岱山县	340200	芜湖市
330922	嵊泗县	340202	镜湖区
331000	台州市	340203	弋江区
331002	椒江区	340207	鸠江区
331003	黄岩区	340208	三山区
331004	路桥区	340221	芜湖县
331022	三门县	340222	繁昌县
331023	天台县	340223	南陵县
331024	仙居县	340225	无为县
331081	温岭市	340300	蚌埠市
331082	临海市	340302	龙子湖区
331083	玉环市	340303	蚌山区
331100	丽水市	340304	禹会区
331102	莲都区	340311	淮上区
331121	青田县	340321	怀远县
331122	缙云县	340322	五河县
331123	遂昌县	340323	固镇县

行政区划代码	单位名称	行政区划代码	单位名称
340400	淮南市	340827	望江县
340402	大通区	340828	岳西县
340403	田家庵区	340881	桐城市
340404	谢家集区	341000	黄山市
340405	八公山区	341002	屯溪区
340406	潘集区	341003	黄山区
340421	凤台县	341004	徽州区
340422	寿县	341021	歙县
340500	马鞍山市	341022	休宁县
340503	花山区	341023	黟县
340504	雨山区	341024	祁门县
340506	博望区	341100	滁州市
340521	当涂县	341102	琅琊区
340522	含山县	341103	南谯区
340523	和县	341122	来安县
340600	淮北市	341124	全椒县
340602	杜集区	341125	定远县
340603	相山区	341126	凤阳县
340604	烈山区	341181	天长市
340621	濉溪县	341182	明光市
340700	铜陵市	341200	阜阳市
340705	铜官区	341202	颍州区
340706	义安区	341203	颍东区
340711	郊区	341204	颍泉区
340722	枞阳县	341221	临泉县
340800	安庆市	341222	太和县
340802	迎江区	341225	阜南县
340803	大观区	341226	颍上县
340811	宜秀区	341282	界首市
340822	怀宁县	341300	宿州市
340824	潜山县	341302	埇桥区
340825	太湖县	341321	砀山县
340826	宿松县	341322	萧县

行政区划代码	单位名称
341323	灵璧县
341324	泗县
341500	六安市
341502	金安区
341503	裕安区
341504	叶集区
341522	霍邱县
341523	舒城县
341524	金寨县
341525	霍山县
341600	亳州市
341602	谯城区
341621	涡阳县
341622	蒙城县
341623	利辛县
341700	池州市
341702	贵池区
341721	东至县
341722	石台县
341723	青阳县
341800	宣城市
341802	宣州区
341821	郎溪县
341822	广德县
341823	泾县
341824	绩溪县
341825	旌德县
341881	宁国市
350000	**福建省**
350100	福州市
350102	鼓楼区
350103	台江区
350104	仓山区
350105	马尾区
350111	晋安区
350112	长乐区
350121	闽侯县
350122	连江县
350123	罗源县
350124	闽清县
350125	永泰县
350128	平潭县
350181	福清市
350200	厦门市
350203	思明区
350205	海沧区
350206	湖里区
350211	集美区
350212	同安区
350213	翔安区
350300	莆田市
350302	城厢区
350303	涵江区
350304	荔城区
350305	秀屿区
350322	仙游县
350400	三明市
350402	梅列区
350403	三元区
350421	明溪县
350423	清流县
350424	宁化县
350425	大田县
350426	尤溪县
350427	沙县
350428	将乐县

行政区划代码	单位名称	行政区划代码	单位名称
350429	泰宁县	350723	光泽县
350430	建宁县	350724	松溪县
350481	永安市	350725	政和县
350500	泉州市	350781	邵武市
350502	鲤城区	350782	武夷山市
350503	丰泽区	350783	建瓯市
350504	洛江区	350800	龙岩市
350505	泉港区	350802	新罗区
350521	惠安县	350803	永定区
350524	安溪县	350821	长汀县
350525	永春县	350823	上杭县
350526	德化县	350824	武平县
350527	金门县	350825	连城县
350581	石狮市	350881	漳平市
350582	晋江市	350900	宁德市
350583	南安市	350902	蕉城区
350600	漳州市	350921	霞浦县
350602	芗城区	350922	古田县
350603	龙文区	350923	屏南县
350622	云霄县	350924	寿宁县
350623	漳浦县	350925	周宁县
350624	诏安县	350926	柘荣县
350625	长泰县	350981	福安市
350626	东山县	350982	福鼎市
350627	南靖县	**360000**	**江西省**
350628	平和县	360100	南昌市
350629	华安县	360102	东湖区
350681	龙海市	360103	西湖区
350700	南平市	360104	青云谱区
350702	延平区	360105	湾里区
350703	建阳区	360111	青山湖区
350721	顺昌县	360112	新建区
350722	浦城县	360121	南昌县

行政区划代码	单位名称	行政区划代码	单位名称
360123	安义县	360681	贵溪市
360124	进贤县	360700	赣州市
360200	景德镇市	360702	章贡区
360202	昌江区	360703	南康区
360203	珠山区	360704	赣县区
360222	浮梁县	360722	信丰县
360281	乐平市	360723	大余县
360300	萍乡市	360724	上犹县
360302	安源区	360725	崇义县
360313	湘东区	360726	安远县
360321	莲花县	360727	龙南县
360322	上栗县	360728	定南县
360323	芦溪县	360729	全南县
360400	九江市	360730	宁都县
360402	濂溪区	360731	于都县
360403	浔阳区	360732	兴国县
360404	柴桑区	360733	会昌县
360423	武宁县	360734	寻乌县
360424	修水县	360735	石城县
360425	永修县	360781	瑞金市
360426	德安县	360800	吉安市
360428	都昌县	360802	吉州区
360429	湖口县	360803	青原区
360430	彭泽县	360821	吉安县
360481	瑞昌市	360822	吉水县
360482	共青城市	360823	峡江县
360483	庐山市	360824	新干县
360500	新余市	360825	永丰县
360502	渝水区	360826	泰和县
360521	分宜县	360827	遂川县
360600	鹰潭市	360828	万安县
360602	月湖区	360829	安福县
360622	余江县	360830	永新县

行政区划代码	单位名称	行政区划代码	单位名称
360881	井冈山市	361128	鄱阳县
360900	宜春市	361129	万年县
360902	袁州区	361130	婺源县
360921	奉新县	361181	德兴市
360922	万载县	**370000**	**山东省**
360923	上高县	370100	济南市
360924	宜丰县	370102	历下区
360925	靖安县	370103	市中区
360926	铜鼓县	370104	槐荫区
360981	丰城市	370105	天桥区
360982	樟树市	370112	历城区
360983	高安市	370113	长清区
361000	抚州市	370114	章丘区
361002	临川区	370124	平阴县
361003	东乡区	370125	济阳县
361021	南城县	370126	商河县
361022	黎川县	370200	青岛市
361023	南丰县	370202	市南区
361024	崇仁县	370203	市北区
361025	乐安县	370211	黄岛区
361026	宜黄县	370212	崂山区
361027	金溪县	370213	李沧区
361028	资溪县	370214	城阳区
361030	广昌县	370215	即墨区
361100	上饶市	370281	胶州市
361102	信州区	370283	平度市
361103	广丰区	370285	莱西市
361121	上饶县	370300	淄博市
361123	玉山县	370302	淄川区
361124	铅山县	370303	张店区
361125	横峰县	370304	博山区
361126	弋阳县	370305	临淄区
361127	余干县	370306	周村区

行政区划代码	单位名称	行政区划代码	单位名称
370321	桓台县	370705	奎文区
370322	高青县	370724	临朐县
370323	沂源县	370725	昌乐县
370400	枣庄市	370781	青州市
370402	市中区	370782	诸城市
370403	薛城区	370783	寿光市
370404	峄城区	370784	安丘市
370405	台儿庄区	370785	高密市
370406	山亭区	370786	昌邑市
370481	滕州市	370800	济宁市
370500	东营市	370811	任城区
370502	东营区	370812	兖州区
370503	河口区	370826	微山县
370505	垦利区	370827	鱼台县
370522	利津县	370828	金乡县
370523	广饶县	370829	嘉祥县
370600	烟台市	370830	汶上县
370602	芝罘区	370831	泗水县
370611	福山区	370832	梁山县
370612	牟平区	370881	曲阜市
370613	莱山区	370883	邹城市
370634	长岛县	370900	泰安市
370681	龙口市	370902	泰山区
370682	莱阳市	370911	岱岳区
370683	莱州市	370921	宁阳县
370684	蓬莱市	370923	东平县
370685	招远市	370982	新泰市
370686	栖霞市	370983	肥城市
370687	海阳市	371000	威海市
370700	潍坊市	371002	环翠区
370702	潍城区	371003	文登区
370703	寒亭区	371082	荣成市
370704	坊子区	371083	乳山市

行政区划代码	单位名称	行政区划代码	单位名称
371100	日照市	371500	聊城市
371102	东港区	371502	东昌府区
371103	岚山区	371521	阳谷县
371121	五莲县	371522	莘县
371122	莒县	371523	茌平县
371200	莱芜市	371524	东阿县
371202	莱城区	371525	冠县
371203	钢城区	371526	高唐县
371300	临沂市	371581	临清市
371302	兰山区	371600	滨州市
371311	罗庄区	371602	滨城区
371312	河东区	371603	沾化区
371321	沂南县	371621	惠民县
371322	郯城县	371622	阳信县
371323	沂水县	371623	无棣县
371324	兰陵县	371625	博兴县
371325	费县	371626	邹平县
371326	平邑县	371700	菏泽市
371327	莒南县	371702	牡丹区
371328	蒙阴县	371703	定陶区
371329	临沭县	371721	曹县
371400	德州市	371722	单县
371402	德城区	371723	成武县
371403	陵城区	371724	巨野县
371422	宁津县	371725	郓城县
371423	庆云县	371726	鄄城县
371424	临邑县	371728	东明县
371425	齐河县	**410000**	**河南省**
371426	平原县	410100	郑州市
371427	夏津县	410102	中原区
371428	武城县	410103	二七区
371481	乐陵市	410104	管城回族区
371482	禹城市	410105	金水区

行政区划代码	单位名称
410106	上街区
410108	惠济区
410122	中牟县
410181	巩义市
410182	荥阳市
410183	新密市
410184	新郑市
410185	登封市
410200	开封市
410202	龙亭区
410203	顺河回族区
410204	鼓楼区
410205	禹王台区
410212	祥符区
410221	杞县
410222	通许县
410223	尉氏县
410225	兰考县
410300	洛阳市
410302	老城区
410303	西工区
410304	瀍河回族区
410305	涧西区
410306	吉利区
410311	洛龙区
410322	孟津县
410323	新安县
410324	栾川县
410325	嵩县
410326	汝阳县
410327	宜阳县
410328	洛宁县
410329	伊川县
410381	偃师市
410400	平顶山市
410402	新华区
410403	卫东区
410404	石龙区
410411	湛河区
410421	宝丰县
410422	叶县
410423	鲁山县
410425	郏县
410481	舞钢市
410482	汝州市
410500	安阳市
410502	文峰区
410503	北关区
410505	殷都区
410506	龙安区
410522	安阳县
410523	汤阴县
410526	滑县
410527	内黄县
410581	林州市
410600	鹤壁市
410602	鹤山区
410603	山城区
410611	淇滨区
410621	浚县
410622	淇县
410700	新乡市
410702	红旗区
410703	卫滨区
410704	凤泉区
410711	牧野区

行政区划代码	单位名称	行政区划代码	单位名称
410721	新乡县	411100	漯河市
410724	获嘉县	411102	源汇区
410725	原阳县	411103	郾城区
410726	延津县	411104	召陵区
410727	封丘县	411121	舞阳县
410728	长垣县	411122	临颍县
410781	卫辉市	411200	三门峡市
410782	辉县市	411202	湖滨区
410800	焦作市	411203	陕州区
410802	解放区	411221	渑池县
410803	中站区	411224	卢氏县
410804	马村区	411281	义马市
410811	山阳区	411282	灵宝市
410821	修武县	411300	南阳市
410822	博爱县	411302	宛城区
410823	武陟县	411303	卧龙区
410825	温县	411321	南召县
410882	沁阳市	411322	方城县
410883	孟州市	411323	西峡县
410900	濮阳市	411324	镇平县
410902	华龙区	411325	内乡县
410922	清丰县	411326	淅川县
410923	南乐县	411327	社旗县
410926	范县	411328	唐河县
410927	台前县	411329	新野县
410928	濮阳县	411330	桐柏县
411000	许昌市	411381	邓州市
411002	魏都区	411400	商丘市
411003	建安区	411402	梁园区
411024	鄢陵县	411403	睢阳区
411025	襄城县	411421	民权县
411081	禹州市	411422	睢县
411082	长葛市	411423	宁陵县

行政区划代码	单位名称	行政区划代码	单位名称
411424	柘城县	411726	泌阳县
411425	虞城县	411727	汝南县
411426	夏邑县	411728	遂平县
411481	永城市	411729	新蔡县
411500	信阳市	419001	济源市
411502	浉河区	**420000**	**湖北省**
411503	平桥区	420100	武汉市
411521	罗山县	420102	江岸区
411522	光山县	420103	江汉区
411523	新县	420104	硚口区
411524	商城县	420105	汉阳区
411525	固始县	420106	武昌区
411526	潢川县	420107	青山区
411527	淮滨县	420111	洪山区
411528	息县	420112	东西湖区
411600	周口市	420113	汉南区
411602	川汇区	420114	蔡甸区
411621	扶沟县	420115	江夏区
411622	西华县	420116	黄陂区
411623	商水县	420117	新洲区
411624	沈丘县	420200	黄石市
411625	郸城县	420202	黄石港区
411626	淮阳县	420203	西塞山区
411627	太康县	420204	下陆区
411628	鹿邑县	420205	铁山区
411681	项城市	420222	阳新县
411700	驻马店市	420281	大冶市
411702	驿城区	420300	十堰市
411721	西平县	420302	茅箭区
411722	上蔡县	420303	张湾区
411723	平舆县	420304	郧阳区
411724	正阳县	420322	郧西县
411725	确山县	420323	竹山县

行政区划代码	单位名称	行政区划代码	单位名称
420324	竹溪县	420804	掇刀区
420325	房县	420821	京山县
420381	丹江口市	420822	沙洋县
420500	宜昌市	420881	钟祥市
420502	西陵区	420900	孝感市
420503	伍家岗区	420902	孝南区
420504	点军区	420921	孝昌县
420505	猇亭区	420922	大悟县
420506	夷陵区	420923	云梦县
420525	远安县	420981	应城市
420526	兴山县	420982	安陆市
420527	秭归县	420984	汉川市
420528	长阳土家族自治县	421000	荆州市
420529	五峰土家族自治县	421002	沙市区
420581	宜都市	421003	荆州区
420582	当阳市	421022	公安县
420583	枝江市	421023	监利县
420600	襄阳市	421024	江陵县
420602	襄城区	421081	石首市
420606	樊城区	421083	洪湖市
420607	襄州区	421087	松滋市
420624	南漳县	421100	黄冈市
420625	谷城县	421102	黄州区
420626	保康县	421121	团风县
420682	老河口市	421122	红安县
420683	枣阳市	421123	罗田县
420684	宜城市	421124	英山县
420700	鄂州市	421125	浠水县
420702	梁子湖区	421126	蕲春县
420703	华容区	421127	黄梅县
420704	鄂城区	421181	麻城市
420800	荆门市	421182	武穴市
420802	东宝区	421200	咸宁市

行政区划代码	单位名称	行政区划代码	单位名称
421202	咸安区	430182	宁乡市
421221	嘉鱼县	430200	株洲市
421222	通城县	430202	荷塘区
421223	崇阳县	430203	芦淞区
421224	通山县	430204	石峰区
421281	赤壁市	430211	天元区
421300	随州市	430221	株洲县
421303	曾都区	430223	攸县
421321	随县	430224	茶陵县
421381	广水市	430225	炎陵县
422800	恩施土家族苗族自治州	430281	醴陵市
422801	恩施市	430300	湘潭市
422802	利川市	430302	雨湖区
422822	建始县	430304	岳塘区
422823	巴东县	430321	湘潭县
422825	宣恩县	430381	湘乡市
422826	咸丰县	430382	韶山市
422827	来凤县	430400	衡阳市
422828	鹤峰县	430405	珠晖区
429004	仙桃市	430406	雁峰区
429005	潜江市	430407	石鼓区
429006	天门市	430408	蒸湘区
429021	神农架林区	430412	南岳区
430000	**湖南省**	430421	衡阳县
430100	长沙市	430422	衡南县
430102	芙蓉区	430423	衡山县
430103	天心区	430424	衡东县
430104	岳麓区	430426	祁东县
430105	开福区	430481	耒阳市
430111	雨花区	430482	常宁市
430112	望城区	430500	邵阳市
430121	长沙县	430502	双清区
430181	浏阳市	430503	大祥区

行政区划代码	单位名称	行政区划代码	单位名称
430511	北塔区	430821	慈利县
430521	邵东县	430822	桑植县
430522	新邵县	430900	益阳市
430523	邵阳县	430902	资阳区
430524	隆回县	430903	赫山区
430525	洞口县	430921	南县
430527	绥宁县	430922	桃江县
430528	新宁县	430923	安化县
430529	城步苗族自治县	430981	沅江市
430581	武冈市	431000	郴州市
430600	岳阳市	431002	北湖区
430602	岳阳楼区	431003	苏仙区
430603	云溪区	431021	桂阳县
430611	君山区	431022	宜章县
430621	岳阳县	431023	永兴县
430623	华容县	431024	嘉禾县
430624	湘阴县	431025	临武县
430626	平江县	431026	汝城县
430681	汨罗市	431027	桂东县
430682	临湘市	431028	安仁县
430700	常德市	431081	资兴市
430702	武陵区	431100	永州市
430703	鼎城区	431102	零陵区
430721	安乡县	431103	冷水滩区
430722	汉寿县	431121	祁阳县
430723	澧县	431122	东安县
430724	临澧县	431123	双牌县
430725	桃源县	431124	道县
430726	石门县	431125	江永县
430781	津市市	431126	宁远县
430800	张家界市	431127	蓝山县
430802	永定区	431128	新田县
430811	武陵源区	431129	江华瑶族自治县

行政区划代码	单位名称	行政区划代码	单位名称
431200	怀化市	440106	天河区
431202	鹤城区	440111	白云区
431221	中方县	440112	黄埔区
431222	沅陵县	440113	番禺区
431223	辰溪县	440114	花都区
431224	溆浦县	440115	南沙区
431225	会同县	440117	从化区
431226	麻阳苗族自治县	440118	增城区
431227	新晃侗族自治县	440200	韶关市
431228	芷江侗族自治县	440203	武江区
431229	靖州苗族侗族自治县	440204	浈江区
431230	通道侗族自治县	440205	曲江区
431281	洪江市	440222	始兴县
431300	娄底市	440224	仁化县
431302	娄星区	440229	翁源县
431321	双峰县	440232	乳源瑶族自治县
431322	新化县	440233	新丰县
431381	冷水江市	440281	乐昌市
431382	涟源市	440282	南雄市
433100	湘西土家族苗族自治州	440300	深圳市
433101	吉首市	440303	罗湖区
433122	泸溪县	440304	福田区
433123	凤凰县	440305	南山区
433124	花垣县	440306	宝安区
433125	保靖县	440307	龙岗区
433126	古丈县	440308	盐田区
433127	永顺县	440309	龙华区
433130	龙山县	440310	坪山区
440000	**广东省**	440400	珠海市
440100	广州市	440402	香洲区
440103	荔湾区	440403	斗门区
440104	越秀区	440404	金湾区
440105	海珠区	440500	汕头市

行政区划代码	单位名称	行政区划代码	单位名称
440507	龙湖区	440904	电白区
440511	金平区	440981	高州市
440512	濠江区	440982	化州市
440513	潮阳区	440983	信宜市
440514	潮南区	441200	肇庆市
440515	澄海区	441202	端州区
440523	南澳县	441203	鼎湖区
440600	佛山市	441204	高要区
440604	禅城区	441223	广宁县
440605	南海区	441224	怀集县
440606	顺德区	441225	封开县
440607	三水区	441226	德庆县
440608	高明区	441284	四会市
440700	江门市	441300	惠州市
440703	蓬江区	441302	惠城区
440704	江海区	441303	惠阳区
440705	新会区	441322	博罗县
440781	台山市	441323	惠东县
440783	开平市	441324	龙门县
440784	鹤山市	441400	梅州市
440785	恩平市	441402	梅江区
440800	湛江市	441403	梅县区
440802	赤坎区	441422	大埔县
440803	霞山区	441423	丰顺县
440804	坡头区	441424	五华县
440811	麻章区	441426	平远县
440823	遂溪县	441427	蕉岭县
440825	徐闻县	441481	兴宁市
440881	廉江市	441500	汕尾市
440882	雷州市	441502	城区
440883	吴川市	441521	海丰县
440900	茂名市	441523	陆河县
440902	茂南区	441581	陆丰市

行政区划代码	单位名称	行政区划代码	单位名称
441600	河源市	445300	云浮市
441602	源城区	445302	云城区
441621	紫金县	445303	云安区
441622	龙川县	445321	新兴县
441623	连平县	445322	郁南县
441624	和平县	445381	罗定市
441625	东源县	**450000**	**广西壮族自治区**
441700	阳江市	450100	南宁市
441702	江城区	450102	兴宁区
441704	阳东区	450103	青秀区
441721	阳西县	450105	江南区
441781	阳春市	450107	西乡塘区
441800	清远市	450108	良庆区
441802	清城区	450109	邕宁区
441803	清新区	450110	武鸣区
441821	佛冈县	450123	隆安县
441823	阳山县	450124	马山县
441825	连山壮族瑶族自治县	450125	上林县
441826	连南瑶族自治县	450126	宾阳县
441881	英德市	450127	横县
441882	连州市	450200	柳州市
441900	东莞市	450202	城中区
442000	中山市	450203	鱼峰区
445100	潮州市	450204	柳南区
445102	湘桥区	450205	柳北区
445103	潮安区	450206	柳江区
445122	饶平县	450222	柳城县
445200	揭阳市	450223	鹿寨县
445202	榕城区	450224	融安县
445203	揭东区	450225	融水苗族自治县
445222	揭西县	450226	三江侗族自治县
445224	惠来县	450300	桂林市
445281	普宁市	450302	秀峰区

行政区划代码	单位名称	行政区划代码	单位名称
450303	叠彩区	450681	东兴市
450304	象山区	450700	钦州市
450305	七星区	450702	钦南区
450311	雁山区	450703	钦北区
450312	临桂区	450721	灵山县
450321	阳朔县	450722	浦北县
450323	灵川县	450800	贵港市
450324	全州县	450802	港北区
450325	兴安县	450803	港南区
450326	永福县	450804	覃塘区
450327	灌阳县	450821	平南县
450328	龙胜各族自治县	450881	桂平市
450329	资源县	450900	玉林市
450330	平乐县	450902	玉州区
450331	荔浦县	450903	福绵区
450332	恭城瑶族自治县	450921	容县
450400	梧州市	450922	陆川县
450403	万秀区	450923	博白县
450405	长洲区	450924	兴业县
450406	龙圩区	450981	北流市
450421	苍梧县	451000	百色市
450422	藤县	451002	右江区
450423	蒙山县	451021	田阳县
450481	岑溪市	451022	田东县
450500	北海市	451023	平果县
450502	海城区	451024	德保县
450503	银海区	451026	那坡县
450512	铁山港区	451027	凌云县
450521	合浦县	451028	乐业县
450600	防城港市	451029	田林县
450602	港口区	451030	西林县
450603	防城区	451031	隆林各族自治县
450621	上思县	451081	靖西市

行政区划代码	单位名称	行政区划代码	单位名称
451100	贺州市	**460000**	**海南省**
451102	八步区	460100	海口市
451103	平桂区	460105	秀英区
451121	昭平县	460106	龙华区
451122	钟山县	460107	琼山区
451123	富川瑶族自治县	460108	美兰区
451200	河池市	460200	三亚市
451202	金城江区	460202	海棠区
451203	宜州区	460203	吉阳区
451221	南丹县	460204	天涯区
451222	天峨县	460205	崖州区
451223	凤山县	460300	三沙市
451224	东兰县	460400	儋州市
451225	罗城仫佬族自治县	469001	五指山市
451226	环江毛南族自治县	469002	琼海市
451227	巴马瑶族自治县	469005	文昌市
451228	都安瑶族自治县	469006	万宁市
451229	大化瑶族自治县	469007	东方市
451300	来宾市	469021	定安县
451302	兴宾区	469022	屯昌县
451321	忻城县	469023	澄迈县
451322	象州县	469024	临高县
451323	武宣县	469025	白沙黎族自治县
451324	金秀瑶族自治县	469026	昌江黎族自治县
451381	合山市	469027	乐东黎族自治县
451400	崇左市	469028	陵水黎族自治县
451402	江州区	469029	保亭黎族苗族自治县
451421	扶绥县	469030	琼中黎族苗族自治县
451422	宁明县	**500000**	**重庆市**
451423	龙州县	500101	万州区
451424	大新县	500102	涪陵区
451425	天等县	500103	渝中区
451481	凭祥市	500104	大渡口区

行政区划代码	单位名称	行政区划代码	单位名称
500105	江北区	500243	彭水苗族土家族自治县
500106	沙坪坝区	**510000**	**四川省**
500107	九龙坡区	510100	成都市
500108	南岸区	510104	锦江区
500109	北碚区	510105	青羊区
500110	綦江区	510106	金牛区
500111	大足区	510107	武侯区
500112	渝北区	510108	成华区
500113	巴南区	510112	龙泉驿区
500114	黔江区	510113	青白江区
500115	长寿区	510114	新都区
500116	江津区	510115	温江区
500117	合川区	510116	双流区
500118	永川区	510117	郫都区
500119	南川区	510121	金堂县
500120	璧山区	510129	大邑县
500151	铜梁区	510131	蒲江县
500152	潼南区	510132	新津县
500153	荣昌区	510181	都江堰市
500154	开州区	510182	彭州市
500155	梁平区	510183	邛崃市
500156	武隆区	510184	崇州市
500229	城口县	510185	简阳市
500230	丰都县	510300	自贡市
500231	垫江县	510302	自流井区
500233	忠县	510303	贡井区
500235	云阳县	510304	大安区
500236	奉节县	510311	沿滩区
500237	巫山县	510321	荣县
500238	巫溪县	510322	富顺县
500240	石柱土家族自治县	510400	攀枝花市
500241	秀山土家族苗族自治县	510402	东区
500242	酉阳土家族苗族自治县	510403	西区

行政区划代码	单位名称
510411	仁和区
510421	米易县
510422	盐边县
510500	泸州市
510502	江阳区
510503	纳溪区
510504	龙马潭区
510521	泸县
510522	合江县
510524	叙永县
510525	古蔺县
510600	德阳市
510603	旌阳区
510604	罗江区
510623	中江县
510681	广汉市
510682	什邡市
510683	绵竹市
510700	绵阳市
510703	涪城区
510704	游仙区
510705	安州区
510722	三台县
510723	盐亭县
510725	梓潼县
510726	北川羌族自治县
510727	平武县
510781	江油市
510800	广元市
510802	利州区
510811	昭化区
510812	朝天区
510821	旺苍县

行政区划代码	单位名称
510822	青川县
510823	剑阁县
510824	苍溪县
510900	遂宁市
510903	船山区
510904	安居区
510921	蓬溪县
510922	射洪县
510923	大英县
511000	内江市
511002	市中区
511011	东兴区
511024	威远县
511025	资中县
511083	隆昌市
511100	乐山市
511102	市中区
511111	沙湾区
511112	五通桥区
511113	金口河区
511123	犍为县
511124	井研县
511126	夹江县
511129	沐川县
511132	峨边彝族自治县
511133	马边彝族自治县
511181	峨眉山市
511300	南充市
511302	顺庆区
511303	高坪区
511304	嘉陵区
511321	南部县
511322	营山县

行政区划代码	单位名称	行政区划代码	单位名称
511323	蓬安县	511723	开江县
511324	仪陇县	511724	大竹县
511325	西充县	511725	渠县
511381	阆中市	511781	万源市
511400	眉山市	511800	雅安市
511402	东坡区	511802	雨城区
511403	彭山区	511803	名山区
511421	仁寿县	511822	荥经县
511423	洪雅县	511823	汉源县
511424	丹棱县	511824	石棉县
511425	青神县	511825	天全县
511500	宜宾市	511826	芦山县
511502	翠屏区	511827	宝兴县
511503	南溪区	511900	巴中市
511521	宜宾县	511902	巴州区
511523	江安县	511903	恩阳区
511524	长宁县	511921	通江县
511525	高县	511922	南江县
511526	珙县	511923	平昌县
511527	筠连县	512000	资阳市
511528	兴文县	512002	雁江区
511529	屏山县	512021	安岳县
511600	广安市	512022	乐至县
511602	广安区	513200	阿坝藏族羌族自治州
511603	前锋区	513201	马尔康市
511621	岳池县	513221	汶川县
511622	武胜县	513222	理县
511623	邻水县	513223	茂县
511681	华蓥市	513224	松潘县
511700	达州市	513225	九寨沟县
511702	通川区	513226	金川县
511703	达川区	513227	小金县
511722	宣汉县	513228	黑水县

行政区划代码	单位名称	行政区划代码	单位名称
513230	壤塘县	513430	金阳县
513231	阿坝县	513431	昭觉县
513232	若尔盖县	513432	喜德县
513233	红原县	513433	冕宁县
513300	甘孜藏族自治州	513434	越西县
513301	康定市	513435	甘洛县
513322	泸定县	513436	美姑县
513323	丹巴县	513437	雷波县
513324	九龙县	**520000**	**贵州省**
513325	雅江县	520100	贵阳市
513326	道孚县	520102	南明区
513327	炉霍县	520103	云岩区
513328	甘孜县	520111	花溪区
513329	新龙县	520112	乌当区
513330	德格县	520113	白云区
513331	白玉县	520115	观山湖区
513332	石渠县	520121	开阳县
513333	色达县	520122	息烽县
513334	理塘县	520123	修文县
513335	巴塘县	520181	清镇市
513336	乡城县	520200	六盘水市
513337	稻城县	520201	钟山区
513338	得荣县	520203	六枝特区
513400	凉山彝族自治州	520221	水城县
513401	西昌市	520281	盘州市
513422	木里藏族自治县	520300	遵义市
513423	盐源县	520302	红花岗区
513424	德昌县	520303	汇川区
513425	会理县	520304	播州区
513426	会东县	520322	桐梓县
513427	宁南县	520323	绥阳县
513428	普格县	520324	正安县
513429	布拖县	520325	道真仡佬族苗族自治县

行政区划代码	单位名称	行政区划代码	单位名称
520326	务川仡佬族苗族自治县	520628	松桃苗族自治县
520327	凤冈县	522300	黔西南布依族苗族自治州
520328	湄潭县	522301	兴义市
520329	余庆县	522322	兴仁县
520330	习水县	522323	普安县
520381	赤水市	522324	晴隆县
520382	仁怀市	522325	贞丰县
520400	安顺市	522326	望谟县
520402	西秀区	522327	册亨县
520403	平坝区	522328	安龙县
520422	普定县	522600	黔东南苗族侗族自治州
520423	镇宁布依族苗族自治县	522601	凯里市
520424	关岭布依族苗族自治县	522622	黄平县
520425	紫云苗族布依族自治县	522623	施秉县
520500	毕节市	522624	三穗县
520502	七星关区	522625	镇远县
520521	大方县	522626	岑巩县
520522	黔西县	522627	天柱县
520523	金沙县	522628	锦屏县
520524	织金县	522629	剑河县
520525	纳雍县	522630	台江县
520526	威宁彝族回族苗族自治县	522631	黎平县
520527	赫章县	522632	榕江县
520600	铜仁市	522633	从江县
520602	碧江区	522634	雷山县
520603	万山区	522635	麻江县
520621	江口县	522636	丹寨县
520622	玉屏侗族自治县	522700	黔南布依族苗族自治州
520623	石阡县	522701	都匀市
520624	思南县	522702	福泉市
520625	印江土家族苗族自治县	522722	荔波县
520626	德江县	522723	贵定县
520627	沿河土家族自治县	522725	瓮安县

行政区划代码	单位名称	行政区划代码	单位名称
522726	独山县	530400	玉溪市
522727	平塘县	530402	红塔区
522728	罗甸县	530403	江川区
522729	长顺县	530422	澄江县
522730	龙里县	530423	通海县
522731	惠水县	530424	华宁县
522732	三都水族自治县	530425	易门县
530000	**云南省**	530426	峨山彝族自治县
530100	昆明市	530427	新平彝族傣族自治县
530102	五华区	530428	元江哈尼族彝族傣族自治县
530103	盘龙区	530500	保山市
530111	官渡区	530502	隆阳区
530112	西山区	530521	施甸县
530113	东川区	530523	龙陵县
530114	呈贡区	530524	昌宁县
530115	晋宁区	530581	腾冲市
530124	富民县	530600	昭通市
530125	宜良县	530602	昭阳区
530126	石林彝族自治县	530621	鲁甸县
530127	嵩明县	530622	巧家县
530128	禄劝彝族苗族自治县	530623	盐津县
530129	寻甸回族彝族自治县	530624	大关县
530181	安宁市	530625	永善县
530300	曲靖市	530626	绥江县
530302	麒麟区	530627	镇雄县
530303	沾益区	530628	彝良县
530321	马龙县	530629	威信县
530322	陆良县	530630	水富县
530323	师宗县	530700	丽江市
530324	罗平县	530702	古城区
530325	富源县	530721	玉龙纳西族自治县
530326	会泽县	530722	永胜县
530381	宣威市	530723	华坪县

行政区划代码	单位名称	行政区划代码	单位名称
530724	宁蒗彝族自治县	532331	禄丰县
530800	普洱市	532500	红河哈尼族彝族自治州
530802	思茅区	532501	个旧市
530821	宁洱哈尼族彝族自治县	532502	开远市
530822	墨江哈尼族自治县	532503	蒙自市
530823	景东彝族自治县	532504	弥勒市
530824	景谷傣族彝族自治县	532523	屏边苗族自治县
530825	镇沅彝族哈尼族拉祜族自治县	532524	建水县
		532525	石屏县
530826	江城哈尼族彝族自治县	532527	泸西县
530827	孟连傣族拉祜族佤族自治县	532528	元阳县
530828	澜沧拉祜族自治县	532529	红河县
530829	西盟佤族自治县	532530	金平苗族瑶族傣族自治县
530900	临沧市	532531	绿春县
530902	临翔区	532532	河口瑶族自治县
530921	凤庆县	532600	文山壮族苗族自治州
530922	云县	532601	文山市
530923	永德县	532622	砚山县
530924	镇康县	532623	西畴县
530925	双江拉祜族佤族布朗族傣族自治县	532624	麻栗坡县
		532625	马关县
530926	耿马傣族佤族自治县	532626	丘北县
530927	沧源佤族自治县	532627	广南县
532300	楚雄彝族自治州	532628	富宁县
532301	楚雄市	532800	西双版纳傣族自治州
532322	双柏县	532801	景洪市
532323	牟定县	532822	勐海县
532324	南华县	532823	勐腊县
532325	姚安县	532900	大理白族自治州
532326	大姚县	532901	大理市
532327	永仁县	532922	漾濞彝族自治县
532328	元谋县	532923	祥云县
532329	武定县	532924	宾川县

行政区划代码	单位名称	行政区划代码	单位名称
532925	弥渡县	540200	日喀则市
532926	南涧彝族自治县	540202	桑珠孜区
532927	巍山彝族回族自治县	540221	南木林县
532928	永平县	540222	江孜县
532929	云龙县	540223	定日县
532930	洱源县	540224	萨迦县
532931	剑川县	540225	拉孜县
532932	鹤庆县	540226	昂仁县
533100	德宏傣族景颇族自治州	540227	谢通门县
533102	瑞丽市	540228	白朗县
533103	芒市	540229	仁布县
533122	梁河县	540230	康马县
533123	盈江县	540231	定结县
533124	陇川县	540232	仲巴县
533300	怒江傈僳族自治州	540233	亚东县
533301	泸水市	540234	吉隆县
533323	福贡县	540235	聂拉木县
533324	贡山独龙族怒族自治县	540236	萨嘎县
533325	兰坪白族普米族自治县	540237	岗巴县
533400	迪庆藏族自治州	540300	昌都市
533401	香格里拉市	540302	卡若区
533422	德钦县	540321	江达县
533423	维西傈僳族自治县	540322	贡觉县
540000	**西藏自治区**	540323	类乌齐县
540100	拉萨市	540324	丁青县
540102	城关区	540325	察雅县
540103	堆龙德庆区	540326	八宿县
540104	达孜区	540327	左贡县
540121	林周县	540328	芒康县
540122	当雄县	540329	洛隆县
540123	尼木县	540330	边坝县
540124	曲水县	540400	林芝市
540127	墨竹工卡县	540402	巴宜区

行政区划代码	单位名称	行政区划代码	单位名称
540421	工布江达县	542522	札达县
540422	米林县	542523	噶尔县
540423	墨脱县	542524	日土县
540424	波密县	542525	革吉县
540425	察隅县	542526	改则县
540426	朗县	542527	措勤县
540500	山南市	**610000**	**陕西省**
540502	乃东区	610100	西安市
540521	扎囊县	610102	新城区
540522	贡嘎县	610103	碑林区
540523	桑日县	610104	莲湖区
540524	琼结县	610111	灞桥区
540525	曲松县	610112	未央区
540526	措美县	610113	雁塔区
540527	洛扎县	610114	阎良区
540528	加查县	610115	临潼区
540529	隆子县	610116	长安区
540530	错那县	610117	高陵区
540531	浪卡子县	610118	鄠邑区
540600	那曲市	610122	蓝田县
540602	色尼区	610124	周至县
540621	嘉黎县	610200	铜川市
540622	比如县	610202	王益区
540623	聂荣县	610203	印台区
540624	安多县	610204	耀州区
540625	申扎县	610222	宜君县
540626	索县	610300	宝鸡市
540627	班戈县	610302	渭滨区
540628	巴青县	610303	金台区
540629	尼玛县	610304	陈仓区
540630	双湖县	610322	凤翔县
542500	阿里地区	610323	岐山县
542521	普兰县	610324	扶风县

行政区划代码	单位名称	行政区划代码	单位名称
610326	眉县	610600	延安市
610327	陇县	610602	宝塔区
610328	千阳县	610603	安塞区
610329	麟游县	610621	延长县
610330	凤县	610622	延川县
610331	太白县	610623	子长县
610400	咸阳市	610625	志丹县
610402	秦都区	610626	吴起县
610403	杨陵区	610627	甘泉县
610404	渭城区	610628	富县
610422	三原县	610629	洛川县
610423	泾阳县	610630	宜川县
610424	乾县	610631	黄龙县
610425	礼泉县	610632	黄陵县
610426	永寿县	610700	汉中市
610427	彬县	610702	汉台区
610428	长武县	610703	南郑区
610429	旬邑县	610722	城固县
610430	淳化县	610723	洋县
610431	武功县	610724	西乡县
610481	兴平市	610725	勉县
610500	渭南市	610726	宁强县
610502	临渭区	610727	略阳县
610503	华州区	610728	镇巴县
610522	潼关县	610729	留坝县
610523	大荔县	610730	佛坪县
610524	合阳县	610800	榆林市
610525	澄城县	610802	榆阳区
610526	蒲城县	610803	横山区
610527	白水县	610822	府谷县
610528	富平县	610824	靖边县
610581	韩城市	610825	定边县
610582	华阴市	610826	绥德县

行政区划代码	单位名称	行政区划代码	单位名称
610827	米脂县	620122	皋兰县
610828	佳县	620123	榆中县
610829	吴堡县	620200	嘉峪关市
610830	清涧县	620300	金昌市
610831	子洲县	620302	金川区
610881	神木市	620321	永昌县
610900	安康市	620400	白银市
610902	汉滨区	620402	白银区
610921	汉阴县	620403	平川区
610922	石泉县	620421	靖远县
610923	宁陕县	620422	会宁县
610924	紫阳县	620423	景泰县
610925	岚皋县	620500	天水市
610926	平利县	620502	秦州区
610927	镇坪县	620503	麦积区
610928	旬阳县	620521	清水县
610929	白河县	620522	秦安县
611000	商洛市	620523	甘谷县
611002	商州区	620524	武山县
611021	洛南县	620525	张家川回族自治县
611022	丹凤县	620600	武威市
611023	商南县	620602	凉州区
611024	山阳县	620621	民勤县
611025	镇安县	620622	古浪县
611026	柞水县	620623	天祝藏族自治县
620000	**甘肃省**	620700	张掖市
620100	兰州市	620702	甘州区
620102	城关区	620721	肃南裕固族自治县
620103	七里河区	620722	民乐县
620104	西固区	620723	临泽县
620105	安宁区	620724	高台县
620111	红古区	620725	山丹县
620121	永登县	620800	平凉市

行政区划代码	单位名称	行政区划代码	单位名称
620802	崆峒区	621202	武都区
620821	泾川县	621221	成县
620822	灵台县	621222	文县
620823	崇信县	621223	宕昌县
620824	华亭县	621224	康县
620825	庄浪县	621225	西和县
620826	静宁县	621226	礼县
620900	酒泉市	621227	徽县
620902	肃州区	621228	两当县
620921	金塔县	622900	临夏回族自治州
620922	瓜州县	622901	临夏市
620923	肃北蒙古族自治县	622921	临夏县
620924	阿克塞哈萨克族自治县	622922	康乐县
620981	玉门市	622923	永靖县
620982	敦煌市	622924	广河县
621000	庆阳市	622925	和政县
621002	西峰区	622926	东乡族自治县
621021	庆城县	622927	积石山保安族东乡族撒拉族自治县
621022	环县		
621023	华池县	623000	甘南藏族自治州
621024	合水县	623001	合作市
621025	正宁县	623021	临潭县
621026	宁县	623022	卓尼县
621027	镇原县	623023	舟曲县
621100	定西市	623024	迭部县
621102	安定区	623025	玛曲县
621121	通渭县	623026	碌曲县
621122	陇西县	623027	夏河县
621123	渭源县	**630000**	**青海省**
621124	临洮县	630100	西宁市
621125	漳县	630102	城东区
621126	岷县	630103	城中区
621200	陇南市	630104	城西区

行政区划代码	单位名称	行政区划代码	单位名称
630105	城北区	632626	玛多县
630121	大通回族土族自治县	632700	玉树藏族自治州
630122	湟中县	632701	玉树市
630123	湟源县	632722	杂多县
630200	海东市	632723	称多县
630202	乐都区	632724	治多县
630203	平安区	632725	囊谦县
630222	民和回族土族自治县	632726	曲麻莱县
630223	互助土族自治县	632800	海西蒙古族藏族自治州
630224	化隆回族自治县	632801	格尔木市
630225	循化撒拉族自治县	632802	德令哈市
632200	海北藏族自治州	632821	乌兰县
632221	门源回族自治县	632822	都兰县
632222	祁连县	632823	天峻县
632223	海晏县	**640000**	**宁夏回族自治区**
632224	刚察县	640100	银川市
632300	黄南藏族自治州	640104	兴庆区
632321	同仁县	640105	西夏区
632322	尖扎县	640106	金凤区
632323	泽库县	640121	永宁县
632324	河南蒙古族自治县	640122	贺兰县
632500	海南藏族自治州	640181	灵武市
632521	共和县	640200	石嘴山市
632522	同德县	640202	大武口区
632523	贵德县	640205	惠农区
632524	兴海县	640221	平罗县
632525	贵南县	640300	吴忠市
632600	果洛藏族自治州	640302	利通区
632621	玛沁县	640303	红寺堡区
632622	班玛县	640323	盐池县
632623	甘德县	640324	同心县
632624	达日县	640381	青铜峡市
632625	久治县	640400	固原市

行政区划代码	单位名称	行政区划代码	单位名称
640402	原州区	652301	昌吉市
640422	西吉县	652302	阜康市
640423	隆德县	652323	呼图壁县
640424	泾源县	652324	玛纳斯县
640425	彭阳县	652325	奇台县
640500	中卫市	652327	吉木萨尔县
640502	沙坡头区	652328	木垒哈萨克自治县
640521	中宁县	652700	博尔塔拉蒙古自治州
640522	海原县	652701	博乐市
650000	**新疆维吾尔自治区**	652702	阿拉山口市
650100	乌鲁木齐市	652722	精河县
650102	天山区	652723	温泉县
650103	沙依巴克区	652800	巴音郭楞蒙古自治州
650104	新市区	652801	库尔勒市
650105	水磨沟区	652822	轮台县
650106	头屯河区	652823	尉犁县
650107	达坂城区	652824	若羌县
650109	米东区	652825	且末县
650121	乌鲁木齐县	652826	焉耆回族自治县
650200	克拉玛依市	652827	和静县
650202	独山子区	652828	和硕县
650203	克拉玛依区	652829	博湖县
650204	白碱滩区	652900	阿克苏地区
650205	乌尔禾区	652901	阿克苏市
650400	吐鲁番市	652922	温宿县
650402	高昌区	652923	库车县
650421	鄯善县	652924	沙雅县
650422	托克逊县	652925	新和县
650500	哈密市	652926	拜城县
650502	伊州区	652927	乌什县
650521	巴里坤哈萨克自治县	652928	阿瓦提县
650522	伊吾县	652929	柯坪县
652300	昌吉回族自治州	653000	克孜勒苏柯尔克孜自治州

行政区划代码	单位名称
653001	阿图什市
653022	阿克陶县
653023	阿合奇县
653024	乌恰县
653100	喀什地区
653101	喀什市
653121	疏附县
653122	疏勒县
653123	英吉沙县
653124	泽普县
653125	莎车县
653126	叶城县
653127	麦盖提县
653128	岳普湖县
653129	伽师县
653130	巴楚县
653131	塔什库尔干塔吉克自治县
653200	和田地区
653201	和田市
653221	和田县
653222	墨玉县
653223	皮山县
653224	洛浦县
653225	策勒县
653226	于田县
653227	民丰县
654000	伊犁哈萨克自治州
654002	伊宁市
654003	奎屯市
654004	霍尔果斯市
654021	伊宁县
654022	察布查尔锡伯自治县
654023	霍城县
654024	巩留县
654025	新源县
654026	昭苏县
654027	特克斯县
654028	尼勒克县
654200	塔城地区
654201	塔城市
654202	乌苏市
654221	额敏县
654223	沙湾县
654224	托里县
654225	裕民县
654226	和布克赛尔蒙古自治县
654300	阿勒泰地区
654301	阿勒泰市
654321	布尔津县
654322	富蕴县
654323	福海县
654324	哈巴河县
654325	青河县
654326	吉木乃县
659001	石河子市
659002	阿拉尔市
659003	图木舒克市
659004	五家渠市
659005	北屯市
659006	铁门关市
659007	双河市
659008	可克达拉市
659009	昆玉市
710000	**台湾省**
810000	**香港特别行政区**
820000	**澳门特别行政区**